U0273748

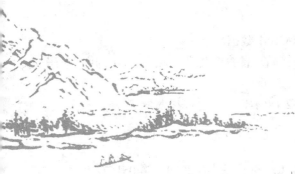

中华脉学观止

滕　晶　袁德培　主编

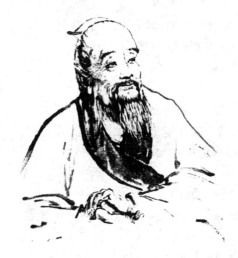

中国中医药出版社
·北京·

图书在版编目（CIP）数据

中华脉学观止 / 滕晶，袁德培主编 . —北京：中国中医药出版社，2014.11（2021.1 重印）

ISBN 978-7-5132-1864-1

Ⅰ . ①中… Ⅱ . ①滕… ②袁… Ⅲ . ①脉学 Ⅳ . ① R241.1

中国版本图书馆 CIP 数据核字（2014）第 051672 号

中 国 中 医 药 出 版 社 出 版

北京经济技术开发区科创十三街 31 号院二区 8 号楼

邮政编码　100176

传真　010 64405750

廊坊市祥丰印刷有限公司印刷

各地新华书店经销

*

开本 880×1230　1/32　印张 25.25　字数 587 千字

2014 年 11 月第 1 版　2021 年 1 月第 2 次印刷

书号　ISBN 978-7-5132-1864-1

*

定价　128.00 元

网址　www.cptcm.com

如有印装质量问题请与本社出版部调换（010–64405510）

版权专有　侵权必究

社长热线　010 64405720

购书热线　010 64065415　010 64065413

微信服务号 zgzyycbs

书店网址　csln.net/qksd/

官方微博 http://e.weibo.com/cptcm

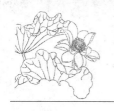

内容提要

　　本书共收录自晋代至清代脉学史上的心血之作八部，即《脉经》《脉诀刊误》《濒湖脉学》《诊家正眼》《脉诀汇辨》《三指禅》《诊宗三昧》《脉理求真》。由于世复文隐，年移代革，真虽存矣，伪亦凭焉，很多典籍也处于濒临失传的境地，故本次整理本着"弘扬中医绝技，拾遗橘井金针"的宗旨，对所选诸书作详细考证和整理，以求还原原著原貌。本书适用于中医院校学生、中医临床工作者、民间中医、中医爱好者阅读参考。

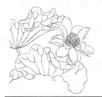

前　言

　　中医学是中华文明的明珠，成功地庇护了数以兆计的炎黄子孙千万年，这不得不说是一个奇迹。脉诊一直被医家所珍视，至今在中医领域仍具有重要的学术地位。所以，传承中华脉学仍是一项义不容辞而又任重道远的任务。

　　脉学渊薮于《黄帝内经》，推广于扁鹊、仲景、叔和，成熟于濒湖、中梓、延昰。在脉学史上，有八本脉学专著（即《脉经》《脉诀刊误》《濒湖脉学》《诊家正眼》《脉诀汇辨》《三指禅》《诊宗三昧》《脉理求真》）堪称是中华脉学的正统，对脉学的传承和发展有着极其重要的地位。

　　《脉经》是中华脉学的开山之作，也是一部平脉辨证、脉方相应的脉学专著，宋代林亿盛赞此书为"若网在纲，有条而不紊，使人占外以知内，视死而别生，为至详悉，咸可按用"。叔和师淑四圣，创下脉学万世法典。《脉经》为历代中医人士不可不读的一部奇书，它首次对脉象进行了系统归类，延续了仲景平脉辨证和脉方相应的思想，并有各科脉证的先导，为后世学习脉法的鼻祖之训。

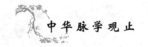

《脉诀刊误》是中华脉学的思辨之作，全书以怀疑的眼光去看待《脉诀》，并提出诸多真知灼见。周学海曾评价道："戴氏脉诀刊误，或释或辨，委曲详尽，诚可宝贵。虽其所辨不无过词，要亦执古太严，而于大义则无不赅洽矣。"

《濒湖脉学》是中华脉学的入门佳作，是后世医家推崇备至的脉学专书。全书短小精悍，却又言简意赅，将27脉的体状、相类、主病和分部等全部囊括，读起来朗朗上口，能令读者烂熟于心，成为脉学史上流传最广、影响最大、印数最多的脉学专著。

《诊家正眼》是中华脉学的精华之作，从书名就可以看出，此书乃"千圣相传正法眼藏"，以四圣的心眼通达脉学真理智慧，全书所传之心印，乃为脉学无上正法，辩驳脉学杂说，正本清源，回归正统。

《脉诀汇辨》是中华脉学的大成之作，是明末清初医中隐士李延昰所作，诸多点校本以李延昰为李延是、李延罡者，非也。细看此书，作者文学功底深厚，医学理论底子上乘，医疗经验极其丰富，所以这部作品无论是从科学性、实用性、可读性等多方面来看，都是一部不可多得的著作。在歌诀之前，有作者心得体会，堪称对脉学的重大发现，尤其是提出诊脉六要，意义重大。脉诊之后，补录望诊、问诊、闻诊内容，还有经络穴位，也是对脉学的补充。另外，将运气学说在脉学领域作了高难度阐述，书末附有医案，全书一气呵成，首尾呼应。

《三指禅》是中华脉学的匠心之作，全书取"缓"字为平脉，以定病脉，根柢《内经》以平人定病脉之谛。其余阴阳对待，恰好安置27脉。一奇一偶，配合天成。并对常见病的脉论作了精确论述，畅发《内经》未发之旨，透写世人难写之情，以通元之妙手，写济世之婆心。语语自圣经出，却语语从心坎中出，医见之为医，元见之为元。

《脉理求真》是中华脉学的至简之作，黄宫绣研究医学重视脉理，他强调："认病必先明脉理。"在《脉理求真》一书中，黄宫绣十分注重临床实用性，认为正确鉴别各种脉象是诊断疾病的关键，采用"对待""比类""纲目"等方法将脉象进行归类；他认为持脉之道贵在变通，指出"持脉之道，贵乎活泼，若拘泥不通，病难以测"。

《诊宗三昧》是中华脉学的点睛之作，作者强调"入门宗派不慎，未免流入异端"，诊脉之妙，"如风中鸟迹，水上月痕，苟非智能辨才，乌能测识其微于一毫端上哉"。全书文语隽永，论理透彻，作者"以三昧水，涤除尘见"，彰显脉法大义，"不外乎轩岐仲景，祖祖相承之心印"。

纵观上述脉学八部，春兰秋菊，各有千秋，若能熔于一炉而汇通，并能取其精义而用之临床，必能大有作为。与高手过招，才会学到绝技，与高手为伍，才会成为行家。希冀本次

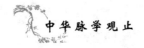

整理出版的《中华脉学观止》能帮助广大中医药爱好者及从业者领悟脉学真谛，发挥脉诊，更好地为人类健康作出新的贡献。

《中华脉学观止》编委会

2014 年 4 月

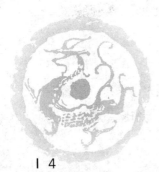

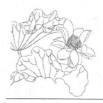

整理说明

  《中华脉学观止》共收录自晋代至清代脉学史上的心血之作八部，即《脉经》《脉诀刊误》《濒湖脉学》《诊家正眼》《脉诀汇辨》《三指禅》《诊宗三昧》《脉理求真》。由于世复文隐，年移代革，真虽存矣，伪亦凭焉，故本次整理本着"弘扬中医绝技，拾遗橘井金针"的宗旨，对所选诸书作详细考证和整理。

  本次整理，根据《全国中医图书联合目录》对所录诸书作版本考究，甄选最早、最好或学术界公认的版本，精心点校。在校堪整理中，本着保存古籍著作原貌的原则，以对校为主，佐以本校、他校和理校，全书不出注，对于校勘过程中出现的问题，基本按照下列原则进行改动，现将有关情况说明如下：

  1. 底本为繁体竖排本，现改为简体横排本。

  2. 底本与校本文字不同，若底本正确而校本有误，保留底本原貌。若两者文字不同，可两存其义者，或疑底本有误者，原文不动。若底本有错、脱、衍、倒或底本文义劣于校本者，据校本改、补、删、移。

3. 底本中的繁体字、异体字、古今字径改为通行简体字,如"藏府"——"脏腑"、"瘑"——"痫"、"亾"——"亡"、"沈"——"沉"、"濱"——"濒"、"勣"——"绩"、"瘖"——"喑"、"蒐"——"搜"、"菀"——"蕴"、"嘿"——"默"等。个别字如"癥瘕"的"癥"字例外。原书中"右"字用以代表前文者,改为"上"字;代表后文的"左"字,改为"下"字。

4. 正文标题无,而目录标题有的,均据底本目录补入正文中。凡正文与目录不符者,根据正文改目录,使目录与原文相对应,保证前后统一。

5. 根据文理与医理,对底本原文进行标点,使用现代通行的标点符号,以逗号、句号为主。

6. 所收录诸书所搜罗的医经之论及历代诸家脉论,涉及大量清初以前医籍内容,故本次整理广采《素问》《灵枢》《难经》《伤寒论》《金匮要略》《脉经》《针灸甲乙经》《诸病源候论》《备急千金要方》《王叔和脉诀》《崔氏脉诀》《儒门事亲》《脉诀刊误》《诊家枢要》《古今医统大全》《濒湖脉学》《脉诀考证》《诊家正眼》《医宗必读》《删补颐生微论》《注解伤寒论》《奇经八脉考》等历代医籍为他校本。

7. 书中所涉及药名,用字一律径改为现行通用药名用字,如"黄耆"改为"黄芪"。一些术语用字也径改为现行通用术语用字,如"真藏脉"改为"真脏脉","藏气"改为"脏气"。

8. 凡是原刻本散失的、后人整理增补后刊刻的，为保持原著原貌，凡增补较集中、较多的内容，在目录及正文中均有"增补"两字，作为标识，对原著仅作部分增删、改动，则不作注明，如《诊家正眼》。

在整理出版的过程中，书中一些观点仍有仁者见仁智者见智，或者一些内容不完全符合今人的看法，我们本着保持原貌、古为今用的方针，不作改动，望读者理解。由于时间仓促，整理者水平所限，不足之处在所难免，恳请各位专家学者及广大读者提出宝贵的意见，以便再版时修订和完善。

《中华脉学观止》编委会

2014 年 4 月

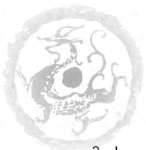

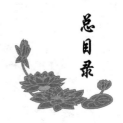

总目录

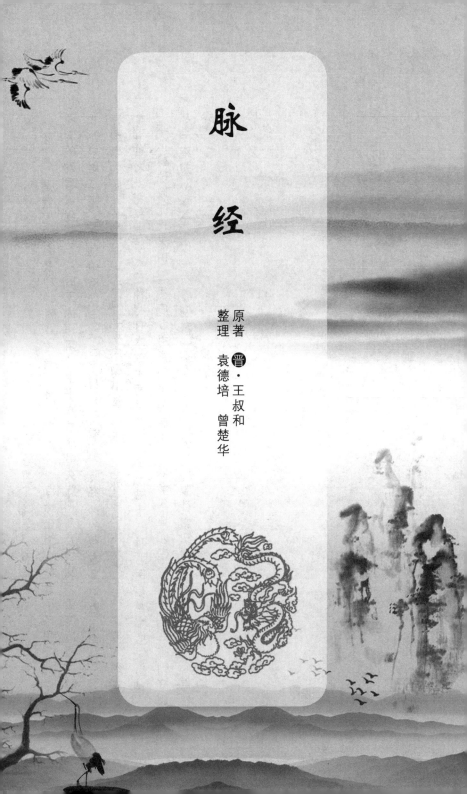

脉经

原著 晋·王叔和

整理 袁德培 曾楚华

《脉经》是我国现存最早的脉学专著，此书将脉学从学术上升到到学科的地位，对中医诊断学的发展起到了不可磨灭的作用。由于本书成书久远，几经战乱，虽流传较广，但却版本较多。据《全国中医图书联合书目》记载，《脉经》的版本高达六十四种之多，现存最早的版本当属元代天历三年广勤书堂刻本。此外，明代刻本八种，清代刻本达二十五种之多，民国印本三种，日本刻本两种。《脉经》被十三种古医籍丛书收录过。

本次整理以元代天历三年广勤书堂刻本为底本，以清代道光二十四年钱熙祚守山阁丛书本为对校本，以「宛委别藏」抄本、人民卫生出版社影印本为他校本，精心点校而成。

序

　　脉理精微，其体难辨。弦紧浮芤，展转相类。在心易了，指下难明。谓沉为伏，则方治永乖；以缓为迟，则危殆立至。况有数候俱见，异病同脉者乎！夫医药为用，性命所系。和鹊至妙，犹或加思；仲景明审，亦候形证，一毫有疑，则考校以求验。故伤寒有承气之戒，呕哕发下焦之间。而遗文远旨，代寡能用，旧经秘述，奥而不售，遂令末学，昧于原本，斥兹偏见，各逞己能。致微疴成膏肓之变，滞固绝振起之望，良有以也。今撰集岐伯以来，逮于华佗，经论要决，合为十卷。百病根原，各以类例相从，声色证候，靡不该备。其王、阮、傅、戴、吴、葛、吕、张，所传异同，咸悉载录。诚能留心研穷，究其微赜，则可以比踪古贤，代无夭横矣。

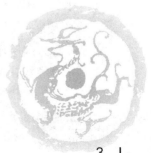

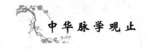中华脉学观止

目　录

卷第一

脉形状指下秘诀第一（二十四种）

浮脉，举之有余，按之不足（浮于手下）。

芤脉，浮大而软，按之中央空，两边实。（一曰：手下无，两旁有。）

洪脉，极大在指下。（一曰：浮而大。）

滑脉，往来前却，流利展转，替替然与数相似。（一曰：浮中如有力；一曰：漉漉如欲脱。）

数脉，去来促急。（一曰：一息六七至；一曰：数者进之名。）

促脉，来去数，时一止复来。

弦脉，举之无有，按之如弓弦状。（一曰：如张弓弦，按之不移；又曰：浮紧为弦。）

紧脉，数，如切绳状。（一曰：如转索之无常。）

沉脉，举之不足，按之有余。（一曰：重按之乃得。）

伏脉，极重指按之，着骨乃得。（一曰：手下裁动；一曰：按之不足，举之无有；一曰：关上沉不出，名曰伏。）

革脉，有似沉伏，实大而长，微弦。（《千金翼》以"革"为"牢"。）

实脉，大而长，微强，按之隐指愊愊然。（一曰：沉浮皆得。）

微脉，极细而软，或欲绝，若有若无。（一曰：小也；一曰：手下快；一曰：浮而薄；一曰：按之如欲尽。）

涩脉，细而迟，往来难且散，或一止复来。（一曰：浮而短；一曰：短而止；或曰：散也。）

细脉，小大于微，常有，但细耳。

软脉，极软而浮细。（一曰：按之无有，举之有余；一曰：小而软，软亦作濡，曰濡者，如帛衣在水中，轻手相得。）

弱脉，极软而沉细，按之欲绝指下。（一曰：按之乃得，举之无有。）

虚脉，迟大而软，按之不足，隐指豁豁然空。

散脉，大而散。散者，气实血虚，有表无里。

缓脉，去来亦迟，小快于迟。（一曰：浮大而软，阴与阳同等。）

迟脉，呼吸三至，去来极迟。（一曰：举之不足，按之尽牢；一曰：按之尽牢，举之无有。）

结脉，往来缓，时一止复来。（按之来缓，时一止者，名结阳；初来动止，更来小数，不能自还，举之则动，名结阴。）

代脉，来数中止，不能自还，因而复动。脉结者生，代者死。

动脉，见于关上，无头尾，大如豆，厥厥然动摇。（《伤寒论》云：阴阳相搏，名曰动。阳动则汗出，阴动则发热，形冷恶寒。数脉见于关上，上下无头尾，如豆大，厥厥动摇者，名曰动。）

浮与芤相类（与洪相类），弦与紧相类，革与实相类，（《千金翼》云：牢与实相类。）滑与数相类，沉与伏相类，微与涩相类，软与弱相类，缓与迟相类（"软与迟相类"）。

平脉早晏法第二

黄帝问曰：夫诊脉常以平旦，何也？岐伯对曰：平旦者，阴气未动，阳气未散，饮食未进，经脉未盛，络脉调均，（《内经》作"调匀"），气血未乱，故乃可诊，过此非也。

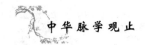

（《千金要方》同《素问》《太素》，云：有过之脉。）切脉动静而视精明，察五色，观五脏有余不足，六腑强弱，形之盛衰，以此参伍，决死生之分。

分别三关境界脉候所主第三

从鱼际至高骨（其骨自高），却行一寸，其中名曰寸口。从寸至尺，名曰尺泽，故曰尺寸。寸后尺前名曰关，阳出阴入，以关为界。阳出三分，阴入三分，故曰三阴三阳。阳生于尺，动于寸；阴生于寸，动于尺。寸主射上焦，出头及皮毛竟手。关主射中焦，腹及腰。尺主射下焦，少腹至足。

辨尺寸阴阳荣卫度数第四

夫十二经皆有动脉，独取寸口，以决五脏六腑死生吉凶之候者，何谓也？然！寸口者，脉之大会，手太阴之动脉也。人一呼脉行三寸，一吸脉行三寸，呼吸定息，脉行六寸。人一日一夜，凡一万三千五百息，脉行五十度，周于身，漏水下百刻，荣卫行阳二十五度，行阴亦二十五度，为一周（晬时也）。故五十度而复会于手太阴。太阴者寸口也，即五脏六腑之所始终，故法取于寸口。脉有尺寸，何谓也？然！尺寸者，脉之大会要也。从关至尺是尺内，阴之所治也。从关至鱼际是寸口内，阳之所治也。故分寸为尺，分尺为寸。故阴得尺内一寸，阳得寸内九分，尺寸终始一寸九分，故曰尺寸也。

脉有太过，有不及，有阴阳相乘，有覆，有溢，有关，有格，何谓也？然！关之前者，阳之动也，脉当见九分而浮。过者，法曰太过；减者，法曰不及。遂上鱼为溢，为外关内格，此阴乘之脉也。关之后者，阴之动也，脉当见一寸而沉。过者，法曰太过；减者，法曰不及。遂入尺为覆，为内关外格，此阳乘之脉也，故曰覆溢。是真脏之脉也，人不病自死。

平脉视人大小长短男女逆顺法第五

凡诊脉，当视其人大、小、长、短及性气缓急。脉之迟、速、大、小、长、短，皆如其人形性者，则吉；反之者则为逆也。脉三部大都欲等，只如小人、细人、妇人脉小软；小儿四五岁，脉呼吸八至，细数者吉。（《千金翼》云：人大而脉细，人细而脉大，人乐而脉实，人苦而脉虚，性急而脉缓，性缓而脉躁，人壮而脉细，人羸而脉大，此皆为逆，逆则难治；反此为顺，顺则易治。凡妇人脉常欲濡弱于丈夫，小儿四五岁者脉自快疾，呼吸八至也。男左大为顺，女右大为顺。肥人脉沉，瘦人脉浮。）

持脉轻重法第六

脉有轻重，何谓也？然！初持脉如三菽之重，与皮毛相得者，肺部也。（菽者小豆，高脉轻如三小豆之重。）如六菽之重，与血脉相得者，心部也。（心主血脉，次于肺，如六豆之重。）如九菽之重，与肌肉相得者，脾部也。（脾在中央，主肌肉，故次心，如九豆之重。）如十二菽之重，与筋平者，肝部也。（肝主筋，又在脾下，故次之。）按之至骨，举之来疾者，肾部也。（肾主骨，其脉沉在骨。）故曰轻重也。

两手六脉所主五脏六腑阴阳逆顺第七

《脉法赞》云：肝、心出左，脾、肺出右，肾与命门，俱出尺部。魂、魄、谷、神，皆见寸口。左主司官，右主司府。左大顺男，右大顺女。关前一分，人命之主，左为人迎，右为气口。神门决断，两在关后。人无二脉，病死不愈。诸经损减，各随其部。察按阴阳，谁与先后。（《千金要方》云：三阴三阳，谁先谁后。）阴病治官，阳病治府。奇邪所舍，如何捕取？审而知者，针入病愈。

心部在左手关前寸口是也，即手少阴经也，与手太阳为

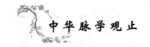

表里，以小肠合为府。合于上焦，名曰神庭，在龟尾（一作"鸠尾"）下五分。

肝部在左手关上是也，足厥阴经也，与足少阳为表里，以胆合为府。合于中焦，名曰胞门（一作"少阳"），在太仓左右三寸。

肾部在左手关后尺中是也，足少阴经也，与足太阳为表里，以膀胱合为府。合于下焦，在关元左。

肺部在右手关前寸口是也，手太阴经也，与手阳明为表里，以大肠合为府。合于上焦，名呼吸之府，在云门。

脾部在右手关上是也，足太阴经也，与足阳明为表里，以胃合为府。合于中焦脾胃之间，名曰章门，在季胁前一寸半。

肾部在右手关后尺中是也，足少阴经也，与足太阳为表里，以膀胱合为府。合于下焦，在关元右。左属肾，右为子户，名曰三焦。

辨脏腑病脉阴阳大法第八

脉何以知脏腑之病也？然！数者，腑也；迟者，脏也。数即有热，迟即生寒。诸阳为热，诸阴为寒。故别知脏腑之病也。（腑者阳，故其脉数；脏者阴，故其脉迟。阳行迟，病则数；阴行疾，病则迟。）

脉来浮大者，此为肺脉也。脉来沉滑如石，肾脉也。脉来如弓弦者，肝脉也。脉来疾去迟，心脉也。脉来当见而不见为病。病有深浅，但当知如何受邪。

辨脉阴阳大法第九

脉有阴阳之法，何谓也？然！呼出心与肺，吸入肾与肝，呼吸之间，脾受谷味也，其脉在中。浮者阳也，沉者阴也，故曰阴阳。

心肺俱浮，何以别之？然！浮而大散者，心也；浮而短涩者，肺也。肾肝俱沉，何以别之？然！牢而长者，肝也；按之软，举指来实者，肾也。脾者中州，故其脉在中。(《千金翼》云：迟缓而长者，脾也。) 是阴阳之脉也。脉有阳盛阴虚，阴盛阳虚，何谓也？然！浮之损小，沉之实大，故曰阴盛阳虚。沉之损小，浮之实大，故曰阳盛阴虚。是阴阳虚实之意也。(阳脉见寸口浮而实大，今轻手浮之更损减而小，故言阳虚；重手按之反更实大而沉，故言阴实。)

经言：脉有一阴一阳，一阴二阳，一阴三阳；有一阳一阴，一阳二阴，一阳三阴。如此言之，寸口有六脉俱动耶？然！经言如此者，非有六脉俱动也，谓浮、沉、长、短、滑、涩也。浮者阳也，滑者阳也，长者阳也；沉者阴也，涩者阴也，短者阴也。所以言一阴一阳者，谓脉来沉而滑也。一阴二阳者，谓脉来沉滑而长也。一阴三阳者，谓脉来浮滑而长，时一沉也。所以言一阳一阴者，谓脉来浮而涩也。一阳二阴者，谓脉来长而沉涩也。一阳三阴者，谓脉来沉涩而短，时一浮也。各以其经所在，名病之逆顺也。凡脉大为阳，浮为阳，数为阳，动为阳，长为阳，滑为阳；沉为阴，涩为阳，弱为阴，弦为阴，短为阴，微为阴，是为三阴三阳也。阳病见阴脉者，反也，主死；阴病见阳脉者，顺也，主生。关前为阳，关后为阴。阳数则吐血，阴微则下利(《千金要方》作"阴涩即下血")；阳弦则头痛，阴弦则腹痛；阳微则发汗，阴微则自下；阳数口生疮，阴数加微必恶寒而烦挠不得眠也。阴附阳则狂，阳附阴则癫。得阳属腑，得阴属脏。无阳则厥，无阴则呕。阳微则不能呼，阴微则不能吸，呼吸不足，胸中短气，依此阴阳以察病也。

寸口脉浮大而疾者，名曰阳中之阳，病苦烦满，身热，头痛，腹中热。寸口脉沉细者，名曰阳中之阴，病苦伤悲，不乐，恶闻人声，少气，时汗出，阴气不通，臂不能举。

尺脉沉细者，名曰阴中之阴，病苦两胫酸疼，不能久立，阴气衰，小便余沥，阴下湿痒。

尺脉滑而浮大者，名曰阴中之阳，病苦小腹痛满，不能溺，溺即阴中痛，大便亦然。

尺脉牢而长，关上无有，此为阴干阳，其人苦两胫重，少腹引腰痛。

寸口脉壮大，尺中无有，此为阳干阴，其人苦腰背痛，阴中伤（按《千金要方》无"中"字），足胫寒。

夫风伤阳，寒伤阴。阳病顺阴，阴病逆阳。阳病易治，阴病难治。在肠胃之间，以药和之；若在经脉之间，针灸病已。

平虚实第十

人有三虚三实，何谓也？然！有脉之虚实，有病之虚实，有诊之虚实。脉之虚实者，脉来软者为虚，牢者为实。病之虚实者，出者为虚，入者为实；言者为虚，不言者为实；缓者为虚，急者为实。诊之虚实者，痒者为虚，痛者为实。外痛内快，为外实内虚；内痛外快，为内实外虚。故曰虚实也。

问曰：何谓虚实？答曰：邪气盛则实，精气夺则虚。何谓重实？所谓重实者，言大热病，气热脉满，是谓重实。

问曰：经络俱实如何？何以治之？答曰：经络皆实，是寸脉急而尺缓也。当俱治之。故曰滑则顺，涩则逆。夫虚实者，皆从其物类，始五脏骨肉滑利，可以长久。

从横逆顺伏匿脉第十一

问曰：脉有相乘，有从（仲景"从"字作"纵"字），有横、有逆、有顺，何谓也？师曰：水行乘火，金行乘木，名曰从。火行乘水，木行乘金，名曰横。水行乘金，火行乘木，名曰逆。金行乘水，木行乘火，名曰顺。

经言：脉有伏匿者，伏匿于何脏，而言伏匿也？然！谓阴阳更相乘，更相伏也。脉居阴部反见阳脉者，为阳乘阴也，脉虽时沉涩而短，此阳中伏阴。脉居阳部反见阴脉者，为阴乘阳也，脉虽时浮滑而长，此为阴中伏阳也。重阴者癫，重阳者狂。脱阳者见鬼，脱阴者目盲。

辨灾怪恐怖杂脉第十二

问曰：脉有残贼，何谓？师曰：脉有弦、有紧、有涩、有滑、有浮、有沉，此六脉为残贼，能与诸经作病。

问曰：尝为人所难，紧脉何所从而来？师曰：假令亡汗，若吐，肺中寒故令紧；假令咳者，坐饮冷水，故令紧；假令下利者，以胃中虚冷，故令紧也。

问曰：翕奄沉，名曰滑，何谓？师曰：沉为纯阴，翕为正阳，阴阳和合，故脉滑也。

问曰：脉有灾怪，何谓？师曰：假令人病，脉得太阳，脉与病形证相应，因为作汤，比还送汤之时，病者因反大吐，若下痢（仲景"痢"字作"利"），病腹中痛。因问言我前来脉时，不见此证，今反变异，故是名为灾怪。

因问：何缘作此吐痢？答曰：或有先服药，令发作，故为灾怪也。

问曰：人病恐怖，其脉何类？师曰：形脉如循丝累累然，其面白脱色。

问曰：人愧者，其脉何等类？师曰：其脉自浮而弱，面形乍白乍赤。

问曰：人不饮，其脉何类？师曰：其脉自涩，而唇干燥也。言迟者，风也；摇头言者，其里痛也；行迟者，其表强也；坐而伏者，短气也；坐而下一膝者，必腰痛；里实护腹，如怀卵者，必心痛。师持脉，病人欠者，无病也；脉之因伸者，无病也。（一云：呻者，病也。）假令向壁卧，闻师到，不惊起而目眄视，（一云：反面仰视。）若三言三止。脉之，咽唾，此为诈病。假令脉自和，处言此病大重，当须服吐下药，针灸数十百处，乃愈。

迟病短长杂病法第十三

黄帝问曰：余闻胃气、手少阳三焦、四时五行脉法。夫人言脉有三阴三阳，知病存亡，脉外以知内，尺寸大小，愿闻之。岐伯曰：寸口之中，外别浮沉、前后、左右、虚实、死生之要，皆见寸口之中。脉从前来者为实邪，从后来者为虚邪，从所不胜来者为贼邪，从所胜来者为微邪，自病（一作"得"）者为正邪。外结者，病痈肿；内结者，病疝瘕也；间来而急者，病正在心，癥气也。脉来疾者，为风也；脉来滑者，为病食也；脉来滑躁者，病有热也；脉来涩者，为病寒湿也。脉逆顺之道，不与众谋。

师曰：夫呼者，脉之头也。初持之来疾去迟，此为出疾入迟，为内虚外实。初持脉来迟去疾，此为出迟入疾，为内实外虚也。

脉数则在腑，迟则在脏。脉长而弦，病在肝；（扁鹊云：病出于肝。）脉小血少，病在心；（扁鹊云：脉大而洪，病出于心。）脉下坚上虚，病在脾胃；（扁鹊云：病出于脾胃。）脉滑（一作"涩"）而微浮，病在肺；（扁鹊云：病出于肺。）脉大而坚，病在肾。（扁鹊云：小而紧。）

脉滑者，多血少气；脉涩者，少血多气；脉大者，血气俱多。又云：脉来大而坚者，血气俱实；脉小者，血气俱少。又云：脉来细而微者，血气俱虚。沉细滑疾者热，迟紧者寒。（又云：洪数滑疾为热，涩迟沉细为寒。）脉盛滑紧者，病在外热；脉小实而紧者，病在内冷。

脉小弱而涩者，谓之久病；脉滑浮而疾者，谓之新病。脉浮滑，其人外热，风走刺，有饮，难治。脉沉而紧，上焦有热，下寒得冷，即便下。脉沉而细，下焦有寒，小便数，时苦绞痛，下利重。脉浮紧且滑直者，外热内冷，不得大小便。脉洪大紧急，病速进在外，苦头发热痈肿。脉细小紧急，病速进在中，寒为疝瘕、积聚，腹中刺痛。脉沉重而直前绝者，病血在肠间；脉沉重而中散者，因寒食成癥。脉直前而中散绝者，病消渴；（一云：病浸淫痛。）脉沉重，前不至寸口，徘徊绝者，病在肌肉遁尸。脉左转而沉重者，气癥阳（《千金要方》作"伤"；又"癥阳"一作"微伤"。）在胸中。脉右转出不至寸口者，内有肉癥。脉累累如贯珠不前至，有风寒在大肠，伏留不去；脉累累中止不至，寸口软者，结热在小肠膜中，伏留不去。脉直前左右弹者，病在血脉中衃血也；脉后而左右弹者，病在筋骨中也。脉前大后小，即头痛目眩；脉前小后大，即胸满短气。

上部有脉，下部无脉，其人当吐，不吐者死；上部无脉，下部有脉，虽困无所苦。夫脉者，血之府也，长则气治，短则气病，数则烦心，大则病进，上盛则气高，下盛则气胀，代则气衰，细则气少（《太素》"细"作"滑"），涩则心痛。浑浑革革，至如涌泉，病进而危；弊弊绰绰，其去如弦绝者死。短而急者，病在上；长而缓者，病在下。沉而弦急者，病在内；浮而洪大者，病在外。脉实者，病在内；脉虚者，病在外。在上为表，在下为里，浮为在表，沉为在里。

平人得病所起脉第十四

何以知春得病？无肝脉也。无心脉，夏得病。无肺脉，秋得病。无肾脉，冬得病。无脾脉，四季之月得病。

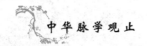

假令肝病者西行，若食鸡肉得之，当以秋时发，得病以庚辛日也。家有腥死，女子见之，以明要为灾（"明要"二字疑误）。不者，若感金银物得之。

假令脾病东行，若食雉兔肉及诸木果实得之。不者，当以春时发，得病以甲乙日也。

假令心病北行，若食豚鱼得之。不者，当以冬时发，得病以壬癸日也。

假令肺病南行，若食马肉及獐鹿肉得之。不者，当以夏时发，得病以丙丁日也。

假令肾病中央，若食牛肉及诸土中物得之。不者，当以长夏时发，得病以戊己日也。

假令得王脉，当于县官家得之。

假令得相脉，当于嫁娶家得之，或相庆贺家得之。

假令得胎脉，当于产乳家得之。

假令得囚脉，当于囚徒家得之。

假令得休脉，其人素有宿病，不治自愈。

假令得死脉，当于死丧家感伤得之。

何以知人露卧得病？阳中有阴也。何以知人夏月得病？诸阳入阴也。何以知人食饮中毒？浮之无阳，微细之不可知也，但有阴脉，来疾去疾，此相为水气之毒也。脉迟者，食干物得之。

诊病将瘥难已脉第十五

问曰：假令病人欲瘥，脉而知愈，何以别之？师曰：寸、关、尺、大、小、迟、疾、浮、沉，同等，虽有寒热不解者，此脉阴阳为平复，当自愈。人病，其寸口之脉与人迎之脉，大、小及浮、沉等者，病难已。

卷第二

平三关阴阳二十四气脉第一

左手关前寸口阳绝者，无小肠脉也。苦脐痹，小腹中有疝瘕，王月（"王"字一本作"五"）即冷上抢心。刺手心主经，治阴。心主在掌后横理中（即太陵穴也）。

左手关前寸口阳实者，小肠实也。苦心下急痹（一作"急痛"），小肠有热，小便赤黄。刺手太阳经，治阳（一作"手少阳者非"）。太阳在手小指外侧本节陷中（即后溪穴也）。

左手关前寸口阴绝者，无心脉者。苦心下毒痛（按《千金要方》"毒"作"热"），掌中热，时时善呕，口中伤烂。刺手太阳经，治阳。

左手关前寸口阴实者，心实也。苦心下有水气，忧恚发之。刺手心主经，治阴。

左手关上阳绝者，无胆脉也。苦膝疼，口中苦，眯目，善畏如见鬼状，多惊少力。刺足厥阴经，治阴。在足大趾间（即行间穴也），或刺三毛中。

左手关上阳实者，胆实也。苦腹中实不安，身躯习习也。刺足少阳经，治阳。在足上第二趾本节后一寸。（"第二趾"当云"小趾"，次趾即临泣穴也。）

左手关上阴绝者，无肝脉也。苦癃，遗溺，难言，胁下有邪气，善吐。刺足少阳经，治阳。

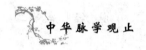

左手关上阴实者，肝实也。苦肉中痛，动善转筋。刺足厥阴经，治阴。

左手关后尺中阳绝者，无膀胱脉也。苦逆冷，妇人月使不调，三月则闭，男子失精，尿有余沥。刺足少阴经，治阴，在足内踝下动脉（即太溪穴也）。

左手关后尺中阳实者，膀胱实也。苦逆冷，胁下有邪气相引痛。刺足太阳经，治阳。在足小趾外侧本节后陷中（即束骨穴也）。

左手关后尺中阴绝者，无肾脉也。苦足下热，两髀里急，精气竭少，劳倦所致，刺足太阳经，治阳。

左手关后尺中阴实者，肾实也。苦恍惚，健忘，目视䀮䀮，耳聋怅怅善鸣。刺足少阴经，治阴。

右手关前寸口阳绝者，无大肠脉也。苦少气，心下有水气，立秋节即咳。刺手太阴经，治阴。在鱼际间（即太渊穴也）。

右手关前寸口阳实者，大肠实也。苦肠中切痛。如锥刀所刺，无休息时。刺手阳明经，治阳。在手腕中（即阳溪穴也）。

右手关前寸口阴绝者，无肺脉也。苦短气，咳逆，喉中塞，噫逆。刺手阳明经，治阳。

右手关前寸口阴实者，肺实也。苦少气，胸中满，彭彭与肩相引。刺手太阴，治阴。

右手关上阳绝者，无胃脉也。苦吞酸，头痛，胃中有冷。刺足太阴经，治阴。在足大趾本节后一寸（即公孙穴也）。

右手关上阳实者，胃实也。苦肠中伏伏（一作"愊愊"），不思食物，得食不能消。刺足阳明经，治阳。在足上动脉（即阳动穴也）。

右手关上阴绝者，无脾脉也。苦少气下利，腹满身重，四肢不欲动，善呕。刺足阳明经，治阳。

右手关上阴实者，脾实也。苦肠中伏伏如坚状，大便难。刺足太阴经，治阴。

右手关后尺中阳绝者，无子户脉也。苦足逆寒，绝产，带下，无子，阴中寒。刺足少阴经，治阴。

右手关后尺中阳实者，膀胱实也。苦少腹满，引腰痛。刺足太阳经，治阳。

右手关后尺中阴绝者，无肾脉也。苦足逆冷，上抢胸痛，梦入水见鬼，善厌寐，黑色物来掩人上。刺足太阳经，治阳。

右手关后尺中阴实者，肾实也。苦骨疼，腰脊痛，内寒热。刺足少阴经，治阴。

上脉二十四气事。

平人迎神门气口前后脉第二

心实

左手寸口人迎以前脉阴实者，手厥阴经也。病苦闭，大便不利，腹满，四肢重，身热，苦胃胀。刺三里（按《千金要方》无后六字）。

心虚

左手寸口人迎以前脉阴虚者，手厥阴经也。病苦悸恐不乐，心腹痛，难以言，心如寒，状恍惚。

小肠实

左手寸口人迎以前脉阳实者，手太阳经也。病苦身热，热来去，汗出（一作"汗不出"）而烦，心中满，身重，口中生疮。

小肠虚

左手寸口人迎以前脉阳虚者，手太阳经也。病苦颅际偏头痛，耳颊痛。

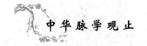

心、小肠俱实

左手寸口人迎以前脉阴阳俱实者，手少阴与太阳经俱实也。病苦头痛，身热，大便难，心腹烦满，不得卧，以胃气不转，水谷实也。

心、小肠俱虚

左手寸口人迎以前脉阴阳俱虚者，手少阴与太阳经俱虚也。病苦寒，少气，四肢寒，肠澼。

肝实

左手关上脉阴实者，足厥阴经也。病苦心下坚满，常两胁痛，自忿忿如怒状。

肝虚

左手关上脉阴虚者，足厥阴经也。病苦胁下坚，寒热，腹满，不欲饮食，腹胀，悒悒不乐，妇人月经不利，腰腹痛。

胆实

左手关上脉阳实者，足少阳经也。病苦腹中气满，饮食不下，咽干，头重痛，洒洒恶寒，胁痛。

胆虚

左手关上脉阳虚者，足少阳经也。病苦眩、厥、痿，足趾不能摇，躄，坐不能起，僵仆，目黄，失精，眊眊。

肝、胆俱实

左手关上脉阴阳俱实者，足厥阴与少阳经俱实也。病苦胃胀，呕逆，食不消。

肝、胆俱虚

左手关上脉阴阳俱虚者，足厥阴与少阳经俱虚也。病苦恍惚，尸厥不知人，妄见，少气不能言，时时自惊。

肾实

左手尺中神门以后脉阴实者，足少阴经也。病苦膀胱胀闭，少腹与腰脊相引痛。

左手尺中神门以后脉阴实者，足少阴经也。病苦舌燥，咽肿，心烦，嗌干，胸胁时痛，喘咳汗出，小腹胀满，腰背强急，体重骨热，小便赤黄，好怒好忘，足下热疼，四肢黑，耳聋。

肾虚

左手尺中神门以后脉阴虚者，足少阴经也。病苦心中闷，下重，足肿不可以按地。

膀胱实

左手尺中神门以后脉阳实者，足太阳经也。病苦逆满，腰中痛不可俯仰。劳也。

膀胱虚

左手尺中神门以后脉阳虚者，足太阳经也。病苦脚中筋急，腹中痛引腰背，不可屈伸，转筋，恶风，偏枯，腰痛，外踝后痛。

肾、膀胱俱实

左手尺中神门以后脉阴阳俱实者，足少阴与太阳经俱实也。病苦脊强，反折戴眼，气上抢心，脊痛不能自反侧。

肾、膀胱俱虚

左手尺中神门以后脉阴阳俱虚者，足少阴与太阳经俱虚也。病苦小便利，心痛背寒，时时少腹满。

肺实

右手寸口气口以前脉阴实者，手太阴经也。病苦肺胀，汗出若露，上气喘逆，咽中塞，如欲呕状。

肺虚

右手寸口气口以前脉阴虚者，手太阴经也。病苦少气不足以息，嗌干不朝津液。

大肠实

右手寸口气口以前脉阳实者，手阳明经也。病苦腹满，

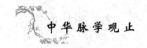

善喘咳，面赤身热，喉咽（一本作"咽喉"）中如核状。

大肠虚

右手寸口气口以前脉阳虚者，手阳明经也。病苦胸中喘，肠鸣，虚渴，唇口干，目急，善惊，泄白。

肺、大肠俱实

右手寸口气口以前脉阴阳俱实者，手太阴与阳明经俱实也。病苦头痛目眩，惊狂，喉痹痛，手臂卷（"卷"一作"倦"），唇吻不收。

肺、大肠俱虚

右手寸口气口以前脉阴阳俱虚者，手太阴与阳明经俱虚也。病苦耳鸣嘈嘈，时妄见光明，情中不乐，或如恐怖。

脾实

右手关上脉阴实者，足太阴经也。病苦足寒，胫热，腹胀满，烦扰不得卧。

脾虚

右手关上脉阴虚者，足太阴经也。病苦泄注，腹满气逆，霍乱呕吐，黄疸，心烦不得卧，肠鸣。

胃实

右手关上脉阳实者，足阳明经也。病苦腹中坚痛而热（《千金要方》作"病苦头痛"），汗不出如温疟，唇口干，善哕，乳痈，缺盆腋下肿痛。

胃虚

右手关上脉阳虚者，足阳明经也。病苦胫寒，不得卧，恶寒洒洒，目急，腹中痛，虚鸣（《外台》作"耳虚鸣"），时寒时热，唇口干，面目浮肿。

脾、胃俱实

右手关上脉阴阳俱实者，足太阴与阳明经俱实也。病苦脾胀，腹坚，抢胁下痛，胃气不转，大便难，时反泄利，腹中痛，上冲肺肝，动五脏，并喘鸣，多惊，身热汗不出，喉痹，精少。

脾、胃俱虚

右手关上脉阴阳俱虚者，足太阴与阳明经俱虚也。病苦胃中如空状，少气不足以息，四逆寒，泄注不已。

肾实

右手尺中神门以后脉阴实者，足少阴经也。病苦痹，身热，心痛，脊胁相引痛，足逆，热烦。

肾虚

右手尺中神门以后脉阴虚者，足少阴经也。病苦足胫小弱，恶风寒，脉代绝，时不至，足寒，上重下轻，行不可以按地，少腹胀满，上抢胸痛引胁下。

膀胱实

右手尺中神门以后脉阳实者，足太阳经也。病苦转胞，不得小便，头眩痛，烦满，脊背强。

膀胱虚

右手尺中神门以后脉阳虚者，足太阳经也。病苦肌肉振动，脚中筋急，耳聋，忽忽不闻，恶风飕飕作声。

肾、膀胱俱实

右手尺中神门以后脉阴阳俱实者，足少阴与太阳经俱实也。病苦癫疾，头重与目相引痛厥，欲起走，反眼，大风多汗。

肾、膀胱俱虚

右手尺中神门以后脉阴阳俱虚者，足少阴与太阳经俱虚也。病苦心痛，若下重不自收，篡反出，时时苦洞泄，寒中泄，肾心俱痛。（一说云：肾有左右，而膀胱无二。今用当以左肾合膀胱，右肾合三焦。）

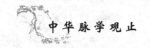

平三关病候并治宜第三

寸口脉浮，中风，发热，头痛。宜服桂枝汤、葛根汤，针风池、风府，向火灸身，摩治风膏，覆令汗出。

寸口脉紧，苦头痛骨肉疼，是伤寒。宜服麻黄汤发汗，针眉冲、颞颥，摩治伤寒膏。

寸口脉微，苦寒，为衄。宜服五味子汤，摩茱萸膏，令汗出。

寸口脉数，即为吐，以有热在胃管，熏胸中。宜服药吐之，及针胃管，服除热汤。若是伤寒七八日至十日，热在中，烦满渴者，宜服知母汤。

寸口脉缓，皮肤不仁，风寒在肌肉。宜服防风汤，以药薄熨之，摩以风膏，灸诸治风穴。

寸口脉滑，阳实，胸中壅满，吐逆。宜服前胡汤，针太阳、巨阙，泻之。

寸口脉弦，心下愊愊，微头痛，心下有水气。宜服甘遂圆，针期门，泻之。

寸口脉弱，阳气虚，自汗出而短气。宜服茯苓汤、内补散，适饮食消息，勿极劳，针胃管，补之。

寸口脉涩，是胃气不足。宜服干地黄汤，自养，调和饮食，针三里，补之（"三里"一作"胃管"）。

寸口脉芤，吐血；微芤者，衄血。空虚，去血故也。宜服竹皮汤、黄土汤，灸膻中。

寸口脉伏，胸中逆气，噎塞不通，是胃中冷气上冲心胸。宜服前胡汤、大三建圆，针巨阙、上管，灸膻中。

寸口脉沉，胸中引胁痛，胸中有水气。宜服泽漆汤，针巨阙，泻之。

寸口脉濡，阳气弱，自汗出，是虚损病。宜服干地黄汤、薯蓣圆、内补散、牡蛎散并粉，针太冲，补之。

寸口脉迟，上焦有寒，心痛咽酸，吐酸水。宜服附子汤、生姜汤，调和饮食，以暖之。

寸口脉实即生热，在脾肺，呕逆气塞；虚即生寒，在脾胃，食不消化。有热即宜服竹叶汤、葛根汤；有寒宜服茱萸圆、生姜汤。

寸口脉细，发热吸吐。宜服黄芩龙胆汤；吐不止，宜服橘皮桔梗汤，灸中府。

寸口脉洪大，胸胁满。宜服生姜汤、白薇圆，亦可紫菀汤下之，针上管、期门、章门。

上上部寸口十七条。

关脉浮，腹满不欲食，浮为虚满。宜服平胃圆、茯苓汤、生姜前胡汤，针胃管，先泻后补之。

关脉紧，心下苦满，急痛，脉紧者为实。宜服茱萸当归汤，又大黄汤，两治之良，针巨阙、下管，泻之。（《千金要方》云：服茱萸当归汤，又加大黄二两佳。）

关脉微，胃中冷，心下拘急。宜服附子汤、生姜汤、附子圆，针巨阙，补之。

关脉数，胃中有客热。宜服知母圆、除热汤，针巨阙、上管，泻之。

关脉缓，其人不欲食，此胃气不调，脾气不足。宜服平胃圆、补脾汤，针章门，补之。

关脉滑，胃中有热，滑为热实，以气满，故不欲食，食即吐逆。宜服紫菀汤下之，大平胃圆，针胃管，泻之。（《千金要方》云：宜服朴消麻黄汤、平胃圆。）

关脉弦，胃中有寒，心下厥逆，此以胃气虚故尔。宜服茱萸汤，温调饮食，针胃管，补之。

关脉弱，胃气虚，胃中有客热，脉弱为虚热作病。其说云有热不可大攻之，热去则寒起。正宜服竹叶汤，针胃管，补之。

关脉涩，血气逆冷，脉涩为血虚，以中焦有微热。宜服干地黄汤、内补散，针足太冲上，补之。

关脉芤，大便去血数斗者，以膈俞伤故也。宜服生地黄并生竹皮汤，灸膈俞；若重下去血者，针关元；甚者宜服龙骨圆，必愈。

关脉伏，中焦有水气，溏泄。宜服水银圆，针关元，利小便，溏泄便止。

关脉沉，心下有冷气，苦满吞酸。宜服白薇茯苓圆、附子汤，针胃管，补之。

关脉濡，苦虚冷，脾气弱，重下病。宜服赤石脂汤、女萎圆，针关元，补之。

关脉迟，胃中寒。宜服桂枝圆、茱萸汤，针胃管，补之。

关脉实，胃中痛。宜服栀子汤、茱萸乌头圆，针胃管，补之。

关脉牢，脾胃气塞，盛热，即腹满响响。宜服紫菀圆、泻脾圆，针灸胃管，泻之。

关脉细，脾胃虚，腹满。宜服生姜茱萸蜀椒汤、白薇圆，针灸三管。

关脉洪，胃中热，必烦满。宜服平胃圆，针胃管，先泻后补之。

上中部关脉十八条。

尺脉浮，下热风，小便难。宜服瞿麦汤、滑石散，针横骨、关元，泻之。

尺脉紧，脐下痛。宜服当归汤，灸天枢，针关元，补之。

尺脉微，厥逆，小腹中拘急，有寒气。宜服小建中汤（一本更有四顺汤），针气海。

尺脉数，恶寒，脐下热痛，小便赤黄。宜服鸡子汤、白鱼散，针横骨，泻之。

尺脉缓，脚弱下肿，小便难，有余沥。宜服滑石散、瞿麦汤，针横骨，泻之。

尺脉滑，血气实，妇人经脉不利，男子尿血。宜服朴消煎、大黄汤，下去经血，针关元，泻之。

尺脉弦，小腹疼，小腹及脚中拘急。宜服建中汤、当归汤，针血海，泻之。

尺脉弱，阳气少，发热骨烦。宜服前胡汤、干地黄汤、茯苓汤，针关元，补之。

尺脉涩，足胫逆冷，小便赤。宜服附子四逆汤，针足太冲，补之。

尺脉芤，下焦虚，小便去血。宜服竹皮生地黄汤，灸丹田、关元，亦针，补之。

尺脉伏，小腹痛，癥疝，水谷不化。宜服大平胃圆、桔梗圆，针关元，补之（"桔梗圆"一作"结肠圆"）。

尺脉沉，腰背痛。宜服肾气圆，针京门，补之。

尺脉濡，苦小便难。（《千金要方》云：脚不收，风痹。）宜服瞿麦汤、白鱼散，针关元，泻之。

尺脉迟，下焦有寒。宜服桂枝圆，针气海、关元，补之。

尺脉实，小腹痛，小便不禁。宜服当归汤加大黄一两，以利大便；针关元，补之，止小便。

尺脉牢，腹满，阴中急。宜服葶苈子茱萸圆，针丹田、关元、中极。

上下部尺脉十六条。

平奇经八脉病第四

脉有奇经八脉者，何谓也？然！有阳维、阴维，有阳跷、阴跷，有冲、有督、有任、有带之脉，凡此八脉者，皆不拘于经，故曰奇经八脉也。经有十二，络有十五，凡二十七气，相

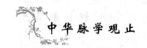

随上下，何独不拘于经也？然！圣人图设沟渠，通利水道，以备不虞。天雨降下，沟渠溢满，滂沛妄行，当此之时，圣人不能复图也。此络脉流溢，诸经不能复拘也。

奇经八脉者，既不拘于十二经，皆何起何系也？然！阳维者起于诸阳之会；阴维者起于诸阴之交。阳维、阴维者，维络于身，溢蓄不能环流溉灌诸经者也。阳跷者起于跟中，循外踝而上行入风池；阴跷者亦起于跟中，循内踝而上行至咽喉，交贯冲脉。冲脉者起于关元，循腹里，直上至咽喉中。（一云：冲脉者起于气冲，并阳明之经，夹脐上并行至胸中而散也。）督脉者起于下极之输，并于脊里，循背，上至风府。冲脉者阴脉之海也，督脉者阳脉之海也。任脉者起于胞门、子户，夹脐上行至胸中。（一云：任脉者起于中极之下，以上毛际，循腹里上关元至喉咽。）带脉者起于季肋（《难经》作"季胁"），回身一周。此八者，皆不系于十二经，故曰奇经八脉者也。

奇经之为病何如？然！阳维维于阳，阴维维于阴。阴阳不能相维，怅然失志，容容（《难经》作"溶溶"）不能自收持。（怅然者，其人惊即维脉缓，缓即令身不能自收持，即失志善忘、恍惚也。）阳维为病，苦寒热；阴维为病，苦心痛。（阳维为卫，卫为寒热；阴维为荣，荣为血，血者主心，故心痛也。）阴跷为病，阳缓而阴急；（阴跷在内踝，病即其脉急，其人当从内踝以上急，外踝以上缓。）阳跷为病，阴缓而阳急。（阳跷在外踝，病即其脉急，其人当从外踝以上急，内踝以上缓。）冲之为病，逆气而里急。（冲脉从关元至喉咽，故其为病逆气而里急。）督之为病，脊强而厥。（督脉在脊，病即其脉急，故令脊强也）。任之为病，其内苦结，男子为七疝，女子为瘕聚。（任脉起于胞门、子户，故其病结为七疝、瘕聚。）带之为病，苦腹满，腰容容（《难经》作"溶溶"）若坐水中状。（带脉者，回带人之身体，病即其脉缓，故令腰溶溶也。）

此奇经八脉之为病也。

诊得阳维脉浮者，暂起目弦，阳盛实，苦肩息，洒洒如寒。

诊得阴维脉沉大而实者，苦胸中痛，胁下支满，心痛。

诊得阴维如贯珠者，男子两胁实，腰中痛；女子阴中痛，如有疮状。

诊得带脉，左右绕脐腹、腰脊痛，冲阴股也。

两手脉浮之俱有阳，沉之俱有阴，阴阳实盛者，此为冲、督之脉也。冲、督之脉者，十二经之道路也。冲、督用事，则十二经不复朝于寸口，其人皆苦恍惚狂疑；不者，必当由豫有两心也。

两手阳脉浮而细微绵绵不可知，俱有阴脉，亦复细绵绵，此为阴跷、阳跷之脉也。此家曾有病鬼魅风死，苦恍惚，亡人为祸也。

诊得阳跷，病拘急；阴跷，病缓。

尺寸俱浮，直上直下，此为督脉。腰背强痛，不得俯仰，大人癫病，小人风痫疾。

脉来中央浮，直上下痛者，督脉也。动苦腰背膝寒，大人癫，小儿痫也。灸顶上三圆，正当顶上。

尺寸脉俱牢（一作"芤"），直上直下，此为冲脉。胸中有寒疝也。

脉来中央坚实，径至关者，冲脉也。动苦少腹痛，上抢心，有瘕疝，绝孕，遗失溺，胁支满，烦也。

横寸口边丸丸，此为任脉。苦腹中有气如指，上抢心，不得俯仰，拘急。

脉来紧细实长，至关者，任脉也。动苦少腹绕脐，下引横骨，阴中切痛。取脐下三寸。

卷第三

肝胆部第一

肝象木（肝于五行象木），与胆合为腑（胆为清净之府）。其经足厥阴（厥阴肝脉），与足少阳为表里。（少阳胆脉也，脏阴腑阳，故为表里。）其脉弦。（弦，肝脉之大形也。）其相，冬三月（冬水王木相）；王，春三月；废，夏三月（夏火王木废）；囚，季夏六月（季夏土王木囚）；死，秋三月（秋，金王木死）。其王日甲、乙，王时平旦、日出（并木也）；其困日戊、己，困时食时、日昳（并土也）；其死日庚、辛，死时晡时、日入（并金也）。其神魂（肝之所藏者魂）。其主色。其养筋（肝气所养者筋）。其候目。（肝候出目，故肝实则目赤。）其声呼，其色青，其臭臊（《月令》云"其臭膻"），其液泣（泣出肝），其味酸，其宜苦（苦，火味也），其恶辛（辛，金味）。肝俞在背第九椎，募在期门（直两乳下二肋端）；胆俞在背第十椎，募在日月（穴在期门下五分）。

上新撰。（并出《素问》诸经，昔人撰集，或混杂相涉，烦而难了，今抄事要，分别五脏，各为一部。）

冬至之后得甲子，少阳起于夜半，肝家王。（冬至者，岁中之节；甲子日者，阴阳更始之数也。少阳胆也，胆者木也，生于水，故起半夜；其气常微少，故言少阳，云夜半子者水也。）肝者东方木，（肝与胆为脏腑，故王东方，应木行也。）

万物始生，其气来软而弱，宽而虚，（春少阳气温和软弱，故万物日生焉。）故脉为弦。（肝气养于筋，故其脉弦强，亦法木体强也。）软即不可发汗，弱即不可下。宽者汗，开者通，通者利，故名曰宽而虚。（言少阳始起，尚软弱，人荣卫腠理开通，发汗即汗出不止，不可下，下而泄利不禁，故言宽虚通利也。）春以胃气为本，不可犯也。（胃者土也，万物禀土而生，胃亦养五脏，故肝王以胃气为本也，不可犯者，不可伤也。）

上四时经。

黄帝问曰：春脉如弦，何如而弦？岐伯曰：春脉肝也，东方木也，万物之所以始生也，故其气来濡弱轻虚而滑，端直以长，故曰弦。反此者病。黄帝曰：何如而反？岐伯曰：其气来实而强，此谓太过，病在外；其气来不实而微，此谓不及，病在中。黄帝曰：春脉太过与不及，其病皆何如？岐伯曰：太过则令人善忘（"忘"当作"怒"）忽忽，眩冒而癫疾。不及则令人胸肋痛引背，下则两胁胠满。黄帝曰：善。

肝脉来濡弱，招招如揭竿末梢曰平。（《巢源》云：绰绰如按琴瑟之弦，如揭长干曰平。）春以胃气为本。肝脉来盈实而滑，如循长竿，曰肝病；肝脉来急而益劲，如新张弓弦，曰肝死。

真肝脉至，中外急，如循刀刃责责然，（《巢源》云：赜赜然。）如按琴瑟弦。色青白不泽，毛折，乃死。

春胃微弦曰平；弦多胃少曰肝病；但弦无胃曰死。有胃而毛，曰秋病；毛甚，曰今病。

肝藏血，血舍魂，悲哀动中则伤魂，魂伤则狂妄，不精，不敢正当人，（"不精，不敢正当人"一作"其精不守，令人阴缩"。）阴缩而筋挛，两胁骨不举，毛悴色夭，死于秋。

春肝木王，其脉弦细而长，名曰平脉也。反得浮涩而短者，（《千金要方》云：微涩而短。）是肺之乘肝，金之刻木，为贼邪大逆，十死不治。（一本云：日月年数至三，忌庚辛。）

反得洪大而散者，（《千金要方》云：浮大而洪。）是心之乘肝，子之扶母为实邪，虽病自愈。反得沉濡而滑者，是肾之乘肝，母之归子为虚邪，虽病易治。反得大而缓者，是脾之乘肝，土之凌木，为微邪，虽病即瘥。肝脉来濯濯如倚竿，如琴瑟之弦，再至曰平；三至曰离经病；四至脱精；五至死；六至命尽。足厥阴脉也。肝脉，急甚为恶言，微急为肥气，在胁下若覆杯；缓甚为善呕，微缓为水瘕痹；大甚为内痈，善呕衄，微大为肝痹缩，咳引少腹；小甚为多饮，微小为消瘅；滑甚为癫疝，微滑为遗溺；涩甚为淡饮，微涩为瘈疭挛筋。足厥阴气绝则筋缩，引卵与舌。厥阴者肝脉也，肝者筋之合也，筋者聚于阴器，而脉络于舌本，故脉弗营则筋缩急，筋缩急则引舌与卵，故唇青、舌卷、卵缩，则筋先死。庚笃，辛死，金胜木也。

肝死脏，浮之脉弱，按之中如索不来，或曲如蛇行者，死。

上《素问》《针经》、张仲景。

心小肠部第二

心象火，与小肠合为腑（小肠为受盛之府也）。其经手少阴（手少阴心脉也），与手太阳为表里（手太阳小肠脉也）。其脉洪。（洪，心脉之形也。）其相，春三月（木王火相）；王，夏三月；废，季夏六月；囚，秋七月（金王火囚）；死，冬三月（水王火死）。其王日丙、丁，王时禺中、日中；其困日庚、辛，困时晡时、日入；其死日壬、癸，死时人定、夜半。其藏神（心之所藏者神也），其主臭，其养血（心气所养者血），其候舌，其声言，（言由心生，故主言。）其色赤，其臭焦，其液汗，其味苦，其宜甘（甘，脾味也），其恶咸（咸，肾味也）。心俞在背第五椎（或云第七椎），募在巨阙；小肠俞在第十八椎，募在关元（脐下三寸）。

上新撰。

心者南方火，（心主血，其色赤，故以夏王于南方，应火行。）万物洪盛，垂枝布叶，皆下垂如曲，故名曰钩。（心王之时，太阳用事，故草木茂盛，枝叶布疏，皆下垂，故谓之钩也。）心脉洪大而长，洪则卫气实，实则气无从出；（脉洪者卫气实，卫气实则腠理紧密，气无从出。）大则荣气萌。萌洪相薄，可以发汗，故名曰长；（荣者血也，"萌"当为"明"字之误耳。血王故明且大也，荣明为实，当须发动，通其津液也。）长洪相得，即引水浆，溉灌经络，津液皮肤。（夏热阳气盛，故其人引水浆，润灌皮肤，以养皮毛，犹草木须雨泽以长枝叶。）太阳洪大，皆是母躯。幸得戊己，用牢根株。（太阳夏火，春水为其母，阳得春始生，名曰少阳；到夏洪盛，名曰太阳，故言是母躯也。戊己土也，土焉火子，火王即土相，故用牢根株也。）阳气上出，汗见于头。五月枯薧，胞中空虚，医反下之，此为重虚也。（"月"当为"内"；"薧"当为"干"，枯燥也，皆字误耳。内字似月，由来远矣，遂以传焉，人头者，诸阳之会，夏时饮水浆，上出为汗，先从头流于身躯，以实其表。是以五内干枯燥，则胞中空虚，津液少也。胞者，膀胱津液之府也，愚医不晓，故反下之，令重虚也。）脉浮有表无里，阳无所使。（阳盛脉浮，宜发其汗；而反下之，损为阴气。阳为表，阴为里。经言：阳为阴使，阴为阳守，相须而行。脉浮故无里也，治之错逆，故令阴阳离别，不能复相朝使。）不但危身，并中其母。（言下之不但伤心，并复中肝。）

上四时经。

黄帝问曰：夏脉如钩，何如而钩？岐伯曰：夏脉心也，南方火也，万物之所以盛长也，故其气来盛去衰，故曰钩；反此者病。黄帝曰：何如而反？岐伯曰：其气来盛去亦盛，此谓太过，病在外；其来不盛去反盛，此谓不及，病在中。黄帝曰：

夏脉太过与不及，其病皆何如？岐伯曰：太过，则令人身热而肤痛为浸淫；不及，则令人烦心，上见咳唾，下为气泄。帝曰：善。

心脉来，累累如连珠，如循琅玕，曰平。夏以胃气为本。心脉来，喘喘（《针灸甲乙经》作"累累"）连属，其中微曲，曰心病。心脉来，前曲后居，如操带钩，曰心死。

真心脉至，坚而搏，如循薏苡子，累累然，其色赤黑不泽，毛折，乃死。夏胃微钩曰平，钩多胃少曰心病，但钩无胃曰死。胃而有石曰冬病，石甚曰今病。

心藏脉，脉舍神。怵惕思虑则伤神，神伤则恐惧自失，破䐃脱肉，毛悴，色夭，死于冬。

夏心火王，其脉洪（《千金要方》作"浮大而洪"）大而散，名曰平脉。反得沉濡而滑者，是肾之乘心，水之刻火，为贼邪，大逆，十死不治。（一本云：日月年数至二忌壬癸。）反得大而缓者，是脾之乘心，子之扶母，为实邪，虽病自愈。反得弦细而长者，是肝之乘心，母之归子，为虚邪，虽病易治。反得浮（《千金要方》"浮"作"微"）涩而短者，是肺之乘心，金之凌火，为微邪，虽病即瘥。心脉来，累累如贯珠滑利，再至曰平；三至曰离经病；四至脱精；五至死；六至命尽。手少阴脉也。

心脉急甚为瘛疭，微急为心痛引背，食不下；缓甚为狂笑，微缓为伏梁，在心下上下行，时唾血；大甚为喉介，微大为心痹引背，善泪出；小甚为善哕，微小为消瘅；滑甚为善渴，微滑为心疝，引脐，少腹鸣；涩甚为喑，微涩为血溢维厥，耳鸣癫疾。手少阴气绝，则脉不通。少阴者，心脉也。心者，脉之合也，脉不通则血不流，血不流则发色不泽，故其面黑如漆柴者，血先死。壬笃，癸死，水胜火也。

心死脏，浮之脉实，如豆麻击手，按之益躁疾者，死。

上《素问》《针经》、张仲景。

脾胃部第三

脾象土，与胃合为腑（胃为水谷之府）。其经足太阴（太阴，脾之脉也），与足阳明为表里（阳明胃脉）。其脉缓（缓，脾脉之大形也）。其相，夏三月（火王土相）；王，季夏六月；废，秋三月；囚，冬三月；死，春三月。其王日戊、己，王时食时、日昳；囚日壬、癸，囚时人定、夜半；其死日甲、乙，死时平旦、日出（并木时也）。其神意，其主味，其养肉，其候口，其声歌，其色黄，其臭香，其液涎，其味甘，其宜辛，其恶酸。脾俞在背第十一椎，募在章门（季肋端是）；胃俞在背第十二椎，募在太仓。

上新撰。

脾者土也，敦而福，敦者，厚也，万物众色不同，（脾主水谷，其气微弱，水谷不化。脾为土行，王于季夏，土性敦厚，育养万物。当此之时，草木俱备，枝叶茂盛，种类众多，或有黄赤白黑，色各不同矣。）故名曰得福者广。（土生养万物，当此之时，脾则同禀诸脏。）万物悬根住茎，其叶在巅，蛸螿蠕动，蚑蟜喘息，皆蒙土恩。（悬根住茎，草木之类也，其次则蛾蚋几微之虫，因阴阳气变化而生者也，喘息有血脉之类也。言普天之下，草木昆虫，无不被蒙土之恩福也。）德则为缓，恩则为迟，故令太阴脉缓而迟，尺寸不同。（太阴脾也，言脾王之时，脉缓而迟。尺寸不同者，尺迟而寸缓也。）酸咸苦辛，大（一作"太"）沙（一作"涉"，又作"妙"）而生，互行其时，而以各行，皆不群行，尽可常服。（肝酸，肾咸，心苦，肺辛涩，皆四脏之味也。脾主调和五味，以禀四脏，四脏受味于脾。脾王之时，其脉沙，达于肌肉之中，互行人身躯，乃复各行，随其四肢，使其气周匝荣诸脏腑，以养皮毛，皆不群行至一处也。故言尽可常服也。）土寒则温，土热则凉。（冬阳气在下，土中温暖；夏阴气在下，土中清凉，脾

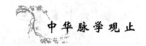

气亦然。）土有一子，名之曰金，怀挟抱之，不离其身；金乃畏火，恐热来熏，遂弃其母，逃归水中；水自金子，而藏火神，闭门塞户，内外不通，此谓冬时也。（阳气在中，阳为火行，金性畏火，故恐熏之。金归水中，而避火也，母子相得益盛。闭塞不通者，言水气充实，金在其中，此为强固，火无复得往克之者，神秘之类也。）土亡其子，其气衰微，水为洋溢，浸渍为池（一作"其地"）；走击皮肤，面目浮肿，归于四肢。（此为脾之衰损，土以防水，今土弱而水强，故水得凌之而妄行。）愚医见水，直往下之，虚脾空胃，水遂居之，肺为喘浮；（脾胃已病，宜扶养其气，通利水道。愚医不晓，而往下之，此为重伤，水气遂更凌之，上侵胸中，肺得水而浮，故言喘浮。）肝反畏肺，故下沉没；（肺金肝木，此为相克。肺浮则实，必复克肝，故畏之，沉没于下。）下有荆棘，恐伤其身，避在一边，以为水流；（荆棘，木之类，肝为木，今没在下，则为荆棘。其身脾也，脾为土，土畏木，是以避在下一边，避木也。水流者，水之流路也，土本克水，而今微弱，又复触木，无复制水，故水得流行。）心衰则伏，肝微则沉，故令脉伏而沉。（心火，肝木，火则畏水，而木畏金。金水相得，其气则实，刻于肝心，故令五脏衰微，脉为沉伏也。）工医来占，固转孔穴，利其溲便，遂通水道，甘液下流，亭其阴阳，喘息则微，汗出正流。肝著其根，心气因起，阳行四肢；肺气亭亭，喘息则安；（转孔穴者，诸脏之荣，并转治其顺。甘液，脾之津液，亭其阴阳，得复其常所，故荣卫开通，水气消除，肝得还著其根株。肝心为母子，肝著则心气得起，肺气平调，故言亭亭，此为端好之类。）肾为安声，其味为咸。（肺主声，肾为其子，助于肺，故言安声。咸，肾味也。）倚坐母败，洿臭如腥；（金为水母，而归水中。此为母往从子，脾气反虚，五脏由此两相克贼，倚倒致败，宅为洿臭而腥，故云然也。此注"宅"一为"则"。）土得其子，则成为山；金得其母，名曰丘矣。

上四时经。

黄帝曰：四时之序，逆顺之变异也。然脾脉独何主？岐伯曰：脾者土也，孤脏以灌四旁者也。曰：然则脾善恶可得见乎？曰：善者不可得见，恶者可见。曰：恶者何如？曰：其来如水之流者，此谓太过，病在外；如鸟之喙，此谓不及，病在中。太过则令人四肢沉重不举；其不及则令人九窍壅塞不通，名曰重强。

脾脉来，而和柔相离，如鸡足践地，曰平。长夏以胃气为本。脾脉来，实而盈数，如雉举足，曰脾病。脾脉来，坚兑如鸟之喙，如鸟之距，如屋之漏，如水之溜，曰脾死。真脾脉至，弱而乍疏乍散（一作"数"），色青黄不泽，毛折，乃死。

长夏胃微濡弱，曰平；弱多胃少，曰脾病；但代无胃，曰死。濡弱有石，曰冬病；石甚，曰今病。

脾脏荣，荣舍意。愁忧不解则伤意，意伤则闷乱，四肢不举，毛悴色夭，死于春。

六月季夏，建未，坤未之间，土之位，脾王之时。其脉大，阿阿而缓，名曰平脉。反得弦细而长者，是肝之乘脾，木之克土，为贼邪，大逆，十死不治。反得浮（《千金要方》"浮"作"微"）涩而短者，是肺之乘脾，子之扶母，为实邪，虽病自愈。反得洪大而散者（《千金要方》作"浮大而洪"），是心之乘脾，母之归子，为虚邪，虽病易治。反得沉濡而滑者，肾之乘脾，水之凌土，为微邪，虽病即瘥。

脾脉苌苌而弱（《千金要方》作"苌苌"为"长长"），来疏去数，再至曰平；三至曰离经病；四至脱精；五至死；六至命尽。足太阴脉也。脾脉急甚为瘛疭，微急为脾中满，食饮入而还出，后沃沫；缓甚为痿厥，微缓为风痿，四肢不用，心慧然若无病；大甚为击仆，微大为痞气裹大脓血，在肠胃之外；小甚为寒热，微小为消瘅；滑甚为癫癃，微滑为虫毒蛕，肠鸣

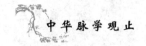

热；涩甚为肠癖，微涩，为内溃，多下脓血也。足太阴气绝，则脉不营其口唇，口唇者，肌肉之本也；脉不营则肌肉濡，肌肉濡则人中满，人中满则唇反，唇反者，肉先死。甲笃，乙死，木胜土也。

脾死脏，浮之脉大缓（一作"坚"），按之中如覆杯，黎黎状，如摇者，死。（一云：黎黎状，如炙肉。）

上《素问》《针经》、张仲景。

肺大肠部第四

肺象金，与大肠合为腑（大肠为传导之府也）。其经手太阴（手太阴肺脉也），与手阳明为表里（手阳明大肠脉也）。其脉浮（浮，肺脉之大形也）。其相，季夏六月（季夏土王金相）；其王，秋三月；废，冬三月；囚，春三月；死，夏三月（夏火王金死）。其王日庚、辛；王时晡时、日入；其困日甲、乙，困时平旦、日出；其死日丙、丁，死时禺中、日中。其神魄，其主声，其养皮毛，其候鼻，其声哭，其色白，其臭腥，其液涕，其味辛，其宜咸，其恶苦。肺俞在背第三椎（或云第五椎也），募在中府（直两乳下肋间）；大肠俞在背第十六椎，募在天枢（挟脐旁各一寸半）。

上新撰。

肺者西方金，万物之所终，（金性刚，故王西方，割断万物，是以皆终于秋也。）宿叶落柯，萋萋枝条，其机然独在。其脉为微浮毛，卫气迟，（萋萋者，零落之貌也，言草木宿叶得秋，随风而落，但有枝条机然独在。此时阳气则迟，脉为虚微如毛也。）荣气数，数则在上，迟则在下，故名曰毛。（诸阳脉数，诸阴脉迟。荣为阴，不应数，反言荣气数，阴得秋节而升，转在阳位，故一时数而在上也。此时阴始得用事，阳即下藏，其气反迟，是以肺脉数散如毛也。）阳当陷而不陷，阴当升而不升，为邪所中，（阴阳交易，则不以时定，二气感激，故为风寒所中。）阳中邪则捲，阴中邪则紧，捲则恶寒，紧则为栗，寒栗相薄，故名曰疟。弱则发热，浮乃来出。（捲者，其人拘捲也；紧者，脉紧也，此谓初中风寒之时脉紧。其人则寒，寒止而脉更微弱，弱则其人发汗，热止则脉浮，浮者疟解，王脉出也。）旦中旦发，暮中暮发。（言疟发者，皆随其初中风邪之时也。）脏有远近，脉有迟疾，周有度数，行有漏刻。（脏，谓人五脏，肝、心、脾、肺、肾也，心肺在膈上，呼则气出，是为近，呼为阳，其脉疾；肝肾在膈下，吸则其气入，是为远也，吸为阴，其脉迟。度数，谓经脉之长短，周身行者，荣卫之行也，行阴阳各二十五度，为一周也，以应漏下百刻也。）迟在上，伤毛采；数在下，伤下焦；中焦有恶则见，有善则匿。（秋则阳气迟，阴气数，迟当在下，数当在上，随节变，故言伤毛采也。人之皮毛，肺气所行，下焦在脐下，阴之所治也，其脉应迟，今反数，故言伤下焦。中焦，脾也，其平善之时，脉常自不见，衰乃见耳，故云有恶则见也。）阳气下陷，阴气则温，（言阳气下陷，温养诸脏。）阳反在下，阴反在巅，故名曰长而且留。（阴阳交代，各顺时节，人血脉和平，言可长留竟一时。）

上四时经。

黄帝问曰：秋脉如浮，何如而浮？岐伯对曰：秋脉肺也，西方金也，万物之所以收成也。故其气来，轻虚而浮，其气来急去散，故曰浮。反此者病。黄帝曰：何如而反？岐伯曰：其气来毛而中央坚，两傍虚，此谓太过，病在外；其气来毛而微，此谓不及，病在中。黄帝曰：秋脉太过与不及，其病何如？岐伯曰：太过，则令人气逆而背痛温温（《内经》"温温"作"愠愠"）然；不及，则令人喘，呼吸少气而咳，上气见血，下闻病音。

肺脉来，厌厌聂聂，如落榆荚，曰肺平。秋以胃气为本。（《难经》云：厌厌聂聂，如循榆叶，曰春平；脉蔼蔼如车盖，

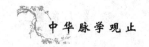

按之益大，曰秋平脉。）肺脉来，不上不下，如循鸡羽，曰肺病（《诸病源候论》无"不"字）。肺脉来，如物之浮，如风吹毛，曰肺死。

真肺脉至，大而虚，如以毛羽中人肤，色赤白不泽，毛折，乃死。秋胃微毛，曰平；毛多胃少，曰肺病；但毛无胃，曰死。毛而有弦，曰春病；弦甚，曰今病。

肺藏气，气舍魄。喜乐无极则伤魄，魄伤则狂，狂者意不存人，皮革焦，毛悴色夭，死于夏。秋金肺王，其脉浮（《千金要方》"浮"作"微"）涩而短，曰平。脉反得洪大而散者（《千金要方》"浮大而洪"），是心之乘肺，火之克金，为贼邪，大逆，十死不治。（一本云：日月年数至四忌丙丁。）反得沉濡而滑者，肾之乘肺，子之扶母，为实邪，虽病自愈；反得大而缓者，是脾之乘肺，母之归子，为虚邪，虽病易治；反得弦细而长者，是肝之乘肺，木之凌金，为微邪，虽病即瘥。肺脉来，泛泛，轻如微风吹鸟背上毛，再至曰平；三至曰离经病；四至脱精；五至死；六至命尽。手太阴脉也。

肺脉急甚为癫疾，微急为肺寒热，怠堕，咳唾血，引腰背胸，苦鼻息肉不通；缓甚为多汗，微缓为痿偏风（一作"漏风"），头以下汗出不可止；大甚为胫肿，微大为肺痹，引胸背，起腰内；小甚为飧泄，微小为消瘅；滑甚为息贲上气，微滑为上下出血；涩甚为呕血，微涩为鼠瘘，在颈肢腋之间，下不胜其上，其能喜酸。

手太阴气绝，则皮毛焦。太阴者，行气温皮毛者也，气弗营则皮毛焦，皮毛焦则津液去，津液去则皮节伤，皮节伤则爪（"爪"字一作"皮"）枯毛折，毛折者，则气（"气"字一作"毛"）先死。丙笃，丁死，火胜金也。肺死脏，浮之虚，按之弱如葱叶，下无根者，死。

上《素问》《针经》、张仲景。

肾膀胱部第五

肾象水，与膀胱合为腑（膀胱为津液之府）。其经足少阴（足少阴肾脉也），与足太阳为表里（足太阳膀胱脉也）。其脉沉（沉，肾脉之大形也）。其相，秋三月（秋金王水相）；其王，冬三月；废，春三月；囚，夏三月；其死，季夏六月。其王日壬、癸，王时人定、夜半；其困日丙、丁，困时禺中、日中；其死日戊、己，死时食时、日昳。其神志，（肾之所藏者，志也。）其主液，其养骨，其候耳，其声呻，其色黑，其臭腐，其液唾，其味咸，其宜酸，其恶甘。肾俞在背第十四椎，募在京门；膀胱俞在背第十九椎，募在中极。（横骨上一寸，在脐下五寸前陷者中。）

上新撰。

肾者，北方水，万物之所藏，（冬则北方用事，王在三时之后，肾在四脏之下，故王北方也。万物春生，夏长，秋收，冬藏。）百虫伏蛰，（冬伏蛰不食之虫，言有百种也。）阳气下陷，阴气上升，阳气中出。阴气烈为霜，遂不上升，化为雪霜；猛兽伏蛰，蜾虫匿藏。（阳气下陷者，谓降于土中也，其气犹越而升出。阴气在上，寒盛，阳气虽升出，而不能自致，因而化作霜雪；或谓阳气中出，是十月则霜降。猛兽伏蛰者，盖谓龙蛇冬时而潜处，蜾虫无毛甲者得寒皆伏蛰，逐阳气所在，如此避水霜，自温养也。）其脉为沉，沉为阴，在里，不可发汗，发则蜾虫出，见其霜雪。（阳气在下，故冬脉沉，温养于脏腑，此为里实而表虚。复从外发其汗，此为逆治，非其法也，犹百虫伏蛰之时，而反出土见于冰霜，必死不疑。逆之者死，此之谓也。）阴气在表，阳气在脏，慎不可下，下之则伤脾，脾土弱，即水气妄行；（阳气在下，温养诸脏，故不可下也。下之既损于阳气，而脾胃复伤，土以防水，而今反伤

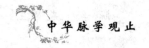

之，故令水得盈溢而妄行也。）下之者，如鱼出水，蛾入汤。（言治病逆则杀人，如鱼出水、蛾入汤火之中，立死。）

重客在里，慎不可熏，熏之逆客，其息则喘。（重客者，犹阳气也；重者，尊重之貌也。阳位尊处于上，今一时在下，非其常所，故言客也。熏谓烧针，及以汤火之辈，熏发其汗，如此则客热从外入，与阳气相薄，是为逆也。气上熏胸中，故令喘息。）无持客热，令口烂疮。（无持者，无以汤火发熏其汗也。熏之则火气入里，为客热，故令其口生疮。）阴脉且解，血散不通，正阳遂厥，阴不往从。（血行脉中，气行脉外，五十周而复会，如环之无端也。血为阴气，为阳相须而行，发其汗，使阴阳离别，别脉为解散，血不得通。厥者，逆也，谓阳气逆，而不复相朝，使治病失所。故阴阳错逆，可不慎也。）客热狂入，内为结胸。（阴阳错乱，外热狂入，留结胸中也。）脾气遂弱，清溲痢通。（脾主水谷，其气微弱，水谷不化，下痢不息。清者厕也，溲从水道出，而反清溲者，是谓下痢至厕也。）

上四时经。

黄帝问曰：冬脉如营，何如而营？岐伯对曰：冬脉肾也，北方水也，万物之所以合藏，故其脉来沉而搏（《针灸甲乙经》作"濡"），故曰营。反此者病。黄帝曰：何如而反？岐伯曰：其气来如弹石者，此谓太过，病在外；其去如数者，此谓不及，病在中。黄帝曰：冬脉太过与不及，其病皆何如？岐伯曰：太过则令人解㑊，脊脉痛，而少气，不欲言；不及，则令人心悬如病饥，胫中清，脊中痛，小腹满，小便黄赤。

肾脉来，喘喘累累如钩，按之而坚，曰肾平。冬以胃气为本。肾脉来如引葛，按之益坚，曰肾病。肾脉来，发如夺索，辟辟如弹石，曰肾死。

真肾脉至，搏而绝，如以指弹石，辟辟然，其色黑黄不泽，毛折，乃死。

冬胃微石，曰平；石多胃少，曰肾病；但石无胃，曰死。石而有钩，曰夏病；钩甚，曰今病。（凡人以水谷为本，故人绝水谷则死，脉无胃气亦死。所谓无胃气者，但得真脏脉，不得胃气也。所谓脉不得胃气者，肝但弦，心但钩，胃但弱，肺但毛，肾但石也。）

肾藏精，精舍志，盛怒而不止则伤志，伤志则善忘其前言，腰脊痛，不可以俯仰屈伸，毛悴色夭，死于季夏。

冬肾水王，其脉沉濡而滑，曰平。脉反得大而缓者，是脾之乘肾，土之克水，为贼邪，大逆，十死不治。（一本云：日月年数至一，忌戊己。）反得弦细而长者，是肝之乘肾，子之扶母，为实邪，虽病自愈。反得浮（《千金要方》作"浮大而洪"）涩而短者，是肺之乘肾，母之归子，为虚邪，虽病易治。反得洪大而散者，是心之乘肾，火之凌水，为微邪，虽病即瘥。肾脉沉细而紧，再至曰平；三至曰离经病；四至脱精；五至死；六至命尽。足少阴脉也。

肾脉急甚为骨痿、癫疾，微急为奔豚、沉厥，足不收不得前后；缓甚为折脊，微缓为洞下，洞下者，食不化，入咽还出；大甚为阴痿，微大为石水，起脐下以至小腹，肿垂垂然，上至胃脘，死不治；小甚为洞泄，微小为消瘅；滑甚为癃癩，微滑为骨痿，坐不能起，目无所见，视见黑花；涩甚为大痈，微涩为不月水、沉痔。

足少阴气绝，则骨枯。少阴者，冬脉也，伏行而濡骨髓者也，故骨不濡，则肉不能著骨也，骨肉不相亲，则肉濡而却，肉濡而却，故齿长而垢（《难经》"垢"字作"枯"），发无泽，发无泽者，骨先死。戊笃，己死，土胜水也。

肾死脏，浮之坚，按之乱如转，益下入尺中者，死。

上《素问》《针经》、张仲景。

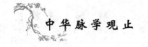

卷第四

辨三部九候脉证第一

经言：所谓三部者，寸、关、尺也。九候者，每部中有天、地、人也。上部主候，从胸以上至头；中部主候，从膈以下至气街；下部主候，从气街以下至足。浮、沉、牢、结、迟、疾、滑、涩，各自异名，分理察之，勿怠观变，所以别三部九候，知病之所起，审而明之，针灸亦然也。故先候脉寸中（"寸中"一作"十中于九"），浮在皮肤，沉细在里。昭昭天道，可得长久。上部之候，牢、结、沉、滑，有积气在膀胱。微细而弱，卧引里急，头痛，咳嗽，逆气上下。心膈上有热者，口干渴燥。病从寸口，邪入上者，名曰解。脉来至，状如琴弦，苦少腹痛，女子经月不利，孔窍生疮，男子病痔，左右胁下有疮；上部不通者，苦少腹痛，肠鸣。寸口中虚弱者伤气，气不足；大如桃李实，苦痹也。寸口直上者，逆虚也；如浮虚者，泄利也。中部脉结者，腹中积聚，若在膀胱两胁下有热。脉浮而大，风从胃管入，水胀干呕，心下澹澹，如有桃李核。胃中有寒时，苦烦痛不食，食即心痛，胃胀支满，膈上积。胁下有热时，寒热淋露。脉横出上者，胁气在膀胱。病即著右横关入寸口中者，膈中不通，喉中咽难。刺关元，入少阴。下部脉者，其脉来至浮大者脾也。与风集合时，上头痛引腰背；小滑者厥也。足下热，烦满，逆上抢心，上至喉中，状如恶肉，脾伤也。病少腹下，在膝诸骨节间，寒清不可屈伸，脉急如弦者，筋急，足挛结者，四肢重。从尺邪入阳明者，寒热也。大风邪入少阴，女子漏白下赤，男子溺血，阳痿不起，引少腹痛。

人有三百六十脉，法三百六十日。三部者寸、关、尺也，尺脉为阴，阴脉常沉而迟；寸、关为阳，阳脉俱浮而速，气出为动，入为息。故阳脉六息七息十三投，阴脉八息七息十五投，此其常也。二十八脉，相逐上下，一脉不来，知疾所苦。尺胜治下，寸胜治上，尺寸俱平治中央。脐以上阳也，法于天；脐以下阴也，法于地。脐为中关，头为天，足为地。有表无里，邪之所止，得鬼病。何为表里？寸、尺为表，关为里，两头有脉，关中绝不至也。尺脉上不至关，为阴绝；寸脉下不至关，为阳绝，阴绝而阳微，死不治。三部脉或至或不至，冷气在胃中，故令脉不通也。上部有脉，下部无脉，其人当吐，不吐者死。上部无脉，下部有脉，虽困无所苦，所以然者，譬如人之有足，树之有根，虽枝叶枯槁，根本将自生，木有根本，即自有气，故知不死也。寸口脉平而死者，何也？然！诸十二经脉者，皆系于生气之原。所谓生气之原者，非谓十二经之根本也（按《难经》无"非"字），谓肾间动气也。此五脏六腑之本，十二经之根，呼吸之门，三焦之原，一名守邪之神也。故气者，人根本也，根绝则茎枯矣。寸口脉平而死者，生气独绝于内也。（肾间动气，谓左为肾，右为命门。命门者，精神之所舍，原气之所系也，一名守邪之神。以命门之神固守，邪气不得妄入，入即死矣。此肾气先绝于内，其人便死，其脉不复，反得动气也。）岐伯曰：形盛脉细，少气不足以息者，死；形瘦脉大，胸中多气者，死；行气相得者，生；参伍不调者，病；三部九候皆相失者，死；上下左右之脉，相应如参舂者，病甚；上下左右相失，不可数者，死。中部之候虽独调，与众脏相失者，死；中部之候相减者，死；目内陷者，死。黄帝曰：冬阴夏阳奈何？岐伯曰：九候之脉，皆沉细悬绝者，为阴主冬，故以夜半死。盛躁喘数者，为阳主夏，故以日中死。是故寒热者，平旦死；热中及热病者，日中死；病风者，以日夕死；病水者，以夜半死；其脉乍数乍疏，乍迟乍疾者，以日乘四季死。形肉以脱，九候虽调犹死；七诊虽见，九候皆顺者，不死。所言不死者，风气之病及经月之病，似七诊之病而非也，故言不死；若有七诊之病，其脉候亦败者，死矣。必发哕噫，必审问其所始病，与今之所方病，而后各切循其脉，视其经络浮沉，以上下逆顺循之。其脉疾者，不病；其脉迟者，病。脉不往来者，死；皮肤著者，死。

　　两手脉结上部者濡，结中部者缓。结三里者豆起，弱反在关，濡反在巅，微在其上，涩反在下。微即阳气不足，沾热汗出；涩即无血，厥而且寒。黄帝问曰：余每欲视色持脉，独调其尺，以言其病，从外知内，为之奈何？岐伯对曰：审其尺之缓、急、小、大、滑、涩，肉之坚脆，而病形变定矣。调之何如？对曰：脉急者，尺之皮肤亦急；脉缓者，尺之皮肤亦缓；脉小者，尺之皮肤减而少；脉大者，尺之皮肤亦大；脉滑者，尺之皮肤亦滑；脉涩者，尺之皮肤亦涩。凡此六变，有微有甚。故善调尺者，不待于寸；善调脉者，不待于色，能参合行之，可为上工。尺肤滑以淖泽者，风也；尺内弱，解㑊（按《针灸甲乙经》"内"作"肉"），安卧，脱肉者，寒热也。尺肤涩者，风痹也；尺肤粗如枯鱼之鳞者，水淡饮也；尺肤热甚，脉盛躁者，病温也，其脉盛而滑者，汗且出；尺肤寒甚，脉小（一作"急"）者，泄少气；尺肤炟然，（"炟然"，《针灸甲乙经》作"热炙人手"），先热后寒者，寒热也；尺肤先寒，久持之而热者，亦寒热也；尺炟然热，人迎大者，当夺血。尺紧，人迎脉小，甚则少气，（按林亿校《针灸甲乙经》引《脉经》云：

尺紧于人迎者少气。）色白有加者，立死。肘所独热者，腰以上热；肘前独热者，膺前热；肘后独热者，肩背热；肘后粗以下三四寸，肠中有虫。手所独热者，腰以上热；臂中独热者，腰腹热；掌中热者，腹中热；掌中寒者，腹中寒；鱼上白肉有青血脉者，胃中有寒。

诸浮诸沉，诸滑诸涩，诸弦诸紧，若在寸口，膈以上病；若在关上，胃以下病；若在尺中，肾以下病。

寸口脉滑而迟，不沉不浮，不长不短，为无病，左右同法。

寸口太过与不及，寸口之脉，中手短者，曰头痛；中手长者，曰足胫痛；中手促上击者，曰肩背痛。

寸口脉浮而盛者，病在外。

寸口脉沉而坚者，病在中。

寸口脉沉而弱者，曰寒热（一作"气"，又作"中"）及疝瘕，小腹痛。

寸口脉沉而弱，发必堕落。

寸口脉沉而紧，苦心下有寒，时痛，有积聚。

寸口脉沉，胸中短气。

寸口脉沉而喘者，寒热。

寸口脉但实者，心劳。

寸口脉紧或浮，膈上有寒，肺下有水气。

脉紧而长过寸口者，注病。

脉紧上寸口者，中风；风头痛亦如之。（《千金翼方》云：亦为伤寒头痛。）

脉弦上寸口者，宿食；降者，头痛。

脉来过寸，入鱼际者，遗尿。

脉出鱼际，逆气喘息。

寸口脉潎潎，如羹上肥，阳气微；连连如蜘蛛丝，阴气衰。

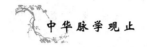

寸口脉偏绝，而臂偏不遂；其人两手俱绝者，不可治；两手前部阳绝者，苦心下寒毒，喉中热。

关上脉浮而大，风在胃中，张口肩息，心下澹澹，食欲呕。

关上脉微浮，积热在胃中，呕吐蛔虫，心健忘。

关上脉滑而大小不匀，（《千金要方》云：必吐逆。）是为病方欲进，不出一二日，复欲发动，其人欲多饮，饮即注利。如利止者，生；不止者，死。

关上脉紧而滑者，蛔动。

关上脉涩而坚大而实，按之不减有力，为中焦实，有伏结在脾，肺气塞，实热在胃中。（"涩脉"与"有力"反，今并言者，浮之涩大，按之坚实，故言有力也。）

关上脉襜襜大，而尺寸细者，其人必心腹冷积，癥瘕结聚，欲热饮食。

关上脉时来时去，乍大乍小，乍疏乍数者，胃中寒热，羸劣不欲饮食，如疟状。

尺脉浮者，客阳在下焦。

尺脉细微，溏泄，下冷利。

尺脉弱寸强，胃络脉伤。

尺脉虚小者，足胫寒，痿痹，脚疼。

尺脉涩，下血，不利，多汗。（《素问》又云：尺涩脉滑，谓之多汗。）

尺脉滑而疾，为血虚。

尺脉沉而滑者，寸白虫。

尺脉细而急者，筋挛痹，不能行。

尺脉粗，常热者，谓之热中，腰胯疼，小便赤热。

尺脉偏滑疾，面赤如醉，外热为病。

平杂病脉第二

滑为实，为下（又为阳气衰）；数为虚，为热；浮为风，为虚；动为痛，为惊。

沉为水，为实（又为鬼疰）；弱为虚，为悸。

迟则为寒，涩则少血，缓则为虚，洪则为气（一作"热"）。紧则为寒，弦数为疟。

疟脉自弦，弦数多热，弦迟多寒；微则为虚，代散则死。

弦为痛痹（一作"浮为风痹"），偏弦为饮，双弦则胁下拘急而痛，其人啬啬恶寒。

涩脉大，寒热在中。

伏者，霍乱。

安卧脉盛，谓之脱血。

凡亡汗，肺中寒，饮冷水，咳嗽，下利，胃中虚冷，此等其脉并紧。

浮而大者，风。

浮而大者，中风，头重，鼻塞。

浮而缓，皮肤不仁，风寒入肌肉。

滑而浮散者，摊缓风。

滑者，鬼疰。

涩而紧，痹病。

浮洪大长者，风眩，癫疾。

大坚疾者，癫病。

弦而钩，胁下如刀刺，状如蜚尸，至困不死。

紧而急者，遁尸。

洪大者，伤寒，热病。

浮洪大者，伤寒。秋吉，春成病。

浮而滑者，宿食。

浮滑而疾者，食不消，脾不磨。

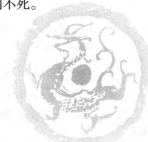

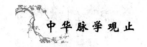

短疾而滑，酒病。

浮而细滑，伤饮。

迟而滑，中寒，有症结。

快而紧，积聚，有击痛。

弦急，疝瘕，小腹痛，又为癖病（一作"痹病"）。

迟而滑者，胀。

盛而紧，曰胀。

弦小者，寒癖。

沉而弦者，悬饮，内痛。

弦数，有寒饮，冬夏难治。

紧而滑者，吐逆。

小弱而涩，胃反。

迟而缓者，有寒。

微而紧者，有寒。

沉而迟，腹藏有冷病。

微弱者，有寒，少气。

实紧，胃中有寒，苦不能食，时时利者，难治（一作"时时呕，稽留难治"）。

滑数，心下结，热盛。

滑疾，胃中有热。

缓而滑，曰热中。

沉（一作"浮"）而急，病伤寒，暴发虚热。

浮而绝者，气急。

辟大而滑，中有短气。

浮短者，其人肺伤，诸气微少，不过一年死，法当嗽也。

沉而数，中水，冬不治，自愈。

短而数，心痛，心烦。

弦而紧，胁病，脏伤，有瘀血（一作"有寒血"）。

沉而滑，为下重，亦为背脊痛。

脉来细而滑，按之能虚，因急持直者僵仆，从高堕下，病在内。

微浮，秋吉，冬成病。

微数，虽甚不成病，不可劳。

浮滑疾紧者，以合百病，久易愈。

阳邪来，见浮洪。

阴邪来，见沉细。

水谷来，见坚实。

脉来乍大乍小、乍长乍短者，为祟。

脉来洪大嫋嫋者，社祟。

脉来沉沉泽泽，四肢不仁而重，土祟。

脉与肌肉相得，久持之至者，可下之。

弦小紧者，可下之。

紧而数，寒热俱发，必下乃愈。

弦迟者，宜温药。

紧数者，可发其汗。

诊五脏六腑气绝证候第三

病人肝绝，八日死，何以知之？面青，但欲伏眠，目视而不见人，汗（一作"泣"）出如水不止。（一日：二日死。）

病人胆绝，七日死，何以知之？眉为之倾。

病人筋绝，九日死，何以知之？手足爪甲青，呼骂不休。（一日：八日死。）

病人心绝，一日死，何以知之？肩息回视，立死。（一曰：目亭亭，一日死。）

病人肠（一云：小肠）绝，六日死，何以知之？发直如干麻，不得屈伸，白汗不止。

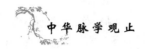
病人脾绝，十二日死，何以知之？口冷，足肿，腹热胪胀，泄利不觉，出无时度。（一曰：五日死。）

病人胃绝，五日死，何以知之？脊痛，腰中重，不可反复。（一曰：腓肠平，九日死。）

病人肉绝，六日死，何以知之？耳干，舌皆肿，溺血，大便赤泄。（一曰：足肿，九日死。）

病人肺绝，三日死，何以知之？口张，但气出而不还。（一曰：鼻口虚张，短气。）

病人大肠绝，不治，何以知之？泄利无度，利绝则死。

病人肾绝，四日死，何以知之？齿为暴枯，面为正黑，目中黄色，腰中欲折，白汗出如流水。（一曰：人中平，七日死。）

病人骨绝，齿黄落，十日死。

诸浮脉无根者，皆死。

以上五脏六腑为根也。

诊四时相反脉证第四

春三月，木王，肝脉治当先至，心脉次之，肺脉次之，肾脉次之。此为四时王相顺脉也。到六月，土王，脾脉当先至，而反不至，反得肾脉，此为肾反脾也，七十日死。何为肾反脾？夏火王，心脉当先至，肺脉次之，而反得肾脉，是谓肾反脾。期五月、六月，忌丙、丁。

脾反肝，三十日死。何谓脾反肝？春肝脉当先至，而反不至，脾脉先至，是谓脾反肝。期正月、二月，忌甲、乙。

肾反肝，三岁死。何为肾反肝？春肝脉当先至，而反不至，肾脉先至，是谓肾反肝也。期七月、八月，忌庚、辛。

肾反心，二岁死。何为肾反心？夏心脉当先至，而反不至，肾脉先至，是谓肾反心也。期六月，忌戊、己。（臣亿等

按《千金要方》云：此中不论肺金之气，疏略未谕。《指南》
又推五行，亦颇颠倒，待求别录也。）

诊损至脉第五

脉有损至，何谓也？然！至之脉，一呼再至曰平，三至
曰离经，四至曰夺精，五至曰死，六至曰命绝，此至之脉也。
何谓损？一呼一至曰离经，二呼一至曰夺精，三呼一至曰死，
四呼一至曰命绝，此损之脉也。至脉从下上，损脉从上下也。
损脉之为病奈何？然！一损，损于皮毛，皮聚而毛落；二损，
损于血脉，血脉虚少，不能荣于五脏六腑也；三损，损于肌肉，
肌肉消瘦，食饮不为肌肤；四损，损于筋，筋缓，不能自收持；
五损，损于骨，骨痿，不能起于床。反此者，至于收病也。从
上下者，骨痿不能起于床者，死；从下上者，皮聚而毛落者，
死。治损之法奈何？然！损其肺者，益其气；损其心者，调其
荣卫；损其脾者，调其饮食，适其寒温；损其肺者，缓其中；
损其肾者，益其精气。此治损之法也。

脉有一呼再至，一吸再至；一呼三至，一吸三至；一呼
四至，一吸四至；一呼五至，一吸五至；一呼六至，一吸六
至；一呼一至，一吸一至；再呼一至，再吸一至。呼吸再至，
脉来如此，何以别知其病也？然！脉来一呼再至，一吸再至，
不大不小，曰平。一呼三至，一吸三至，为适得病。前大后
小，即头痛目眩；前小后大，即胸满短气。一呼四至，一吸四
至，病适欲甚。脉洪大者，苦烦满；沉细者，腹中痛；滑者，
伤热；涩者，中雾露。一呼五至，一吸五至，其人当困。沉细
即夜加，浮大即昼加，不大小，虽困可治，其有大小者，为难
治。一呼六至，一吸六至，为十死脉也。沉细夜死，浮大昼
死。一呼一至，一吸一至，名曰损。人虽能行，犹当（一作
"独未"）着床，所以然者，血气皆不足故也。再呼一至，再吸

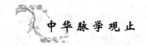

一至，名曰无魂。无魂者，当死也，人虽能行，名曰行尸。

扁鹊曰：脉一出一入曰平，再出一入少阴，三出一入太阴，四出一入厥阴；再入一出少阳，三入一出阳明，四入一出太阳。脉出者为阳，入者为阴。故人一呼而脉再动，气行三寸，一吸而脉再动，气行三寸。呼吸定息，脉五动，一呼一吸为一息，气行六寸。人十息，脉五十动，气行六尺。二十息，脉百动，为一备之气，以应四时。天有三百六十五日，人有三百六十五节。昼夜漏下水百刻，一备之气，脉行丈二尺。一日一夜，行于十二辰，气行尽，则周遍于身，与天道相合，故曰平。平者无病也，一阴一阳是也。脉再动为一至，再至而紧，即夺气。一刻百三十五息，十刻千三百五十息，百刻万三千五百息。二刻为一度，一度气行一周身，昼夜五十度。脉三至者离经。一呼而脉三动，气行四寸半，人一息脉七动，气行九寸；十息脉七十动，气行九尺；一备之气，脉百四十动，气行一丈八尺，一周于身，气过百八十度，故曰离经。离经者，病，一阴二阳是也。三至而紧，则夺血。脉四至，则夺精。一呼而脉四动，气行六寸。人一息脉九动，气行尺二寸；人十息，脉九十动，气行一丈二尺；一备之气，脉百八十动，气行二丈四尺。一周于身，气过三百六十度，再遍于身，不及五节，一时之气而重至。诸脉浮涩者，五脏无精，难治，一阴三阳是也。四至而紧，则夺形。脉五至者，死。一呼而脉五动，气行六寸半（当行七寸半）。人一息，脉十一动，气行尺三寸（当行尺五寸）；人十息，脉百一十动，气行丈三尺（当行丈五尺）；一备之气，脉二百二十动，气行二丈六尺（当行三丈）。一周于身，三百六十五节，气行过五百四十度。再周于身，过百七十度。一节之气，而至此，气浮涩，经行血气竭尽，不守于中，五脏痿痟，精神散亡。脉五至而紧则死。三阴（一作"二"）三阳是也，（按，依上文推之，当云：一阴四阳。）虽五，犹末如之何也。脉一损一乘者，人一呼而脉一动，人一息而脉再动，气行三寸；十息脉二十动，气行三尺；一备之气，脉四十动，气行六尺，不及周身，百八十节。气短不能周遍于身，苦少气，身体懈堕矣。脉再损者，人一息而脉一动，气行一寸五分；人十息脉十动，气行尺五寸；一备之气，脉二十动，气行三尺，不及周身二百节。凝气血尽，经中不能及，故曰离经。血去不在其处，小大便皆血也。脉三损者，人一息复一呼而脉一动。十息脉七动，气行尺五寸（当行尺五分）。一备之气，脉十四动，气行三尺一寸（当行二尺一寸），不及周身二百九十七节，故曰争。气行血留，不能相与俱微。气闭实则胸满脏枯，而争于中，其气不朝，血凝于中，死矣。脉四损者，再息而脉一动；人十息脉五动，气行七寸半；一备之气，脉十动，气行尺五寸。不及周身三百一十五节，故曰亡血。亡血者，亡失其度，身羸疲，皮裹骨。故血气俱尽，五脏失神，其死神矣。脉五损者，人再息复一呼而脉一动；人十息脉四动，气行六寸；一备之气，脉八动，气行尺二寸。不及周身三百二十四节，故曰绝，绝者，气急不下床，口气寒，脉俱绝，死矣。岐伯曰：脉失四时者，为至启，至启者，为损至之脉也。损之为言，少阴主骨为重，此志损也。饮食衰减，肌肉消者，是意损也。身安卧，卧不便利，耳目不明，是魂损也。呼吸不相通，五色不华，是魄损也。四肢皆见脉为乱，是神损也。大损三十岁，中损二十岁，下损十岁，损各以春夏秋冬。平人，人长脉短者，是大损，三十岁。人短脉长者，是中损，二十岁。手足皆细，是下损，十岁。失精气者，一岁而损。男子左脉短，右脉长是为阳损，半岁。女子右脉短，左脉长，是为阴损，半岁。春脉当得肝脉，反得脾肺之脉，损。夏脉当得心脉，反得肾肺之脉，损。秋脉当得肺脉反得肝心之脉，损。冬脉当得肾脉，反得心脾之脉，损。当审切寸口之脉，知绝不

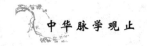

绝，前后去为绝。掌上相击，坚如弹石，为上脉虚尽，下脉尚有，是为有胃气；上脉尽下脉坚如弹石为有胃气。（按，"掌上相击"至"为有胃气"当为"掌上相击，坚如弹石，为有胃气；上脉虚尽，下脉尚有，是为有胃气"。）上下脉皆尽者，死；不绝不消者，皆生。是损脉也。至之为言，言语音深，远视愦愦，是志之至也。身体粗大，饮食暴多，是意之至也。语言妄见，手足相引，是魂之至也。茏葱华色，是魄之至也，脉微小不相应，呼吸自大，是神之至也，是至脉之法也。死生相应，病各得其气者，生。十得其半也。黄帝曰：善。

诊脉动止投数疏数死期年月第六

脉一动一止，二日死。（一经云：一日死。）二动一止，三日死。三动一止，四日死，或五日死。四动一止，六日死。五动一止，五日死，或七日死。六动一止，八日死。七动一止，九日死。八动一止，十日死。九动一止，九日死，又云十一日死。（一经云：十三日死，若立春死。）十动一止，立夏死。（一经云：立春死。）十一动一止，夏至死。（一经云：立夏死，一经云：立秋死。）十二、十三动一止，立秋死。（一经云：立冬死。）十四、十五动一止，立冬死。（一经云：立夏死。）二十动一止，一岁死，若立秋死。二十一动一止，二岁死。二十五动一止，立冬死。（一经云：一岁死或两岁死。）三十动一止，二岁若三岁死。三十五动一止，三岁死。四十动一止，四岁死。五十动一止，五岁死。不满五十动一止，五岁死。

脉来五十投而不止者，五脏皆受气，即无病。（《千金要方》云：五行气毕，阴阳数同，荣卫出入，经脉流通，昼夜百刻，五德相生。）

脉来四十投而一止者，一脏无气，却后四岁，春草生而死。

脉来三十投而一止者，二脏无气，却后三岁，麦熟而死。

脉来二十投而一止者，三脏无气，却后二岁，桑椹赤而死。

脉来十投而一止者，四脏无气，岁中死。得节不动，出清明日死，远不出谷雨死矣。

脉来五动而一止者，五脏无气，却后五日而死。

脉一来而久住者，宿病在心主中治。

脉二来而久住者，病在肝支中治。

脉三来而久住者，病在脾下中治。

脉四来而久住者，病在肾间中治。

脉五来而久住者，病在肺支中治。

五脉病，虚羸人得此者，死。所以然者，药不得而治，针不得而及，盛人可治，气全故也。

诊百病死生决第七

诊伤寒，热盛，脉浮大者，生。沉小者，死。

伤寒，已得汗，脉沉小者，生。浮大者，死。

温病，三四日以下，不得汗，脉大疾者生；脉细小难得者，死不治。

温病，穰穰大热，其脉细小者，死（《千金要方》"穰穰"作"时行"）。

温病，下利，腹中痛甚者，死不治。

温病，汗不出，出不至足者，死；厥逆汗出，脉坚强急者，生；虚缓者，死。

温病，二三日，身体热，腹满，头痛，食饮如故，脉直而疾者，八日死。四五日，头痛，腹痛而吐，脉来细强，十二日死。八九日，头不疼，身不痛，目不赤，色不变，而反利，脉来牒牒按之不弹手，时大，心下坚，十七日死。

热病，七八日，脉不软（一作"喘"）不散者，当喑喑。后三日，温汗不出者，死（按《千金要方》"温"作"若"）。

热病，七八日，其脉微细，小便不利，加暴口燥，脉代，舌焦干黑者，死。

热病，未得汗，脉盛躁疾，得汗者，生；不得汗者，难瘥。

热病，已得汗，脉静安者，生；脉躁者，难治。

热病，已得汗，常大热不去者，亦死（"大"一作"专"）。

热病，已得汗，热未去，脉微躁者，慎不得刺治。

热病，发热，热甚者，其脉阴阳皆竭，慎勿刺。不汗出，必下利。

诊人被风，不仁痿蹶，其脉虚者，生；紧急疾者，死。

诊癫病，虚则可治，实则死。

癫疾，脉实坚者，生；脉沉细小者，死。

癫疾，脉搏大滑者，久久自己；其脉沉小急实，不可治；小坚急，亦不可疗。

诊头痛目痛，久视无所见者，死（"久视"一作"卒视"）。

诊人心腹积聚，其脉坚强急者，生；虚弱者，死。又实强者，生；沉者，死。其脉大，腹大胀，四肢逆冷，其人脉形长者，死。腹胀满，便血，脉大时绝，极下血，脉小疾者，死。

心腹痛，痛不得急，脉细小迟者，生；坚大疾者，死。

肠澼，便血，身热则死；寒则生。

肠澼，下白沫，脉沉则生；浮则死。

肠澼，下脓血，脉弦绝则死；滑大则生。

肠澼之属，身热，脉不悬绝，滑大者，生；悬涩者，死。以脏期之。

肠澼，下脓血，脉沉小流连者，生；数疾且大，有热者，死。

肠澼，筋挛，其脉小细安静者，生；浮大紧者，死。

洞泄，食不化，不得留，下脓血，脉微小迟者，生；紧急者，死。

泄注，脉缓时小结者，生；浮大数者，死。

䘌蚀阴肛，其脉虚小者，生；紧急者，死。

咳嗽，脉沉紧者，死；浮直者，生；浮软者，生；小沉伏匿者，死。

咳嗽，羸瘦，脉形坚大者，死。

咳嗽，脱形，发热，脉小坚急者，死；肌瘦，下（一本云"不"）脱形，热不去者，死。

咳而呕，腹胀且泄，其脉弦急欲绝者，死。

吐血、衄血、脉滑小弱者，生；实大者，死。

汗出若衄，其脉小滑者，生；大躁者，死。

唾血，脉紧强者，死；滑者，生。

吐血再咳，上气，其脉数，有热，不得卧者，死。

上气，脉数者，死。谓其形损故也。

上气，喘息低昂，其脉滑，手足温者，生；脉涩，四肢寒者，死。

上气，面浮肿，肩息，其脉大，不可治，加利必死（一作"又甚"）。

上气，注液，其脉虚宁宁伏匿者，生；坚强者，死。

寒气上攻，脉实而顺滑者，生；实而逆涩者，死。（《太素》云：寒气暴上，脉满实，何如？曰：实而滑则生，实而逆则死矣。其形尽满，何如？曰：举形尽满者，脉急大坚，尺满而不应。如是者，顺则生，逆则死。何谓顺则生，逆则死？曰：所谓顺者，手足温也；谓逆者，手足寒也。）

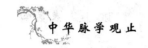

消瘅，脉实大，病久可治；脉弦小坚急，病久不可治。

消渴，脉数大者，生；细小浮短者，死。

消渴，脉沉小者，生；实坚大者，死。

水病，脉洪大者，可治；微细者，不可治。

水病，胀闭，其脉浮大软者，生；沉细虚小者，死。

水病，腹大如鼓，脉实者，生；虚者，死。

卒中恶，吐血数升，脉沉数细者，死；浮大疾快者，生。

卒中恶，腹大，四肢满，脉大而缓者，生；紧大而浮者死；紧细而微者，亦生。

病疮，腰脊强急、瘛疭者，皆不可治。

寒热，瘛疭，其脉代绝者，死。

金疮，血出太多，其脉虚细者，生；数实大者，死。

金疮出血，脉沉小者，生；浮大者，死。

斫疮出血一二石，脉来大，二十日死。

斫刺俱有，病多，少血，出不自止断者，其血止，脉来大者，七日死；滑细者，生。

从高倾仆，内有血，腹胀满，其脉坚强者，生；小弱者，死。

人为百药所中伤，脉浮涩而疾者，生。微细者，死；洪大而迟者，生（《千金要方》"迟"作"速"）。

人病甚而脉不调者，难瘥。

人病甚而脉洪者，易瘥。

人内外俱虚，身体冷而汗出，微呕而烦扰，手足厥逆，体不得安静者，死。

脉实满，手足寒，头热，春、秋生，冬、夏死。

老人脉微，阳羸阴强者，生；脉焱大加息（一作"如急"）者，死；阴弱阳强，脉至而代，奇（一作"寄"）月而死。

尺脉涩而坚，为血实气虚也。其发病腹痛，逆满气上行，

此为妇人胞中绝伤，有恶血，久成结瘕，得病以冬时，黍稷赤
而死。

尺脉细而微者，血气俱不足，细而来有力者，是谷气不
充，病得节辄动，枣叶生而死，此病秋时得之。

左手寸口脉偏动，乍大乍小不齐，从寸口至关，关至尺，
三部之位，处处动摇，各异不同，其人病，仲夏得之此脉，桃
花落而死（"花"一作"叶"）。

右手寸口脉偏沉伏，乍小乍大，朝来浮大，暮夜沉伏。
浮大即太过，上出鱼际，沉伏即下不至关中，往来无常。时时
复来者，榆叶枯落而死（"叶"一作"荚"）。

右手尺部脉，三十动一止，有顷更还，二十动一止，乍
动乍疏，连连相因，不与息数相应，其人虽食谷犹不愈，蘩草
生而死。

左手尺部脉，四十动而一止，止而复来，来逆如循直木，
如循张弓弦，绲绲然如两人共引一索，至立冬死（《千金要
方》作"至立春而死"）。

诊三部脉虚实决死生第八

三部脉调而和者，生。

三部脉废者，死。

三部脉虚，其人长病得之，死；虚而涩，长病亦死；虚
而滑亦死；虚而缓亦死；虚而弦急，癫病，亦死。

三部脉实而大，长病得之，死。实而滑，长病得之，生；
卒病得之，死；实而缓亦生，实而紧亦生。实而紧急，癫痫，
可治。

三部脉强，非称其人病便死。

三部脉羸，非其人（一作"脉"）得之，死。

三部脉粗，长病得之，死；卒病得之，生。

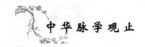

三部脉细而软，长病得之，生；细而数，亦生；微而紧，亦生。

三部脉大而数，长病得之，生；卒病得之，死。

三部脉微而伏，长病得之，死。

三部脉软（一作"濡"），长病得之，不治自愈；治之，死。卒病得之，生。

三部脉浮而结，长病得之，死；浮而滑，长病亦死；浮而数，长病得之，生。卒病得之，死。

三部脉芤，长病得之，生；卒病得之，死。

三部脉弦而数，长病得之，生；卒病得之，死。

三部脉革，长病得之，死；卒病得之，生。

三部脉坚而数，如银钗股、蛊毒病，必死；数而软，蛊毒病得之，生。

三部脉漱漱如羹上肥，长病得之，死；卒病得之，生。

三部脉连连如蜘蛛丝，长病得之，死；卒病得之，生。

三部脉如霹雳，长病得之，死。三十日死。

三部脉如弓弦，长病得之，死。

三部脉累累如贯珠，长病得之，死。

三部脉如水淹然流，长病不治自愈，治之反死。（一云：如水流者，长病三十日死；如水不流者，长病不治自愈。）

三部脉如屋漏，长病十日死。（《千金要方》云：十四日死。）

三部脉如雀啄，长病七日死。

三部脉如釜中汤沸，朝得暮死，夜半得、日中死，日中得、夜半死。

三部脉急，切腹间病又婉转腹痛，针上下瘥。

卷第五

张仲景论脉第一

问曰：脉有三部，阴阳相乘。荣卫气血，在人体躬（《千金要方》作"而行人躬"），呼吸出入，上下于中，因息游布，津液流通。随时动作，效象形容，春弦秋浮，冬沉夏洪。察色观脉，大小不同，一时之间，变无经常，尺寸参差，或短或长。上下乖错，或存或亡。病辄改易，进退低昂。心迷意惑，动失纪纲，愿为缕陈，令得分明。

师曰：子之所问，道之根源。脉有三部，尺寸及关。荣卫流行，不失衡铨，肾沉心洪，肺浮肝弦，此自经常，不失铢分。出入升降，漏刻周旋，水下二刻，（臣亿等详"水下二刻"疑。检旧本如此。）脉一周身，旋复寸口，虚实见焉。变化相乘，阴阳相干。风则浮虚，寒则紧弦，沉潜水滀，支饮急弦，动弦为痛，数洪热烦。设有不应，知变所缘，三部不同，病各异端。太过可怪，不及亦然。邪不空见，终必有奸，审察表里，三焦别分，知邪所舍，消息诊看，料度腑脏，独见若神。为子条记，传与贤人。

扁鹊阴阳脉法第二

脉，平旦曰太阳，日中见阳明，晡时曰少阳，黄昏曰少阴，夜半曰太阴，鸡鸣曰厥阴，是三阴三阳时也。

少阳之脉，乍小乍大，乍长乍短，动摇六分。王十一月甲子夜半，正月、二月甲子王。

太阳之脉，洪大以长，其来浮于筋上，动摇九分。三月、四月甲子王。

阳明之脉，浮大以短，动摇三分。大前小后，状如科斗，其至跳。五月、六月甲子王。

少阴之脉紧细，动摇六分。王五月甲子日，七月、八月甲子王。

太阴之脉，紧细以长，乘于筋上，动摇九分。九月、十月甲子王。

厥阴之脉，沉短以紧，动摇三分。十一月、十二月甲子王。

厥阴之脉急弦，动摇至六分已上，病迟脉寒，少腹痛引腰，形端者，死。脉缓者，可治，刺足厥阴入五分（"迟脉"二字疑衍）。

少阳之脉乍短，乍长，乍大，乍小，动摇至六分以上。病头痛，胁下满，呕可治，扰即死（一作"伛可治，偃即死"）。刺两季肋端足少阳也，入七分。

阳明之脉洪大以浮，其来滑而跳，大前细后，状如科斗，动摇至三分已上。病眩头痛，腹满痛，呕可治，扰即死。刺脐上四寸，脐下三寸，各六分。

从二月至八月，阳脉在表，从八月至正月，阳脉在里。附阳脉强，附阴脉弱。至即惊，实则痿疭。细而沉，不痿疭即泄，泄即烦，烦即渴，渴即腹满，满即扰，扰即肠澼，澼即脉代，乍至乍不至。大而沉即咳，咳即上气，上气甚则肩息，肩息甚则口舌血出，血出甚即鼻血出。变出寸口，阴阳表里，以互相乘。如风有道，阴脉乘阳也。寸口中，前后溢者，行风。寸口中，外实内不满者，三风，四温。寸口者，劳风。劳风者，大病亦发。快行汗出亦发。软风者，上下微微扶骨，是其诊也。表缓腹内急者，软风也。猥雷实夹者，飘风，从阴趋阳者，风邪，一来调，一来速，鬼邪也。阴缓阳急者，表有风来入脏也。阴急者，风已抱阳入腹。上逯逯，下宛宛，不能至阳，流饮也。上下血微，阴强者，为漏癖；阳强者，酒癖也。伛偷不过微反阳，澹浆也。阴，扶骨绝者，从寸口前顿趣于阴，汗水也。来调四布者，欲病水也。阴脉不偷，阳脉伤，复少津。寸口中后大前兑，至阳而实者，癖食。小过阳，一分者，七日癖；二分者，十日癖；三分者，十五日癖；四分者，二十日癖；四分中伏不过者，半岁癖。敦敦不至胃阴一分，饮饵癖也。外勾者，久癖也。内卷者，十日以还。外强内弱者，裹大核也。并浮而弦者，汁核。并浮紧而数，如沉，病暑食粥（一作"微"）。有内紧而伏，麦饭若饼。寸口脉倚阳，紧细以微，爪菜皮也。若倚如紧，荠藏菜也。赜赜无数，生肉癖也；附阳者，灸肉癖也。小倚生，浮大如故，生麦豆也。

扁鹊脉法第三

扁鹊曰：人一息脉二至谓平脉，体形无苦。人一息脉三至谓病脉。一息四至谓痹者，脱脉气。其眼睛青者，死。人一息脉五至以上，死，不可治也。

都（一作"声"）息病，脉来动，取极五至，病有六七至也。

扁鹊曰：平和之气，不缓不急，不滑不涩，不存不亡，不短不长，不俯不仰，不从不横，此谓平脉。紧受如刚，身无苦也。

扁鹊曰：脉气弦急，病在肝。少食多厌，里急，多言，头眩目痛，腹满筋挛，癫疾上气，少腹积坚，时时唾血，咽喉中干。相病之法，视色听声，观病之所在，候脉要诀岂不微

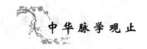

乎。脉浮如数，无热者，风也。若浮如数，而有热者，气也。脉洪大者，又两乳房动，脉复数，加有寒热，此伤寒病也。若羸长病，如脉浮溢寸口，复有微热，此痊气病也。如复咳又多热，乍剧乍瘥，难治也。又疗无剧者，易瘥。不咳者，易治也（疑有阙文）。

扁鹊华佗察声色要诀第四

病人五脏已夺，神明不守，声嘶者，死。

病人循衣缝，谵言者，不可治。

病人阴阳俱绝，掣衣撮空，妄言者，死。

病人妄语错乱及不能语者，不治。热病者，可治。

病人阴阳俱绝，失音不能言者，三日半死。

病人两目皆有黄色起者，其病方愈。

病人面黄目青者，不死。青如草滋，死。

病人面黄目赤者，不死。赤如衄血，死。

病人面黄目白者，不死。白如枯骨，死。

病人面黄目黑者，不死。黑如焰，死。

病人面目俱等者，不死。

病人面黑目青者，不死。

病人面青目白者，死。

病人面黑目白者，不死。

病人面赤目青者，六日死。

病人面黄目青者，九日必死，是谓乱经。饮酒当风，邪入胃经，胆气妄泄，目则为青，虽有天救，不可复生。

病人面赤目白者，十日死。忧恚思虑，心气内索，面色反好，急求棺椁。

病人面白目黑者，死。此谓荣华已去，血脉空索。

病人面黑目白者，八日死。肾气内伤，病因留积。

病人面青目黄者，五日死。

病人著床，心痛短气，脾竭内伤，百日复愈。能起徬徨，因坐于地，其立倚床，能治此者，可谓神良。

病人面无精光若土色，不受饮食者，四日死。

病人目无精光，及牙齿黑色者，不治。

病人耳目鼻口有黑色起，入于口者，必死。

病人耳目及颧颊赤者，死在五日中。

病人黑色出于额，上发际，下直鼻脊，两颧上者，亦死在五日中。

病人黑气出天中，下至年上颧上者，死。(《千金翼方》云：天中当鼻直上至发际，年上在鼻上两目间。)

病人及健人，黑色若白色起，入目及鼻口，死在三日中。病人及健人，面忽如马肝色，望之如青，近之如黑者，死。病人面黑，目直视，恶风者，死。

病人面黑唇青者，死。

病人面青唇黑者，死。

病人面黑，两肋下满，不能自转反者，死。

病人目直视，肩息者，一日死。

病人头目久痛，卒视无所见者，死。

病人阴结阳绝，目精脱，恍惚者，死。

病人阴阳绝竭，目眶陷者，死。

病人眉系倾者，七日死。

病人口如鱼口，不能复闭，而气出多不反者，死。病人口张者，三日死。

病人唇青，人中反，三日死。

病人唇反，人中反者，死。

病人唇口忽干者，不治。

病人唇肿齿焦者，死。

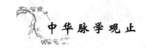

病人阴阳俱竭，其齿如熟小豆，其脉快者，死（《千金要方》"快"作"躁"）。

病人齿忽变黑者，十三日死。

病人舌卷卵缩者，必死。

病人汗出不流，舌卷黑者，死。

病人发直者，十五日死。

病人发如干麻，善怒者，死。

病人发与眉冲起者，死。

病人爪甲青者，死。

病人爪甲白者，不治。

病人手足爪甲下肉黑者，八日死。

病人荣卫竭绝，面浮肿者，死。

病人卒肿，其面苍黑者，死。

病人手掌肿，无纹者，死。

病人脐肿，反出者，死。

病人阴囊茎俱肿者，死。

病人脉绝，口张足肿者，五日死。

病人足趺上肿，两膝大如斗者，十日死。

病人卧，遗屎不觉者，死。

病人尸臭者，不可治。

肝病皮黑，肺之日庚、辛死。

心病目黑，肾之日壬、癸死。

脾病唇青，肝之日甲、乙死。

肺病颊赤目肿，心之日丙、丁死。

肾病面肿唇黄，脾之日戊、己死。

青欲如苍璧之泽，不欲如蓝。

赤欲如绵裹朱，不欲如赭。

白欲如鹅羽，不欲如盐。

黑欲如重漆，不欲如炭。

黄欲如罗裹雄黄，不欲如黄土。

目色赤者，病在心，白在肺，黑在肾，黄在脾，青在肝。黄色不可名者，病胸中。

诊目病，赤脉从上下者，太阳病也，从下上者，阳明病也；从外入内者，少阳病也。

诊寒热瘰疬，目中有赤脉，从上下至瞳子，见一脉，一岁死；见一脉半，一岁半死；见二脉，二岁死；见二脉半，二岁半死；见三脉，三岁死。

诊龋齿痛，按其阳明之脉来，有过者独热。在右右热，在左左热，在上上热，在下下热。

诊血脉者，多赤多热，多青多痛，多黑为久痹。多赤多黑多青皆见者，寒热身痛，面色微黄，齿垢黄，爪甲上黄，黄疸也。安卧，小便黄赤，（按原本"小"作"少"，又脱"便"字。并依《针灸甲乙经》补正。）脉小而涩者，不嗜食。

扁鹊诊诸反逆死脉要诀第五

扁鹊曰：夫相死脉之气，如群鸟之聚，一马之驭系，水交驰之状，如悬石之落。出筋之上，藏筋之下，坚关之里，为在荣卫，伺候交射，不可知也（疑有阙文）。

脉病人不病，脉来如屋漏、雀啄者，死。（屋漏者，其来既绝而止，时时复起，而不相连属也；雀啄者，脉来甚数，而疾绝止，复顿来也。）又经言：得病七八日，脉如屋漏、雀啄者，死（脉弹人手如黍米也）。

脉来如弹石、去如解索者，死。（弹石者，辟辟急也；解索者，动数而随散乱，无复次绪也。）

脉困病人脉如虾之游、如鱼之翔者，死。（虾游者，苒苒而起，寻复退没，不知所在，久乃复起，起辄迟、而没去速者

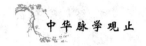

是也；鱼翔者，似鱼不行，而但掉尾动头，身摇而久住者是也。)

脉如悬薄卷索者，死。脉如转豆者，死。脉如偃刀者，死。脉涌涌不去者，死。脉忽去忽来暂止复来者，死。脉中侈者，死。脉分绝者，死（上下分散也）。

脉有表无里者，死。经名曰结，去即死，何谓结？脉在指下如麻子动摇，属肾，名曰结，去死近也。

脉五来一止，不复增减者，死。经名曰代。何谓代？脉五来一止也。脉七来是人一息，半时不复增减，亦名曰代，正死不疑。

经言：病或有死，或有不治自愈，或有连年月而不已。其死生存亡，可切脉而知之邪（一作"耶"）？然！可具知也。设病者若闭目不欲见人者，脉当得肝脉，弦急而长，反得肺脉，浮短而涩者，死也。病若开目而渴，心下牢者，脉当得紧实而数，反得沉滑而微者，死。病若吐血，复衄衃者，脉当得沉细，而反浮大牢者，死。病若谵言妄语，身当有热，脉当洪大，而反手足四逆，脉反沉细微者，死。病若大腹而泄，脉当微细而涩，反得紧大而滑者，死。此之谓也。

经言：形脉与病相反者，死。奈何？然！病若头痛目痛，脉反短涩者，死。

病若腹痛，脉反浮大而长者，死。

病若腹满而喘，脉反滑利而沉者，死。

病若四肢厥逆，脉反浮大而短者，死。

病若耳聋，脉反浮大而涩者，死。(《千金翼方》云：脉大者生，沉迟细者难治。)

病若目睕睕，脉反大而缓者，死。

左有病而右痛，右有病而左痛，下有病而上痛，上有病而下痛，此为逆，逆者死，不可治。脉来沉之绝濡，浮之不止，推手者，半月死（一作"半日"）。脉来微细而绝者，人病当死。

人病脉不病者，生。脉病人不病者，死。

人病尸厥，呼之不应，脉绝者，死。脉当大反小者，死。

肥人脉细小。如丝欲绝者，死。

羸人得躁脉者，死。

人身涩，而脉来往滑者，死。

人身滑，而脉来往涩者，死。

人身小，而脉来往大者，死。

人身短，而脉来往长者，死。

人身长，而脉来往短者，死。

人身大，而脉来往小者，死。（按此错简，当在人身小条后，《千金要方》尚不误。）

尺脉不应寸，时如驰，半日死。（《千金要方》云：尺脉上应，寸口太迟者，半日死。）

肝脾俱至，则谷不化。肝多即死。

肺肝俱至，则痈疽，四肢重。肺多即死。

心肺俱至，则痹，消渴懈怠。心多即死。

肾心俱至，则难以言，九窍不通，四肢不举。肾多即死。

脾肾俱至，则五脏败坏。脾多即死。

肝心俱至，则热甚疾，汗不出，妄见邪。

肝肾俱至，则疝瘕，少腹痛，妇人月使不来。肝满肾满肺满皆实则为肿。肺之痈喘而两胠满。肝痈，两胠满，卧则惊，不得小便。肾痈，脚下至小（一作"少"）腹满，胫有大小，髀胻大跛，易偏枯。心肺满大，痫瘈筋挛。肝脉小急，痫瘈筋挛。肝脉骛暴，有所惊骇，脉不至，若喑不治自己。肾脉小急，肝脉小急，心脉小急，不鼓，皆为瘕。肾肝并沉，为石水，并浮，为风水。并虚，为死。并小弦，欲惊。肾脉大急沉，肝脉大急沉，皆为疝。心脉搏滑急为心疝。肺脉沉搏，为肺疝。脾脉外鼓，沉为肠澼，久自已。肝脉小缓为肠澼，易治。肾脉小搏沉，为肠澼，下血，血温身热者，死。心肝澼，亦下血。二脏同病者，可治。其脉小沉涩者，为肠澼，其身热者，死。热见七日死。胃脉沉鼓涩，胃外鼓大，心脉小，紧急，皆膈偏枯。男子发左，女子发右，不喑舌转，可治，三十日起。其顺者喑，三岁起。年不满二十者，三岁死。脉至而搏，血衄身有热者，死。脉来如悬钩，浮为热。

脉至如喘，名曰气厥。气厥者，不知与人言（《素问》《针灸甲乙经》作"暴厥"）。脉至如数，使人暴惊，三四日，自已。脉至浮合，浮合如数，一息十至，十至以上，（按原本误重"十至"二字，今依《素问》"四十八"删。）是为经气予不足也。微见，九十日，死。脉至如火新然，是心精之予夺也，草干而死。脉至如散叶，是肝气予虚也。木叶落而死（"木叶落"作"枣华"）。

脉至如省客，省客者，脉塞而鼓，是肾气予不足也。悬去枣华而死。脉至如泥丸，是胃精予不足也，榆荚落而死（《素问》"荚"作"华"）。

脉至如横格，是胆气予不足也。禾熟而死。脉至如弦缕，是胞精予不足也。病善言，下霜而死。不言，可治。脉至如交漆，交漆者，左右傍至也，微见，四十日死（《针灸甲乙经》作"交棘"）。脉至如涌泉，浮鼓肌中，是太阳气予不足也，少气，味韭英而死。脉至如委土（《素问》作"颓土"）之状，按之不得，是肌气予不足也，五色先见黑，白垒（一作"蔂"）发死。脉至如悬雍，悬雍者，浮揣切之益大，是十二俞之予不足也。水凝而死。脉至如偃刀，偃刀者，浮之小急也，按之坚大急，五脏菀（"菀"通"郁"）熟，寒热独并于肾也，如此，其人不得坐，立春而死。

脉至如丸滑，不直手，不直手者，按之不可得也，是大肠气予不足也，枣叶生而死。

脉至如春者，令人善恐，不欲坐卧，行立常听，是小肠气予不足也，季秋而死。

问曰：常以春二月中，脉一病人，其脉反沉。师记言：到秋当死。其病反愈，到七月复病，因往脉之，其脉续沉。复记言：至冬死。问曰：二月中，得沉脉，何以故处之至秋死也？师曰：二月之时，其脉自当濡弱而弦，得沉脉，到秋自沉，脉见浮即死，故知到秋当死也。七月之时，脉复得沉，何以处之至冬当死？师曰：沉脉属肾，真脏脉也，非时妄见。

经言：王、相、囚、死。冬脉本王脉，不再见，故知至冬当死也。然后至冬复病，正以冬至日死，故知为谛。华佗效此。

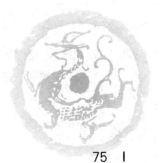

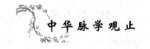

卷第六

肝足厥阴经病证第一

肝气虚，则恐；实，则怒。肝气虚，则梦见园苑生草，得其时则梦伏树下不敢起。肝气盛，则梦怒。厥气客于肝，则梦山林树木。

病在肝，平旦慧，下晡盛（一作"甚"），夜半静。

病先发于肝者，头目眩，胁痛支满；一日之脾，闭塞不通，身痛体重；二日之胃，而腹胀；三日之肾，少腹腰脊（一作"首"）痛，胫酸；十日不已，死。冬日入，夏早食。

肝脉搏坚而长，色不青，当病坠堕若搏，因血在胁下，令人喘逆。若软而散，其色泽者，当病溢饮。溢饮者，渴（当作"湿"）暴多饮，而溢（一作"易"）人肌皮、肠胃之外也。

肝脉沉之而急，浮之亦然，苦胁下痛，有气支满，引少腹而痛，时小便难，苦目眩头痛，腰背痛，足为逆寒，时癃，女人月使不来，时亡时有，得之少时有所坠堕。

青脉之至也，长而左右弹，诊曰：有积气在心下，支肤，名曰肝痹。得之寒湿，与疝同法。腰痛，足清，头痛。

肝中风者，头目瞤瞤，两胁痛，行常伛，令人嗜甘如阻归（一作"妇"）状。

肝中寒者，其人洗洗恶寒，翕翕发热，面翕然赤，漐漐有汗，胸中烦热。

肝中寒者，其人两臂不举，舌本（又作"大"）燥，善太息，胸中痛，不得转侧，时时盗汗，咳，食已吐其汁。

肝主胸中喘，怒骂，其脉沉，胸中必窒，欲令人推按之，有热，鼻窒。

凡有所坠堕，恶血留内，若有所大怒，气上而不能下，积于左胁下，则伤肝。肝伤者，其人脱肉，又卧口欲得张，时时手足青，目瞑，瞳仁痛，此为肝脏伤所致也。

肝胀者，胁下满而痛，引少腹。

肝水者，其人腹大，不能自转侧，而下腹中痛，时时津液微生，小便续通。

肺乘肝，即为痈肿；心乘肝，必吐利。

肝著者，其病人常欲蹈其胸上，先未苦时，但欲饮热。

肝之积，名曰肥气，在左胁下，如覆杯，有头足如龟鳖状。久久不愈，发咳、逆、痎疟，连岁月不已。以季夏戊己日得之，何也？肺病传肝，肝当传脾，脾适以季夏王，王者不受邪，肝复欲还肺，肺不肯受，因结留为积，故知肥气以季夏得之。

肝病，其色青，手足拘急，胁下苦满，或时眩冒，其脉弦长，此为可治。宜服防风竹沥汤、秦艽散。春当刺大敦，夏刺行间，冬刺曲泉，皆补之；季夏刺太冲，秋刺中郄，皆泻之。又当灸期门百壮，背第九椎五十壮。

肝病者，必两胁下痛引少腹，令人善怒。虚则目𥉡𥉡无所见，耳无所闻，善恐，如人将捕之。若欲治之，当取其经。

足厥阴与少阳气逆，则头目痛，耳聋不聪，颊肿，取血者。（一说：血者，谓有血之穴。）

邪在肝，则两胁中痛，寒中，恶血在内，胻善瘈，节时肿。取之行间，以引胁下；补三里，以温胃中；取血脉，以散

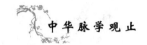

恶血；取耳间青脉，已去其瘦。

足厥阴之脉，起于大指聚毛之际，上循足跗上廉，去内踝一寸，上踝八寸，交出太阴之后，上腘内廉，循股阴，入阴毛中，环阴器，抵少腹，挟胃，属肝，络胆，上贯膈，布胁肋，循喉咙之后，上入颃颡，连目系，上出额，与督脉会于巅。其支者，从目系，下颊里，环唇内。其支者，复从肝别贯膈，上注肺中。是动则病，腰痛不可以俯仰，丈夫㿉疝，妇人少腹肿，甚则嗌干，面尘，脱色。是主肝所生病者，胸满，呕逆，洞泄，狐疝，遗溺，闭癃。盛者，则寸口大一倍于人迎；虚者，则寸口反小于人迎也。

足厥阴之别，名曰蠡沟，去内踝上五寸，别走少阳。其别者，循经上睾，结于茎。其病气逆，则睾肿卒疝。实则挺长，热；虚则暴痒。取之所别。

肝病，胸满胁胀，善恚怒，叫呼，身体有热，而复恶寒，四肢不举，面目白，身体滑。其脉当弦长而急，今反短涩；其色当青，而反白者，此是金之克木，为大逆，十死不治。

胆足少阳经病证第二

胆病者，善太息，口苦，呕宿汁，心澹澹恐，如人将捕之，嗌中介介然，数唾。候在足少阳之本末，亦见（一作"视"）其脉之陷下者，灸之；其寒热，刺阳陵泉。善呕，有苦汁，长太息，心中澹澹，善悲恐，如人将捕之。邪在胆，逆在胃，胆液（一说脱"泄"字）则口苦，胃气逆则呕苦汁，故曰呕胆。刺三里，以下胃气逆；刺足少阳经络，以闭胆；却调其虚实，以去其邪也。

胆胀者，胁下痛胀，口苦，太息。

厥气客于胆，则梦斗讼。

足少阳之脉，起于目兑眦，上抵头角，下耳后，循颈，行手少阳之脉前，至肩上，却交手少阳之后，入缺盆。其支者，从耳后入耳中，出走耳前，至兑眦后。其支者，别兑眦，下大迎，合手少阳于颛。（一本云：别兑眦上迎手少阳于巅。）下加颊车，下颈，合缺盆，以下胸中，贯膈，络肝，属胆，循胁里，出气街，绕毛际，横入髀厌中。其直者，从缺盆下腋，循胸中，过季胁，下合髀厌中，以下循髀阳，出膝外廉，下外辅骨之前，直下抵绝骨之端，下出外踝之前，循足跗上，出小趾次趾之端。其支者，跗上入大趾之间，循大趾歧内，出其端，还贯入爪甲，出三毛。是动则病口苦，善太息，心胁痛，不能反侧，甚则面微尘，体无膏泽，足外反热，是为阳厥。是主骨所生病者，头角痛，颔（一作"额"）痛，目兑眦痛，缺盆中肿痛，腋下肿痛，马刀侠瘿，汗出，振寒，疟，胸中、胁肋、髀、膝外至胻、绝骨、外踝前及诸节皆痛，小趾次趾不用。盛者，则人迎大一倍于寸口；虚者，则人迎反小于寸口也。

心手少阴经病证第三

心气虚，则悲不已；实，则笑不休。心气虚，则梦救火、伤物，得其时则梦燔灼。心气盛，则梦喜笑及恐畏。厥气客于心，则梦丘山烟火。

病在心，日中慧，夜半甚，平旦静。

病先发于心者，心痛。一日之肺，喘咳；三日之肝，胁痛支满，五日之脾，闭塞不通，身痛体重；三日不已，死。冬夜半，夏日中。

心脉搏坚而长，当病舌卷不能言。其软而散者，当病消渴，而（一作"自"）已。

心脉沉之，小而紧，浮之不喘，苦心下聚气而痛，食不下，喜咽唾，时手足热，烦满；时忘，不乐，喜太息，得之忧思。

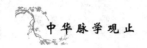

赤脉之至也，喘而坚，诊曰：有积气在中，时害于食，名曰心痹。得之外疾，思虑而心虚，故邪从之。

心脉急，名曰心疝，少腹当有形。其以心为牡脏，小肠为之使，故少腹当有形。

邪哭使魂魄不安者，血气少也。血气少者，属于心。心气虚者，其人即畏（一作"衰"），合目欲眠，梦远行而精神离散，魂魄妄行。阴气衰者即为癫，阳气衰者即为狂。五脏者，魂魄之宅舍，精神之所依托也。魂魄飞扬者，其五脏空虚也，即邪神居之，神灵所使，鬼而下之。脉短而微，其脏不足，则魂魄不安。魂属于肝，魄属于肺。肺主津液，即为涕泣。肺气衰者，即为泣出。肝气衰者，魂则不安。肝主善怒，其声呼。

心中风者，翕翕发热，不能起，心中饥而欲食，食则呕。

心中寒者，其人病心如啖蒜状；剧者，心痛彻背，背痛彻心，如虫注。其脉浮者，自吐乃愈。

愁忧思虑则伤心，心伤则苦惊，喜忘，善怒。心伤者，其人劳倦即头面赤而下重，心中痛彻背，自发烦热，当脐跳（一作"挑"）手，其脉弦，此为心脏伤所致也。

心胀者，烦心，短气，卧不安。

心水者，其人身体重（一作"肿"）而少气，不得卧，烦而躁，其阴大肿。

肾乘心，必癃。

真心痛，手足清至节，心痛甚，旦发夕死，夕发旦死。

心腹痛，懊憹，发作肿聚，往来上下行，痛有休作，心腹中热，苦渴，涎出者，是蛔咬也。以手聚按而坚，持之，毋令得移，以大针刺之，久持之，虫不动，乃出针。肠中有虫蛔咬，皆不可取以小针。

心之积，名曰伏梁，起于脐上，上至心，大如臂，久久不愈，病烦心，心痛。以秋庚辛日得之，何也？肾病传心，心当传肺，肺适以秋王，王者不受邪，心腹欲还肾，肾不肯受，因留结为积，故知伏梁以秋得之。

心病，其色赤，心痛，短气，手掌烦热，或啼笑骂詈，悲思愁虑，面赤身热，其脉实大而数，此为可治。春当刺中冲，夏刺劳宫，季夏刺太陵，皆补之；秋刺间使，冬刺曲泽，皆泻之（此是手厥阴心包络经）。又当灸巨阙五十壮，背第五椎百壮。

心病者，胸内痛，胁支满，两胁下痛，膺背肩胛间痛，两臂内痛。虚则胸腹大，胁下与腰背相引而痛。取其经，手少阴、太阳，舌下血者。其变病，刺郄中血者。

邪在心，则病心痛，善悲，时眩仆，视有余不足而调之其俞（一作"输"）。

黄帝曰：手少阴之脉独无输，何也？岐伯曰：少阴者，心脉也。心者，五脏六腑之大主也。心为帝王，精神之所舍，其脏坚固，邪不能客。客之则伤心，心伤则神去，神去则身死矣。故诸邪在于心者，皆在心之包络。包络者，心主之脉也，故少阴无输焉。少阴无输，心不病乎？

对曰：其外经肺（一作"腑"）病，脏不病，故独取其经于掌后兑骨之端也。

手心主之脉，起于胸中，出属心包，下膈，历络三焦。其支者，循胸，出胁，下腋三寸，上抵腋下，循膈（一作"臑"）内，行太阴少阴之间，入肘中，下臂，行两筋之间，入掌中，循中指出其端。其支者，别掌中，循小指次指出其端。是动则病手心热，肘臂挛急，腋肿，甚则胸胁支满，心中澹澹大动，面赤目黄，善笑不休。是主脉所生病者，烦心，心痛，掌中热。盛者，则寸口大一倍于人迎；虚者，则寸口反小于人迎也。

手心主之别，名曰内关，去腕二寸，出于两筋间，循经

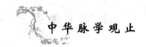

以上，系于心包络。心系气实则心痛，虚则为烦心。取之两筋间。

心病，烦闷，少气，大热，热上烫心，呕吐，咳逆，狂语，汗出如珠，身体厥冷。其脉当浮，今反沉濡而滑；其色当赤，而反黑者，此是水之克火，为大逆，十死不治。

小肠手太阳经病证第四

小肠病者，少（一作"小"）腹痛，腰脊控睾而痛，时窘乏（一作"之"），复耳前热。苦寒甚，独肩上热，及手小指次指之间热。若脉陷者，此其候也。

少（一作"小"）腹控睾，引腰脊，上中（一作"冲"）心，邪在小肠者（一作"邪在小肠也，小肠者"），连睾系，属于脊，贯肝肺，络心系。气盛则厥逆，上冲肠胃，动肝肺，散于肓，结于厌（一作"齐"），故取之肓原以散之，刺太阴以与之，取厥阴以下之，取巨虚下廉以去之，按其所过之经以调之。

小肠有寒，其人下重，便脓血；有热，必痔。

小肠有宿食，常暮发热，明日复止。

小肠胀者，少腹䐜（一作"膜"）胀，引腹而痛。

厥气客于小肠，则梦聚邑街衢。

手太阳之脉，起之于小指之端，循手外侧，上腕，出踝中，直上循臂骨下廉，出肘内侧两骨之间，上循臑（一作"臂"）外后廉，出肩解，绕肩胛，交肩上，入缺盆，向腋，络心，循咽，下膈，抵胃，属小肠。其支者，从缺盆循颈上颊，至目兑眦，却入耳中。其支者，别颊，上头（一作"臑"），抵鼻，至目内眦，斜络于颧。是动则病嗌痛，颔肿，不可以顾，肩似拔，臑似折。是主液所生病者，耳聋，目黄，颊颔肿，颈、肩、臑、肘、臂外后廉痛。盛者，则人迎大再倍于寸口；

虚者，则人迎反小于寸口也。

脾足太阴经病证第五

脾气虚，则四肢不用，五脏不安；实则腹胀，泾溲不利。

脾气虚，则梦饮食不足，得其时，则梦筑垣盖屋。脾气盛，则梦歌乐，体重，手足不举。

厥气客于脾，则梦丘陵大泽，坏屋风雨。

病在脾，日昳慧，平旦甚，日中持，下晡静。

病先发于脾，闭塞不通，身痛体重；一日之胃，而腹胀；二日之肾，少（一作"小"）腹、腰脊痛，胫酸；三日之膀胱，背膂筋痛，小便闭；十日不已，死。冬人定，夏晏食。

脾脉搏坚而长，其色黄，当病少气。其软而散，色不泽者，当病足䯒肿，若水状。

脾脉沉之而濡，浮之而虚，苦腹胀，烦满，胃中有热，不嗜食，食而不化，大便难，四肢苦痹，时不仁，得之房内。月使不来，来而频并。

黄脉之至也，大而虚，有积气在腹中，有厥气，名曰厥疝。女子同法，得之疾使四肢，汗出当风。

寸口脉弦而滑，弦则为痛，滑则为实。痛即为急，实即为踊，痛踊相搏，即胸胁抢急。

趺阳脉浮而涩，浮即胃气微，涩即脾气衰，微衰相搏，即呼吸不得，此为脾家失度。

寸口脉双紧，即为入，其气不出，无表有里，心下痞坚。

趺阳脉微而涩，微即无胃气，涩即伤脾，寒在于膈，而反下之，寒积不消，胃微脾伤，谷气不行，食已自噫，寒在胸膈，上虚下实，谷气不通，为秘（一作"闭"）塞之病。

寸口脉缓而迟，缓则为阳，其气长；迟则为阴，荣气促。荣卫俱和，刚柔相得，三焦相承，其气必强。

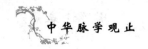

趺阳脉滑而紧，滑即（一作"则"）胃气实，紧即脾气伤。得食而不消者，此脾不治也。能食而腹不满，此为胃气有余。腹满而不能食，心下如饥，此为胃气不行，心气虚也。得食而满者，此为脾家不治。

脾中风者，翕翕发热，形如醉人，腹中烦重，皮肉瞤瞤而短气也。

凡有所击仆，若醉饱入房，汗出当风，则伤脾。脾伤则中气，阴阳离别，阳不从阴，故以三分候死生。

脾气弱，病利，下白，肠垢，大便坚，不能更衣，汗出不止，名曰脾气弱。或五液注下，青、黄、赤、白、黑。病人鼻下平者，胃病也；微赤者，病发痈；微黑者，有热；青者，有寒；白者，不治。唇黑者，胃先病；微燥而渴者，可治；不渴者，不可治。脐反出者，此为脾先落。（一云：先终。）

脾胀者，善哕，四肢急，体重不能衣（一作"枚"）。

脾水者，其人腹大，四支（一作"肢"）苦重，津液不生，但苦少气，小便难。

趺阳脉浮而涩，浮则胃气强，涩则小便数，浮涩相搏，大便则坚，其脾为约。脾约者，其人大便坚，小便利而反不渴。

凡人病脉已解，而反暮微烦者，人见病者瘥安，而强与谷，脾胃气尚弱，不能消谷，故令微烦。损谷则愈。

脾之积，名曰痞气，在胃管，覆大如盘。久久不愈，病四肢不收，黄瘅，食饮不为肌肤。以冬壬癸日得之，何也？肝病传脾，脾当传肾，肾适以冬王，王者不受邪，脾复欲还肝，肝不肯受，因留结为积，故知痞气以冬得之。

脾病，其色黄，饮食不消，腹苦胀满，体重节痛，大便不利，其脉微缓而长，此为可治。宜服平胃丸、泻脾丸、茱萸丸、附子汤。春当刺隐白，冬刺阴陵泉，皆泻之；夏刺大都，季夏刺公孙，秋刺商丘，皆补之。又当灸章门五十壮，背第十一椎百壮。

脾病者，必身重，苦饥，足痿不收（《素问》作"善肌肉痿足不收"）。行善瘛，脚下痛。虚则腹胀，肠鸣，溏泄，食不化。取其经，足太阴、阳明、少阴血者。

邪在脾，则（一作"胃"）肌肉痛。阳气有余，阴气不足，则热中，善饥；阳气不足，阴气有余，则寒中，肠鸣腹痛；阴阳俱有余，若俱不足，则有寒有热。皆调其三里。

足太阴之脉，起于大趾之端，循指内侧白肉际，过核（一作"移"）骨后，上内踝前廉，上腨内，循胻骨后，交出厥阴之前，上循膝股内前廉，入腹，属脾，络胃，上膈，挟咽，连舌本，散舌下。其支者，复从胃别上膈，注心中。是动则病舌本强，食则呕（一作"吐"），胃管痛，腹胀，善噫，得后与气，则快然而食（一作"衰"），身体皆重。是主脾所生病者，舌本痛，体不能动摇，食不下，烦心，心下急痛，寒疟，溏，瘕，泄，水闭，黄疸，好卧，不能食肉，唇青，强立股膝内痛厥，足大趾不用。盛者，则寸口大三倍于人迎；虚者，则寸口反小于人迎也。

足太阴之别，名曰公孙，去本节后一寸，别走阳明，其别者，入络肠胃。厥气上逆，则霍乱。实则腹中切痛；虚则膨胀。取之所别。

脾病，其色黄，体青，失溲，直视，唇反张，爪甲青，饮食吐逆，体重节痛，四肢不举。其脉当浮大而缓，今反弦急，其色当黄，今反青，此是木之克土，为大逆，十死不治。

胃足阳明经病证第六

胃病者，腹胀，胃管当心而痛，上支两胁，膈咽不通，饮食不下，取三里。

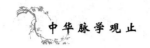

饮食不下，膈塞不通，邪在胃管。在上管，则抑而刺之；在下管，则散而去之。

胃脉搏坚而长，其色赤，当病折髀。其软而散者，当病食痹，髀痛。

胃中有癖，食冷物者，痛，不能食；食热即能食。

胃胀者，腹满，胃管痛，鼻闻焦臭，妨于食，大便难。

诊得胃脉，病形何如？曰：胃实则胀，虚则泄。

病先发于胃，胀满；五日之肾，少（一作"小"）腹、腰脊痛，胫酸；三日之膀胱，背膂筋痛，小便闭；五日上之脾，闭塞不通，身痛体重；（《灵枢》云：上之心。）六日不已，死。冬夜半后，夏日昳（"六日"一作"三日"）。

脉浮而芤，浮则为阳，芤则为阴，浮芤相搏，胃气生热，其阳则绝。

趺阳脉浮者，胃气虚也。趺阳脉浮大者，此胃家微，虚烦，圊必日再行。芤而有胃气者，脉浮之大而软，微按之芤，故知芤而有胃气也。

趺阳脉数者，胃中有热，即消谷引食。趺阳脉涩者，胃中有寒，水谷不化。趺阳脉粗粗而浮者，其病难治。趺阳脉浮迟者，故久病。趺阳脉虚，则遗溺；实则失气。

动作头痛重，热气朝者，属胃。

厥气客于胃，则梦饮食。

足阳明之脉，起于鼻，交频中，旁约太阳之脉，下循鼻外，入上齿中，还出挟口，环唇，下交承浆，却循颐后下廉，出大迎，循颊车，上耳前，过客主人，循发际，至额颅。其支者，从大迎前下人迎，循喉咙，入缺盆，下膈属胃，络脾。其直者，从缺盆下乳内廉，下挟脐，入气街中。其支者，起胃下口，循腹里，下至气街中而合，以下髀关，抵伏菟，下入膝膑中，下循胻外廉，不（一作"下"）足跗，入中趾内间。其支者，下膝三寸而别，以下入中趾外间。其支者，别跗上，入大趾间，出其端。是动则病凄凄（一作"悽悽"）然振寒，善伸，数欠，颜黑，病至恶人与火，闻木音则惕然而惊，心动，欲独闭户牖而处，甚则欲上高而歌，弃衣而走，贲响腹胀，是为骭（一作"骬"）厥。是主血（一作"胃"）。所生病者，狂，疟（一作"瘈"），温淫汗出，鼽衄，口㖞，唇紧，颈肿，喉痹，大腹水肿，膝膑痛，循膺、乳、街（按《针灸甲乙经》，"街"上有"气"字）、股、伏菟、骭外廉、足跗上皆痛，中趾不用。气盛，则身以前皆热，其有余于胃，则消谷善饥，溺色黄。气不足，则身以前皆寒栗，胃中寒，则胀满。盛者，则人迎大三倍于寸口；虚者，则人迎反小于寸口也。

肺手太阴经病证第七

肺气虚，则鼻息利少气；实，则喘喝，胸凭仰息。肺气虚，则梦见白物，人斩血藉藉，得其时，则梦见兵战。肺气盛，则梦恐惧，哭泣。厥气客于肺，则梦飞扬，见金铁之器奇物。

病在肺，下晡慧，日中甚，夜半静。

病先发于肺，喘咳；三日至肝，胁痛支满；一日至脾，闭塞不通，身痛体重；五日至胃，腹胀；十日不已，死。冬日入，夏日出。

肺脉搏坚而长，当病唾血。其濡而散者，当病漏（一作"灌"）汗，至今不复散发。

肺脉沉之而数，浮之而喘，苦洗洗寒热，腹满，肠中热，小便赤，肩背痛，从腰以上汗出。得之房内，汗出当风。

白脉之至也，喘而浮大，上虚下实，惊，有积气在胸中，喘而虚，名曰肺痹，寒热，得之醉而使内也。

肺中风者，口燥而喘，身运而重，冒而肿胀。

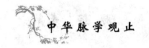

肺中寒者，其人吐浊涕。

形寒寒饮则伤肺，以其两寒相感，中外皆伤，故气逆而上行。肺伤者，其人劳倦则咳唾血。其脉细紧浮数，皆吐血，此为躁扰嗔怒得之，肺伤气壅所致。

肺胀者，虚而满喘，咳逆倚息，目如脱状，其脉浮。

肺水者，其人身体重而小便难，时时大便鸭溏。

肝乘肺，必作虚。

脉软而弱，弱反在关，软反在巅；浮反在上，弱反在下。浮则为阳，弱则血不足。必弱为虚，浮弱自别，浮则自出，弱则为入。浮则为出不入，此为有表无里；弱则为入不出，此为无表有里。阳出极汗，齐腰而还，此为无表有里，故名曰厥阳。在当汗出不汗出。

趺阳脉浮缓，少阳微紧，微为血虚，紧为微寒，此为鼠乳，其病属肺。

肺之积，名曰息贲，在右胁下，覆大如杯。久久不愈，病洒洒寒热，气逆喘咳，发肺痈。以春甲乙日得之，何也？心病传肺，肺当传肝，肝适以春王，王者不受邪，肺复欲还心，心不肯受，因留结为积，故知息贲以春得之。

肺病，其色白，身体但寒无热，时时咳，其脉微迟，为可治。宜服五味子大补肺汤、泻肺散。春当刺少商，夏刺鱼际，皆泻之；季夏刺太渊，秋刺经渠，冬刺尺泽，皆补之。又当灸膻中百壮，背第三椎二十五壮。

肺病者，必喘咳，逆气，肩息，背痛，汗出，尻、阴、股、膝挛，髀、腨、胻、足皆痛。虚则少气，不能报息，耳聋，嗌干。取其经手太阴，足太阳之外、厥阴内、少阴血者。

邪在肺，则皮肤痛，发寒热，上气，气喘，汗出，咳动肩背。取之膺中外俞（一作"输"），背第三椎之旁，以手痛按之，快然，乃刺之；取之缺盆中以越之。

手太阴之脉，起于中焦，下络大肠，还循胃口，上膈，属肺，从肺系，横出腋下，下循臑内，行少阴心主之前，下肘中，后循臂内上骨下廉，入寸口，上鱼，循鱼际，出大指之端。其支者，从腕后至次指内廉，出其端。是动则病肺胀满，膨膨而喘咳，缺盆中痛，甚则交两手而瞀，是为臂厥。是主肺所生病者，咳，上气喘喝，烦心，胸满，臑臂内前廉痛，掌中热。气盛有余，则肩背痛，风汗出，小便数而欠；气虚，则肩背痛寒，少气不足以息，溺色变，卒遗失无度。盛者，则寸口大三倍于人迎；虚者，则寸口反小于人迎也。

手太阴之别，名曰列缺，起于腕上（一云：腋下。）分间，别走阳明。其别者，并太阴之经，直入掌中，散入于鱼际。其实则手兑掌热；虚则欠咳，小便遗数。取之去腕一寸半。

肺病，身当有热，咳嗽，短气，唾出脓血。其脉当短涩，今反浮大；其色当白，而反赤者，此是火之克金，为大逆，十死不治。

大肠手阳明经病证第八

大肠病者，肠中切痛而鸣濯濯，冬日重感于寒则泄，当脐而痛，不能久立。与胃同候，取巨虚上廉。

肠中雷鸣，气上冲胸，喘，不能久立，邪在大肠。刺盲之原、巨虚上廉、三里。

大肠有寒，鹜溏；有热，便肠垢。

大肠有宿食，寒栗发热，有时如疟状。

大肠胀者，肠鸣而痛，寒则泄，食不化。

厥气客于大肠，则梦田野。

手阳明之脉，起于大指次指之端外侧，循指上廉，出合谷两骨之间，上入两筋之中，循臂上廉，上入肘后廉，循臑外前廉，上肩，出髃骨之前廉，上出柱骨之会上，下入缺盆，络肺，下膈，属大肠。其支者，从缺盆直入上颈，贯颊，入下齿缝中，还出挟口，交人中，左之右，右之左，上挟鼻孔。是动则病齿痛，颊肿。是主津所生病者，目黄，口干，鼽衄，喉痹，肩前臑痛，大指次指痛不用。气盛有余，则当脉所过者热肿；虚，则寒栗不复。盛者，则人迎大三倍于寸口；虚者，则人迎反小于寸口也。

肾足少阴经病证第九

肾气虚，则厥逆；实，则胀满，四肢正黑。肾气虚，则梦见舟船溺人，得其时，梦伏水中，若有畏怖。肾气盛，则梦腰脊两解不相属。厥气客于肾，则梦临渊，没居水中。

病在肾，夜半慧，日乘四季甚，下晡静。

病先发于肾，少（一作"小"）腹、腰脊痛，胻酸；三日之膀胱，背胠筋痛，小便闭；二日上之心，心痛；三日之小肠，胀；四日不已，死。冬大食，夏晏晡。

肾脉搏坚而长，其色黄而赤，当病折腰。其软而散者，当病少血。

肾脉沉之大而坚，浮之大而紧，苦手足骨肿，厥，而阴不兴，腰脊痛，少（一作"小"）腹肿，心下有水气，时胀闭，时泄。得之浴水中，身未干而合房内，及劳倦发之。

黑脉之至也，上坚而大，有积气在少（一作"小"）腹与阴，名曰肾痹。得之沐浴清水而卧。

凡有所用力举重，若入房过度，汗出如浴水，则伤肾。肾胀者，腹满引背，央央然，腰髀痛。

肾水者，其人腹大，脐肿，腰重痛，不得溺，阴下湿如牛鼻头汗，其足逆寒，大便反坚。

肾著之为病，从腰以下冷，腰重如带五千钱。

肾著之病，其人身体重，腰中冷如冰状（一作"如水洗状"，一作"如坐水中，形如水状"），反不渴，小便自利，食饮如敌（一作"故"），是其证也。病属下焦。从身劳汗出，衣里冷湿故，久久得之。

肾之积，名曰奔豚，发于少（一作"小"）腹，上至心下，如豚奔走之状，上下无时。久久不愈，病喘逆，骨痿，少气。以夏丙丁日得之，何也？脾病传肾，肾当传心，心适以夏王，王者不受邪，肾复欲还脾，脾不肯受，因留结为积，故知奔豚以夏得之。

水流夜疾，何以故？师曰：土休，故流疾而有声。人亦应之，人夜卧则脾不动摇，脉为之数疾也。

肾病，其色黑，其气虚弱，吸吸少气，两耳苦聋，腰痛，时时失精，饮食减少，膝以下清，其脉沉滑而迟，此为可治。宜服内补散、建中汤、肾气丸、地黄煎。春当刺涌泉，秋刺伏留，冬刺阴谷，皆补之；夏刺然谷，季夏刺大溪，皆泻之。又当灸京门五十壮，背第十四椎百壮。

肾病者，必腹大，胫肿痛，喘咳，身重，寝汗出，憎风。虚即胸中痛，大腹、小腹痛，清厥，意不乐。取其经，足少阴、太阳血者。

邪在肾，则骨痛，阴痹。阴痹者，按之而不得，腹胀，腰痛，大便难，肩背、颈项强痛，时眩。取之涌泉、昆仑，视有血者尽取之。

足少阴之脉，起于小趾之下，斜趣足心，出然骨之下，循内踝之后，别入跟中，以上腨内，出腘中内廉，上股内后廉，贯脊，属肾，络膀胱。其直者，从肾上贯肝膈，入肺中，循喉咙，挟舌本。其支者，从肺出络心，注胸中。是动则病饥而不欲食，面黑如炭色（一作"地色"），咳唾则有血，喉鸣而喘，坐而欲起，目䀮䀮无所见，心悬若饥状，气不足则善恐，心惕惕若人将捕之，是为骨厥。是主肾所生病者，口热，舌干，咽肿，上气，嗌干及痛，烦心，心痛，黄疸，肠澼，脊、股内后廉痛，痿厥，嗜卧，足下热而痛。灸则强食而生肉（一作"害"），缓带被发，大杖重履而步。盛者，则寸口大，再倍于人迎；虚者，则寸口反小于人迎也。

足少阴之别，名曰大冲，当踝后绕跟，别走太阳。其别者，并经上走于心包，下贯腰脊。其病气逆则烦闷，实则闭癃，虚则腰痛，取之所别。

肾病，手足逆冷，面赤目黄，小便不禁，骨节烦疼，小（一作"少"）腹结痛，气冲于心。其脉当沉细而滑，今反浮大；其色当黑，而反黄，此是土之克水，为大逆，十死不治。

膀胱足太阳经病证第十

膀胱病者，少腹偏肿而痛，以手按之，则欲小便而不得，肩上热，若脉陷，足小趾外侧及胫、踝后皆热。若脉陷者，取委中。

膀胱胀者，少（一作"小"）腹满而气癃。

病先发于膀胱者，背胠筋痛，小便闭；五日至肾，少腹、腰脊痛，胫酸；一日至小肠，胀；一日至脾，闭塞不通，身痛体重；二日不已，死。冬鸡鸣，夏下晡（一云"日夕"）。

厥气客于膀胱，则梦游行。

足太阳之脉，起于目内眦，上额，交巅上。其支者，从巅至耳上角。其直者，从巅入络脑，还出别下项，循肩膊内，挟脊，抵腰中，入循膂，络肾，属膀胱。其支者，从腰中下会于后阴，下贯臀，入腘中。其支者，从膊内，左右别，下贯胛（一作"肺"，一作"胂"），过髀枢，循髀外后廉，过（一本"下合"）腘中，以下贯腨内，出外踝之后，循京骨，至小趾外侧。是动则病冲头痛，目似脱，项似拔，脊痛，腰似折，髀不可以曲，腘如结，腨如列（一作"裂"），是为踝厥。是主筋所生病者，痔、疟、狂、颠（一作"癫"）疾，头脑顶痛，目黄，泪出，衄衊，项、背、腰、尻、腘、腨、脚皆痛，小趾不用，盛者，则人迎大再倍于寸口；虚者，则人迎反小于寸口也。

三焦手少阳经病证第十一

三焦病者，腹胀气满，小腹尤坚，不得小便，窘急，溢则为水，留则为胀。候在足太阳之外大络，在太阳、少阳之间，亦（一作"赤"）见于脉。取委阳。

少腹病肿，不得小便，邪在三焦。约取太阳大络，视其络（一作"结"）脉与厥阴小络，结而血者肿。上及胃管，取三里。

三焦胀者，气满于皮肤，壳壳然而坚，不疼。

热在上焦，因咳，为肺痿；热在中焦，因坚（一作"腹坚"）；热在下焦，因溺血。

手少阳之脉，起于小指次指之端，上出两指之间，循手表腕，出臂外两骨之间，上贯肘，循臑外，上肩，而交出足少阳之后，入缺盆，布（一作"交"）膻中，散络心包，下膈，偏属三焦。其支者，从膻中上出缺盆，上项，挟耳后，直上出耳上角，以屈下额（一作"颊"），至头。其支者，从耳后入耳中，出走耳前，过客主人前，交颊，至目兑眦。是动则病耳聋，浑浑焞焞，嗌肿，喉痹。是主气所生病者，汗出，目兑眦痛，颊肿，耳后、肩、臑、肘、臂外皆痛，小指次指不用。盛者，则人迎大一倍于寸口；虚者，则人迎反小于寸口也。

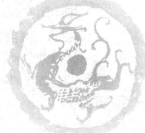

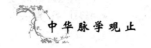

卷第七

病不可发汗证第一

少阴病，脉细沉数，病为在里，不可发其汗。

脉浮而紧，法当身体疼痛，当以汗解。假令尺中脉迟者，不可发其汗。何以故？然！此为荣气不足，血微少故也。

少阴病，脉微（一作"濡而微弱"），不可发其汗，无阳故也。

脉濡而弱，弱反在关，濡反在巅，微反在上，涩反在下。微则阳气不足，涩则无血。阳气反微，中风汗出而反躁烦；涩则无血，厥而且寒，阳微发汗，躁不得眠。

动气在右，不可发汗。发汗则衄而渴，心苦烦，饮即吐水。

动气在左，不可发汗。发汗则头眩，汗不止，筋惕肉𥆧。

动气在上，不可发汗。发汗则气上冲，正在心端。

动气在下，不可发汗。发汗则无汗，心中大烦，骨节苦疼，目运恶寒，食即反吐，谷不得前。（一云：谷不消化。）

咽中闭塞，不可发汗。发汗则吐血，气微绝，手足逆冷，欲得蜷卧，不能自温。

诸脉数、动、微、弱，并不可发汗。发汗则大便难，腹中干，（一云：小便难，胞中干。）胃燥而烦，其形相象，根本异源。

脉濡而弱，弱反在关，濡反在巅，弦反在上，微反在下。弦为阳运，微为阴寒，上实下虚，意欲得温。微弦为虚，不可发汗，发汗则寒栗，不能自还，咳者则剧，数吐涎沫，咽中必干，小便不利，心中饥烦，晬时而发，其形似疟，有寒无热，虚而寒栗。咳而发汗，踡而苦满（"满"一作"心痛"），腹中复坚。

厥，不可发汗。发汗则声乱，咽嘶，舌萎，谷不得前。

诸逆发汗，微者难愈，剧者言乱，睛眩者死，命将难全。

太阳病，得之八九日，如疟状，发热而恶寒，热多寒少，其人不呕，清便续自下，一日再三发，其脉微而恶寒，此为阴阳俱虚，不可复发汗也。

太阳病发热恶寒，热多寒少，脉微弱，则无阳也，不可复发其汗。咽干燥者，不可发汗。

亡血家，不可攻其表，汗出则寒栗而振。

衄家，不可攻其表，汗出必额陷，脉上促急而紧，直视而不能眴，不得眠。

汗家，重发其汗，必恍惚心乱，小便已阴疼，可与禹余粮丸。

淋家，不可发汗，发其汗，必便血。

疮家，虽身疼痛，不可攻其表，汗出则痓（一作"痉"）。

冬时发其汗，必吐利，口中烂，生疮。

下利清谷，不可攻其表，汗出必胀满。

咳而小便利，若失小便，不可攻其表。汗出则厥逆冷。汗出多极，发其汗，亦坚。

伤寒一二日至四五日，厥者必发热，前厥者后必热，厥深者热亦深，厥微者热亦微。厥应下之，而反发其汗，必口伤烂赤。病人脉数，数为有热，当消谷引食；反吐者，医发其汗，阳微，膈气虚，脉则多数，数为客阳，不能消谷，胃中虚冷，

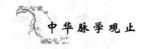

故令吐也。

伤寒四五日，其脉沉，烦而喘满。脉沉者，病为在里，反发其汗，津液越出，大便为难，表虚里实，久则谵语。

伤寒头痛，翕翕发热，形象中风，常微汗出，又自呕者，下之益烦心，懊恼如饥；发汗则致痉，身强难以屈伸；熏之则发黄，不得小便，久则发咳唾。

太阳病，发其汗，因致痉。

伤寒脉弦细，头痛而反发热，此属少阳，少阳不可发其汗。

太阳与少阳并病，头项强痛，或眩冒，时如结胸，心下痞坚者，不可发其汗。

少阴病，咳而不利，谵语者，此被火气劫故也。小便必难，以强责少阴汗也。

少阴病，但厥无汗，而强发之，必动其血，未知从何道出，或从口鼻，或从目出（一作"耳目"）者，是为下厥上竭，为难治。

伤寒有五，皆热病之类也，同病异名，同脉异经。病虽俱伤于风，其人自有痼疾，则不得同法。其人素伤于风，因复伤于热，风热相薄，则发风温，四肢不收，头痛身热，常汗出不解，治在少阴、厥阴，不可发汗，汗出谵言，独语，内烦，躁扰不得卧，善惊，目乱无精，治之复发其汗，如此者医杀之也。

伤寒湿温，其人常伤于湿，因而中暍，湿热相薄，则发湿温。病若两胫逆冷，腹满叉胸，头目痛苦，妄言，治在足太阴，不可发汗。汗出必不能言，耳聋，不知痛所在，身青，面色变，名曰重暍，如此者死，医杀之也（上二首出《医律》）。

病可发汗证第二（大法，春夏宜发汗）

凡发汗，欲令手足皆周至，漐漐一时间益佳，但不欲如水流离。若病不解，当重发汗。汗多则亡阳，阳虚不得重发汗也。

凡服汤药发汗，中病便止，不必尽剂也。

凡云可发汗而无汤者，丸散亦可用，要以汗出为解，然不如汤随证良。

太阳病，外证未解，其脉浮弱，当以汗解，宜桂枝汤。

太阳病，脉浮而数者，可发其汗，属桂枝汤证。

阳明病，脉迟，汗出多，微恶寒，表为未解，可发其汗，属桂枝汤证。

夫病脉浮大，问病者，言但便坚耳。设利者为虚，大逆，坚为实，汗出而解，何以故？脉浮，当以汗解。

伤寒，其脉不弦紧而弱，弱者必渴，被火必谵语。弱者发热脉浮，解之，当汗出愈。

病者烦热，汗出即解。复如疟状，日晡所发热，此属阳明。脉浮虚者，当发其汗，属桂枝汤证。

病常自汗出，此为荣气和，荣气和而外不解，此卫不和也。荣行脉中为阴，主内；卫行脉外为阳，主外。复发其汗，卫和则愈，属桂枝汤证。

病人脏无他病，时发热、自汗出而不愈，此卫气不和也。先其时汗即愈，属桂枝汤证。

脉浮而紧，浮则为风，紧则为寒，风则伤卫，寒则伤荣，荣卫俱病，骨节烦疼，可发其汗，宜麻黄汤。

太阳病不解，热结膀胱，其人如狂，血必自下，下者即愈。其外未解者，尚未可攻，当先解其外，属桂枝汤证。

太阳病，下之微喘者，表未解故也，属桂枝加厚朴杏子汤证。

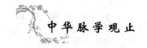

伤寒病，脉浮紧，发其汗，因衄，属麻黄汤证。

阳明病，脉浮，无汗，其人必喘。发其汗则愈，属麻黄汤证。

太阴病，脉浮者，可发其汗，属桂枝汤证。

太阳病，脉浮紧，无汗而发热，其身疼痛，八九日不解，表候续在，此当发其汗，服汤微除。发烦目瞑，剧者必衄，衄乃解。所以然者，阳气重故也，属麻黄汤证。

脉浮者，病在表，可发其汗，属桂枝汤证。（一云：麻黄汤。）

伤寒不大便六七日，头痛有热，与承气汤，其大便（一作"小便"）反清，此为不在里故，在表也。当发其汗，头痛者，必衄，属桂枝汤证。

下利后，身体疼痛，清便自调，急当救表，宜桂枝汤。

太阳病，头痛发热，汗出恶风，若恶寒，属桂枝汤证。

太阳中风，阳浮而阴濡弱。浮者热自发，濡弱者汗自出，啬啬恶寒，淅淅恶风，翕翕发热，鼻鸣干呕，属桂枝汤证。

太阳病，发热汗出，此为荣弱卫强，故使汗出，欲救邪风，属桂枝汤证。

太阳病，下之，气上撞，可与桂枝汤；不撞，不可与之。

太阳病，初服桂枝汤，而反烦不解者，法当先刺风池、风府，却与桂枝汤则愈。

烧针令其汗，针处被寒，核起而赤者，必发贲豚，气从少腹上撞心者，灸其核上一壮，与桂枝加桂汤。

太阳病，项背强几几，反汗出恶风，属桂枝加葛根汤证。

太阳病，项背强几几，无汗恶风，属葛根汤证。

太阳与阳明合病，而自利不呕者，属葛根汤证。

太阳与阳明合病，不下利，但呕，属葛根加半夏汤。

太阳病，桂枝证，医反下之，遂利不止，其脉促者，表未解，喘而汗出，属葛根黄芩黄连汤。

太阳病，头痛发热，身体疼，腰痛，骨节疼痛，恶风，无汗而喘，属麻黄汤证。

太阳与阳明合病，喘而胸满，不可下也，属麻黄汤证。

太阳中风，脉浮紧，发热恶寒，身体疼痛，不汗出而烦躁，头痛，属大青龙汤。脉微弱，汗出恶风，不可服之；服之则厥，筋惕肉眴，此为逆也。

伤寒脉浮缓，其身不疼，但重，乍有轻时，无少阴证者，大青龙汤发之。

伤寒表不解，心下有水气，干呕，发热而咳，或渴，或利，或噎，或小便不利，小腹满，或微喘，属小青龙汤。

伤寒心下有水气，咳而微喘，发热不渴，服汤已而渴者，此寒去为欲解，属小青龙汤证。

阳明中风，脉弦浮大而短气，腹部满，胁下及心痛，久按之，气不通（一作"按之不痛"），鼻干，不得汗，嗜卧，一身及目悉黄，小便难，有潮热，时时哕，耳前后肿，刺之小瘥，外不解，病过十日，脉续浮，与小柴胡汤。但浮，无余证，与麻黄汤。不溺，腹满加哕，不治。

太阳病，十日已去，脉浮细，嗜卧，此为外解。设胸满胁痛，与小柴胡汤；脉浮者，属麻黄汤。

中风，往来寒热，伤寒五六日以后，胸胁苦满，默默不欲饮食，烦心喜呕，或胸中烦而不呕，或渴，或腹中痛，或胁下痞坚，或心中悸，小便不利，或不渴，外有微热，或咳者，属小柴胡汤。

伤寒四五日身体热，恶风，颈项强，胁下满，手足温而渴，属小柴胡汤。

伤寒六七日，发热，微恶寒，肢节烦疼，微呕，心下支结，外证未去者，属小柴胡汤。

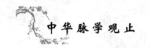

少阴病，得之二三日，麻黄附子甘草汤微发汗，以二三日无里（按"里"字原脱，今按《伤寒论》补）证，故微发汗也。

脉浮，小便不利，微热，消渴，与五苓散利小便、发汗。

病发汗以后证第三

二阳并病，太阳初得病时，发其汗，汗先出，复不彻，因转属阳明，续自微汗出，不恶寒。若太阳证不罢，不可下，下之为逆，如此者，可小发其汗。设面色缘缘正赤者，阳气怫郁在表，当解之，熏之。若发汗不大彻，不足言，阳气怫郁不得越。当汗而不汗，其人躁烦，不知痛处，乍在腹中，乍在四肢，按之不可得，其人短气但坐，汗出而不彻故也，更发其汗即愈。何以知其汗不彻？脉涩故以知之。

未持脉时，病人叉手自冒心，师因教试令咳而不即咳者，此必两耳无所闻也。所以然者，重发其汗，虚故也。

发汗后，饮水多者，必喘，以水灌之，亦喘。

发汗后，水药不得入口，为逆。若更发其汗，必吐下不止。

阳明病，本自汗出，医复重发其汗，病已瘥，其人微烦，不了了，此大便坚也，以亡津液，胃中干燥，故令其坚。当问小便日几行，若本日三四行，今日再行者，必知大便不久出，今为小便数少，津液当还入胃中，故知必当大便也。

发汗多，又复发其汗，此为亡阳，若谵语、脉短者，死；脉自和者，不死。

伤寒，发其汗，身目为黄，所以然者，寒湿相搏，在里不解故也。

病人有寒，复发其汗，胃中冷，必吐蛔。

太阳病，发其汗，遂漏而不止，其人恶风，小便难，四肢微急，难以屈伸，属桂枝加附子汤。

服桂枝汤，大汗出，若脉但洪大，与桂枝汤。若其形如疟，一日再三发，汗出便解，属桂枝二麻黄一汤。

服桂枝汤，大汗出，大烦渴不解，若脉洪大，属白虎汤。

伤寒，脉浮，自汗出，小便数，颇复（仲景"颇复"作"心烦"），微恶寒，而脚挛急。反与桂枝汤，欲攻其表，得之便厥，咽干，烦躁，吐逆，当作甘草干姜汤，以复其阳；厥愈足温，更作芍药甘草汤与之，其脚即伸。而胃气不和，谵语，可与承气汤。重发其汗，复加烧针者，属四逆汤。

伤寒，发汗已解，半日许复烦，其脉浮数，可复发其汗，属桂枝汤。

发汗后，身体疼痛，其脉沉迟，属桂枝加芍药生姜人参汤。

发汗后，不可更行桂枝汤，汗出而喘，无大热，可以麻黄杏子甘草石膏汤。

发汗过多已后，其人叉手自冒心，心下悸，而欲得按之，属桂枝甘草汤。

发汗后，其人脐下悸，欲作贲豚，属茯苓桂枝甘草大枣汤。

发汗后，腹胀满，属厚朴生姜半夏甘草人参汤。

发其汗不解，而反恶寒者，虚故也，属芍药甘草附子汤。不恶寒但热者，实也，当和其胃气，宜小承气汤。

太阳病，发汗，若大汗出，胃中躁烦不得眠，其人欲饮水，当稍饮之，令胃中和则愈。

发汗已，脉浮而数，复烦渴者，属五苓散。

伤寒，汗出而渴，属五苓散；不渴，属茯苓甘草汤。

太阳病，发其汗，汗出不解，其人发热，心下悸，头眩，身𥆧而动，振振欲擗地，属真武汤。

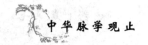

伤寒，汗出解之后，胃中不和，心下痞坚，干噫食臭，胁下有水气，腹中雷鸣而利，属生姜泻心汤。

伤寒发热，汗出不解后，心中痞坚，呕而下利，属大柴胡汤。

太阳病三日，发其汗不解，蒸蒸发热者，属于胃也，属承气汤。

大汗出，热不去，内拘急，四肢疼，下利，厥而恶寒，属四逆汤。

发汗多，亡阳，谵语者，不可下，与柴胡桂枝汤，和其荣卫，以通津液后自愈。

病不可吐证第四

太阳病，当恶寒而发热，今自汗出，反不恶寒发热，关上脉细而数，此医吐之过也。若得病一日二日吐之，腹中饥，口不能食；三日四日吐之，不喜糜粥，欲食冷食，朝食暮吐，此医之所致也，此为小逆。

太阳病，吐之者，但太阳病当恶寒，今反不恶寒，不欲近衣，此为吐之内烦也。

少阴病，饮食入则吐，心中温温欲吐，复不能吐，始得之，手足寒，脉弦迟，此胸中实，不可下。若膈上有寒饮，干呕者，不可吐，当温之。

诸四逆厥者，不可吐之，虚家亦然。

病可吐证第五（大法，春宜吐）

凡服汤吐，中病便止，不必尽剂也。

病如桂枝证，其头不痛，项不强，寸口脉微浮，胸中痞坚，气上撞咽喉，不得息，此为胸有寒，当吐之。

病胸上诸实，胸中郁郁而痛，不能食，欲使人按之，而反有浊唾，下利日十余行，其脉反迟，寸口微滑，此可吐之，利即止。

少阴病，饮食入则吐，心中温温欲吐，复不能吐，当遂吐之。

宿食在上管，当吐之。

病者手足厥冷，脉乍紧，邪结在胸中，心下满而烦，饥不能食，病在胸中，当吐之。

病不可下证第六

脉濡而弱，弱反在关，濡反在巅，微反在上，涩反在下。微则阳气不足，涩则无血。阳气反微，中风汗出，而反躁烦，涩则无血，厥而且寒。阳微不可下，下之则心下痞坚。

动气在右，不可下。下之则津液内竭，喉燥鼻干，头眩心悸。

动气在左，不可下。下之则腹里拘急，食不下，动气反剧，身虽有热，卧反欲蜷。

动气在上，不可下。下之则掌握热烦，身浮冷，热汗自泄，欲水自灌。

动气在下，不可下。下之则腹满，卒起头眩，食则下清谷，心下痞坚。

咽中闭塞，不可下。下之则上轻下重，水浆不下，卧则欲蜷，身体急痛，复下利日十数行。

诸外实，不可下。下之则发微热，亡脉则厥，当脐握热。

诸虚，不可下。下之则渴，引水者易愈，恶水者剧。

脉濡而弱，弱反在关，濡反在巅，弦反在上，微反在下。弦为阳运，微为阴寒，上实下虚，意欲得温，微弦为虚，虚者不可下。微则为咳，咳则吐涎沫，下之咳则止，而利不休，胸中如虫啮，粥入则出，小便不利，两胁拘急，喘息为难，颈背相牵，臂则不仁，极寒反汗出，躯冷若冰，眼睛不慧，语言不休，谷气多入，则为除中，口虽欲言，舌不得前。

脉濡而弱，弱反在关，濡反在巅，浮反在上，数反在下。浮则为阳虚，数则为无血，浮则为虚，数则生热。浮则为虚，自汗而恶寒。数则为痛，振而寒栗。微弱在关，胸下为急，喘满汗流，（按吴本无"满"字"流"字，与《伤寒论》合。）不得呼吸。呼吸之中，痛在于胁，振寒相搏，其形如疟。医反下之，令脉急数，发热，狂走见鬼，心下为痞，小便淋漓，少腹甚坚，小便血也。

脉濡而紧，濡则阳气微，紧则荣中寒。阳微卫中风，发热而恶寒。荣紧胃气冷，微呕心内烦。医以为大热，解肌而发汗，亡阳虚烦躁，心下苦痞坚，表里俱虚竭。卒起而头眩，客热在皮肤，怅怏不得眠。不知胃气冷，紧寒在关元，技巧无所施，汲水灌其身。客热应时罢，栗栗而振寒，重被而覆之，汗出而冒巅，体惕而又振，小便为微难。寒气因水发，清谷不容间，呕变反肠出，颠倒不得安，手足为微逆，身冷而内烦。迟欲从后救，安可复追还。

脉浮而大，浮为气实，大为血虚。血虚为无阴，气实为孤阳，当小便难，胞中虚。今反小便利而大汗出，法卫家当微，今反更实，津液四射，荣竭血尽，干烦不眠，（一作"虚烦不眠"，《伤寒论》云：干烦而不得眠。）血薄肉消，而成暴液。医复以毒药攻其胃，此为重虚，客阳去有期，必下如污泥而死。

跌阳脉迟而缓，胃气如经。跌阳脉浮而数，浮则伤胃，数则动脾，此非本病，医特下之所为也。荣卫内陷，其数先微，脉反但浮，其人必坚，气噫而除。何以言之？脾脉本缓，今数脉动脾，其数先微，故知脾气不治，大便坚，气噫而除。今脉反浮，其数改微，邪气独留，心中则饥，邪热杀谷，潮热发渴。数脉当迟缓，脉因前后度数如前（仲景"前"字做"法"），病者则饥。数脉不时，则生恶疮。

脉数者，久数不止，止则邪结，正气不能复，正气却结于脏，故邪气浮之，与皮毛相得。脉数者，不可下，下之必烦，利不止。

少阴病，脉微，不可发其汗，无阳故也。阳已虚，尺中弱涩者，复不可下之。

脉浮大，应发其汗，医反下之，此为大逆。

脉浮而大，心下反坚，有热，属脏，攻之，不令发汗；属腑，溲数则坚，汗多即愈，汗少便难。脉迟，尚未可攻。

二阳并病，太阳初得病时，发其汗，汗先出，复不彻，因转属阳明，欲自汗出，不恶寒。若太阳证不罢，不可下，下之为逆。

结胸证，其脉浮大，不可下，下之即死。

太阳与阳明合病，喘而胸满，不可下之。

太阳与少阳并病，心下痞坚，颈项强而眩，勿下之。

诸四逆厥者，不可下之，虚家亦然。

病欲吐者，不可下之。

太阳病，有外证未解，不可下，下之为逆。

病发于阳，而反下之，热入，因作结胸；发于阴，而反下之，因作痞。痞脉浮紧而下之，紧反入里，因作痞。

夫病阳多者热，下之则坚。

本虚，攻其热必哕。

无阳，阴强而坚，下之，必清谷而腹满。

太阴之为病，腹满而吐，食不下，下之益甚，腹时自痛，胸下结坚。

厥阴之为病，消渴，气上撞，心中疼热，饥而不欲食，甚者则欲吐，下之不肯止。

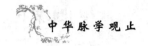

少阴病，其人饮食入则吐，心中温温欲吐，复不能吐。始得之，手足寒，脉弦迟，此胸中实，不可下也。

伤寒五六日，不结胸，腹濡，脉虚，复厥者，不可下，下之，亡血死。

伤寒，发热，但头痛，微汗出。发其汗，则不识人；熏之则喘，不得小便，心腹满；下之，则短气在腹满，小便难，头痛背强；加温针，则必衄。

伤寒，其脉阴阳俱紧，恶寒发热，则脉欲厥。厥者，脉初来大，渐渐小，更来渐大，是其候也。恶寒甚者，翕翕汗出，喉中痛；热多者，目赤，睛不慧。医复发之，咽中则伤；若复下之，则两目闭，寒多清谷，热多便脓血；熏之，则发黄；熨之，则咽燥。小便利者，可救；难者，必危殆。

伤寒发热，口中勃勃气出，头痛目黄，鼻衄不可制。贪水者必呕，恶水者厥，下之，咽中生疮。假令手足温者，下重便脓血。头痛目黄者，下之，目闭。贪水者，下之，其脉必厥，其声嘤，咽喉塞，发其汗则战栗，阴阳俱虚。恶水者，下之，里冷不嗜食，大便完谷出；发其汗，口中伤，舌上苔滑，烦躁，脉数实，不大便六七日，后必便血，复发其汗，小便即自利。

得病二三日，脉弱，无太阳柴胡证，而烦躁，心下坚。至四五日，虽能食，以承气汤少与微和之，令小安。至六日，与承气汤一升。不大便六七日，小便少者，虽不大便，但头坚后溏，未定成其坚，攻之必溏；当须小便利，定坚，乃可攻之。

脏结无阳证，寒而不热，(《伤寒论》云：不往来寒热。)其人反静，舌上苔滑者，不可攻也。

伤寒呕多，虽有阳明证，不可攻之。

阳明病，潮热，微坚，可与承气汤；不坚，不可与。若不大便六七日，恐有燥屎，欲知之法，可少与小承气汤，腹中转失气者，此为有燥屎，乃知攻之。若不转失气者，此但头坚后溏，不可攻之，攻之必腹满不能食。欲饮水者，即哕。其后发热者，必复坚，以小承气汤和之。若不转失气者，慎不可攻之。

阳明病，身汗色赤者，不可攻也。必发热色黄者，小便不利也。

阳明病，当心下坚满，不可攻之。攻之，遂利不止者，死；止者愈。

阳明病，自汗出，若发其汗，小便自利，此为内竭，虽坚不可攻之。当须自欲大便，宜蜜煎导而通之。若土瓜根及猪胆汁，皆可以导。

下利，其脉浮大，此为虚，以强下之故也，设脉浮革，因而肠鸣，属当归四逆汤。

病可下证第七

大法，秋宜下。

凡可下者，以汤胜圆散，中病便止，不必尽三服。

阳明病，发热汗多者，急下之，属大柴胡汤。

少阴病，得之二三日，口燥咽干者，急下之，属承气汤。

少阴病六七日，腹满不大便者，急下之，属承气汤证。

少阴病，下利清水，色青者，心下必痛，口干燥者，可下之，属大柴胡汤、承气汤证。

下利，三部脉皆平，按其心下坚者，可下之，属承气汤证。

阳明与少阳合病而利，脉不负者为顺，负者，失也。互相克贼为负。

滑而数者，有宿食，当下之，属大柴胡汤、承气汤证。

伤寒后脉沉，沉为内实，（《玉函》云：脉沉实，沉实者

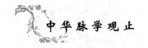

泄之。）下之解，属大柴胡汤证。

伤寒六七日，目中不了了，睛不和，无表里证，大便难，微热者，此为实，急下之，属大柴胡汤、承气汤证。

太阳病未解，其脉阴阳俱沉，必先振汗出解。但阳微者，先汗之而解；但阴微（一作"尺实"）者，先下之而解。属大柴胡汤证。

脉双弦迟，心下坚，脉大而紧者，阳中有阴，可下之，属承气汤证。

结胸者，项亦强，如柔痉状，下之即和。

病者无表里证，发热七八日，虽脉浮数，可下之，属大柴胡汤证。

太阳病六七日，表证续在，其脉微沉，反不结胸，其人发狂，此热在下焦，少腹当坚而满，小便自利者，下血乃愈。所以然者，以太阳随经，瘀热在里故也，属抵当汤。

太阳病，身黄，其脉沉结，少腹坚，小便不利，为无血；小便自利，其人如狂者，血证谛，属抵当汤证。

伤寒有热而少腹满，应小便不利，今反利者，此为血，当之下，属抵当圆证。

阳明病，发热而汗出，此为热越，不能发黄，但头汗出，其身无有，齐颈而还，小便不利，渴引水浆，此为瘀热在里，身必发黄，属茵陈蒿汤。

阳明证，其人喜忘，必有蓄血。所以然者，本有久瘀血，故令喜忘；虽坚，大便必黑，属抵当汤证。汗出而谵语者，有燥屎在胃中，此风也，过经乃可下之。下之若早，语言乱，以表虚里实故也。下之则愈，属大柴胡汤、承气汤证。

病者烦热，汗出即解，复如疟状，日晡所发者，属阳明。脉实者，当下之，属大柴胡汤、承气汤证。

阳明病，谵语，有潮热，而反不能食者，必有燥屎五六枚。若能食者，但坚耳，属承气汤证。

太阳中风，下利呕逆，表解，乃可攻之。其人漐漐汗出，发作有时，头痛，心下痞坚满，引胁下痛，呕则短气，汗出，不恶寒，此为表解里未和，属十枣汤。

太阳病不解，热结膀胱，其人如狂，血自下，下之即愈。其外未解，尚未可攻，当先解外。外解，小腹急结者，乃可攻之，属桃仁承气汤。

伤寒七八日，身黄如橘，小便不利，少腹微满，属茵陈蒿汤证。

伤寒十余日，热结在里，复往来寒热，属大柴胡汤证。但结胸，无大热，此为水结在胸胁，头微汗出，与大陷胸汤。

伤寒六七日，结胸热实，其脉沉紧，心下痛，按之如石坚，与大陷胸汤。

阳明病，其人汗多，津液外出，胃中燥，大便必坚，坚者则谵语，属承气汤证。

阳明病，不吐下而心烦者，可与承气汤。

阳明病，其脉迟，虽汗出而不恶寒，其体（一本作“人”）必重，短气，腹满而喘，有潮热，如此者，其外为解，可攻其里。若手足漐然汗出者，此大便已坚，属承气汤。其热不潮，未可与承气汤。若腹满大而不大便者，属小承气汤，微和胃气，勿令至大下。

阳明病，谵语，发潮热，其脉滑疾，如此者，属承气汤。因与承气汤一升，腹中转失气者，复与一升；如不转失气者，勿更与之。明日又不大便，脉反微涩者，此为里虚，为难治，不可更与承气汤。

二阳并病，太阳证罢，但发潮热，手足漐汗出，大便难而谵语者，下之愈，属承气汤证。

病人小便不利，大便乍难乍易，时有微热，喘冒不能卧

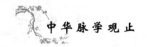

者，有燥屎也，属承气汤。

病发汗吐下以后证第八

师曰：病人脉微而涩者，此为医所病也。大发其汗，又数大下之，其人亡血，病当恶寒而发热，无休止时，夏月盛热而与（仲景作"欲"）著复衣，冬月盛寒而与（仲景作"欲"）裸其体。所以然者，阳微即恶寒，阴弱即发热，故（仲景作"医"）发其汗，使阳气微，又大下之，令阴气弱。五月之时，阳气在表，胃中虚冷，以阳气内微，不能胜冷，故与（仲景作"欲"）著复衣；十一月之时，阳气在里，胃中烦热，以阴气内弱，不能胜热，故与（仲景作"欲"）裸其体。又阴脉迟涩，故知亡血。

太阳病三日，已发其汗，吐、下、温针而不解，此为坏病，桂枝复不中与也。观其脉证，知犯何逆，随证而治之。

脉浮数，法当汗出愈，而下之，则身体重，心悸，不可发其汗，当自汗出而解。所以然者，尺中脉微，此里虚，须表里实，津液和，即自汗出愈。

凡病若汗、若吐、若下、若亡血，无津液而阴阳自和者，必自愈。

大下后，发汗，其人小便不利，此亡津液，勿治，其小便利，必自愈。下以后，复发其汗，必振寒，又其脉微细。所以然者，内外俱虚故也。

太阳病，先下而不愈，因复发其汗，表里俱虚，其人因冒。冒家当汗出自愈。所以然者，汗出表和故也。表和，然后下之。

得病六七日，脉迟浮弱，恶风寒，手足温。医再三下之，不能多（一作"食"），其人胁下满，面目及身黄，颈项强，小便难，与柴胡汤后必下重，本渴，饮水而呕，柴胡汤复不中与也。食谷者，哕。

太阳病，二三日，终不能卧，但欲起者，心下必结，其脉微弱者，此本寒也，而反下之，利止者，必结胸；未止者，四五日复重下之。此协热利也。

太阳病，下之，其脉促，不结胸者，此为欲解。其脉浮者，必结胸；其脉紧者，必咽痛；其脉弦者，必两胁拘急；其脉细而数者，头痛未止；其脉沉而紧者，必欲呕；其脉沉而滑者，协热利；其脉浮而滑者，必下血。

太阳少阳并病，而反下之，成结胸，心下坚，下利不复止，水浆不肯下，其人必心烦。

脉浮紧，而下之，紧反入里，则作痞，按之自濡，但气痞耳。

伤寒吐、下、发汗，虚烦，脉甚微，八九日，心下痞坚，胁下痛，气上冲咽喉，眩冒，经脉动惕者，久而成痿。

阳明病，不能食，下之不解，其人不能食，攻其热必哕。所以然者，胃中虚冷故也。

阳明病，脉迟，食难用饱，饱即发烦，头眩者，必小便难，此欲作谷疸；虽下之，其腹满如故耳。所以然者，脉迟故也。

太阳病，寸缓关浮尺弱，其人发热而汗出，复恶寒，不呕，但心下痞者，此为医下之也。

伤寒，大吐、大下之，极虚，复极汗者，其人外气怫郁，复与之水，以发其汗，因得哕。所以然者，胃中寒冷故也。

吐、下、发汗后，其人脉平，而小烦者，以新虚不胜谷气故也。

太阳病，医发其汗，遂发热而恶寒，复下之，则心下痞。此表里俱虚，阴阳气并竭，无阳则阴独。复加火针，因而烦，面色青黄，肤𥆧，如此者，为难治。今色微黄，手足温者，易愈。

服桂枝汤，下之，头项强痛，翕翕发热，无汗，心下满微痛，小便不利，属桂枝去桂加茯苓术汤。

太阳病，先发其汗，不解，而下之，其脉浮者，不愈。浮为在外，而反下之，故令不愈。今脉浮，故在外，当解其外则愈，属桂枝汤。

下以后，复发其汗者，则昼日烦燥不眠，夜而安静，不呕不渴，而无表证，其脉沉微，身无大热，属干姜附子汤。

伤寒吐、下、发汗后，心下逆满，气上撞胸，起即头眩，其脉沉紧，发汗即动经，身为振摇，属茯苓桂枝术甘草汤。

发汗、吐、下以后，不解，烦燥，属茯苓四逆汤。

伤寒发汗、吐、下后，虚烦不得眠；剧者，反复颠倒，心中懊侬，属栀子汤。若少气，栀子甘草汤；若呕，栀子生姜汤；若腹满者，栀子厚朴汤。

发汗若下之，烦热，胸中塞者，属栀子汤证。

太阳病，过经十余日，心下温温欲吐，而胸中痛，大便反溏，其腹微满，郁郁微烦，先时自极吐下者，与承气汤。不尔者，不可与。欲呕，胸中痛，微溏，此非柴胡汤证，以呕故知极吐下也。

太阳病，重发其汗，而复下之，不大便五六日，舌上燥而渴，日晡所小有潮热，从心下至少腹坚满而痛，不可近，属大陷胸汤。

伤寒五六日，其人已发汗，而复下之，胸胁满微结，小便不利，渴而不呕，但头汗出，往来寒热，心烦，此为未解，属柴胡桂枝干姜汤。

伤寒汗出，若吐下，解后，心中痞坚，噫气不除者，属旋覆代赭汤。

大下以后，不可更行桂枝汤。汗出而喘，无大热，可以麻黄杏仁甘草石膏汤。

伤寒大下后，复发其汗，心下痞，恶寒者，表未解也。不可攻其痞，当先解表，表解，乃攻其痞。解表属桂枝汤，攻痞属大黄黄连泻心汤。

伤寒吐、下后，七八日不解，热结在里，表里俱热，时时恶风，大渴，舌上干燥而烦，欲饮水数升，属白虎汤。

伤寒吐下后未解，不大便五六日至十余日，其人日晡所发潮热，不恶寒，独语如见鬼神之状。若剧者，发则不识人，循衣妄撮，怵惕不安，微喘直视，脉弦者生，涩者死。微者，但发热谵语，属承气汤。若下者，勿复服。

三阳合病，腹满身重，难以转侧，口不仁，面垢，谵语，遗溺。发汗则谵语，下之则额上生汗，手足厥冷，自汗，属白虎汤证。

阳明病，其脉浮紧，咽干口苦，腹满而喘，发热汗出而不恶寒，反偏恶热，其身体重。发其汗即躁，心愦愦而反谵语；加温针，必怵惕，又烦躁不得眠；下之，即胃中空虚，客气动膈，心中懊忱，舌上苔者，属栀子汤证。

阳明病，下之，其外有热，手足温，不结胸，心中懊忱，若饥不能食，但头汗出，属栀子汤证。

阳明病，下之，心中懊忱而烦，胃中有燥屎者；可攻。其人腹微满，头坚后溏者，不可下之。有燥屎者，属承气汤证。

太阳病，吐、下、发汗后，微烦，小便数，大便因坚，可与小承气汤和之，则愈。

大汗，若大下，而厥冷者，属四逆汤证。

太阳病，下之，其脉促，胸满者，属桂枝去芍药汤。若微寒，属桂枝去芍药加附子汤。

伤寒五六日，大下之，身热不去，心中结痛者，未欲解也，属栀子汤证。

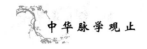

伤寒下后，烦而腹满，卧起不安，属栀子厚朴汤。

伤寒，医以丸药大下之，身热不去，微烦，属栀子干姜汤。

伤寒，医下之，续得下利清谷不止，身体疼痛，急当救里；身体疼痛，清便自调，急当救表。救里宜四逆汤，救表宜桂枝汤。

太阳病，过经十余日，反再三下之，后四五日，柴胡证续在，先与小柴胡汤。呕止小安，（一云：心下急。）其人郁郁微烦者，为未解，与大柴胡汤，下者止。

伤寒，十三日不解，胸胁满而呕，日晡所发潮热而微利，此本当柴胡汤下之，不得利，今反利者，故知医以丸药下之，非其治也。潮热者，实也，先再服小柴胡汤，以解其外，后属柴胡加芒硝汤。

伤寒十三日，过经而谵语，内有热也，当以汤下之。小便利者，大便当坚，而反利，其脉调和者，知医以如药下之，非其治也。自利者，其脉当微厥，今反和者，此为内实，属承气汤证。

伤寒八九日，下之，胸满烦惊，小便不利，谵语，一身不可转侧，属柴胡加龙骨牡蛎汤。

火逆下之，因烧针烦躁，属桂枝甘草龙骨牡蛎汤。

太阳病，脉浮而动数，浮则为风，数则为热，动则为痛，数则为虚。头痛发热，微盗汗出，而反恶寒，其表未解。医反下之，动数则迟，头痛即眩，（一云：膈内拒痛。）胃中空虚，客气动膈，短气躁烦，心中懊侬，阳气内陷，心下因坚，则为结胸，属大陷胸汤。若不结胸，但头汗出，其余无有，齐颈而还，小便不利，身必发黄，属柴胡栀子汤。

伤寒五六日，呕而发热，柴胡汤证具，而以他药下之，柴胡证仍在，复与柴胡汤。此虽已下，不为逆也。必蒸蒸而振，却发热汗出而解。若心下满而坚痛者，此为结胸，属大陷胸汤。若但满而不痛者，此为痞，柴胡复不中与也。属半夏泻心汤。

本以下之，故心下痞，与之泻心，其痞不解，其人渴而口燥，小便不利者，属五苓散，一方言忍之一日乃愈。

伤寒中风，医反下之，其人下利日数十行，谷不化，腹中雷鸣，心下痞坚而满，干呕而烦，不能得安。医见心下痞，为病不尽，复重下之，其痞益甚，此非结热，但胃中虚，客气上逆，故使之坚，属甘草泻心汤。

伤寒，服汤药，而下利不止，心下痞坚，服泻心汤已。后以他药下之（按《千金要方》作"服泻心汤竟服以他药下之"），利不止，医以理中与之，利益甚。理中理中焦，此利在下焦，属赤石脂禹余粮汤。若不止者，当利其小便。

太阳病，外证未除，而数下之，遂协热而利不止，心下痞坚，表里不解，属桂枝人参汤。

伤寒吐后，腹满者，与承气汤。

病者无表里证，发热七八日，脉虽浮数者，可下之。假令下已，脉数不解，今热则消谷喜饥，至六七日不大便者，有瘀血，属抵当汤。若脉数不解而不止，必失血，便脓血。

太阳病，医反下之，因腹满时痛，为属太阴，属桂枝加芍药汤。

大实痛，属桂枝加大黄汤。

伤寒六七日，其人大下后，脉沉迟，手足厥逆，下部脉不至，喉咽不利，唾脓血，泄利不止，为难治，属麻黄升麻汤。

伤寒，本自寒下，医复吐下之，寒格更遂吐（一本作"更逆吐下"），食入即出，属干姜黄芩黄连人参汤。

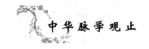

病可温证第九

大法，冬宜服温热药及灸。

师曰：病发热头痛，脉反沉，若不瘥，身体更疼痛，当救其里，宜温药，四逆汤。

下利，腹满，身体疼痛，先温其里，宜四逆汤。

自利，不渴者，属太阴，其脏有寒故也，当温之，宜四逆辈。

少阴病，其人欲食入则吐，心中温温欲吐，复不能吐。始得之，手足寒，脉弦迟。若膈上有寒饮，干呕者，不可吐，当温之，宜四逆汤。

少阴病，脉沉者，急当温之，宜四逆汤。

下利，欲食者，就当温之。

下利，脉迟紧，为痛未欲止，当温之。得冷者满，而便肠垢。

下利，其脉浮大，此为虚，以强下之故也。设脉浮革，因而肠鸣，当温之，宜当归四逆汤。

少阴病，下利，脉微涩者，即呕，汗出，必数更衣，反少，当温之。

伤寒，医下之，续得下利清谷不止，身体疼痛，急当救里，宜温之，以四逆汤。

病不可灸证第十

微数之脉，慎不可灸，因火为邪，则为烦逆，追虚逐实，血散脉中，火气虽微，内攻有力，焦骨伤筋，血难复也。

脉浮，当以汗解，而反灸之，邪无从去，因火而盛，病从腰以下必当重而痹，此为火逆。若欲自解，当先烦，烦乃有汗，随汗出而解。何以知之？

脉浮，故知汗出当解。

脉浮，热甚，而灸之，此为实，实以虚治，因火而动，咽燥必唾血。

病可灸证第十一

烧针令其汗，针处被寒，核起而赤者，必发贲豚。气从少腹上撞者，灸其核上一壮（一本作"各一壮"），与桂枝加桂汤。

少阴病，得之一二日，口中和，其背恶寒者，当灸之。

少阴病，其人吐利，手足不逆，反发热，不死。脉不至者，灸其少阴七壮。

少阴病，下利，脉微涩者，即呕，汗出，必数更衣，反少，当温其上，灸之。（一云：灸厥阴可五十壮。）

诸下利，皆可灸足大都五壮（一云：七壮），商邱、阴陵泉皆三壮。

下利，手足厥，无脉，灸之不温，反微喘者，死。少阴负趺阳者，为顺也。

伤寒六七日，其脉微，手足厥，烦躁，灸其厥阴。厥不还者，死。

伤寒，脉促，手足厥逆，可灸之，为可灸少阴、厥阴，主逆。

病不可刺证第十二

大（"大"一作"新"）怒无刺，已（"已"一作"新"）刺无怒。新内无刺，已刺无内。大（"大"一作"新"）劳无刺，已刺无劳。大醉无刺，已刺无醉。大饱无刺，已刺无饱。大饥无刺，已刺无饥。大渴无刺，已刺无渴。无刺大惊，无刺熇熇之热，无刺漉漉之汗，无刺浑浑之脉。身热甚，阴阳皆争

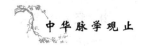

者，勿刺也。其可刺者，急取之，不汗则泄。所谓勿刺者，有死征也。无刺病与脉相逆者。上工刺未生，其次刺未盛，其次刺正衰，粗工逆此，谓之伐形（出九卷）。

病可刺证第十三

太阳病，头痛，至七日，自当愈，其经竟故也。若欲作再经者，当针足阳明，使经不传则愈。

太阳病，初服桂枝汤，而反烦不解者，当先刺风池、风府，乃却与桂枝汤则愈。

伤寒，腹满而谵语，寸口脉浮而紧者，此为肝乘脾，名纵，当刺期门。

伤寒，发热，啬啬恶寒，其人大渴，欲饮酢浆者，其腹必满，而自汗出，小便利，其病欲解，此为肝乘肺，名曰横，当刺期门。

阳明病，下血而谵语，此为热入血室。但头汗出者，当刺期门，随其实而泻之，濈然汗出者则愈。

妇人中风，发热恶寒，经水适来，得之七八日，热除，脉迟，身凉，胸胁下满，如结胸状，其人谵语，此为热入血室，当刺期门，随其虚实而取之。平病云：热入血室，无犯胃气，及上三焦，与此相反。岂谓药不谓针耶？

太阳与少阳并病，头痛，颈项强而眩，时如结胸，心下痞坚，当刺大椎第一间，肺俞、肝俞，慎不可发汗，发汗则谵语，谵语则脉弦。谵语五日不止，当刺期门。

少阴病，下利，便脓血者，可刺。

妇人伤寒，怀身腹满，不得小便，加从腰以下重，如有水气状，怀身七月，太阴当养不养，此心气实，当刺泻劳宫及关元，小便利则愈。

伤寒，喉痹，刺手少阴。少阴在腕，当小指后动脉是也，针入三分，补之。

问曰：病有汗出而身热烦满，烦满不为汗解者何？对曰：汗出而身热者，风也；汗出而烦满不解者，厥也，病名曰风厥也。太阳主气，故先受邪，少阴与为表里也，得热则上从之，从之则厥。治之，表里刺之，饮之汤。

热病三日，气口静，人迎躁者，取之诸阳五十九刺，以泻其热，而出其汗，实其阴，以补其不足。所谓五十九刺者，两手外内侧各三，凡十二痏；五指间各一，凡八痏；足亦如是；头入发一寸旁三分，各三，凡六痏；更入发三寸，边各五，凡十痏；耳前后、口下、项中各一，凡六痏；巅上一，囟会一，发际一，廉泉一，风池二，天柱二。

热病先肤痛，窒鼻充面，取之皮，以第一针五十九。苛菌为轸，（一云：苛轸。）鼻索皮于肺，不得，索之火。火，心也。

热病，嗌干多饮，善惊，卧不能安，取之肤肉，以第六针五十九。目眦赤，索肉于脾，不得，索之木。木，肝也。

热病而胸胁痛，手足躁，取之筋间，以第四针，针于四达（一作"逆"）。筋辟目浸，索筋于肝，不得，索之金。金，肺也。

热病数惊，瘈疭而狂，取之脉，以第四针，急泻有余者。癫疾，毛发去，索血（一作"脉"）于心，不得，索之水。水，肾也。

热病身重骨痛，耳聋而好瞑，取之骨，以第四针五十九。骨病食啮牙齿，耳清，索骨于肾，无（一本"不"）得，索之土。土，脾也。

热病，先身涩傍教（"傍教"，《太素》作"倚"）；烦闷，干唇嗌，取之以第一针五十九。肤胀，口干，寒汗。

热病，头痛，摄（"摄"一作"颞颥"），目脉紧，善衄，

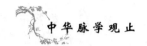

厥热也，取之以第三针，视有余不足。寒热病。

热病，体重，肠中热，取之以第四针，于其输及下诸指间，索气于胃络，得气也。

热病，挟脐痛急，胸胁支满，取之涌泉与太阴、阳明，（一云：阴陵泉。）以第四针针嗌里。

热病而汗且出，及脉顺可汗者，取之鱼际、太渊、大都、太白。泻之则热去，补之则汗出。汗出太甚者，取踝上横纹以止之。

热病七日、八日，脉口动，喘而眩者，急刺之。汗且自出，浅刺手大指间。

热病，先胸胁痛，手足躁，刺足少阳，补手太阴，病甚，为五十九刺。

热病，先手臂痛，刺手阳明、太阴而汗出止。

热病，始于头首者，刺项太阳而汗出止。

热病，先身重骨痛，耳聋目瞑，刺足少阴，（一云：刺足少阳。）病甚，为五十九刺。

热病，先眩冒而热，胸胁满，刺足少阴、少阳。

热病，始足胫者，先取足阳明而汗出。

病不可水证第十四

发汗后，饮水多者，必喘。以水灌之，亦喘。

伤寒，大吐、大下之，极虚，复极汗者，其人外气怫郁，复与之水，以发其汗，因得哕，所以然者，胃中寒冷故也。

阳明病，潮热，微坚，可与承气汤。不坚，勿与之。若不大便六七日，恐有燥屎，欲知之法，可与小承气汤。若腹中不转失气者，此为但头坚后溏，不可攻之，攻之必腹满，不能食，欲饮水者，即哕。

阳明病，若胃中虚冷，其人不能食，饮水即哕。

下利，其脉浮大，此为虚，以强下之故也。设脉浮革，因而肠鸣，当温之，与水即哕。

病在阳，当以汗解，而反以水噀之，若灌之，其热却不得去，益烦，皮上粟起，意欲饮水，反而不渴，宜文蛤散。若不瘥，与五苓散。若寒实结胸，无热证者，与三物小陷胸汤，白散亦可。身热皮粟不解，欲引衣自覆，若以水噀之洗之，益令热却不得出。当汗而不汗，即烦。假令汗出已，腹中痛，与芍药三两，如上法。

寸口脉浮大，医反下之，此为大逆。浮即无血，大即为寒，寒气相搏，即为肠鸣，医乃不知，而反饮水，令汗大出，水得寒气，冷必相搏，其人即饐。

寸口脉濡而弱，濡即恶寒，弱即发热，濡弱相搏，脏气衰微，胸中苦烦，此非结热。而反薄居水渍布，冷铫贴之，阳气遂微，诸腑无所依，阴脉凝聚，结在心下，而不肯移，胃中虚冷，水谷不化，小便纵通，复不能多，微则可救，聚寒心下，当奈何也。

病可水证第十五

太阳病，发汗后，若大汗出，胃中干燥，烦不得眠，其人欲饮水，当稍饮之，令胃中和则愈。

厥阴病，渴欲饮水者，与饮之即愈。

太阳病，寸口缓，关上小浮，尺中弱，其人发热而汗出，复恶寒，不呕，但心下痞者，此为医下之也。若不下，其人复不恶寒而渴者，为转属阳明。

小便数者，大便即坚，不便更衣十日，无所苦也。欲饮水者，但与之，当以法救渴，宜五苓散。

寸口脉洪而大，数而滑，洪大则荣气长，滑数则胃气实，荣长则阳盛，怫郁不得出身，胃实则坚难，大便则干燥，三焦闭塞，津液不通，医发其汗，阳盛不周，复重下之，胃燥热蓄，大便遂摈，小便不利，荣卫相搏，心烦发热，两眼如火，鼻干面赤，舌燥齿黄焦，故大渴。过经成坏病，针药所不能治。与水灌枯槁，阳气微散，身寒温衣覆，汗出表里通，然其病即除。形脉多不同，此愈非法治，但医所当慎，妄犯伤荣卫。

霍乱而头痛发热，身体疼痛，热多欲饮水，属五苓散。

呕吐而病在膈上，后必思水者，急与猪苓散。饮之水亦得也。

病不可火证第十六

太阳中风，以火劫发其汗，邪风被火热，血气流泆，失其常度，两阳相熏灼，其身发黄。阳盛则欲衄，阴虚小便难，阴阳俱虚竭，身体则枯燥，但头汗出，齐颈而还，腹满而微喘，口干咽烂，或不大便，久则谵语，甚者至哕，手足躁扰，循衣摸床。小便利者，其人可治。

太阳病，医发其汗，遂发热而恶寒，复下之，则心下痞，此表里俱虚，阴阳气并竭，无阳则阴独，复加火针，因而烦，面色青黄，肤瞤，如此者为难治。今色微黄，手足温者愈。

伤寒，加温针必惊。

阳脉浮，阴脉弱，则血虚，血虚则筋伤。其脉沉者，荣气微也；其脉浮，而汗出如流珠者，卫气衰也。荣气微，加烧针，血留不行，更发热而躁烦也。

伤寒，脉浮，而医以火迫劫之，亡阳惊狂，卧起不安，属桂枝去芍药加蜀漆牡蛎龙骨救逆汤。

问曰：得病十五十六日，身体黄，下利，狂欲走。师脉之，言当下清血如豚肝，乃愈。后如师言，何以知之？师曰：寸口脉阳浮阴濡弱，阳浮则为风，阴濡弱为少血，浮虚受风，少血发热，恶寒洒淅，项强头眩。医加火熏，郁令汗出，恶寒遂甚，客热因火而发，怫郁蒸肌肤，身目为黄，小便微难，短气，从鼻出血。而复下之，胃无津液，泄利遂不止，热瘀在膀胱，蓄结成积聚，状如豚肝，当下未下，心乱迷愦，狂走赴水，不能自制。蓄血若去，目明心了。此皆医所为，无他祸患。微轻得愈，极者不治。

伤寒，其脉不弦紧而弱者，必渴，被火必谵言。弱者发热，脉浮，解之，当汗出愈。

太阳病，以火熏之，不得汗，其人必躁，到经不解，必有清血。

阳明病，被火，额上微汗出，而小便不利，必发黄。

阳明病，其脉浮紧，咽干口苦，腹满而喘，发热汗出，而不恶寒，反偏恶热，其身体重，发其汗则躁，心愦愦而反谵语，加温针必怵惕，又烦躁不得眠。

少阴病，咳而下利，谵语，是为被火气劫故也，小便必难，为强责少阴汗出。

太阳病二日，而烧瓦熨其背，大汗出，火气入胃，胃中竭燥，必发谵语，十余日振而反汗出者，此为欲解。其汗从腰以下不得汗，其人欲小便反不得，呕欲失溲，足下恶风，大便坚者，小便当数，而反不数及多，便已，其头卓然而痛，其人足心必热，谷气下流故也。

病可火证第十七

下利，谷道中痛，当温之。以为宜熬末盐熨之，一方灸枳实熨之。

热病阴阳交并少阴厥逆阴阳竭尽生死证第十八

问曰：温病，汗出辄复热，而脉躁疾，不为汗衰，狂言，不能食，病名为何？对曰：名曰阴阳交，交者，死。人所以汗出者，生于谷，谷生于精。今邪气交争于骨肉而得汗者，是邪却而精胜。精胜则当能食而不复热。热者邪气也，汗者精气也。今汗出而辄复热者，邪胜也；不能食者，精无俾也；汗而热留者，寿可立而倾也。

夫汗出而脉尚躁盛者，死。此今脉不与汗相应，此不胜其病也。狂言者，是失志，失志者，死。有三死，不见一生，虽愈必死。

热病，已得汗，而脉尚躁盛，此阳脉之极也，死。其得汗而脉静者，生也。

热病，脉尚躁盛，而不得汗者，此阳脉之极也，死。脉躁盛，得汗者，生也。

热病，已得汗，而脉尚躁，喘且复热，勿肤刺，喘甚者，死。

热病，阴阳交者，死。

热病，烦已而汗，脉当静。

太阳病，脉反躁盛者，是阴阳交，死。复得汗，脉静者，生。

热病，阴阳交者，热烦身躁，太阴寸口脉两冲，尚躁盛，是阴阳交，死。得汗脉静者，生。

热病，阳进阴退，头独汗出，死。阴进阳退，腰以下至足汗出，亦死。

阴阳俱进，汗出已热如故，亦死。阴阳俱退，汗出已寒栗不止，鼻口气冷，亦死（上热病阴阳交部）。

热病，所谓并阴者，热病已得汗，因得泄，是谓并阴，故治（"治"一作"活"）。

热病，所谓并阳者，热病已得汗，脉尚躁盛，大热，汗之，虽不汗出，若衄，是谓并阳，故治（上热病并阴阳部）。

少阴病，恶寒，蜷而利，手足逆者，不治。

少阴病，下利止而眩，时时自冒者，死。

少阴病，其人吐利，躁逆者，死。

少阴病，四逆，恶寒而蜷，其脉不至，其人不烦而躁者，死。

少阴病六七日，其人息高者，死。

少阴病，脉微细沉，但欲卧，汗出不烦，自欲吐，五六日自利，复烦躁，不得卧寐者，死。

少阴病，下利，若利止，恶寒而蜷，手足温者，可治。

少阴病，恶寒而蜷，时时自烦，欲去其衣被者，可治。

少阴病，下利不止，厥逆无脉，干烦（一本作"干呕"），服汤药，其脉暴出者，死。微细者，生（右少阳部）。

伤寒六七日，其脉微，手足厥，烦躁，灸其厥阴，厥不还者，死。

伤寒，下利，厥逆，躁不能卧者，死。

伤寒，发热，下利至厥不止者，死。

伤寒，厥逆，六七日不利，便发热而利者，生。其人汗出，利不止者，死。但有阴无阳故也。

伤寒五六日，不结胸，腹濡，脉虚复厥者，不可下，下之，亡血，死。

伤寒，发热而厥，七日，下利者，为难治（上厥逆部）。

热病，不知所痛，不能自收，口干，阳热甚，阴颇有寒者，热在髓，死不治。

热病在肾，令人渴，口干，舌焦黄赤，昼夜欲饮不止，腹大而胀，尚不厌饮，目无精光，死不治。

脾伤，即中风，阴阳气别离，阴不从阳，故以三分候其死生。

伤寒，咳逆上气，其脉散者，死。谓其人形损故也。

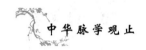
伤寒，下利，日十余行，其人脉反实者，死。

病者胁下素有痞，而下在脐旁，痛引少腹，入阴挟阴筋，此为脏结，死。

夫实则谵语，虚则郑声。郑声者，重语是也。直视、谵语、喘满者，死。若下利者，亦死。

结胸证悉具而烦躁者，死。

吐舌下卷者，死。唾如胶者，难解。舌头四边，徐有津液，此为欲解。病则至经，上唇有色，脉自和，为欲解。色急者，未解（阴阳竭尽部）。

重实重虚阴阳相附生死证第十九

问曰：何谓虚实？对曰：邪气盛则实，精气夺则虚。重实者，肉大热，病气热，脉满，是谓重实。问曰：经络俱实何如？对曰：经络皆实，是寸脉急而尺缓也。皆当俱治。故曰滑则顺，涩则逆。夫虚实者，皆从其物类始，五脏骨肉滑利，可以长久。寒气暴上，脉满实。实而滑，顺则生；实而涩，逆则死。形尽满，脉急大坚，尺满而不应，顺则生，逆则死。所谓顺者，手足温；所谓逆者，手足寒也。

问曰：何谓重虚？对曰：脉虚、气虚、尺虚，是谓重虚也。所谓气虚者，言无常也；尺虚者，行步恇然也；脉虚者，不象阴也。如此者，滑则生，涩则死。气虚者，肺虚也；气逆者，足寒也。非其时则生，当其时则死，余脏皆如此也。脉实满，手足寒，头热者，春秋则生，冬夏则死，脉浮而涩，涩而身有热者，死。络气不足，经气有余，脉热而尺寒，秋冬为逆，春夏为顺。经虚络满者，尺热满脉寒涩，春夏死，秋冬生。络满经虚，灸阴刺阳；经满络虚，刺阴灸阳。问曰：秋冬无极阴，春夏无极阳，何谓也？对曰：无极阳者，春夏无数虚阳明，阳明虚则狂；无极阴者，秋冬无数虚太阴，太阴虚则死（上重阴重实部）。

热病，所谓阳附阴者，腰以下至足热，腰以上寒，阴气下争，还心腹满者，死。所谓阴附阳者，腰以上至头热，腰以下寒，阳气上争，还得汗者生（上阴阳相附部）。

热病生死期日证第二十

太阳之脉，色荣颧骨，热病也。荣未夭，曰今且得汗，待时自已。与厥阴脉争见者，死期不过三日，其热病气内连肾。少阳之脉，色荣颊前，热病也。荣未夭，曰今且得汗，待时自已。与少阴脉争见者，死期不过三日。

热病七八日，脉微小，病者溲血，口中干，一日半而死。脉代者，一日死。

热病七八日，脉不躁喘，不数，后三日中有汗，三日下汗，四日死。未曾汗，勿肤（一作"庸"）刺。

热病三四日，脉不喘，其动均者，身虽烦热，今自得汗，生。传曰：始腑入脏，终阴复还阳，故得汗。

病热七八日，脉不喘，其动均者，生。微热在阳不入阴，今自汗也。

热病七八日，脉不喘，动数均者，病当喑。期三日不得汗，四日死。

热病，身面尽黄而肿，心热，口干，舌卷，焦黄黑，身麻臭，伏毒伤肺。中脾者，死。

热病，瘛疭，狂言，不得汗，瘛疭不止，伏毒伤肝。中胆者，死。

热病，汗不出，出不至足，呕胆，吐血，善惊不得卧，伏毒在肝腑足少阳者，死。

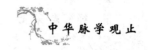

热病十逆死证第二十一

热病，腹满膜胀，身热者，不得大小便，脉涩小疾，一逆见，死。

热病，肠鸣腹满，四肢清，泄注，脉浮大而洪不已，二逆见，死。

热病，大衄不止，腹中痛，脉浮大绝，喘而短气，三逆见，死。

热病，呕且便血，夺形肉，身热甚，脉绝动疾，四逆见，死。

热病，咳喘，悸眩，身热，脉小疾，夺形肉，五逆见，死。

热病，腹大而胀，四肢清，夺形肉，短气，六逆见，一旬内，死。

热病，腹胀便血，脉大，时时小绝，汗出而喘，口干舌焦，视不见人，七逆见，一旬死。

热病，身热甚，脉转小，咳而便血，目眶陷，妄言，手循衣缝，口干，躁扰不得卧，八逆见，一时死。

热病，瘈疭，狂走，不能食，腹满胸痛，引腰脐背，呕血，九逆见，一时死。

热病，呕血，喘咳，烦满，身黄，其腹鼓胀，泄不止，脉绝，十逆见，一时死。

热病五脏气绝死日证第二十二

热病，肺气绝，喘逆，咳唾血，手足腹肿，面黄，振栗不能言语，死。魄与皮毛俱去，故肺先死，丙日笃，丁日死。

热病，脾气绝，头痛，呕宿汁，不得食，呕逆吐血，水浆不得人，狂言谵语，腹大满，四肢不收，意不乐，死。脉与肉气俱去，故脾先死，甲日笃，乙日死。

热病，心主气绝，烦满骨痛（一作"瘘"），嗌肿，不可咽，欲咳不能咳，歌哭而笑，死。神与荣脉俱去，故心先死，壬日笃，癸日死。

热病，肝气绝，僵仆，足不安地，呕血，恐惧，洒淅恶寒，血妄去，遗屎溺，死。魂与筋血俱去，故肝先死，庚日笃，辛日死。

热病，肾气绝，喘悸，吐逆，踵疽，尻痛，目视不明，骨痛，短气，喘满，汗出如珠，死。精与骨髓俱去，故肾先死，戊日笃，己日死。

故外见瞳子青小，爪甲枯，发堕，身涩，齿挺而垢，人皮面厚尘黑，咳而唾血，渴欲数饮，大满，此五脏绝表病也。

热病至脉死日证第二十三

热病，脉四至，三日死。脉四至者，平人一至，病人脉四至也。

热病，脉五至，一日死。时一大至，半日死。忽忽闷乱者，死。

热病，脉六至，半日死。忽急疾大至，有顷死。

热病脉损日死证第二十四

热病，脉四损，三日死。所谓四损者，平人四至，病人脉一至，名曰四损。

热病，脉五损，一日死。所谓五损者，平人五至，病人脉一至，名曰五损。

热病，脉六损，一时死。所谓六损者，平人六至，病人脉一至，名曰六损。若绝不至，或久乃至，立死。

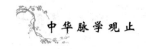

卷第八

平卒尸厥脉证第一

寸口沉大而滑，沉则为实，滑则为气，实气相搏，血气入于脏即死，入于腑即愈。此为卒厥，不知人，唇青身冷，为入脏，即死；如身温和，汗自出，为入腑，而复自愈。

平痓湿暍脉证第二（"痓"一作"痉"）

太阳病，发热无汗，而反恶寒者，名刚痓。

太阳病，发热汗出，而不恶寒者，名柔痓。（一云：恶寒。）

太阳病，发热，其脉沉而细者，为痓。

太阳病，发其汗，因致痓。（论云：发其汗太多，因致痓。）病者身热足寒，颈项强急，恶寒，时头热，面赤，目脉赤，独头动摇者，为痓。（论云：独头面摇，卒口噤，背反张者，痓病也。）

太阳病，无汗，而小便反少，气上冲胸，口噤不得语，欲作刚痓，葛根汤主之。

刚痓为病，胸满口噤，卧不著席，脚挛急，其人必齘齿，可与大承气汤。

痓病，发其汗已，其脉浛浛如蛇，暴腹胀大者，为欲解。脉如故，反伏弦者，必痓。（一云：痓脉出欲已。）

痓脉来，按之筑筑而弦，直上下行。

痉家，其脉伏坚，直上下。

夫风病，下之则痉；复发其汗，必拘急。

太阳病，其证备，身体强几几然，脉沉迟，此为痉，瓜蒌桂枝汤主之。

痉病有灸疮，难疗。

疮家，虽身疼痛，不可发其汗，汗出则痉。

太阳病，关节痛烦，脉沉而缓者，为中湿。（论云：中湿为湿痹之候，其人小便不利，大便反快，但当利其小便。）

病者一身尽疼，（一云：疼烦。）发热，日晡即剧，此为风湿，汗出所致也。（论云：此病伤于汗出当风，或久伤取冷所致。）

湿家之为病，一身尽疼，发热，而身色熏黄也。

湿家之为病，其人但头汗出，而背强，欲得被覆向火。若下之早，则哕，或胸满，小便利，（一云：不利。）舌上如苔，此为丹田有热，胸上有寒，渴欲饮而不能饮，则口燥也。

湿家下之，额上汗出，微喘，小便利（一云：不利）者，死。若下利不止者，亦死。

问曰：风湿相搏，身体疼痛，法当汗出而解，值天阴雨不止，师云此可发汗，而其病不愈者，何也？答曰：发其汗，汗大出者，但风气去，湿气续在，是故不愈。若治风湿者，发其汗，微微似欲出汗者，则风湿俱去也。

湿家身烦疼，可与麻黄汤加术四两发其汗为宜，慎不可以火攻之。

风湿，脉浮身重、汗出恶风者，防己汤主之。

病人喘，头痛，鼻塞而烦，其脉大，自能饮食，腹中和，无病。病在头中寒湿，故鼻塞，纳药鼻中即愈。（论云：湿家病身疼痛，发热面黄而喘，头痛鼻窒而烦。）

伤寒八九日，风湿相搏，身体疼痛，不能自转侧，不呕不渴，脉浮虚而涩者，桂枝附子汤主之。若其人大便硬，小便自利者，术附子汤主之。

风湿相搏，骨节疼烦，掣痛不得屈伸，近之则痛剧，汗出短气，小便不利，恶风不欲去衣，或身微肿者，甘草附子汤主之。

太阳中热，暍是也。其人汗出恶寒，身热而渴也，白虎汤主之。

太阳中暍，身热疼重，而脉微弱，此以夏月伤冷水，水行皮肤中所致也，瓜蒂汤主之。

太阳中暍，发热恶寒，身重而疼痛，其脉弦细芤迟，小便已洒洒然毛耸，手足逆冷，小有劳，身热，口前开，板齿燥（按《伤寒论》，"前开"二字倒）。若发其汗，恶寒则甚；加温针，则发热益甚；数下之，淋复甚。

平阳毒阴毒百合狐惑脉证第三

阳毒为病，身重，腰背痛，烦闷不安，狂言，或走，或见鬼，或吐血下痢，其脉浮大数，面赤斑斑如锦文，喉咽痛，唾脓血。五日可治，至七日不可治也。有伤寒一二日便成阳毒，或服药吐、下后变成阳毒，升麻汤主之。

阴毒为病，身重背强，腹中绞痛，咽喉不利，毒气攻心，心下坚强，短气不得息，呕逆，唇青面黑，四肢厥冷，其脉沉细紧数，身如被打。五六日可治，至七日不可治也。或伤寒初病一二日，便结成阴毒；或服药六七日以上至十日，变成阴毒。甘草汤主之。

百合之为病，其状常默默，欲卧复不能卧；或如强健人，欲得出行，而复不能行，意欲得食，复不能食，或有美时，或有不用闻饮食臭时；如寒无寒，如热无热，朝至口苦，小便赤黄，身形如和，其脉微数。百脉一宗，悉病，各随证治之。百合病，见于阴者，以阳法救之；见于阳者，以阴法救之。见阳攻阴，复发其汗，此为逆，其病难治；见阴攻阳，乃复下之，此亦为逆，其病难治。（《千金要方》云：见在于阴，而攻其阳，则阴不得解也，复发其汗，为逆也；见在于阳，而攻其阴，则阳不得解也，复下之，其病不愈。）

狐惑为病，其状如伤寒，默默欲眠，目不得闭，卧起不安。蚀于喉为惑，蚀于阴为狐。狐惑之病，并不欲饮食、闻食臭，其面乍赤、乍白、乍黑。其毒蚀于上部者则声喝，其毒蚀下部者咽干。蚀于上部，泻心汤主之；蚀于下部，苦参汤淹洗之；蚀于肛者，雄黄熏之（"喝"一作"嗄"）。

其人脉数，无热，微烦，默默欲卧，汗出；初得三四日，目赤如鸠眼，得之七八日，目四眦黄黑；若能食者，脓已成也，赤小豆当归散主之。

病人或从呼吸上蚀其咽，或从下焦蚀其肛阴。蚀上为惑，蚀下为狐。狐惑病者，猪苓散主之。

平霍乱转筋脉证第四

问曰：病有霍乱者何？师曰：呕吐而利，此为霍乱。

问曰：病者发热，头痛，身体疼，恶寒，而复吐利，当属何病？师曰：当为霍乱。霍乱吐利止，而复发热也。伤寒，其脉微涩，本是霍乱，今是伤寒，却四五日至阴经上，转入阴必吐利。

转筋为病，其人臂脚直，脉上下行，微弦，转筋入腹，鸡屎白散主之。

平中风历节脉证第五

夫风之为病，当半身不遂，或但臂不遂者，此为痹。脉微而数，中风使然。

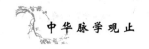

头痛脉滑者，中风，风脉虚弱也。

寸口脉浮而紧，紧则为寒，浮则为虚，虚寒相搏，邪在皮肤。浮者血虚，络脉空虚，贼邪不泻，或左或右，邪气反缓，正气则急，正气引邪，喝僻不遂。邪在于络，肌肤不仁；邪在于经，则重不胜；邪入于腑，则不识人；邪入于脏，舌即难言，口吐涎。

寸口脉迟而缓，迟则为寒，缓则为虚。荣缓则为亡血，卫迟则为中风。

邪气中经，则身痒而瘾疹。心气不足，邪气入中，则胸满而短气。

趺阳脉浮而滑，滑则谷气实，浮则汗自出。

少阴脉浮而弱，弱则血不足，浮则为风，风血相搏，则疼痛如掣。

盛人脉涩小，短气，自汗出，历节疼，不可屈伸，此皆饮酒汗出当风所致也。

寸口脉沉而弱，沉则主骨，弱则主筋；沉则为肾，弱则为肝。汗出入水中，如水伤心，历节黄汗出，故曰历节也。味酸则伤筋，筋伤则缓，名曰泄。咸则伤骨，骨伤则痿，名曰枯。枯泄相搏，名曰断泄。荣气不通，卫不独行，荣卫俱微，三焦无所御，四属断绝，身体羸瘦，独足肿大，黄汗出，胫冷，假令发热，便为历节也。病历节，疼痛不可屈伸，乌头汤主之。

诸肢节疼痛，身体魁瘰，（一作"魁瘰"，一云：按《金匮》作"尪羸"。）脚肿如脱，头眩短气，温温欲吐，桂枝芍药知母汤主之。

平血痹虚劳脉证第六

问曰：血痹从何得之？师曰：夫尊荣人骨弱肌肤盛，重因疲劳汗出，卧不时动摇，加被微风，遂得之。形如风状。
（《巢源》云：其状如被微风所吹。）但以脉自微涩，在寸口、
关上小紧，宜针引阳气，令脉和紧去则愈。

血痹，阴阳俱微，寸口、关上微，尺中小紧，外证身体
不仁，如风状，黄芪桂五物汤主之。

夫欲治病，当先知其证，何趣，乃当攻之耳。

男子平人，脉大为劳，极虚亦为劳。

男子劳之为病，其脉浮大，手足暖，春夏剧，秋冬瘥，
阴寒精自出，酸削不能行，少阴虚满。

人年五十六十，其病脉浮大者，痹侠背行，苦肠鸣、马
刀侠婴者，皆为劳得之。

男子平人，脉虚弱细微者，喜盗汗出也。

男子面色薄者，主渴及亡血；卒喘悸，其脉浮者，里
虚也。

男子脉虚沉弦，无寒热，短气，里急，小便不利，面色
白，时时目眴，此人喜衄，少腹满，此为劳使之然。

男子脉微弱而涩，为无子，精气清冷。

夫失精家少腹弦急，阴头寒，目眶痛，（一云：目眩；一
"眶"作"眴"。）发落，脉极虚芤迟，为清谷、亡血、失精。

脉得诸芤动微紧，男子失精，女子梦交通，桂枝加龙骨
牡蛎汤主之。

脉沉小迟，名脱气，其人疾行则喘喝，手足逆寒，腹满，
甚则溏泄，食不消化也。

脉弦而大，弦则为减，大则为芤，减则为寒，芤则为虚，
寒虚相搏，此名为革。妇人则半产、漏下；男子则亡血、失精。

平消渴小便利淋脉证第七

师曰：厥阴之为病，消渴，气上冲心，心中疼热，饥而

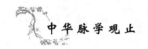

不欲食，食即吐，下之不肯止。

寸口脉浮而迟，浮则为虚，迟则为劳。虚则卫气不足，迟则荣气竭。趺阳脉浮而数，浮则为气，数则消谷而紧（《金匮要略》"紧"作"大坚"）。气盛则溲数，溲数则紧（《金匮要略》作"坚"），紧数相搏，则为消渴。

男子消渴，小便反多，以饮一斗，小便一斗，肾气圆主之。

师曰：热在（一作"结"）下焦则溺血，亦令人淋闭不通。淋之为病，小便如粟状，少腹弦急，痛引脐中。寸口脉细而数，数则为热，细则为寒，数为强吐。趺阳脉数，胃中有热，则消谷引食，大便必坚，小便则数。少阴脉数，妇人则阴中生疮，男子则气淋。

淋家不可发汗，发汗则必便血。

平水气黄汗气分脉证第八

师曰：病有风水，有皮水，有正水，有石水，有黄汗。风水，其脉自浮，外证骨节疼痛，其人恶风。皮水，其脉亦浮，外症胕肿，按之没指，不恶风，其腹如鼓（"如鼓"一作"如故不满"），不渴，当发其汗。正水，其脉沉迟，外症自喘。石水，其脉自沉，外症腹满，不喘。黄汗，其脉沉迟，身体发热，胸满，四肢、头面肿；久不愈必致痈脓。

脉浮而洪，浮则为风，洪则为气。风气相搏，风强则为瘾疹，身体为痒，痒为泄风，久为痂癞；气强则为水，难以俯仰。风气相击，身体洪肿，汗出乃愈。恶风则虚，此为风水；不恶风者，小便通利，上焦有寒，其口多涎，此为黄汗。

寸口脉沉滑者，中有水气，面目肿大，有热，名曰风水。视人之目里（"里"字疑误，当为"窠"）上微拥，如蚕新卧起状，其颈脉动，时时咳，按其手足上，陷而不起者，风水；太阳病，脉浮而紧，法当骨节疼痛，而反不痛，身体反重而酸，其人不渴，汗出即愈，此为风水；恶寒者，此为极虚，发汗得之。渴而不恶寒者，此为皮水。身肿而冷，状如周痹，胸中窒，不能食，反聚痛，暮躁不眠，此为黄汗。痛在骨节，咳而喘，不渴者，此为脾胀，其形如肿，发汗即愈。然诸病此者，渴而下利，小便数者，皆不可发汗。

风水，其脉浮，浮为在表，其人能食，头痛汗出，表无他病；病者言但下重，故从腰以上为和，腰以下当肿及阴，难以屈伸，防己黄芪汤主之。（一云：风水，脉浮身重，汗出恶风者，防己黄芪汤主之。）

风水，恶风，一身悉肿，脉浮不渴，续自汗出，而无大热者，越婢汤主之。（一云：皮水，其脉沉，头面浮肿，小便不利，故令病水。假令小便自利，亡津液，故令渴也。）

师曰：里水者，一身面目洪肿，其脉沉，小便不利，故令病水。假如小便自利，亡津液，故令渴也，越婢加术汤主之。

皮水之为病，四肢肿，水气在皮肤中，四肢聂聂动者，防己茯苓汤主之。

趺阳脉当伏，今反紧，本自有寒，疝瘕，腹中痛。医反下之，下之则胸满短气。

趺阳脉当伏，今反数，本自有热，消谷（一作"消渴"），小便数，今反不利，此欲作水。

寸口脉浮而迟，浮脉热，迟脉潜，热潜相搏，名曰沉。趺阳脉浮而数，浮脉热，数脉止，热止相搏，名曰伏。沉伏相搏，名曰水。沉则络脉虚，伏则小便难，虚难相搏，水走皮肤，则为水矣。

寸口脉弦而紧，弦则卫气不行，卫气不行则恶寒，水不沾流，走在肠间。

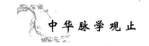

少阴脉紧而沉，紧则为痛，沉则为水，小便即难。师曰：脉得诸沉者，当责有水，身体肿重；水病脉出者，死。

夫水病人，目下有卧蚕，面目鲜泽，脉伏，其人消渴。病水腹大，小便不利，其脉沉绝者，有水，可下之。

问曰：病下利后，渴饮水，小便不利，腹满因肿者，何也？

答曰：此法当病水，若小便自利及汗出者，自当愈。

水之为病，其脉沉小，属少阴。浮者为风，无水虚胀者为气。水发其汗即已，沉者与附子麻黄汤，浮者与杏子汤。

心水者，其身重而少气，不得卧，烦而躁，其阴大肿。

肝水者，其腹大，不能自转侧，胁下腹中痛，时时津液微生，小便续通。

肺水者，其身肿，小便难，时时鸭溏。

脾水者，其腹大，四肢苦重，津液不生，但苦少气，小便难。

肾水者，其腹大，脐肿，腰痛，不得溺，阴下湿如牛鼻上汗，其足逆冷，面又瘦。（一云：大便反坚。）

师曰：诸有水者，腰以下肿，当利小便；腰以上肿，当发汗乃愈。

师曰：寸口脉沉而迟，沉则为水，迟则为寒，寒水相搏，趺阳脉伏，水谷不化，脾气衰则鹜溏，胃气衰则身肿。少阳脉革，少阴脉细，男子则小便不利，妇人则经水不通。经为血，血不利则为水，名曰血分。（一云：水分。）

问曰：病者若水，面目身体四肢皆肿，小便不利。师脉之，不言水，反言胸中痛，气上冲咽，状如炙肉，当微咳喘。审如师言，其脉何类？师曰：寸口脉沉而紧，沉为水，紧为寒，沉紧相搏，结在关元，始时尚微，年盛不觉，阳衰之后，荣卫相干，阳损阴盛，结寒微动，肾气上冲，喉咽塞噎，胁下急痛。医以为留饮而大下之，气系不去，其病不除；后重吐之，胃家虚烦，咽燥欲饮水，小便不利，水谷不化，面目手足浮肿；又与葶苈丸下水，当时如小瘥，食饮过度，肿复如前，胸胁苦痛，象若奔豚，其水扬溢，则浮咳喘逆。当先攻击冲气，令止，乃治咳，咳止其喘自瘥。先治新病，病当在后。

黄汗之病，身体洪肿（一作"重"），发热，汗出而渴（"而渴"一作"不渴"），状如风水，汗沾衣，色正黄如柏汁，其脉自沉。

问曰：黄汗之病从何得之？师曰：以汗出入水中浴，水从汗孔入得之。黄芪芍药桂枝苦酒汤主之。

黄汗之病，两胫自冷，假令发热，此属历节。食已汗出，又身常暮卧盗汗出者，此劳气也。若汗出已，反发热者，久久其身必甲错。发热不止者，必生恶疮。若身重，汗出已辄轻者，久久必身瞤瞤，则胸中痛，又从腰以上必汗出，下无汗，腰宽弛痛，如有物在皮中状，剧者不能食，身疼重，烦躁，小便不利，此为黄汗，桂枝加黄芪汤主之。

寸口脉迟而涩，迟则为寒，涩为血不足。跌阳脉微而迟，微则为气，迟则为寒。寒气不足，则手足逆冷；手足逆冷，则荣卫不利；荣卫不利，则腹满胁鸣相逐；气转膀胱，荣卫俱劳，阳气不通则身冷，阴气不通则骨疼；阳前通则恶寒，阴前通则痹不仁。阴阳相得，其气乃行，大气一转，其气乃散。实则失气，虚则遗溺，名曰气分。气分，心下坚，大如盘，边如旋杯，水饮所作，桂枝去芍药加麻黄细辛附子汤主之。

心下坚，大如盘，边如旋杯，水饮所作，枳实术汤主之。

平黄疸寒热疟脉证第九

凡黄候，其寸口脉近掌无脉，口鼻冷，并不可治。脉沉，渴欲饮水，小便不利者，皆发黄。

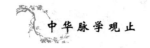

腹满，舌萎黄，躁不得睡，属黄家。

师曰：病黄疸，发热烦喘，胸满口燥者，以发病时火劫其汗，两热所得。然黄家所得，从湿得之。一身尽发热而黄，肚热，热在里，当下之。

师曰：黄疸之病，当以十八日为期，治之十日以上为瘥，反剧为难治。

又曰：疸而渴者，其疸难治；疸而不渴者，其疸可治。发于阴部，其人必呕；发于阳部，其人振寒而发热也。

师曰：诸病黄家，但利其小便。假令脉浮，当以汗解之，宜桂枝加黄芪汤。又男子黄，小便自利，当与小建中汤。

黄疸腹满，小便不利而赤，自汗出，此为表和里实。当下之，用大黄黄柏栀子芒消汤。

黄疸病，小便色不变，欲自利，腹满而喘，不可除热，热除必哕。哕者，小半夏汤主之。

夫病酒黄疸，必小便不利，其候心中热，足下热，是其症也。

心中懊憹而热，不能食，时欲吐，名曰酒疸。

酒黄疸者，或无热，靖言了了，腹满欲吐，鼻燥。其脉浮者，先吐之；沉弦者，先下之。

酒疸，心中热，欲呕者，吐之即愈。

酒疸色黄心下结热而烦。

酒疸下之，久久为黑疸，目青面黑，心中如啖蒜齑状，大便正黑，皮肤爪之不仁，其脉浮弱，虽黑微黄，故知之。

寸口脉微而弱，微则恶寒，弱则发热。当发不发，骨节疼痛；当烦不烦，而极汗出。趺阳脉缓而迟，胃气反强。

少阴脉微，微则伤精，阴气寒冷，少阴不足。谷气反强，饱则烦满，满则发热，客则消谷，发已复饥，热则腹满，微则伤精，谷强则瘦，名曰谷寒热。

阳明病，脉迟者，食难用饱，饱则发烦。头眩者，必小便难，此欲作谷疸。虽下之，腹满如故，所以然者，脉迟故也。

师曰：寸口脉浮而缓，浮则为风，缓则为痹。痹非中风，四肢苦烦，脾色必黄，瘀热以行。

趺阳脉紧而数，数则为热，热则消谷；紧则为寒，食即腹满。尺脉浮为伤肾，趺阳脉紧为伤脾。风寒相搏，食谷则眩，谷气不消，胃中苦浊，浊气下流，小便不通，阴被其寒，热流膀胱，身体尽黄，名曰谷疸。

额上黑，微汗出，手足中热，薄暮则发，膀胱急，小便自利，名曰女劳疸。腹如水状，不治。

黄家，日晡所发热，而反恶寒，此为女劳得之。膀胱急，少腹满，身尽黄，额上黑，足下热，因作黑疸。其腹胀如水状，大便必黑，时溏，此女劳之病，非水也。腹满者难治；硝石矾石散主之。

夫疟脉自弦也，弦数者多热，弦迟者多寒。弦小紧者可下之，弦迟者可温药。若脉紧数者，可发汗，针灸之；浮大者，吐之；脉弦数者，风发也，以饮食消息止之。

疟病结为癥瘕，名曰疟母，鳖甲煎圆主之。

疟但见热者，温疟也。其脉平，身无寒但热，骨节疼烦，时呕，朝发暮解，暮发朝解，名曰温疟，白虎加桂枝汤主之。

疟多寒者，牡疟也，蜀漆散主之。

平胸痹心痛短气贲豚脉证第十

师曰：夫脉当取太过与不及，阳微阴弦，则胸痹而痛。所以然者，责其极虚也。今阳虚知在上焦，所以胸痹心痛者，以其脉阴弦故也。

胸痹之病，喘息咳唾，胸背痛，短气，寸口脉沉而迟，

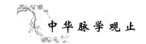

关上小紧数者，瓜蒌薤白白酒汤主之。

平人无寒热，短气不足以息者，实也。

贲豚病者，从少腹起，上行咽喉，发作时欲死复止，皆从惊得。其气上冲，胸腹痛，及往来寒热，贲豚汤主之。

师曰：病有贲豚，有吐脓，有惊怖，有火邪，此四部病，皆从惊发得之。

平腹满寒疝宿食脉证第十一

趺阳脉微弦，法当腹满；不满者必下部闭塞，大便难，两胠（一云：脚）疼痛，此虚寒从下上也，当以温药服之。

病者腹满，按之不痛为虚，痛者为实，可下之；舌黄未下者，下之黄自去。腹满时减，减复如故，此为寒，当与温药。

趺阳脉紧而浮，紧则为痛，浮则为虚；虚则肠鸣，紧则坚满。

双脉弦而迟者，必心下坚。脉大而紧者，阳中有阴也，可下之。

病腹中满痛，为实，当下之。

腹满不减，减不足言，当下之。

病腹满，发热十数日，脉浮而数，饮食如故，厚朴三物汤主之。

腹满痛，厚朴七物汤主之。

寸口脉迟而缓，迟则为寒，缓即为气，气寒相搏，转绞而痛。

寸口脉迟而涩，迟为寒，涩为无血。

夫中寒家喜欠，其人清涕出，发热色和者，善嚏。

中寒，其人下利，以里虚也，欲嚏不能，此人肚中寒（一作"痛"）。

夫瘦人绕脐痛，必有风冷，谷气不行，而反下之，其气必冲；不冲者，心下则痞。

寸口脉弦者，则胁下拘急而痛，其人啬啬恶寒也。

寸口脉浮而滑，头中痛。趺阳脉缓而迟，缓则为寒，迟则为虚。虚寒相搏，则欲食温；假令食冷，则咽痛。

寸口脉微，尺中紧而涩，紧则为寒，微则为虚，涩则血不足，故知发汗而复下之也。紧在中央，知寒尚在，此本寒气，何为发汗复下之耶？

夫脉浮而紧乃弦，状如弓弦，按之不移。脉数弦者，当下其寒。胁下偏痛，其脉紧弦，此寒也，以温药下之，宜大黄附子汤。

寸口脉弦而紧，弦则卫气不行，卫气不行则恶寒，紧则不欲食；弦紧相搏，则为寒疝。

趺阳脉浮而迟，浮则为风虚，迟则为寒疝，寒疝绕脐痛；若发则白汗出，手足厥寒，其脉沉弦者，大乌头汤主之。

问曰：人病有宿食，何以别之？师曰：寸口脉浮大，按之反涩，尺中亦微而涩，故知有宿食。

寸口脉紧如转索，左右无常者，有宿食。

寸口脉紧，即头风寒，或腹中有宿食不化。

脉滑而数者，实也，有宿食，当下之。

下利，不欲饮食者，有宿食，当下之。

大下后六七日不大便，烦不解，腹满痛，此有燥屎也。所以然者，本有宿食故也。

宿食在上管，当吐之。

平五脏积聚脉证第十二

问曰：病有积、有聚、有系气，（"系"一作"谷"，下同。）何谓也？师曰：积者，脏病也，终不移。聚者，腑病也，发作

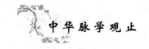

有时，辗转病移，为可治。系气者，胁下病，按之则愈，愈复发，为系气；夫病已愈，不得复发，今病复发，即为系气也。

诸积大法，脉来细而附骨者，乃积也（"细"一作"结"）。寸口，积在胸中；微出寸口，积在喉中；关上，积在脐旁；上关上，积在心下；微下关，积在少腹；尺，积在气街。脉出在左，积在左；脉出在右，积在右；脉两出，积在中央。各以其部处之。

诊得肺积，脉浮而毛；按之辟易，胁下气逆，背相引痛，少气，善忘，目瞑，皮肤寒，秋瘥夏剧，主皮中时痛，如虫缘之状，甚者如针刺，时痒，其色白。

诊得心积，脉沉而芤；上下无常处，病胸满，悸，腹中热，面赤，嗌干，心烦，掌中热，甚即唾血，主身瘈疭，主血厥，夏瘥冬剧，其色赤。

诊得脾积，脉浮大而长；饥则减，饱则见，膜起与谷争减，心下累累如桃李，起见于外，腹满，呕，泄，肠鸣，四肢重，足胫肿，厥不能卧，是主肌肉损，其色黄。

诊得肝积，脉弦而细；两胁下痛，邪走心下，足肿寒，胁痛引少腹，男子积疝，女子瘕淋，身无膏泽，喜转筋，爪甲枯黑，春瘥秋剧，其色青。

诊得肾积，脉沉而急；苦脊与腰相引痛，饥则见，饱则减少腹里急，口干，咽肿伤烂，目䀮䀮，骨中寒，主髓厥，善忘，其色黑。

寸口脉沉而横者，胁下及腹中有横积痛；其脉弦，腹中急痛，腰背痛相引，腹中有寒，疝瘕；脉弦紧而微细者，癥也。夫寒痹、癥瘕、积聚之脉，皆弦紧。若在心下，即寸弦紧；在胃管，即关弦紧；在脐下，即尺弦紧。（一曰：关脉长，有积在脐左右上下也。）

又脉癥法，左手脉横，癥在左，右手脉横，癥在右；脉头大者，在上；头小者，在下。

又法：横脉见左，积在右；见右，积在左。偏得洪实而滑，亦为积；弦紧亦为积，为寒痹，为疝痛。内有积不见脉，难治；见一脉（一作“胁”）相应，为易治；诸不相应，为不治。

左手脉大，右手脉小，上病在左胁，下病在左足。

右手脉大，左手脉小，上病在右胁，下病在右足。

脉弦而伏者，腹中有癥，不可转也，必死不治。

脉来细而沉，时直者，身有痈肿，若腹中有伏梁。

脉来小沉而实者，胃中有积聚，不下食，食即吐。

平惊悸衄吐下血胸满瘀血脉证第十三

寸口脉动而弱，动则为惊，弱则为悸。

趺阳脉微而浮，浮则胃气虚，微则不能食，此恐惧之脉，忧迫所作也。惊生病者，其脉止而复来，其人目睛不转，不能呼气。

寸口脉紧，趺阳脉浮，胃气则虚。

寸口脉紧，寒之实也。寒在上焦，胸中必满而噫。胃气虚者，趺阳脉浮，少阳脉紧，心下必悸。何以言之？寒水相搏，二气相争，是以悸。

脉得诸涩、濡、弱，为亡血。

寸口脉弦而大，弦则为减，大则为芤。减则为寒，芤则为虚；寒虚相搏，此名为革，妇人则半产漏下，男子则亡血。

亡血家不可攻其表，汗出则寒栗而振。

问曰：病衄连日不止，其脉何类？师曰：脉来轻轻在肌肉，尺中自溢，（一云：尺脉浮。）目睛晕黄，衄必未止；晕黄去，目睛慧了，知衄今止。

师曰：从春至夏发衄者，太阳；从秋至冬发衄者，阳明。

寸口脉微弱，尺脉涩弱，则发热；涩为无血，其人必厥，

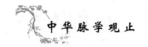

微呕。夫厥，当眩不眩，而反头痛，痛为实，下虚上实，必衄也。

太阳脉而浮，必衄、吐血。

病人面无血色，无寒热，脉沉弦者，衄也。

衄家不可发其汗，汗出必额上促急而紧，直视而不能眴，不得眠。

脉浮弱，手按之绝者，下血；烦咳者，必吐血。

寸口脉微而弱，气血俱虚，男子则吐血，女子则下血。呕吐、汗出者，为可治。

趺阳脉微而弱，春以胃气为本，吐利者为可；不者，此为有水气，其腹必满，小便则难。

病人身热，脉小绝者，吐血，若下血，妇人亡经，此为寒。脉迟者，胸上有寒，噫气喜唾。

脉有阴阳，趺阳、少阴脉皆微，其人不吐下，必亡血。

脉沉为在里，荣卫内结，胸满，必吐血。

男子盛大，其脉阴阳微，趺阳亦微，独少阴浮大，必便血而失精。设言淋者，当小便不利。

趺阳脉弦，必肠痔下血。

病人胸满，唇痿，舌青，口燥，其人但欲漱水，不欲咽，无寒热，脉微大来迟，腹不满，其人言我满，为有瘀血。当汗出不出，内结亦为瘀血。病者如热状，烦满，口干燥而渴，其脉反无热，此为阴伏，是瘀血也，当下之。

下血，先见血，后见便，此近血也；先见便，后见血，此远血也。

平呕吐哕下利脉证第十四

呕而脉弱，小便复利，身有微热，见厥者，难治。

趺阳脉浮者，胃气虚，寒气在上，暖气在下；二气并争，但出不入，其人即呕而不得食，恐怖而死，宽缓即瘥。

夫呕家有痈脓者，不可治呕，脓尽自愈。

先呕却渴者，此为欲解；先渴却呕者，为水停心下，此属饮家。呕家本渴，今反不渴者，以心下有支饮也。

问曰：病人脉数，数为热，当消谷引食，而反吐者，何也？师曰：以发其汗，令阳微，膈气虚，脉乃数；数为客热，不能消谷，胃中虚冷，故吐也。

阳紧阴数，其人食已即吐；阳浮而数，亦为吐。

寸紧尺涩，其人胸满，不能食而吐。吐止者为下之，故不能食；设言未止者，此为胃反，故尺为之微涩也。

寸口脉紧而芤，紧则为寒，芤则为虚；虚寒相搏，脉为阴结而迟，其人则噎。关上脉数，其人则吐。

脉弦者，虚也。胃气无余，朝食暮吐，变为胃反，寒在于上，医反下之，今脉反弦，故名曰虚。

趺阳脉微而涩，微则下利，涩则吐逆，谷不得入也。

寸口脉微而数，微则无气，无气则荣虚，荣虚则血不足，血不足则胸中冷。趺阳脉浮而涩，浮则为虚，涩则伤脾，脾伤则不磨，朝食暮吐，暮食朝吐，宿谷不化，名曰胃反。脉紧而涩，其病难治。

夫吐家，脉来形状如新卧起。

病人欲吐者，不可下之。

呕吐而病在膈上，后思水者，解，急与之；思水者，猪苓散主之。

哕而腹满，视其前后，知何部不利，利之即愈。

夫六腑气绝于外者，手足寒，上气，脚缩。五脏气绝于内者，下利不禁，下甚者，手足不仁。

下利，脉沉弦者，下重；其脉大者，为未止；脉微弱数者，为欲自止，虽发热不死。

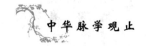

脉滑，按之虚绝者，其人必下利。

下利，有微热，其人渴，脉弱者，今自愈。

下利，脉数，若微发热，汗自出者，自愈；设脉复紧，为未解。

下利，寸脉反浮数，尺中自涩，其人必清脓血。

下利，手足厥，无脉，灸之不温，若脉不还，反微喘者，死。

少阴负趺阳者，为顺也。

下利，脉数而浮（一作"渴"）者，今自愈；设不瘥，其人必清脓血，以有热故也。

下利后，脉绝，手足厥冷，晬时脉还，手足温者，生；脉不还者，死。

下利，脉反弦，发热身汗者，自愈。

下利气者，当利其小便。

下利清谷，不可攻其表，汗出必胀满。其脏寒者，当下之。

下利，脉沉而迟，其人面少赤，身有微热。

下利清谷，必郁冒，汗出而解，其人微厥；所以然者，其面戴阳，下虚故也。

下利，腹胀满，身体疼痛，先温其里，乃攻其表。

下利，脉迟而滑者，实也，利未欲止，当下之。

下利，脉反滑者，当有所去，下乃愈。

下利瘥，至其年、月、日、时复发，此为病不尽，当复下之。

下利而谵语者，为有燥屎也，宜下之。

下利而腹痛满，为寒实，当下之。

下利，腹中坚者，当下之。

下利后更烦，按其心下濡者，为虚烦也。

下利后，脉三部皆平，按其心下坚者，可下之。

下利，脉浮大者，虚也，以强下之故也；设脉浮革，因尔肠鸣，当温之。

病者痿黄，躁而不渴，胃中寒实，而下利不止者，死。

夫风寒下者，不可下之；下之后，心下坚痛。脉迟者，为寒，但当温之；脉沉紧，下之亦然；脉大浮弦，下之当已。

平肺痿肺痈咳逆上气痰饮脉证第十五

问曰：热在上焦者，因咳为肺痿。肺痿之病，从何得之？师曰：或从汗出，或从呕吐，或从消渴，小便利数，或从便难，数被快药下利，重亡津液，故得之。

寸口脉不出，而反发汗，阳脉早索，阴脉不涩，三焦踟蹰，入而不出。

阴脉不涩，身体反冷，其内反烦，多唾唇燥，小便反难，此为肺痿，伤于津液。便如烂瓜，亦如豚脑，但坐发汗故也。

肺痿，其人欲咳不得咳，咳则出干沫；久久，小便不利，甚则脉浮弱。

肺痿，吐涎沫而不咳者，其人不渴，必遗溺，小便数；所以然者，以上虚不能制下也。此为肺中冷，必眩，多涎唾，甘草干姜汤以温其脏。

师曰：肺痿咳唾，咽燥欲饮水者，自愈。自张口者，短气也。

咳而口中自有津液，舌上苔滑，此为浮寒，非肺痿也。

问曰：寸口脉数，其人咳，口中反有浊唾、涎沫者，何也？

师曰：此为肺痿之病。若口中辟辟燥，咳则胸中隐隐痛，脉反滑数，此为肺痈。

咳唾脓血，脉数虚者，为肺痿；脉数实者，为肺痈。

问曰：病咳逆，脉之何以知此为肺痈？当有脓血，吐之则死，后竟吐脓死，其脉何类？师曰：寸口脉微而数，微则为风，数则为热；微则汗出，数则恶寒。风中于卫，呼气不入；热过于荣，吸而不出。风伤皮毛，热伤血脉。风舍于肺，其人则咳，口干，喘满，咽燥不渴，多唾浊沫，时时振寒。热之所过，血为凝滞，蓄结痈脓，吐如米粥。始萌可救，脓成则死。

咳而胸满，振寒，脉数，咽干不渴，时时出浊唾腥臭；久久，吐脓如粳米粥者，为肺痈，桔梗汤主之。

肺痈，胸满胀，一身面目浮肿，鼻塞清涕出，不闻香臭酸辛，咳逆上气，喘鸣迫寒，葶苈大枣泻肺汤主之。

寸口脉数，趺阳脉紧，寒热相搏，故振寒而咳。趺阳脉浮缓，胃气如经，此为肺痈。

问曰：振寒发热，寸口脉滑而数，其人饮食起居如故，此为痈肿病。医反不知，而以伤寒治之，应不愈也。何以知有脓？脓之所在，何以别知其处？

师曰：假令脓在胸中者，为肺痈，其人脉数，咳唾有脓血。设脓未成，其脉自紧数；紧去但数，脓为已成也。

夫病吐血，喘咳上气，其脉数，有热，不得卧者，死；上气，面浮肿，肩息，其脉浮大，不治。又加利尤甚。上气燥而喘者，属肺胀，欲作风水，发汗则愈。（一云：咳而上气，肺胀，其脉沉，心下有水气也。《要略》《千金》《外台》"沉"作"浮"。）

夫酒客咳者，必致吐血，此坐极饮过度所致也。

咳家，脉弦为有水，可与十枣汤下之。咳而脉浮，其人不咳不食，如是四十日乃已。咳而时发热，脉卒弦者，非虚也，此为胸中寒实所致也，当吐之。咳家，其脉弦，欲行吐药，当相人强弱，而无热乃可吐之。其脉沉者，不可发汗。久咳数岁，其脉弱者，可治；实大数者，不可治。其脉虚者，必苦冒，其人本有支饮在胸中故也，治属饮家。

问曰：夫饮有四，何谓也？师曰：有淡饮，（一云：留饮。）有悬饮，有溢饮，有支饮。

问曰：四饮何以为异？师曰：其人素盛今瘦，水走肠间，沥沥有声，谓之淡饮。饮后水流在胁下，咳唾引痛，谓之悬饮。饮水流行，归于四肢，当汗出而不汗出，身体疼重，谓之溢饮。咳逆倚息，短气不得卧，其形如肿，谓之支饮。

留饮者，胁下痛引缺盆，咳嗽转盛。

胸中有留饮，其人短气而渴，四肢历节痛，其脉沉者，有留饮。

夫心下有留饮，其人背寒冷，大如手。

病者脉伏，其人欲自利，利者反快；虽利，心下续坚满，此为留饮欲去故也。甘遂半夏汤主之。

病痰饮者，当以温药和之。

心下有淡饮，胸胁支满，目眩，甘草（"草"一作"遂"）汤主之。

病溢饮者，当发其汗，小青龙汤主之。

支饮，亦喘而不能卧，加短气，其脉平也。

膈间支饮，其人喘满，以下痞坚，面色黧黑，其脉沉紧，得之数十日，医吐下之，不愈，木防己汤主之。

呕家本渴，渴者为欲解，今反不渴，心下有支饮故也，小半夏汤主之。

心下有支饮，其人苦冒眩，泽泻汤主之。

夫有支饮家，咳烦，胸中痛者，不卒死，至百日或一岁。可与十枣汤。

膈上之病，满喘咳吐，发则寒热，背痛，腰痛，目泣自出（"目泣自出"一作"目眩"），其人振振身𥆧剧，必有伏饮。

夫病人饮水多，必暴喘满。凡食少饮多，心下水停，甚

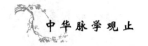

者则悸，微者短气。

脉双弦者，寒也，皆大下后喜虚。脉偏弦者，饮也，肺饮不弦，但喜喘短气。

病人一臂不随，时复转移在一臂，其脉沉细，非风也，必有饮在上焦。

其脉虚者为微劳，荣卫气不周故也，久久自瘥。（一云：冬自瘥。）

腹满，口苦干燥，此肠间有水气也，防己椒目葶苈大黄丸主之。

假令瘦人脐下悸，吐涎沫而癫眩者，水也，五苓散主之。

先渴却呕，为水停心下，此属饮家，半夏加茯苓汤主之。

水在心，心下坚筑，短气，恶水不欲饮；水在肺，吐涎沫欲饮水；水在脾，少气身重；水在肝，胁下支满，嚏而痛；水在肾，心下悸。

平痈肿肠痈金疮侵淫脉证第十六

脉数，身无热，内有痈也。（一云：腹无积聚，身无热，脉数，此为肠有脓，薏苡附子败酱汤主之。）

诸浮数脉，应当发热，而反洒淅恶寒，若有痛处，当发其痈。

脉微而迟，必发热；弱而数，为振寒，当发痈肿。

脉浮而数，身体无热，其形嘿嘿，胸中微燥（一作"胃中微燥"），不知痛之所在，此人当发痈肿。

脉滑而数，数则为热，滑则为实；滑则主荣，数则主卫，荣卫相逢，则结为痈。热之所过，则为脓也。

师曰：诸痈肿，欲知有脓与无脓，以手掩肿上，热者为有脓，不热者为无脓。

问曰：官羽林妇病，医脉之，何以知妇人肠中有脓，为下之则愈？师曰：寸口脉滑而数，滑则为实，数则为热；滑则为荣，数则为卫，卫数下降，荣滑上升，荣卫相干，血为浊败；少腹痞坚，小便或涩，或时汗出，或复恶寒，脓为已成。设脉迟紧，聚为瘀血，血下则愈。

肠痈之为病，其身体甲错，腹皮（一作"支"）急，按之濡，如肿状。

肠痈者，少腹肿，按之则痛，小便数如淋，时时发热，自汗出，复恶寒。其脉迟紧者，脓未成，可下之，当有血；脉洪数者，脓已成，不可下也。大黄牡丹汤主之。

问曰：寸口脉微而涩，法当亡血，若汗出，设不汗者云何？

答曰：若身有疮，被刀器所伤，亡血故也。

侵淫疮，从口起流向四肢者，可治；从四肢流来入口者，不可治之。

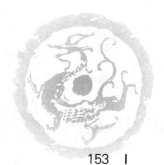

卷第九

平妊娠分别男女将产诸证第一

脉平而虚者，乳子法也。经云：阴搏阳别，谓之有子。此是血气和调，阳施阴化也。诊其手少阴脉动甚者，妊子也。少阴，心脉也，心主血脉。又肾名胞门子户，尺中肾脉也，尺中之脉按之不绝，法妊娠也。三部脉沉浮正等，按之无绝者，有娠也。妊娠初时，寸微小，呼吸五至。三月而尺数也。脉滑疾，重以手按之散者，胎已三月也。脉重手按之不散，但疾不滑者，五月也。妇人妊娠四月，欲如男女法，左疾为男，右疾为女，俱疾为生二子。

又法得太阴脉为男，得太阳脉为女。太阴脉沉，太阳脉浮。

又法左手沉实为男，右手浮大为女。左右手俱沉实，猥生二男，左右手俱浮大，猥生二女。

又法尺脉左偏大为男，右偏大为女，左右俱大产二子。大者如实状。

又法左右尺俱浮为产二男，不尔则女作男生。左右尺俱沉为产二女，不尔则男作女生也。

又法遣妊娠人面南行，还复呼之，左回首者是男，右回首者是女也。

又法看上圊时，夫从后急呼之，左回首是男，右回首是女也。

又法妇人妊娠，其夫左乳房有核是男，右乳房有核是女也。

妇人怀娠离经，其脉浮。设腹痛引腰脊，为今欲生也。但离经者，不病也。

又法妇人欲生，其脉离经，夜半觉（一说按《千金要方》有"痛"字），日中则生也。

平妊娠胎动血分水分吐下腹痛证第二

妇人怀胎，一月之时，足厥阴脉养。二月，足少阳脉养。三月，手心主脉养。四月，手少阳脉养。五月，足太阴脉养。六月，足阳明脉养。七月，手太阴脉养。八月，手阳明脉养。九月，足少阴脉养。十月，足太阳脉养。诸阴阳各养30日活儿。手太阳、少阴不养者，下主月水，上为乳汁，活儿养母。怀娠者不可灸刺其经，必堕胎。

妇人怀娠三月而渴，其脉反迟者，欲为水分。复腹痛者，必堕胎。

脉浮汗出者，必闭。其脉数者，必发痈脓。五月六月脉数者，必向坏。脉紧者，必胞漏。脉迟者，必腹满而喘。脉浮者，必水坏为肿。

问曰：有一妇人，年二十所，其脉浮数，发热呕咳，时下利，不欲食，脉复浮，经水绝，何也？师曰：法当有娠。何以故？此虚家法当微弱，而反浮数，此为戴阳。阴阳和合，法当有娠。到立秋，热当自去。何以知然？数则为热，热者是火，火是木之子，死于未。未为六月位，土王，火休废，阴气生，秋节气至，火气当罢，热自除去，其病即愈。

师曰：乳后三月有所见，后三月来，脉无所见，此便是躯。有儿者护之，恐病利也。何以故？怀妊阳气内养，乳中虚冷，故令儿利。

妇人怀娠六月七月，脉弦，发热，其胎逾腹，腹痛恶寒，寒者小腹如扇之状，所以然者，子脏开故也。当以附子汤温其脏。

妇人妊娠七月，脉实大牢强者生，沉细者死。

妇人妊娠八月，脉实大牢强弦紧者生，沉细者死。

妇人怀躯六月七月，暴下斗余水，其胎必倚而堕，此非时，孤浆预下故也。

师曰：寸口脉洪而涩，洪则为气，涩则为血。气动丹田，其形即温。涩在于下，胎冷若冰。阳气胎活，阴气必终。欲别阴阳，其下必僵。假令阳终，畜然若杯。

问曰：妇人妊娠病，师脉之，何以知此妇人双胎，其一独死，其一独生，而为下其死者，其病即愈，然后竟免躯，其脉何类，何以别之？师曰：寸口脉，卫气平调，荣气缓舒。阳施阴化，精盛有余，阴阳俱盛，故知双躯。今少阴微紧，血即浊凝，经养不周，胎则偏夭。小腹冷满，膝膑疼痛，腰重起难，此为血痹，若不早去，害母失胎。

师曰：妇人有胎腹痛，其人不安，若胎病不长，欲知生死，令人摸之，如覆杯者则男，如肘头参差起者女也。冷在何面？冷者为死，温者为生。

师曰：妇人有漏下者，有半生后因续下血都不绝者，有妊娠下血者，假令妊娠腹中痛，为胞漏，（一云：阻。）胶艾汤主之。

妇人妊娠，经断三月，而得漏下，下血四十日不止，胎欲动，在于脐上，此为妊娠六月动者，前三月经水利时，胎也。下血者，后断三月，衃也。所以下血不止者，其癥不去故也，当下其癥，宜桂枝茯苓圆。

问曰：妇人病，经水断一二月，而反经来，今脉反微涩，何也？师曰：此前月中，若当下利，故今妨经。利止，月经当自下，此非躯也。

妇人经自断而有躯，其脉反弦，恐其后必大下，不成躯也。

妇人怀躯七月而不可知，时时衄血而转筋者，此为躯也；衄时嚏而动者，非躯也。

脉来近去远，故曰反，以为有躯，而反断，此为有阳无阴故也。

妇人经月下，但为微少。师脉之，反言有躯，其后审然，其脉何类？何以别之？师曰：寸口脉阴阳俱平，荣卫调和，按之滑，浮之则轻，阳明、少阴，各如经法，身反洒淅，不欲食饮，头痛心乱，呕哕欲吐，呼则微数，吸则不惊，阳多气溢，阴滑气盛，滑则多实，六经养成。所以月见，阴见阳精，汁凝胞散，散者损堕。设复阳盛，双妊二胎。今阳不足，故令激经也。

妇人妊娠，小便难，饮如故，当归贝母苦参圆主之。

妇人妊娠有水气，身重，小便不利，洒洒恶寒，起即头眩，葵子茯苓散主之。

妇人妊娠，宜服当归散，即易产无疾苦。

师曰：有一妇人来诊（一作"脉"），自道经断不来。师言：一月为衃，二月为血，三月为居经。是定作躯也，或为血积，譬如鸡乳子，热者为禄，寒者为浊，且当须后月复来，经当入月几日来。假令以七日所来，因言且须后月十日所来相问。设其主复来者，因脉之，脉反沉而涩，因问曾经半生，若漏下亡血者，定为有躯。其人言实有是，宜当护之。今经微弱，恐复不安。设言当奈何？当为合药以治之。

师曰：有一妇人来诊，自道经断，脉之，师曰：一月血为闭，二月若有若无，三月为血积，譬如鸡伏子，中寒即浊，中热即禄。欲令胎寿，当治其母。夹寒怀子，命不寿也。譬如鸡伏子，试取鸡一毛拔去，覆子不遍，中寒者浊。今夫人有躯，少腹寒，手掌反逆，奈何得有躯？妇人因言：当奈何？师曰：当与温经汤。设与夫家俱来者，有躯；与父母家俱来者，当言寒多，久不作躯。

师曰：有一妇人来诊，因言阴阳俱和调，阳气长，阴气短，但出不入，去近来远，故曰反。以为有躯，偏反血断，断来几日，假令审实者，因言急当治，恐经复下。设令宫中人，苦寡妇无夫，曾夜梦寐交通邪气，或怀久作癥瘕，急当治下，服二汤。设复不愈，因言发汤当中。下胎而反不下，此何等意邪？可使且将视赤鸟（一作"赤马"）。

师曰：若宫里张氏不瘥，复来相问（臣亿等详此文理脱误不属无本可校，以示阙疑，余皆于此）。

师曰：脉妇人得平脉，阴脉小弱，其人渴，不能食，无寒热，名为躯，桂枝主之。法六十日当有娠，设有医治逆者，却一月加吐下者，则绝之。方在《伤寒》中。

妇人脉平而虚者，乳子法也。平而微者，实奄续法也。而反微涩，其人不亡血、下利，而反甚其脉虚，但坐乳大儿及乳小儿，此自其常，不能令甚虚竭，病与亡血虚等，必眩冒而短气也。

师曰：有一妇人好装衣来诊，而得脉涩，因问曾乳子、下利？乃当得此脉耳，曾半生、漏下者可；设不者，经断三月、六月。设乳子漏下，可为奄续，断小儿勿乳，须利止复来相问，脉之（以上具有脱误）。

师曰：寸口脉微迟，尺微于寸，寸迟为寒，在上焦，但当吐耳。今尺反虚，复为强下之，如此发胸满而痛者，必吐血；少腹痛、腰脊痛者，必下血。师曰：寸口脉微而弱，气血俱虚。若下血、呕吐、汗出者可；不者，趺阳脉微而弱。春以胃气为本，吐利者可；不者，此为水气，其腹必满，小便则难。

妇人常呕吐而胃反，若常喘（一作"多唾"），其经又断，设来者必少。

师曰：有一妇人，年六十所，经水常自下，设久得病利，少腹坚满者为难治。

师曰：有一妇人来诊，言经水少，不如前者，何也？师曰：曾更下利，若汗出、小便利者可，何以故？师曰：亡其津液，故令经水少。设经下反多于前者，当所苦困。当言恐大便难，身无复汗也。

师曰：寸口脉沉而迟，沉则为水，迟则为寒，寒水相搏，趺阳脉伏，水谷不化，脾气衰则鹜溏，胃气衰则身体肿。少阳脉卑，少阴脉细，男子则小便不利，妇人则经水不通。经为血，血不利则为水，名为血分（一作"水分"）。

师曰：寸口脉沉而数，数则为出，沉则为入，出则为阳实，入则为阴结。趺阳脉微而弦，微则无胃气，弦则不得息。少阴脉沉而滑，沉则为在里，滑则为实，沉滑相搏，血结胞门，其藏不泻，经络不通，名曰血分。

问曰：病有血分，何谓也？师曰：经水前断，后病水，名曰血分。此病为难治。

问曰：病有水分，何谓也？师曰：先病水，后经水断，名曰水分，此病易治。何以故？去水，其经自当下。

脉濡而弱，弱反在关，濡反在巅。迟在上，紧在下。迟则为寒，名曰浑。阳浊则湿，名曰雾。紧则阴气栗。脉反濡弱，濡则中湿，弱则中寒，寒湿相搏，名曰痹。腰脊骨节苦烦，肌为不仁，此当为痹，而反怀躯，迟归经。体重，以下脚为胕肿，按之没指，腰冷不仁，此为水怀。喘则倚息，小便不通，脉紧为呕，血气无余，此为水分，荣卫乖亡，此为非躯。

平产后诸病郁冒中风发热烦呕下利证第三

问曰：新产妇人有三病：一者病痉（亦作"痓"），二者病郁冒，三者大便难，何谓也？师曰：新产亡血虚，多汗出，喜中风，故令病痉。何故郁冒？师曰：亡血复汗，寒多，故令郁冒。何故大便难？师曰：亡津液，胃燥，故大便难。产妇郁冒，其脉微弱，呕不能食，大便反坚，但头汗出，所以然者，血虚而厥，厥而必冒，冒家欲解，必大汗出，以血虚下厥，孤阳上出，故但头汗出。所以生妇喜汗出者，亡阴血虚，阳气独盛，故当汗出，阴阳乃复。所以便坚者，呕不能食也，小柴胡汤主之。病解能食，七八日而更发热者，此为胃热气实，承气汤主之。方在《伤寒》中。

妇人产得风，续之数十日不解，头微痛，恶寒，时时有热，心下坚，干呕，汗出，虽久，阳旦证续在，可与阳旦，方在《伤寒》中，桂枝是也。妇人产后，中风发热，面正赤，喘而头痛，竹叶汤主之。

妇人产后腹中痛，可与当归羊肉汤。

师曰：产妇腹疼痛，烦满不得卧，法当枳实芍药散主之。假令不愈者，此为腹中有干血著脐下，与下瘀血汤。

妇人产后七八日，无太阳证，少腹坚痛，此恶露不尽，不大便四五日，趺阳脉微实，再倍其人发热，日晡所烦躁者，不能食，谵语，利之则愈，宜承气汤。以热在里，结在膀胱也。方在《伤寒》中。

妇人产中虚，烦乱呕逆，安中益气，竹皮大圆主之。

妇人热利，重下，新产虚极，白头翁加甘草汤主之（《千金要方》又加阿胶）。

平带下绝产无子亡血居经证第四

师曰：妇人带下、六极之病，脉浮则为肠鸣腹满，紧则为腹中痛，数则为阴中痒，洪则生疮，弦则阴疼掣痛。

师曰：带下有三门：一曰胞门，二曰龙门，三曰玉门。

已产属胞门，未产属龙门，未嫁女属玉门。

问曰：未出门女有三病，何谓也？师曰：一病者，经水初下，阴中热，或有当风，或有扇者。二病者，或有以寒水洗之。三病者，或见丹下，惊怖得病。属带下。

师曰：妇人带下，九实中事。假令得鼠乳之病，剧易。当剧有期。当庚辛为期。余皆仿此（疑有脱误）。

问曰：有一妇人，年五十所，病但苦背痛，时时腹中痛，少食多厌，喜膜胀，其脉阳微，关、尺小紧，形脉不相应，愿知所说？师曰：当问病者饮食何如？假令病者言，我不欲饮食，闻谷气臭者，病为在上焦。假令病者言，我少多为欲食，不食亦可，病为在中焦。假令病者言，我自饮食如故，病为在下焦，为病属带下。当以带下治之。

妇人带下，经水不利，少腹满痛，经一月再见，土瓜根散主之。

妇人带下，脉浮，恶寒，漏下者，不治。

师曰：有一妇人将一女子年十五所来诊，言女子年十四时经水自下，今经反断，其母言恐怖。师曰：言此女为是夫人亲女非耶？若亲女者，当相为说之。妇人因答言：自是女尔。师曰：所以问者无他，夫人年十四时，亦以经水下？所以断此为避年，勿怪，后当自下（疑有脱误）。

妇人少腹冷，恶寒久，年少者得之，此为无子；年大者得之，绝产。

师曰：脉微弱而涩，年少得此为无子，中年得此为绝产。

师曰：少阴脉浮而紧，紧则疝瘕，腹中痛，半产而堕伤。浮则亡血，绝产，恶寒。

师曰：肥人脉细，胞有寒，故令少子。其色黄者，胸上有寒。

妇人小腹碨磊转痛，而复自解，发作无常，经反断，膀胱中结坚急痛，下引阴中气冲者，久必两胁拘急。

问曰:妇人年五十所,病下利,数十日不止,暮则发热,少腹里急痛,腹满,手掌热,唇口干燥,何也? 师曰:此病属带下,何以故? 曾经半产,瘀血在少腹中不去。何以知之? 其证唇口干燥,故知之。当与温经汤。

问曰:妇人病下利,而经水反断者,何也? 师曰:但当止利,经自当下,勿怪。所以利不止而经断者,但下利亡津液,故经断。利止,津液复,经自当下。

妇人血下,咽干而不渴,其经必断,此荣不足,本自有微寒,故不引饮。渴而引饮者,津液得通,荣卫自和,其经必复下。

师曰:寸口脉微而涩,微则卫气不足,涩则血气无余。卫不足其息短,其形燥;血不足其形逆,荣卫俱虚,言语谬误。趺阳脉微而涩,微则胃气虚,虚则短气,咽燥而口苦胃气,涩则失液。少阴脉微而迟,微则无精,迟则阴中寒,涩则血不来,此为居经,三月一来。

师曰:脉微血气俱虚,年少者亡血也。乳子下利为可,不者,此为居经,三月一来。

问曰:妇人妊娠三月,师脉之,言此妇人非躯,今月经当下。其脉何类? 何以别之? 师曰:寸口脉,卫浮而大,荣反而弱,浮大则气强,反弱则少血,孤阳独呼,阴不能吸,二气不停,卫降荣竭,阴为积寒,阳为聚热,阳盛不润,经络不足,阴虚阳往(一作"实"),故令少血。时发洒淅,咽燥汗出,或溲稠数,多唾涎沫,此令重虚,津液漏泄,故知非躯,畜烦满溢,月禀一经,三月一来,阴盛则泻,名曰居经。

问曰:妇人年五十所,一朝而清血,二三日不止。何以治之? 师曰:此妇人前绝生,经水不下,今反清血,此为居经,不须治,当自止。经水下常五日止者五日愈。

妇人月经一月再来者,经来,其脉欲自如常。而反微,不利,不汗出者,其经二月必来。

平郁冒五崩漏下经闭不利腹中诸病证第五

问曰：妇人经水适下，而发其汗，则郁冒不知人，何也？师曰：经水下，故为里虚，而发其汗，为表复虚，此为表里俱虚，故令郁冒也。

问曰：妇人病如癫疾郁冒，一日二十余发。师脉之，反言带下，皆如师言，其脉何类？何以别之？师曰：寸口脉濡而紧，濡则阳气微，紧则荣中寒，阳微卫气虚，血竭凝寒，阴阳不和，邪气舍于荣卫，疾（一作"候"）起少年时，经水来以合房室，移时过度，精感命门开，经下血虚，百脉皆张，中极感阳动，微风激成寒，因虚舍荣卫，冷积于丹田，发动上冲，奔在胸膈，津液掩口入，涎唾涌溢出，眩冒状如厥，气冲髀里热，粗医名为癫，灸之，因大剧。

问曰：妇人病苦气上冲胸，眩冒，吐涎沫，髀里气冲热。师脉之，不名带下，其脉何类？何以别之？师曰：寸口脉沉而微，沉则卫气伏，微则荣气绝，阳伏则为疹，阴绝则亡血。病当小便不利，津液闭塞，今反小便通，微汗出，沉变为寒，咳逆呕沫，其肺成痿，津液竭少，亡血损经络，因寒为血厥，手足苦痹，气从丹田起，上至胸胁，沉寒怫郁于上，胸中窒塞，气历阳部，面翕如醉，形体似肥，此乃浮虚，医反下之，长针，复重虚荣卫，久发眩冒，故知为血厥也。

问曰：五崩何等类？师曰：白崩者形如涕，赤崩者形如绛津，黄崩者形如烂瓜，青崩者形如蓝色，黑崩者形如衃血也。

师曰：有一妇人来脉，反得微涩，法当吐若下利，而言不，因言夫人年几何？夫人年七七四十九，经水当断，反至今不止，以故致此虚也。

寸口脉弦而大，弦则为减，大则为芤，减则为寒，芤则为虚，寒虚相搏，脉则为革，妇人则半产、漏下，旋覆花汤主之。

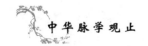

妇人陷经漏下，黑不解，胶姜汤主之。

妇人经水不利，抵当汤主之。方在《伤寒》中。

妇人经水闭不利，脏坚僻不止，中有干血，下白物，矾石圆主之。

妇人腹中诸疾痛，当归芍药散主之（一云治怀妊腹中疼痛）。

妇人腹中痛，小建中汤主之。方在《伤寒》中。（一云：腹中痛，小便利，理中汤主之。）

平咽中如有炙腐喜悲热入血室腹满证第六

妇人咽中如有炙腐状，半夏厚朴汤主之。

妇人脏躁，喜悲伤，欲哭，象如神灵所作，数欠，甘草小麦汤主之。

妇人中风，发热恶寒，经水适来，得之七八日，热除，脉迟，身凉，胸胁下满如结胸状，其人谵语，此为热入血室，当刺期门，随其虚实而取之。

妇人中风，七八日续有寒热，发作有时，经水适断者，此为热入血室，其血必结，故使如疟状，发作有时，小柴胡汤主之。方在《伤寒》中。

妇人伤寒，发热，经水适来，昼日了了，暮则谵语，如见鬼状，此为热入血室，无犯胃气若上二焦，必当自愈（二字疑）。

阳明病，下血而谵语，此为热入血室。但头汗出者，当刺期门，随其实而泻之，濈然汗出者则愈。

妇人少腹满如敦敦状，（《金匮要略》云：满而热。）小便微难而不渴，生后者（"生后"疑），此为水与血并结在血室，大黄甘遂汤主之。

平阴中寒转胞阴吹阴生疮脱下证第七

妇人阴寒，温中坐药，蛇床子散主之。

妇人著坐药，强下其经，目眶为痛，足跟难以践地，心中状如悬。

问曰：有一妇人病，饮食如故，烦热不得卧，而反倚息者，何也？师曰：得病转胞，不得溺也。何以故？师曰：此人故肌盛，头举身满，今反羸瘦，头举中空感（一作"减"），胞系了戾，故致此病，但利小便则愈，宜服肾气圆，此中有茯苓故也。方在《虚劳》中。

师曰：脉得浮紧，法当身躯疼痛，设不痛者，当射云何？因当射言。若肠中痛、腹中鸣、咳者，因失便，妇人得此脉者，法当阴吹。

师曰：寸口脉浮而弱，浮则为虚，弱则为无血，浮则短气，弱则有热，而自汗出。趺阳脉浮而涩，浮则气满，涩则有寒，喜噫吞酸。其气而下，少腹则寒。少阴脉弱而微，微则少血，弱则生风，微弱相搏，阴中恶寒，胃气下泄，阴吹而正喧。师曰：胃气下泄，吹而正喧，此谷气之实也，膏发煎导之。

少阴脉滑而数者，阴中则生疮。

少阴脉数则气淋，阴中生疮。

妇人阴中蚀疮烂，狼牙汤洗之。

妇人脏肿如瓜，阴中疼引腰痛者，杏仁汤主之。

少阴脉弦者，白肠必挺核。

少阴脉浮而动，浮则为虚，动则为痛，妇人则脱下。

平妇人病生死证第八

诊妇人漏血，下赤白，日下血数升，脉急疾者，死；迟者，生。

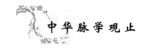

诊妇人漏下赤白不止，脉小虚滑者，生；大紧实数者，死。

诊妇人新生乳子，脉沉小滑者，生；实大坚弦急者，死。

诊妇人疝、瘕、积、聚，脉弦急者，生；虚弱小者，死。

诊妇人新生乳子，因得热病，其脉悬小，四肢温者，生；寒清者，死。

诊妇人生产，因中风、伤寒、热病，喘鸣而肩息，脉实大浮缓者，生；小急者，死。

诊妇人生产之后，寸口脉炎疾不调者，死；沉微附骨不绝者，生。

金疮在阴处，出血不绝，阴脉不能至阳者，死；接阳而复出者，生。

平小儿杂病证第九

小儿脉，呼吸八至者平，九至者伤，十至者困。

诊小儿脉法，多雀斗，要以三部脉为主，若紧为风痫，沉者乳不消，弦急者客忤气。

小儿是其日数应变蒸之时，身热而脉乱，汗不出，不欲食，食辄吐呢者，脉乱无苦也。

小儿脉沉而数者，骨间有热，欲以腹按冷清也。

小儿大便赤，青瓣，飧泻，脉小，手足寒，难已；脉小，手足温，易已。

小儿病困，汗出如珠，著身不流者，死。

小儿病，其头毛皆上逆者，必死。耳间青脉起者，瘈痛。

小儿病而囟陷入，其口唇干，目皮反，口中出气冷，足与头相抵，卧不举身，手足四肢垂，其卧正直如得缚，其掌中冷，皆死。至十日，不可复治之。

卷第十

手检图三十一部

经言：肺者，人之五脏华盖也，上以应天，解理万物，主行精气，法五行、四时（一说按《奇经考》"四时"前有"应"字），知五味。寸口之中，阴阳交会，中有五部。前、后、左、右，各有所主，上、下、中央，分为九道。浮、沉、结、散，知邪所在，其道奈何？

岐伯曰：脉大而弱者，气实血虚也；脉大而长者，病在下候；浮直上下交通者，阳脉也。坚在肾，急在肝，实在肺。前如外者，足太阳也；中央如外者，足阳明也；后如外者，足少阳也。中央直前者，手少阴也；中央直中者，手心主也；中央直后者，手太阴也。前如内者，足厥阴也；中央如内者，足太阴也；后如内者，足少阴也。前部左右弹者，阳跷也；中部左右弹者，带脉也；后部左右弹者，阴跷也。从少阳之厥阴者，阴维也；从少阴之太阳者，阳维也。来大时小者，阴络也；来小时大者，阳络也。

前如外者，足太阳也。动，苦头、项、腰痛。浮为风，涩为寒热，紧为宿食。

前如外者，足太阳也。动，苦目眩，头、颈、项、腰、背强痛也。

男子阴下湿，女子月水不利，少腹痛引命门，阴中痛。

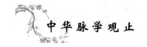

子脏闭，浮为风，涩为寒血，滑为劳热，紧为宿食。针入九分，却至六分。

中央如外者，足阳明也。动，苦头痛，面赤；微滑，苦大便不利，肠鸣，不能食，足胫痹。

中央如外者，足阳明也。动，苦头痛，面赤热；浮微滑，苦大便不利，喜气满。滑者为饮，涩为嗜卧，肠鸣，不能食，足胕痹。针入九分，却至六分。

后如外者，足少阳也。动，苦腰、背、胕、股肢节痛。

后如外者，足少阳也。浮为气涩，涩为风血，急为转筋，弦为劳。针入九分，却至六分。

上足三阳脉。

前如内者，足厥阴也。动，苦少腹痛，月经不利，子脏闭。

前如内者，足厥阴也。动，苦少腹痛，与腰相连，大便不利，小便难，茎中痛。女子月水不利，阴中寒，子门壅绝内，少腹急；男子疝气，两丸上入，淋也。针入六分，却至三分。

中央如内者，足太阴也。动，苦胃中痛，食不下，咳唾有血，足胫寒，少气，身重，从腰上状如居水中。

中央如内者，足太阴也。动，苦腹满，上管有寒，食不下，病以饮食得之，沉涩者，苦身重，四肢不动，食不化，烦满不能卧，足胫痛苦寒，时咳血，泄利黄。针入六分，却至三分。

后如内者，足少阴也。动，苦少腹痛，与心相引背痛，淋。从高堕下，伤于内，小便血。

后如内者，足少阴也。动，苦小（一作"少"）腹痛，与心相引背痛，淋。从高堕下，伤于尻内，便血里急，月水来，上抢心，胸胁满拘急，股里急也。针入六分，却至三分。

上足三阴脉。

前部左右弹者，阳跷也。动，苦腰背痛，微涩为风痹。取阳跷。

前部左右弹者，阳跷也。动，苦腰痛，癫痫，恶风，偏枯，僵仆羊鸣，瘏痹皮肤身体强（一作"淫"）痹。直取阳跷，在外踝上三寸，直绝骨是也。

中部左右弹者，带脉也。动，苦少腹痛引命门，女子月水不来，绝继复下止，阴辟寒，令人无子；男子苦少腹拘急，或失精也。

后部左右弹者，阴跷也。动，苦癫痫，寒热，皮肤强（一作"淫"）痹。

后部左右弹者，阴跷也。动，苦少腹痛，里急，腰及髋窌下相连阴中痛。男子阴疝，女子漏下不止。

上阳跷、阴跷、带脉。

中央直前者，手少阴也。动，苦心痛，微坚，腹胁急。实坚者，为感忤；纯虚者，为下利，肠鸣；滑者，为有娠，女子阴中痒痛，痛出玉门上一分前。

中央直中者，手心主也。动，苦心疼（一作"痛"），面赤，食苦，咽多，喜怒。微浮者，苦悲伤，恍惚不乐也；涩为心下寒；沉为恐怖，如人捕之状也，时寒热，有血气。

中央直后者，手太阴也。动，苦咳逆，气不得息。浮为内风；紧涩者，胸中有积热，时咳血也，有沉热。

上手三阴脉。

从少阴斜至太阳，是阳维也。动，苦肌肉痹痒。

从少阴斜至太阳，是阳维也。动，苦颠（一作"癫"），僵仆羊鸣，手足相引，甚者失音不能言。癫疾，直取客主人，两阳维脉，在外踝绝骨下二寸。

从少阳斜至厥阴，是阴维也。动，苦癫痫，僵仆羊鸣。

从少阳斜至厥阴，是阴维也。动，苦僵仆，失音，肌肉淫痒痹，汗出恶风。

脉来暂大暂小，是阴络也（一作"结"）。动，苦肉痹，应时自发，身洗洗也。

脉来暂小暂大者，是阳络也（一作"结"）。动，苦皮肤

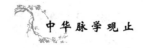

痛，下部不仁，汗出而寒也。

上阳维、阴维、阳络、阴络脉。

前部横于寸口丸丸者，任脉也。动，苦少腹痛，逆气抢心，胸拘急不得俯仰。

三部俱牢，直上直下者，冲脉也。动，苦胸中有寒疝。

三部俱浮，直上直下者，督脉也。动，苦腰脊强痛，不得俯仰，大人癫，小儿痫。

上任、冲、督三脉。

肺脉之来也，如循榆叶曰平；如风吹毛曰病；状如连珠者死，期丙丁日禺中、日中。

心脉之来也，如反笋莞大曰平；如连珠曰病；前曲后居，如带钩者死，期壬癸日人定、夜半。

肝脉之来也，搏而若（一作"弱"）曰平；如张新弓弦曰病；如鸡践地者死，期庚辛日晡时、日入。

脾脉之来也，阿阿如缓曰平；来如鸡举足曰病；如鸟之啄，如水之漏者死。期甲乙日平旦、日出。

肾脉之来也，微细以长曰平；来如弹石曰病；去如解索者死，期戊己日食时、日昳、黄昏、鸡鸣。

上平五脏脉。

寸口中脉躁竞尺，关中无脉，应阳干阴也。动，苦腰、背、腹痛，阴中若伤，足寒。刺足太阳、少阴，直绝骨，入九分；灸太阴五壮。

尺中脉坚实竞尺，寸口无脉，应阴干阳也。动，苦两胫、腰重，少腹痛，颠（一作"癫"）疾。刺足太阴，踝上三寸，针入五分；又灸太阳、阳跷，在足外踝上三寸，直绝骨是也。

寸口脉紧，直至鱼际下，小按之，如持维竿（一作"鸡毛"）状，其病肠鸣，足痹痛酸，腹满不能食，得之寒温（一作"湿"）。刺阳维，在外踝上三寸间也，入五分，此脉出鱼（一作"原"）际。

寸口脉沉着骨，反仰其手乃得之，此肾脉也。动，苦少腹痛，腰体酸，癫疾。刺肾俞，入七分，又刺阴维，入五分。

初持寸口中脉，如细坚状，久按之大而深。动，苦心下有寒，胸胁苦痛，阴中痛，不欲近丈夫也，此阴逆。刺期门，入六分，又刺肾俞，入五分；可灸胃管七壮。

初持寸口中脉，如躁状，洪大，久按之，细而坚牢。动，苦腰腹相引痛，以下至足胻重也，不能食。刺肾俞，入四分，至五分；亦可灸胃管七壮。

尺寸俱沉，但有关上脉，苦寒心下痛。

尺寸俱沉，关上无有者，苦心下喘。

尺寸俱数，有热；俱迟，有寒。

尺寸俱微，厥，血气不足，其人少气。

尺寸俱濡弱，发热，恶寒，出汗。（一云：内温热，手足逆冷，汗出。）

寸口沉，胸中痛引背。（一云：短气。）

关上沉，心痛，上吞酸。

尺中沉，引背痛。

寸口伏，胸中有逆气。

关上伏，有水气，泄溏。

尺中伏，水谷不消。

寸口弦，胃中拘急（一作"心下愊愊"）。

关上弦，胃中有寒，心下拘急。

尺中弦，少腹、脐下拘急。

寸口紧，头痛，逆气。

关上紧，心下痛。

尺中紧，脐下、少腹痛。

寸口涩，无阳，少气。

关上涩，无血，厥冷。

尺中涩，无阴，厥冷。

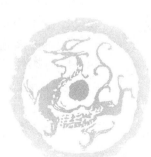

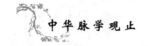

寸口微，无阳，外寒。

关上微，中实（一作"胃虚"），能食，故里急（一作"无胃气"）。

尺中微，无阴，厥冷，腹中拘急。

寸口滑，胸满，逆。

关上滑，中实，逆。

尺中滑，下利，少气。

寸口数，即吐。

关上数，胃中有热。

尺中数，恶寒，小便赤黄。

寸口实，即生热；虚，即生寒。

关上实，即痛；虚，即胀满。

尺中实，即小便难，少腹牢痛；虚，即闭涩。

寸口芤，吐血；微芤，衄血。

关上芤，胃中虚。

尺中芤，下血；微芤，小便血。

寸口浮，其人中风，发热，头痛。

关上浮，腹痛，心下满。

尺中浮，小便难。

寸口迟，上焦有寒。

关上迟，弱无胃气有热（一作"胃有寒"）。

尺中迟，下焦有寒，背痛。

寸口濡，阳弱，自汗出。

关上濡，下重。

尺中濡，少血，发热，恶寒。

寸弱，阳气少。

关弱，无胃气。

尺弱，少血。

上杂言三部，二十四种脉。

脉诀刊误

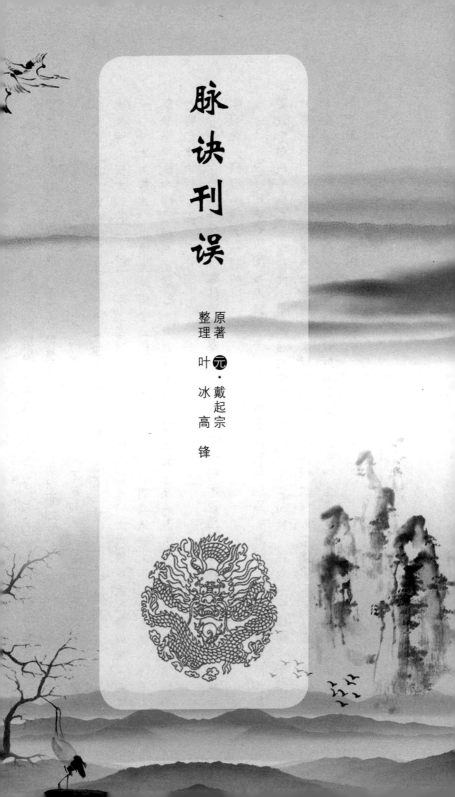

原著　〔元〕·戴起宗

整理　叶冰　高锋

《脉诀刊误》为元·戴起宗所撰的一部脉学专著，分上下二卷。初刻于明嘉靖癸未（公元一五二三）年。现将本次点校整理中的有关问题说明如下：

1．本书现存主要有以下几个版本：①明嘉靖癸未年刊本；②明崇祯六年汪邦铎等重刻本；③日本刻本；④清乾隆《四库全书》本；⑤清光绪十七年（公元一八九一年）周学海校刊本；⑥一九五八年上海科学技术出版社排印本。本次整理系以清乾隆《四库全书》本为底本，以清光绪周学海校刊本为主校本，以明嘉靖癸未年刊本（据《汪石山医学全书》中国中医药出版社一九九九年第一版所辑）及一九五八年上海科学技术出版社排印本为对校本。

2．本次整理将原书繁体竖排改为简体横排。一些术语用字亦改为现行通用术语用字，如『藏府』改为『脏腑』。

3．为方便读者查阅与理解，本次整理将戴氏刊录的原《脉诀》中歌诀及其所作的更改字句统一用粗体字标明，更改后的字句紧接在被改字句后，并以（）标明。而戴氏对原《脉诀》所作的更改说明与释义评价则紧接粗体字句后以常体字示意。四库本及周本在对个别歌诀所作释义文句后又有更小字体之文句，为保留原文之意，本次整理也以小于常体字号之字体列出，以示区别。

目 录

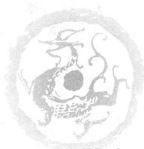

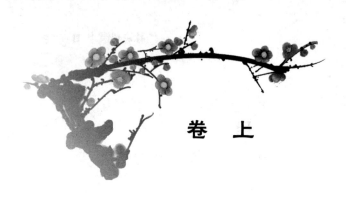

卷　上

　　六朝高阳生，剽窃晋太医令王叔和，撮其切要，撰为《脉诀》。蔡西山辨之详矣，世医因人相授，咸曰王叔和《脉诀》，既不能正其名，又不能辨其非，讹承惑因，是以罔觉。今刊其误，题曰《脉诀》，不以王叔和加其首者，先正其名也。窃取《灵》《素》《内经》、秦越人、张仲景、华佗、王叔和及历代名医之书以证，又述诸家所解，集长辨短。知我者其唯《脉诀》乎，罪我者其唯《脉诀》乎。

诊候入式歌

　　左心小肠肝胆肾，右肺大肠脾胃命（肾）。

　　十二经动脉循环无端，始于手太阴，终于足厥阴。一昼夜五十周，朝于寸口，会于平旦。《内经》诊以平旦，《难经》独取寸口。寸口者，即手太阴之经渠穴也。上古诊法有三：其一，各于十二经动脉见处，分为三部—天、地、人，以候各脏腑。其二，以寸口与人迎参之，以验引绳四时之大小，以决其病。其三，独取寸口，以内外分脏腑，以高下定身形。斯王叔和之所取，以为寸口。脏腑之位，《脉诀》述之有差。《脉经》两尺并属肾与膀胱，今《脉诀》以命门列右尺，通真子注又以三焦为命门合，并属右尺，是不可以不辩。"十八难"曰：手心主、少阳火，生足太阴、阳明土，土主中宫，故在中部也。亦未尝言手心主少阳火在何部也。"二十五难"曰：心主与三焦为表里。《灵枢》《铜人》并同，又未尝以三焦合命门也。且持脉有道，因动脉而有别。假使以右肾为命门之脏，外无经络，其动脉何在？且命门之说始于扁鹊，亦不分男女左右。考之《内经》，肾未尝分为两脏，未尝有命门也。唯《铜人》有命门穴在十四椎下。《灵枢》言两目为命门，既无动脉，何以为诊？又非正脏，何以列部？肾有两枚，均为肾。尺内以候肾，同列左右尺，斯黄岐之正论。习医者不本《内经》，而信末世昧理之谬论，安能悟其非而造其妙！《三因方》以右肾居右尺中，属手厥阴经，与三焦手少阳经合，则又差之甚矣。心主非右肾也。手厥阴虽与三焦经合，其经起于心中，出属心包络，终于手小指次指，其经不行尺部之下也，何以列在右尺？黎氏曰：扁鹊以心主与三焦为表里，而《脉诀》以命门与三焦为表里者，以肾为精之舍，三焦为精之府。命门虽系一脏，外别无经，与肾俱属足少阴经，与足太阳膀胱相为表里。以此推之，三焦之气与命门通，而三焦之经不与命门合也，扁鹊之论为正。然则寸口之部位以何为正也？《脉要精微论》曰：尺内两旁则季胁也，尺内以候肾，尺外以候腹。中附上，左外以候肝，内以候膈。右外以候胃，内以候脾。上附上，右外以候肺，内以候胸中。左外以候心，内以候膻中。前以候前，后以候后。上竟上者，胸喉中事也。下竟下者，少腹腰股膝胫足中事也。此寸口部之定位也。或曰：必以动脉为诊，则手厥阴少阳二经当列何部也？曰：经云手少阴独无腧乎，其外经病而脏不病也。故治痛者治包络之经，无犯其经，则手厥阴同手少阴经部诊也。手少阳为三焦，则各分于上中下部以诊也，则十二经动脉皆可诊于寸口矣。洁古以地道自古逆行，言脉三部自手少阴君火心始，逆而至厥阴风木肝，逆而至太阳寒水。外应十一月，内应于左尺肾与膀胱，接右手。肺应九月，居右寸，逆至太阴。土为脾，应右关，又逆至手厥阴与三焦。以愚考之，此乃地六气之步位。故岁首于春初之气，亦始厥阴风木，君火不任令，退居二气，而少阳相火当夏为三之气，四气太阴，五气阳明，六气太阳。乃取地之六气，依四时而至，难以言寸口三部之位。且六节气位乃地理之应也。经曰显明之右，君火之位。君火之右，退行一步，相火治之。复行一步，土气治之。虽始以君火，亦顺次而行，未尝逆。杨仁斋以右尺其经手厥阴，其脏心包络，其腑三焦，其名命脉，决非右肾之命门。以愚考之，十二经脉，自上古立名。今不悟脉歌非王叔和之本经，又立命脉以附和之。且观于《内经》尺内以候肾，原不曾分左右，是合左右之尺，皆以候肾，亦无所谓命脉矣。《仁斋直指》于医方发明甚高，惜乎于此未明。

女人反此背看之（男女脉形有异同），尺脉（位）第三同断（肾）病。

歌首二句，只言部位未论脉。女人反此背看云者，原其惑于男左肾右命门，女左命门右肾，故言反此。又断之曰尺脉第三同断病，则反此背看者，只论尺脉耳。男女有异同者，脉形尔。如男脉关上盛，女脉关下盛；男左大右小为顺，女右大左小为顺。男女脉位即无异同也，以十二经脉所行之终始，五脏之定位成形，则一也。唯茎户及胞门子户，精血之不同尔，安可言脉位，女人与男子反而背看乎？《脉诀》之误，因于肾与命门有男女之别，不知肾有两，其左为肾，右为命门。《难经》虽有左右之别，亦无男女左右之分，其实皆肾脏，非命门也。至《褚氏遗书》，则又以女人心肺自尺始，倒装五脏，则谬又甚焉。或曰：南政北政，三阴司天在泉，而尺寸亦或易位，褚氏之论或原此乎？曰：不然也。司天在泉，以天之六步为客脉也，故随南北政以分尺寸之不应耳。其地之六步为主脉，即随候以见而不移也。心肺在上，肝肾在下，脾脉在中，自三才分而为人，亘古今何尝异！无求子曰：所谓反者，男子尺脉常弱，今反盛；女子尺脉常盛，今反弱，故谓之反耳。李晞范因之。虽于反字义明，不同于众论，然反盛反弱，乃男女之病脉，今人式歌，方言部位，而遽以病脉牵解，似非本旨。特作歌者不善行文，故以反此背看传惑于世耳，今刊而改之如上。

心与小肠居左寸，肝胆同居左关定，肾居尺脉亦如然，用意调和审安静。肺与大肠居右寸，脾胃脉从关里认，命门还与肾脉同，用心仔细须寻趁。

此《脉诀》重分左右寸关尺部所出也。其曰命门还与肾脉同，以此句观之，命门即肾也。既知其非动脉，前何必以命门为脏而列部耶？《察病指南》以右手尺为命门，却又曰一名手心主包络，则又差，以命门为心主也。心为脏，小肠为腑，以腑配脏者，实以手少阴心经与手太阳小肠经，二经脉相接，故同一部。其余脏腑同部皆同。然脏腑之脉，实以浮沉之位别之。腑阳也，故因浮而见；脏阴也，故因沉而见。然以《难经》一脉十变推之，如云心急甚者肝邪干心，心微急者胆邪干小肠，是又以本脏之脉微甚别脏腑也。《察病指南》以七难六气循甲子旺脉分六腑者，非也。阳明脉浮大而短，安得为胃脉形也？浮大而短，阳明燥金脉也。

若诊他脉覆手看，要自看时仰手认（诊脉皆须仰手看，覆手反诊因不应）。

古人诊病，必仰病人手而诊。医者覆其手，以三部九候菽重之法取之。唯反其诊者不然。盖南北二政之岁，三阴司天在泉，尺寸或有不应者，反其诊则应矣。不应者，脉沉不应诊也。覆病人手诊之，则脉见也。沉者为浮，细者为大，舍此之外，无覆手之诊。

三部须教指下明。

《难经》曰：脉有尺寸，何谓也？然，尺寸者，脉之大要会也。从关至尺，是尺内，阴之所治也。从关至鱼际，是寸口内，阳之所治也。故分寸为尺，分尺为寸。故阴得尺中一寸，阳得寸内九分。尺寸终始，一寸九分，故曰尺寸也。蔡氏曰：手太阴之脉，自腕中横纹至鱼际，横纹得同身之一尺一寸，自腕中横纹前尽一尺为阴之位，自鱼际后一寸为阳之位。太阴动脉，前不及鱼际横纹一分，后不及腕中横纹九寸。故古人于寸内取九分，尺内取一寸，冥契阳九阴十自然之数。尺寸之间，谓之关。关者，阴阳之限也。索氏曰：诸家论脉部位，或曰尺寸，或曰寸关尺，或曰三寸为三部，或尺寸三部通论，其不同者何也？《素问》言脉之部位，止言尺寸，未言关也。至扁鹊《难经》，乃言有关部，在尺寸之交。盖扁鹊假设关位，而寓于尺寸之交，以为三部也，其实只有尺寸而已。逮仲景本论，及王叔和言脉之部位，或以尺寸通论某脏某腑受病者，是确言诸脏腑之脉只一之意也，乃合黄帝之说矣。或以三部分论某脏某腑受病者，是假言诸脏腑之脉各出之意也，乃合扁鹊之说矣。今究仲景、叔和既宗黄帝言只有尺寸，又从扁鹊三部之说，何哉？盖黄帝言尺寸者，约度之义；扁鹊言三部者，亦约度之义。仲景、叔和所以兼取并用，非疑而两存之也。《千金要方》载黄帝问曰：何谓三部脉也？岐伯曰：寸关尺也。今考黄帝书无此说，思邈假托耳。通真子曰：《素问·三部九候论》所述三部，言身之上中下部，非谓寸关尺也。

九候了然心里印。

《素问》曰：人有三部，部有九候，乃各于动脉现处候之，分九候。今《脉诀》所歌，以寸关尺三部，每三部内有浮中沉三候，浮以候腑，中以候胃气，沉以候脏，通一手三部为九候也。

大肠共（供）肺为传送。

《素问》曰：大肠者，传导之官，变化出焉。肺者，相傅之官，治节出焉。传送者，大肠之职，非与肺共也。大肠以肺为脏，供送应副而已。

心与小肠为受盛（小肠受盛与心应）。

《素问》曰：小肠者，受盛之官，化物出焉。小肠配心脏，与之相应，非心与小肠同受盛也。

脾胃相通五谷消。

《素问》曰：脾与胃以膜相连尔。胃受五谷，脾气磨而消之。

膀胱肾合为津庆（通精径）。

肾之所摄者精，胞之所藏者溺。精溺之泄，同为一径窦而出。若曰津庆，膀胱虽为津液之府，然五脏六腑皆有津液，非肾膀胱所专主也。

三焦无状（为腑）空有名，寄（分）在胸中（腹）膈相应。

此段皆以脏腑配合为歌，至三焦却不以命门为配，其以三焦附于尺诊欤？且心主与三焦为表里，心主脉历络三焦，手少阳脉遍属三焦，其治各有所。上焦如雾，中焦如沤，下焦如渎，各有法象，不偏在下，安可诊于尺也？且《难经》曰：上部法天，主胸以上至头之有疾，即上焦之部。中下部即中下焦，分诊甚明矣。《三因方》之好异也，云三焦有形如脂膜，附于两肾夹脊。若果如此，则《内经》《难经》言之矣，其经脉又何遍属历络之云乎？

肝胆同为津液腑（居），能（上）通眼目为清净。

《素问》曰：膀胱者，州都之官，津液藏焉。则津液腑，施于膀胱为当，以为肝胆则非。又，肝脏胆腑，今云同为腑，辞又害意。今改之"同为津液居"，乃言肝胆之津液耳。五脏各有液，肝之液泣，其候目。五腑皆有出入，唯胆无出入。其胆之精气则因肝之余气溢入于胆，故藏在肝短叶间，相并而居，内藏精汁三合，其汁清净。经曰：胆者清净之府。肝藏血，

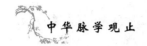

开窍于目，肝受血而能视，故上通眼。人年老目昏者，血衰肝叶薄，胆汁减也。

智者能调五脏和，自然察认诸家病。

《素问》曰：常以不病调病人。医不病，故为病人平息，以调之为法。陈氏曰：凡欲诊脉，先调自气息，压取病人息，以候其迟数、过与不及。所谓以我医彼，莫之敢违。

掌后高骨号为关，骨下关脉形宛然。以次推排名（分）尺泽（寸），三部还须仔细看。

尺泽者，手太阴之合穴，在肘中约纹上。其取一寸九分之法，上始鱼际太渊，下终尺泽一尺一寸，于尺取一寸，于寸取九分，为三部之位。通真子云：三部，寸口在上，关脉在中，尺泽在下。尺泽者，尺脉一寸之外，余脉所不出不见，如入深泽而穴，故曰尺泽。安可以穴名而言尺部？今改之。无求子于三部，每部以浮中沉及四旁，分为七候，先浮按消息之，次中按消息之，次重按消息之，次上竟消息之，次下竟消息之，次推指外消息之，次推指内消息之。此无求子合经中诸法以为定法也。凡诊平人之脉，常以平旦。凡诊病脉，则不以昼夜，王觋子亨法也。

关前为阳名寸口，关后为阴直下取。阳弦头痛定无疑，阴弦腹痛何方走。阳数即吐（为热）兼头痛（吐血），阴微即泻脐中吼。

《难经》曰：数则为热。《脉经》曰：阳数则吐血。

阳实应知面热风，阴微盗汗劳兼有。阳实大滑应舌强，阴数脾热并口臭（脐下热痛久）。

《脉经》云：尺脉数，恶寒，脐下热痛，尺主下部。今云：脾热口臭。脾在中州，非尺所系。

阳微浮弱定心寒，阴滑食注脾家咎（经脉不调候）。

《脉经》曰：尺脉滑，血气实，妇人经脉不利及尿血。食注脾咎，当诊于关上。

关前关后辨阴阳，察病根源应不朽。

此总结关前为阳名寸口以下之文也。《脉经·辨阴阳大法》云：关前为阳，关后为阴。阳数吐血，阴微下利。阳弦头痛，阴弦腹痛。阳微自汗，阴微自下。阳热口生疮，阴数加微必恶寒而烦躁不得眠。阳微不能呼，阴微不能吸。今《脉诀》所述，或遵或违何也？洁古曰：阳弦为脉浮而弦，阴弦为脉沉而弦。但言阴阳者，乃脉之浮沉也。经曰：浮为表，沉为里。非止寸口独浮尺独沉，尺寸俱有浮沉。今按：洁古论浮沉表里则是，而以论此段阴阳则非。盖《脉经》《脉诀》皆以关前阳关后阴启之，中论脉证，后又以关前关后辨阴阳结之，安可以浮沉论？

一息四至号平和，更加一至大无疴。

《素问》曰：人一呼脉再动，一吸脉再动，呼吸定息，脉五动，闰以太息，命曰平人。《难经》曰：脉来，一呼再至，不大不小，曰平。二经之言不同，何也？盖《难经》因论损至之脉而概举也，故于至脉，则云一呼再至曰平。不言一吸者，举一使反三隅也。及后再举，则兼呼吸。总论不大不小者，息数调匀也。然不若《内经》理备言详。其曰闰以太息者，闰在气盈朔虚之间，太息在呼吸之间，犹岁之闰，非一呼一吸之外再有呼吸也。太息者，呼吸定息在呼吸之间，脉因而又一动，以成五动之数，亦如呼出心与肺，吸入肾与肝，而脾受谷气于中，在呼出吸入之间也。

三迟二败冷危困，六数七极热生多。八脱九死十归墓，十一十二绝魂瘥。

三至为迟一二败（一息一至着床害），两息一至死非怪。

迟败，前已言矣，今重出，况下文两息一至正论损。损有四等，故改之以举其凡例。《难经·十四难》曰：何谓损？

一呼一至曰离经，二呼一至曰夺精，三呼一至曰死，四呼一至曰命绝。损脉从下上，自一呼一至，而至四呼一至也。然离经夺精，则必死矣。何待三呼四呼一至？故《脉诀》两息一至即言死。仲景曰：脉有四损三日死，平人四息，病人脉一至也；五损一日死，平人五息，病人脉一至也；六损一时死，平人六息，病人脉一至也。此仲景于四损之上，又增五损六损为一日一时死期。

迟冷数热古今同，《难经》越度分明载。

《难经》曰：数则为热，迟则为寒。越度者，秦越人之法度也。

热即（积）生风冷生（动）气，用心指下叮咛记。

热岂能生风？热积之多则风生。冷不能生气，冷积之多则动气。然冷热亦能动血而为病，不可专泥也。

春弦夏洪（钩）秋似毛，冬石依经分节气。

《素问》曰：春脉如弦，其气来软弱轻虚以滑，端直以长，故曰弦。夏脉如钩，其气来盛去衰，故曰钩。秋脉如浮，其气来轻虚以浮，来急去散。冬脉如营，其气来沉以抟，故曰营。《难经》曰：春弦，脉来厌厌聂聂，如循榆叶（当依《素问》作"脉来软弱，招招如揭长竿末梢"），曰平；益实而滑，如循长竿，曰病；急而劲益，强如新弓弦，曰死。夏钩，脉来累累如环，如循琅玕，曰平；来益数，如鸡举足，曰病；前曲后倨，如操带钩，曰死。秋毛，脉来蔼蔼，如车盖，按之益大（当依《素问》"厌厌聂聂，如落榆叶"），曰平；不上不下，如循鸡羽，曰病；按之消索，如风吹毛，曰死。冬石，脉来上大下锐，如雀之啄，曰平；啄啄连属，其中微曲，曰病；来如解索，去如弹石，曰死。今按：四时之脉，皆取法象，本乎《难经》。夏脉不当改作洪。

阿阿缓若春杨柳，此是脾家居四季。

四时之末，土旺十八日，此脾土之本位。然而四时之候，四脏之脉，皆以脾土胃气为本。《难经》曰：脾者中州，其平和不可得见，衰乃见尔。来如雀之啄，如水之漏下，是脾家之衰见也。《脉经》曰：六月，季夏，建未，坤之间，土之位，脾旺之时，其脉来阿阿而缓，名曰平脉。今《脉诀》增春杨柳以为法象。蔡氏曰：凡脉不大不细，不长不短，不浮不沉，不滑不涩，应手中和，意思欣欣，难以名状者，为胃气，亦可谓善于形容者矣。

今按：《难经》所言，四时之平脉者，有胃气之脉也。病脉者，四时脉多而胃气少者也。死脉者，但有四时脉，而无胃气者也。如此，则胃气之脉，随四时而寓于当时之脉之中，为平脉也。不可得而见，亦不可得而形容。其曰阿阿而缓者，专以四季十八日中所诊而见者言之耳。

在意专心察细微，《灵枢》晓解通玄记。浮芤滑实弦紧洪，七表（阳脉）还应是本宗。微沉缓涩迟并伏，濡弱相兼八里（阴脉）同。

脉不可以表里定名也，唯浮沉二脉，可以表里论。黄、岐、越人、仲景、叔和皆不言表里，《脉经》王氏所作，无七表八里九道之名。今《脉诀》窃托叔和之名，其论脉却悖于《脉经》。自六朝以来，以七表八里九道为世大惑，未有言其非者。王裳著《阐微论》，谓《脉诀》论表不及里，于脉之形状大有发明，至于表里则不言其非，尚拘拘增数、长二脉为九表，加短、细二脉为十里，以九与十为阴阳数之极。呜呼！脉之变化，固从阴阳生，然安可以名数拘之哉！从来之论脉，有以浮沉长短滑涩为三阴三阳者，有以大小滑涩浮沉可以指别者，有以大浮数动滑为阳、沉涩弱弦微为阴者，有以按尺寸、观浮沉滑涩而知病所生以治者，是皆以阴阳对举而互见也，未尝云七表八里九道也。但七表八里九道，果可以尽脉之数乎？《内经》曰鼓、曰搏、曰喘、曰横、曰急、曰躁，仲景曰傈卑荣章纲损、曰纵横逆顺，岂七表八里九道之能尽也？然其名虽异，实不出乎阴阳。故脉当以阴阳察形，不当以表里定名。《内经》曰：脉合阴阳。又曰：善诊者，察色按脉，先别阴阳。诸脉因浮而见者，皆云表，不拘于七表；诸脉因沉而见者，皆曰里，不拘于八里。沉而滑亦曰里，浮而涩亦曰表，详辨在众脉条下。

血荣气卫定息数，一万三千五百通。

《素问》曰：营者，水谷之精气也，和调于五脏，洒陈于六腑，乃能入于脉也。故循脉上下，贯五脏，络六腑也。卫者，水谷之悍气，其气慓疾滑利，不能入于脉也，故循皮肤之中，分肉之间（谓脉外），熏于肓膜，散于胸腹。《灵枢》曰：人受气于谷，谷入于胃，以传与肺，五脏六腑皆以受气。其清者为荣，浊者为卫。荣行脉中，卫行脉外，营周不休，五十而大会。又曰：谷气津液已行，荣卫大通，乃化糟粕，以次传下。又曰：谷始入于胃，其精微者，先出于胃之两焦，以溉五脏，别出两行荣卫之道。其大气之抟而不行者，积于胸中，命曰气海，出于肺，循喉咽，故呼则出，吸则入。又曰：其浮气之不循经者为卫气，其精气之行于经者为荣气。又曰：五谷入于胃也，其糟粕、津液、宗气分为三队。故宗气积于胸中，出于喉咙，以贯心肺而行呼吸焉；营气者，泌其津液，注之于脉，化以为血，以荣四末，内注五脏六腑，以应刻数焉；卫气者，出其悍气之慓疾，而先行于四末分肉皮肤之间，而不休者也。荣气卫气，皆津液之所行。又曰：荣卫者，精气也；血者，神气也。故血之与气，异名而同类焉。又曰：荣出中焦，卫出上焦。又曰：上焦开发，宣五谷味，熏肤、充身、泽毛，若雾露之溉，是谓气。中焦受气取汁，变化而赤，是谓血。又曰：经脉者，所以行血气而营阴阳，濡筋骨，利关节者也。卫气者，所以温分肉，充皮肤，肥腠理，司开阖者也。《灵枢》曰：人经脉周身十六丈二尺，漏水下百刻分昼夜。人一呼，脉再动，气行三寸。一吸，脉亦再动，气行三寸。呼吸定息，气行六寸。十息，气行六尺。二百七十息，气行十六丈二尺，一周于身，下水二刻。二千七百息，气行十周于身，下水二十刻。一万三千五百息，则气五十周，水下百刻。故五十营者，备得天地之寿矣，凡行八百一十丈也。又曰：卫气之行，一日一夜，五十周于身。昼行于阳二十五周，夜行于阴二十五周，周于五脏。是故平旦阴尽，阳气出于目。目张则气上行于头，循项，下足太阳，循背，下至小指之端。其散者，别于目锐眦，下手太阳，下至手小指之间外侧。其散者别于目锐眦，下足少阳，注小指次指之间，以上循手少阳之分侧，下至手小指之间。别者以上至耳前，合于颔脉，注足阳明，以下行至足跗上，入五指之间。其散者从耳下，下手阳明，入大指之间，入掌中。其至于足也，入足心，出内踝，下行阴分，复合于目，故为一周。是故日行一舍，人气行身一周，与十分身之八。其始入于阴，常从足少阴注于肾，肾注于心，心注于肺，肺注于肝，肝注于脾，脾复注于肾为周。是故夜行一舍，人气行于阴脏一周，与十分脏之八。亦如阳行之二十五周，而复会于目（详见《灵枢·卫气行七十六》）。此五十周卫气之行也，昼行阳二十五度，夜行阴二十五度，五十周而后大会于平旦者，荣卫息数同也。其始从中焦注手太阴阳明，阳明注足阳明太阴，太阴注手少阴太阳，太阳注足太阳少阴，少阴注手心主少阳，少阳注足少阳厥阴，厥阴复还注手太阴。此经脉行度终始也，与卫气之行则各异。《三因方》云：血为脉，气为息。一呼一吸一定息，脉行六寸，二百七十息，行尽十六丈二尺者，血之脉也。气之息迟于脉，八息，三分三厘三毫，方行一寸。一万三千五百息，方行尽十六丈二尺。

今按：经云气积于胃，以通荣卫，各行其道，宗气流于海，下者注气街，上者走息道。如此，则荣卫各道。如上文《灵枢》所言，荣者，水谷之精气，出于中焦，变化为赤，入于脉，与息数呼吸应。卫者，水谷之悍气，出于上焦，行于脉外，温分肉，充皮肤，司开阖，不与脉同行，不与荣同道，不与息数同应。荣卫也，其异如此。然而行于身也，昼夜五十周，则荣与卫一也。《三因》以血为脉，指荣言；以气为息，指卫言。而谓荣血之脉昼夜五十周，卫气之息昼夜一周，不知何据，而与古经如此其异也。又按：《难经》曰：荣气之行，常与卫气相随上下，卫由息而动。巢元方谓气行则血行，气住则血住，皆疑其传误。王冰谓刺络通营卫，不当兼言卫在络之间也。

（《灵枢·卫气行》篇云：卫气之行，昼行阳，则目张而寤；夜行阴，则目瞑而寐。谨按：此节言平旦阳气之出目，而下行于手足三阳也，皆一时分道并注，非有先后次第也。此经篇末言水下一刻，人气在太阳；水下二刻，人气在少阳；水下三刻，人气在阳明；水下四刻，人气在阴分者，则是先下太阳究竟，然后下少阳，俟少阳究竟，然后下阳明，俟阳明究竟，方上行阴分，大与此节矛盾，并衍文也。又按：此节言阳气流行之周数，及下文言漏水所下之刻数，合而推之，其为衍文明矣。何以言之？夫昼日漏水之下，凡五十刻。昼日阳气之行，凡二十五周。以昼日漏水之刻数，配于昼日阳气之周数，则阳气一周配漏水二刻也。又以漏水之二刻，配于阳气之一周，则阳气之从平旦出目，而分道并注下于手足三阳也，盖配水下一刻焉。其从足心之出内踝，上行阴分，而复合于目，亦配水下一刻，是为一周也。如此则水下一刻，人气当在三阳；水下二刻，人气当在阴分，而行一周于身也；水下三刻，人气又当在三阳；水下四刻，人气又当在阴分，而行一周于身也。如此周流三阳与阴分，至水下五十刻，则得二十五周于身，而与篇首昼日行阳之数相合。今此篇末，水下一刻，人气在太阳，二刻在少阳，三刻在阳明，四刻在阴分之说，则是漏水下四刻，配人气行一周于身；水下八刻，配人气行二周于身；水下五十刻，配人气行一十二周半于身，与篇首昼日行于阳二十五周之说不合，岂经之本旨耶？荣气之行，自手太阴始，至足厥阴终，为一周于身也。详其一周于身，外至身体四肢，内至五脏六腑，无不周遍，故其五十周，无阴阳昼夜之殊。卫气之行则不然，昼但周阳，于身体四肢之外，不入五脏六腑之内，夜但周阴，于五脏六腑之内，不出身体四肢之外。故必五十周，至平旦，方与荣大会于肺手太阴也。）

五脏歌（心肝脾肺肾）

心脏歌一

心脏身之精（君），小肠为弟兄（受盛）。

心者，君主之官，一身之主宰也。经曰：主明则下安。曰身之精，不见心为尊矣。精有两义：有与生俱来之精。经曰：两神相搏，合而成形，常先身生，是谓精，非心之专主也；有五脏六腑之精。经曰：肾受而藏之，肾为精之处，非心之所主也。心脏、小肠腑，大言阴与阳，小言夫与妇，不可以兄弟言。小肠为受盛之官。

象离随夏旺，属火向南生（明）。任物无纤巨，多谋最有灵。内行于血海，外应舌将荣。

冲脉为十二经之海。《灵枢》曰：血海者，冲脉也。又，手太阳少阴二经为表里，心主血，上为乳汁，下为月水。经曰：二阳之病发心脾，女子不月。心歌云内行血海。以此，李

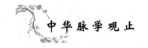

晞范以肝为血海而牵合之，非也。

七孔多聪慧，三毛上智英。反时忧不解，顺候脉洪惊（平）。

洪脉见于夏，为顺候平脉，何惊之有？

液汗通皮润，声言爽气清。伏梁秋得积，如臂在脐萦。

心之积，名伏梁，出《难经》。若《素问·腹中论》所载，伏梁乃风根也，非心积也。

顺视鸡冠色，凶看瘀血凝。诊时须审委，细察要叮咛。实梦忧惊怪，虚翻烟火明。

《灵枢》曰：正邪从外袭内，而未有定舍。与荣卫俱行，而与魂魄飞扬，使人卧不安而喜梦（周本、明嘉靖本作"喜梦云云"）。

秤之十二两，小大与常平。

心脏歌二

三部俱数心家热，舌上生疮唇破裂。狂言满目见鬼神，饮水百杯终不歇。

心脏歌三

心脉芤阳气作声（时失血荣），或时血痢（尿血）吐交横。溢关骨痛心烦躁，更兼头面赤辟辟。

池氏曰：溢关者，阴气上至于关，而未溢于关前阳部。肾之阴水欲胜心火，火不受邪，水火交争而两伤。肾伤则骨痛，心伤则烦躁，以致气上攻而头面赤。

大实由来面赤风，燥痛面色与心同。微寒虚惕心寒热，急则肠中痛不通。实大相兼并有滑，舌强心惊语话难。单滑心热别无病，涩无心力不多言。沉紧心中逆冷痛，弦时心急又心悬。

肝脏歌一

肝脏应春阳，连枝胆共房。色青形象木，位列在东方。含血荣于目，牵筋运爪将。逆时生恚怒，顺候脉弦长。泣下为之液，声呼是本乡。味酸宜所纳，麻谷应随粮。实梦山林树，虚看细草芒。积日肥气得，杯覆胁隅旁。翠羽身将吉，颜同枯草殃。四斤余四两，七叶两分行。

肝脏歌二

三部俱弦肝有余，目中疼痛苦痃虚。怒气满胸常欲叫，翳矇瞳子泪如珠。

肝脏歌三

肝软并弦本没邪，紧因筋急有些些。细看浮大更兼实，赤痛昏昏似物遮。溢关过寸口相应，目眩头重与筋疼。芤时眼暗或吐血，四肢瘫痪不能行。涩则缘虚血散之，肋胀胁满自应知。滑因肝热连头目，紧实弦沉痃癖基。微弱浮散气作难，目暗生花不耐看。甚浮筋弱身无力，遇此还须四体瘫。

脾脏歌一

脾脏象中坤，安和对胃门。旺时随四季，自与土为根。磨谷能消食，荣身性本温。应唇通口气，连肉润肌敦。形扁（广）才（长）三五（寸五），膏凝散半斤。

《难经》曰：脾广三寸长五寸。《脉诀》止言扁三寸，失长五寸之文。今合广长，著三五之数。

顺时脉缓慢，失则气连吞。

《素问》曰：五气所病脾为吞。又曰：刺中脾，十日死，其动如吞。李晞范曰：连吞者，所以形容紧数之脉状。乖于《内经》，失《脉诀》意。

实梦歌欢乐，虚争饮食分。湿多成五泄，肠走（响）若雷奔。痞气冬为积，皮黄四体昏。二斤十四两，三斗五升存。

脾脏歌二

三部俱缓脾家热，口臭胃翻长呕逆。齿肿龈宣注气缠，寒热时时少心力。

脾脏歌三

脾脉实并浮，消中脾胃亏。口干饶饮水，多食亦肌虚（肌亦作饥）。单滑脾家热，口臭气多粗。涩则非多食，食不作肌肤。微浮伤客热，来去乍微疏。有紧脾家痛，仍兼筋急拘。欲吐即不吐，冲冲未得苏。若弦肝气盛，妨食被机谋。大实心中痛，如邪勿带符。溢关涎出口，风中见羁孤。

肺脏歌一

肺脏最居先，大肠通道宣。兑为八卦地（说），金属（次）五行牵（传）。皮与毛通应，魂将魄共连。鼻闻香臭辨，壅塞气相煎。语过多成嗽，疮浮酒灌穿。猪膏凝者吉，枯骨命难存。本积息贲患，乘春右胁边。顺时浮涩短，反即大洪弦。实梦兵戈竞，虚行涉（梦）水（野）田。三斤三两重，六叶散分悬。

《灵枢》曰：厥气客于大肠，则梦田野。今按：《脉诀》以水田为肺虚之梦，非也。大肠虚，为厥气所客，则梦田野。腑虚致脏虚，或可连称，若曰水田，则肾梦也。

肺脏歌二

三部俱浮肺藏风，鼻中多水唾稠脓。壮热恶寒皮肤痛，颡干双目泪酸疼。

肺脏歌三

肺脉浮兼实，咽门燥又伤。大便难且涩，鼻内乏馨香。实大相兼滑，毛焦涕唾黏。更知咽有燥，秋盛夏宜砭。沉紧相兼滑，仍闻咳嗽声。微浮兼有散，肺脉本家形。溢出胸中满，气泄大肠鸣。弦冷肠中结，苊暴痛无成（为失血荣）。沉细仍兼滑，应知是骨蒸。皮毛皆总涩，寒热两相承。

暴痛无成，是不痛也，洁古解得之。解作痛者又非，改为失血为当。

肾脏歌一

肾脏对分之，膀胱共合宜。旺冬身（行）属水，位北定无欺。两耳通为窍，三焦附在斯（二阴窍附斯）。

三焦非肾所附说见前篇。肾开窍于二阴，与两耳皆为肾窍。

味咸归藋豆，精志自相随。沉滑当时本（脉），浮摊（缓）厄在脾。色同乌羽吉，形似炭煤危。冷积多成唾，焦燥水易亏。奔豚脐下积，究竟骨将痿。实梦腰难（脊）解，虚行溺水湄。

曰难解，是不解也。

一斤余一两，胁下（腰脊）对相垂（依）。

《难经》曰：肾形如豇豆，相并而曲，附于脊膂，外与脐相对。胁下，肝之部位，非肾位，亦不垂。

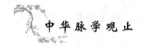

肾脏歌二

三部俱迟肾脏寒，皮肤燥涩发毛干。忽梦鬼神时入水，觉来情思归无欢。

肾脏歌三

肾散腰间气，尿多更滑精。软为膝胫痛，阴汗岂无凭。实滑小便涩，淋痛涩驿驿。脉涩精频漏，恍惚梦魂多。小肠疝气逐，梦里涉江河。实大膀胱热，小便难不通。滑弦腰脚痛，沉紧病还同。单（平）匀无病愈，浮紧耳应聋。

左右手分诊五脏四时脉歌

左右须候四时脉，四十五动为一息（日三气毕）。

《难经》曰：脉不满五十动一止，一脏无气。《脉诀生死歌》云：五十不止身无病，数内有止皆知病。正本《难经》。今此乃曰四十五动为一息，及六部脉歌皆以四十五动为准，乖于《内经》，谬于名数。今于后六歌，皆当改作五十动为是。且一息者，一呼一吸也。四十五动，非止一息也。若以息为止息，则《脉经》所谓五十动不止者，五脏六腑皆受气，即无病。五十动一止五岁死，五动一止五日死，四十五动，除去五动，而不及五十，不知何意。今详此句，想因四时脉而言，或本于《内经》。冬至夏至各四十五日，为阴阳上下之期，一时六气九十日，三气得四十五日，今改为四十五日，以合《内经》。李晞范《脉髓》，作四十五动图说，亦巧而未敢信。通真子、洁古诸解穿凿，皆非。盖脉之流行，如环无端，无一息之停，未尝以五十动一止为限。但止即为病，依数而止，期以岁死；不依数而止，则为结促代三病脉矣。

指下弦（浮）急洪紧（数）时，便是有风兼热极。忽然

匿匿慢沉细，冷疾缠身无他事（兼患气）。贼脉频来问五行，
屋漏雀啄终不治。

左手寸口心脉歌

左手头指火（木）之子，四十五动（五十动脉）无他事。

左手者，病人之手。头指者，医者按脉初下第一部之指，
下准此。心火为木之子。

三十一动忽然沉，顿饭忽来还复此。春中候得夏须忧，
夏若得之秋绝体。秋脉如斯又准前，冬若候之春必死。

脉沉顿饭之久然后来，乃绝止之脉，见于三十一动之间，
三十动一止，应在三年死。今云在三月一时之后，是以月为年
也，此下六歌之非皆然，当以在后生死候歌为正。

左手关部肝脉歌

左手中指木相连，脉候还须来一息（足五十）。二十六动
沉却来，肝脏有风兼热极（克在二年为死日）。

曰沉却来，即是止脉，不可为风热之诊，此歌盖传误。
大抵止脉皆不吉之兆，诸家穿凿以求符合，皆非。今直据诊生
死候歌断之，二十动一止，二岁死，下仿此，不再论。

三十九动涩匿匿，木脏及筋终绝塞。一十九动便沉沉，
肝绝未曾人救得。

左手尺部肾脉歌

左手肾脉指第三，四十五动（五十动足）无疾咎。指下急
急动弦（数）时，便是热风之脉候。忽然来往慢慢极，肾脏败
时须且救。此病多从冷变来，疗之开破千金口。二十五动沉却
来，肾绝医人无好手。努力黄泉在眼前，纵在也应终不久。

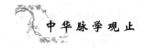

右手寸口肺脉歌

右手头指肺相连，四十五动（五十动足）无忧虑。极急明知是中风，更看二十余七度。忽然指下来往慢，肺冷莫言无大故。一朝肺绝脉沉沉，染病卧床思此语。十二动而又不来，咳嗽唾脓兼难补。发直如麻只片时（毛折皮枯喘不休），扁鹊也应难救护。

发直如麻，小肠绝也，改作毛折皮枯，以合《难经》手太阴脉绝之证。仲景云：若汗发润，喘不休者，肺先绝。

右手关上脾脉歌

右手第二指连脾，四十五动（五十动足）无诸疑。急动名为脾热极，食不能消定若斯。欲知病患多为冷，指下寻之慢极迟。吐逆不定经旬日，胃气冲心得几时。

右手尺部命门（肾）脉歌

右手命（肾）脉三指下，五十动足不须怕。一十九动默然沉，有死无生命绝也。指下急急动如弦，肾脏有风犹且治。七动沉沉更不来，努力今朝应是死。

七　表

〔一〕浮者，阳也。指下寻（按）之不足，举之有余，再再寻之如太过（脉在肉上行）曰浮。主咳嗽气促，冷汗自出，背膊劳倦，夜卧不安。

《脉诀》曰：如太过曰浮，既曰举之有余矣，如何而太过？曰太过，则浮洪、浮紧、浮弦之脉如何诊之？《脉经》并无如太过之文。又，寻与按不同。按者，重手于肌肉筋骨部也。寻则或上或下，或左或右，随脉部以寻之。浮脉按之不足，非寻之不足也。

按之不足举之余，再再寻之指下浮。脏中积冷荣中热，欲得生精用补虚。

寸浮中风头热痛，关浮腹胀胃虚空。尺部见之风入肺，大肠干涩故难通。

〔二〕芤者，阳也。指下寻之，两头即有，中间全无（举之，浮大而软。按之，两边实，中间虚。）曰芤。主淋沥，气入小肠（主失血）。

芤，草名，其叶类葱，中心虚空。故以指按芤草叶，喻失血之脉。芤之名不见于《内经》。又曰：安卧脉盛，谓之脱血。至仲景《伤寒论》曰：脉弦而大，弦则为减，大则为芤，减则为寒，芤则为虚，虚寒相搏，此名为革。亦未尝以芤为定名，但附见于革。至王叔和始立芤脉，《脉经》曰：芤脉，其象两边似有，中间全无。今《脉诀》乃曰两头则有，中间全无，则误矣。夫尺脉上不至关为阴绝，寸口下不至关为阳绝。若两头似有，中间全无，则是阴阳绝脉也，安得为芤脉乎？经曰荣行脉中，是血在脉中行。脉以血为形，血盛则脉盛，血虚则脉虚。故芤脉中空者，血之脱也。芤脉，先举指时浮大而软，因按而中空。今《脉诀》首言指下寻之，非也。仲景曰：脉浮而紧，按之反芤，其人本虚，若浮而数，按之不芤，此人本不虚。是皆于按上以见芤脉，寻者在浮举沉按之间耳。下仿此。

指下寻之中且虚，邪风透入小肠居。患时淋沥（尿血）兼疼痛，大作汤丸必自除。

诸家论芤皆为失血之诊，今曰邪风入小肠而淋沥，非其证也，盖是尿血之证矣。

寸芤积血在胸中，关内逢芤肠里痈。尺部见之虚在肾，小便遗沥血凝脓。

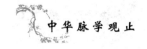

〔三〕滑者，阳也。指下寻之，三关如珠动，按之即伏，不进不退（往来前却，流利辗转，替替然与数珠相似，应指圆滑，又曰漉漉如欲脱。）曰滑。主肢体困弊，脚手酸痛，小便赤涩。

《脉经》曰：轻手得之为浮滑，重手得之为沉滑，其象往来流利，应指圆滑，若珠之隐指。今《脉诀》曰按之即伏，不进不退，则是有浮滑而无沉滑也。经曰一阴一阳者，谓脉来沉而滑也，是沉中亦有滑也，故王裳言《脉诀》论表不及里也。且脉有独见于一部者，有通三部见者，今曰三关如珠动，非也。按之即伏，不进不退，则是脉不往来而定，岂所谓滑乎！今取《脉经》所载，而去其浮中而有力之语，盖此语只言浮滑，亦一偏之言。夫血多则脉滑，滑之本体也。若气血和顺，其动不涩、不急、不缓，和滑之脉为不病，妇人为妊子。今若曰滑为阳、为病热、为实，则此滑字，当带数及小实言之。大抵此《脉诀》言脉之形状，往往未当。今据经改正之。而脉下所主之证，多与本脉不类，改之则不胜改，姑置之可也。

滑脉如珠动曰阳，腰中生气透前肠。胫酸只为生寒热，大泻三焦必得康。滑脉寸居多呕逆，关滑胃寒（热）不下食。尺部见之脐似冰（热下焦），饮水下焦声沥沥（月信不通尿血涩）。

前牌脏歌云单滑脾家热，今云胃寒不下食，何也？《脉经》曰：关滑，胃中有热。又云：中实逆滑为热实，故不欲食，食即吐逆，可明为热。池氏谬言肝木克脾土，致寒弦为肝脉，滑岂肝脉乎！《脉经》曰：尺滑下利少气。《脉赋解义》云：男子尺滑，主膀胱冷气，小腹急胀，便溲利数。又云：尺滑，主胞络极冷、月经不调。直以滑脉为阴，主冷，不当。不若《脉经》所谓尺滑，血气实，妇人经脉不利，男子尿血为得。今《脉诀》云脐似冰，则滑为阴证。又曰饮水，则滑为阳热。又曰沥沥作声，则滑为停水之证。既言冷又言热，不知何谓，今正之。

〔四〕实者，阳也。指下寻之不绝，举之有余（浮中沉三候皆有力）曰实。主伏阳在内，脾虚不食，肢体劳倦。

柳氏曰：实者，气结不通，欠疏快意。上部实，则气壅；下部实，则气胀；中部实，中脘不快。《素问》曰：气来实强，是谓太过，病在外；气来虚微，是谓不及，病在内。此表里虚实之诊也。今脉实而曰脾虚，未敢信。

实脉寻之举（浮沉皆）有余，伏阳蒸内致脾虚。食少只缘生胃壅，温和汤药乃痊除。

举有余，止言浮实，故改之。

实脉关前胸热甚，当关切痛中焦凭。尺部如绳应指来（当为下痢疼），腹胀小便都（淋）不禁（忍）。

如绳，非实脉之比，乃紧脉也。故改之。《脉经》曰：尺实，小腹痛，小便不禁。又云：小便难，少腹牢痛。盖气来实强者，太过之脉，与淋沥相应。若云小便不禁，则膀胱不固，水泉不止，为下焦剧寒之证矣。《脉经》用当归汤加大黄，盖因热而用也。小便不禁，必传写之误，后云小便难者是也。洁古于此，一用姜附，一用承气，为两可之辞，将以为寒乎？以为热乎？

〔五〕弦者，阳也。指下寻之不足，举之有余，状若筝弦，时时带数（端直以长，如弦隐指）曰弦。主劳风乏力，盗汗多出，手足酸疼，皮毛枯槁。

指下左右皆无，从前中后直过，挺然于指下，曰弦。此血气收敛不舒之候。《脉诀》以弦为阳，《伤寒论》以弦为阴，《脉赋解义》亦云：弦滑虽属七表，皆主于阴。《活人书》云：若弦而洪数者为阳，弦疾而沉且微细者为阴，主拘急。以愚观之，经曰阴中之阳，肝也，当为半阴半阳之脉。《脉诀》曰指下寻之不足，举之有余，则是有浮弦而无沉弦也。经曰脉沉而弦者，主悬饮内痛，是沉中亦有弦。又曰时时带数，则是弦数二脉相兼，非单弦脉也。《素问》曰：气来软弱，轻虚以滑，端直以长，曰弦。今不取轻虚以滑，恐有弦数弦迟兼他脉之诊，故止以弦本状，端直以长为弦。然，有弦而细，有弦而粗，看在何部。弦而软其病轻，弦而硬其病重。大率弦脉急强，血气不和之所生也。又有偏弦双弦之诊。

弦脉为阳（端直以长）状若弦，四肢更被气相煎。三度解（温）劳风始退，常须固济下丹田。

弦浮数大四者皆劳也。大者易治，脉气未衰，可敛而正也。弦者难治，血气已耗而难补。双弦则贼邪侵脾，尤为难治，加数则殆矣。《内经》曰劳者温之，不可用解。

寸部脉紧一条弦，胸中急痛状绳牵。关中有弦寒在胃，下焦停水满丹田。（寸弦头痛胸中痛，左关痃癖痛挛拘。右关有饮寒留胃，尺弦腹痛腰脚拘。）

既歌弦脉，又言脉紧，非也。此歌脉证未是未尽，今改作。《脉经》曰：寸弦，心下愊愊，微头痛，心下有水气。一云胸中拘急，关弦胃寒，心下厥逆。一云心下拘急，此胃气虚故尔。尺弦，小便痛，小腹及脚中拘急。一云脐下拘急。

〔六〕紧者，阳也。指下寻之，三关通度，按之有余，举指甚数，状如洪弦，（来往有力，左右弹人手，既如转索，又如切绳。）曰紧。主风气，伏阳上冲，化为狂病。

《内经》《难经》未言紧也。《内经》曰急不曰紧，曰来而左右弹人手，有紧脉之状，未有紧脉之名。至仲景，曰：紧者，如转索无常。又曰：紧脉从何而来，假令亡汗若吐，以肺里寒；假令咳者，坐饮冷水；假令下利，以胃中虚冷，皆因寒而脉紧。故脉急为寒，诸紧为寒至。王叔和《脉经》则又增如切绳状。故愚合三书所论以形容之。左右弹人手者，紧脉来之状，左右弹人手也。转索无常者，索之转动，不常在一处，或紧转在左，或紧转在右，此举指而得紧脉之状也。切绳状者，绳以两股三股纠合为徽缠，又以物切之，其辗转之紧，得之于按指而见，以指按脉，犹如切绳。合此三者论之。方备。《脉经》曰：重手得之为沉紧，轻手得之为浮紧。故咳嗽之脉沉紧则死，中恶之脉浮紧则死。今《脉诀》曰状若洪弦，此误也。紧为寒为痛，弦为寒为饮，洪为气为热，主疾既殊，治之亦异，一概言之，为害甚矣。且弦小于紧，数大于弦，洪则不然，举按盛大，非与二脉同也。又紧而迟为寒，紧而数为热。若曰按有余，举甚数，则又类实脉。若紧迟紧细，又何以诊？又总曰三关，不曰三部，又昧于尺寸之名，今悉改之。论此紧脉者，或曰在筋肉之间通度，或曰按之实数，是有三部之通紧，而无各部之独紧。有按之紧，而无浮之紧，皆一偏之辞。仲景曰：脉至如转索者。其日死。为其紧急不软，无胃气也。转索一也，有死生之分，宜详辨之。

紧脉三关数又弦，上来风是正根元。忽然强语人惊怕，不遇良医不得瘥。

前言状若洪弦，今曰数又弦，是见之不明，而频移其说以迁就也。前云主风气伏阳，化为狂，今去伏阳独言风。仲景及《脉经》皆曰诸紧为寒，非可以为风狂伏阳之诊。《难经》曰：重阳者狂。岂紧脉为重阳乎？重阳者，谓阳部更有洪大滑长数等脉见耳。《内经》曰：阴不胜其阳，则脉流薄疾，并乃狂。薄疾者，极虚而急数。并谓盛实，亦非紧脉也。

紧脉关前头里痛，到关切痛无能动。隐指寥寥（转索无常）入尺来，缴结（疼痛）绕脐长手捧。

脉紧如转索，非隐指寥寥之状。缴结非痛之状，今改之。李氏曰：阳脉至阴部，自然隐伏指下，寥寥入来，若在寸部，则不寥寥。以愚观之，脉随病而见，不随部而改。小腹痛，必寒气固结，攻击于下焦，所以脉紧。安有因在尺部，而脉变形乎？

〔七〕洪者，阳也。指下寻之极大，举之有余（极大在指下，来大去长而满指）曰洪。主头痛，四肢洪热，大肠不通，燥热，粪结，口干，遍身疼痛。

指下寻之极大，举之有余，是浮沉皆大之象，有类实脉矣。《脉经》曰极大在指下，不言举按，可以见洪之本状。诊者自当随其见于浮沉以参求尔。极大在指下者，指下前后左右四旁，脉来皆盛大满指，是言本体之形大也。来大去长，言其来去之形大也。

洪脉根元本是阳，遇其季夏（夏月）自然昌。若逢秋季（月）及冬季（月），发汗通肠始得凉。

仲景曰：立夏得洪大脉，是其本位，为应时之脉。今曰季夏，池氏迁就以为季夏心火渐退，得脾土偃之，其热病自退。若然，则秋冬只在九月十二月得洪脉，方可发汗通肠乎？今季字皆改为月字。

洪脉关前热在胸，当关翻胃几千重（热来冲）。更向尺中还若是，小便赤涩脚酸疼。

八　里

〔一〕微者，阴也。指下寻之极微，再再寻之，若有若无（欲绝非绝，又曰按之如欲尽）曰微。主败血不止，面色无光。

若有若无，欲绝非绝，所以形容微之不可见。按之如欲尽，谓必轻手诊则可见，重手按则欲尽而无也。微与濡弱相类，极软而浮细曰濡，极软而沉细曰弱。极细而软，无浮沉之别者，微脉也。微与涩细何以分？细而又短于微，来往蹇滞曰涩。细而稍大常有曰细。细而稍长似有似无曰微，合五脉相类

者详分之，则微脉可知矣。阳微恶寒，阴弱发热。微浮虽甚不
成病，不可劳。《脉经》曰：脉者，气血之候。气血既微，则
脉亦微矣。沉微则补阴，浮微则补阳。调补之道，以此为准。
凡得是脉，必羸弱气虚为宜，故风劳气虚之病，多得是脉。柳
氏曰：脉分四时，春夏发生长旺，畏见此脉，秋冬见尚庶几。
又曰：人禀气以生。若微脉太过，阳亏气乏，何足以生？

　　指下寻之有若无，漩之败血小肠虚。崩中日久为白带，
漏下时多骨肉枯。微脉关前气上侵，当关郁结气排心。尺下见
之脐下积，身寒饮水即呻吟。

　　微在尺，为阴盛阳虚，故为身寒，不可饮水。若饮水，
则两寒相搏，痛而呻吟也。通真子曰多声，池氏曰身寒饮水，
李氏曰好饮冷水，皆非也。

　　〔二〕沉者，阴也。指下寻之似有，举之全无，缓度三
关，状如烂绵（举之不足，按之有余，重按乃得，在肌肉之
下）曰沉。主气胀两胁，手足时冷。

　　轻指于皮肤间不可得，徐按至肌肉中部间应指，又按至
筋骨下部乃有力，此沉脉也。沉与浮相反，与伏相近。沉脉，
重按乃得于筋骨下部。若伏脉，则虽重按至筋骨下部亦不见，
必用指推开筋方可见脉。《难经》曰：伏者，脉行筋下也。《内
经》曰：推而内之，推而外之。皆是用指推筋脉以求之，非
一定其指于病人臂上，俟其脉之自见也。此持脉口诀也。《脉
经》曰：沉者，阴脉之始也。其象，按之至筋骨得之者是也。
其体沉潜，深居诸脉之下，有地之气焉。凡诸脉即沉而见，则
知其在阴而里受之。今《脉诀》曰按之似有，状如烂绵，曰
沉，如此，则沉弱、沉微、沉细之脉，又当何如而诊之？甚失
《脉经》之意矣！经曰：关以后者，阴之动也。脉当见一寸而
沉。过者，法曰太过。减者，法曰不及。岂有按之似有、状若
烂绵之不及也！

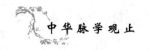

按之似（即）有举还无，气满三焦脏腑虚。冷气不调三部壅，通肠健胃始能除。

按之似有是沉微脉，非独沉也。今改云按之即有。沉为阴，通肠宜温药利之。

寸脉沉兮胸有痰，当关气短（痞）痛难堪。

气短者，气不能相续，似喘而实非。气上冲，似呻吟而无痛，乃气急而短促也。今曰痛难堪，则非气短。《脉经》曰：关沉，心下有冷气，苦满吞酸，则痛者气痞不通而痛也。

若在尺中腰脚重，小便稠数色如泔。

〔三〕缓者，阴也。指下寻之，往来迟缓。小于迟脉（去来亦迟，小驶于迟。又曰阳脉浮大而濡，阴脉浮大而濡，阴脉与阳脉同等。）曰缓。主四肢烦闷，气促不安。

缓者二义：去来亦迟，小驶于迟，每居中部或下部间，柔软而慢，但小于沉脉，兼之缓软，此有邪之诊，为不及之缓。阴阳气和，阳寸阴尺，上下同等，同浮大而软，无有偏胜，此无邪之诊，为阴阳和缓之缓。缓与迟，二脉相类，缓脉大而慢，迟脉小而衰。缓者卫有余而营不足，迟者阴气盛而阳气衰，二诊不同，迟脉一息三至，缓脉一息四至。《脉经》曰：缓脉小驶于迟。今《脉诀》反云小于迟脉，误矣！四肢烦闷，气促不安，皆非缓脉之证。

来往寻之状若迟，肾间生气耳鸣时。邪风积气来冲背，脑后三针痛即移。

缓脉关前搐项筋，当关气结腹难伸。尺上若逢症冷结，夜间常梦鬼随人。

〔四〕涩者，阴也。指下寻之似有，举之全无，前虚后实，无复次序（细而迟，往来难，且散，或一止复来，又曰短而止。）曰涩。主腹痛，女子有孕，胎痛；无孕，败血为痛。

脉来蹇涩，细而迟，不能流利圆滑。濇者涩也，与滑相反。如刀刮竹，竹皮涩，又有节，刀刮而行涩，遇节则倒退，有涩脉往来难之意。如雨沾沙，沙者不聚之物，雨虽沾之，其体亦细而散，有涩脉往来散之意。或一止复来，是因涩不流利之止，与结促代之止不同。《玉函经》曰：切脉定知生死路，但向止代涩中取。看取涩脉与止代，此是死期之大概。涩脉与外有形证，未可断他殂大命。若是形证与代同，尺部见之皆死定。黎氏曰：代者止也。一脏绝，他脏代至，为真死脉。不分三部，随应皆是。涩者，三五不调，如雨沾沙，为精血不足之候，与代相似。然三秋诊得涩而有胃气为平脉。右手寸口，浮短而涩，为肺正脉，二者皆非死脉。若尺寸俱浮紧而涩，外症必发热恶寒，项强腰痛，牵连百节俱痛，乃太阳经伤寒，汗之愈。举此数端，以见涩脉与代脉不可例观。尺脉者，人之根本，涩为精血不足之候。若独于尺中见涩，则死候也。《脉经》曰：涩脉之象，往来蹇滞，行而多碍。夫脉者资血气而行，血气损伤，荣卫行涩，故脉亦涩。《脉诀》曰按之似有，举之全无，是有沉涩无浮涩。经曰：一阴一阳。谓脉来浮而涩也，则是浮中亦有涩，岂独沉有涩乎？盖浮而涩者荣卫伤，沉而涩者精血损，表里之证不同，故脉亦异。岂独有里而无表乎？《难经》曰：前小后大，前大后小。其前后以尺寸论也。今云前虚后实，涩为少血，其形蹇滞，细短且散，安能后实？若后实则非涩矣！其曰无复次序，即《内经》所谓参伍不调，上下如参舂之脉，是脉之乱，脉乱则死矣。今以《脉经》改之。

涩脉如刀刮竹行，丈夫有此号伤精。妇人有孕胎中痛，无孕还须败血成。

涩脉关前胃气并，当关血散不能停。尺部如斯逢逆冷，体寒脐下作雷鸣。

〔五〕迟者，阴也。指下寻之，重手乃得隐隐（一息三至，去来极迟）曰迟。主肾虚不安。

中风口喝，脉浮而迟则生。今《脉诀》于迟脉曰重手乃得，是无浮迟之脉乎？立脉之名曰迟，以其比平人一息四至减去一至故也。今曰隐隐，果何所似？且如蛛丝曰气衰，如风吹毛曰肺死。微甚欲绝，伏甚不出，则庶可隐隐形容之。三至为迟，何隐隐乎？

迟脉人逢状且难（三至为迟一息间），遇其季夏不能痊。神工诊着知时候，道是脾来水必干（或者脾虚或肾寒）。

迟脉一息三至，以至数之至为易见。通真子曰：迟脉属肾，肾水忧在土，土季夏旺。洁古云迟本土也，当仿此一脉为时胜，故长夏胜冬，土克水。池氏曰：季夏现迟，季夏土正旺，胜其肾水，水必枯，病不痊，抑脾土，滋肾水，方为良工。以愚考之，《内经》曰脉迟者为脏病，《难经》曰迟者阴也。迟为在脏，非脾旺脉，亦非属肾之脉。假使季夏土旺，脾能克肾，不缘脉迟，阿阿和大而缓，是脾之正脉。是因季夏时而旺，不病之脉。若素有肾虚之病则忧之。若曰因时旺脉，能克所胜，则是春肝脉旺，必克脾土。四时旺脉，因序而见，人人四时皆病矣。今此《脉诀》之意，盖以夏月万物盛大，阳现之时而得迟脉为失时，反证阴气大盛。脾者，阴中之至阴也，迟在脾则脾冷。肾者亦阴也，迟在肾则肾冷。《内经》曰：未有脏形，于春夏而脉沉涩，秋冬而脉浮大，命曰逆四时。今迟脉在夏，亦逆四时也。

寸口迟脉心上寒，当关腹痛饮浆难。流入尺中腰脚重，厚衣重覆也嫌单。

〔六〕伏者，阴也。指下寻之似有，呼吸定息全无，再再寻之，不离三关（极重按之，着骨乃得。又曰关上沉不出，又曰脉行筋下。）曰伏。主毒气闭藏三关，四肢沉重，手足时冷。

伏脉者，初下指轻按，不见；次寻之中部，又不见；次重手极按，又无其象；直待以手推其筋于外而诊，乃见，盖脉行筋下也。若如常诊，不推筋以求，则无所见，昧者以为脉绝矣。沉脉因按而知，伏脉因推而得。伏与沉相似，沉者重按乃得，伏者重按亦不得，必推筋乃见也。若重按不得，推筋着骨全无，则脉绝无而死矣。《脉诀》曰指下寻之似有，则非伏也！呼吸定息全无，则脉绝也。再再寻之，不离三关。三关，三部一寸九分之位也。岂他脉之诊乃离舍三关乎？此《脉诀》言伏脉之状最谬。

阴毒伏气切三焦，不动荣家气不调。不问春秋与冬夏，徐徐发汗（调理）始能消。

伏为积聚，有物为积。有荣积，有卫积，有脏积，随所积而施治，可也。今曰不动荣家气不调，是先治荣血而气自调也，必也治荣积而见伏脉者方可。若夫气积，及食物积、脏积，又当各治其本。且气为是动，血为所生者。《难经》曰：气留而不行者，为气先病；血滞而不濡者，为血后病。故先为是动，后为所生病。以此论之，当先调气而血自顺。亦有血先病而气后病者，随病施治可也，难乎执一。其因物聚者，又必以所恶者攻之，以所喜者诱之，亦不专于先动荣也。通真子曰：伏脉不可发汗，更宜消息。诚哉是言！《内经》曰：其有邪者渍形以为汗，其在皮者汗而发之。仲景曰：脉浮者，病在表，可发汗。又曰：表有病，脉当浮。今伏脉乃在里之病，岂宜发汗？虽曰徐徐，其动表一也，非其治也。洁古又引阳盛阴虚，汗之则愈，以升麻汤、麻黄汤、麻黄附子细辛汤为治，亦非也。《难经》所云，仲景所述，曰阳盛阴虚者，谓伤寒之邪，在表为阳，在里为阴。邪入皮肤，恶寒发热，是表虚而受邪，曰阳虚；未传入里，里未受邪，曰阴盛。故云汗之则愈，非论伏脉为阴盛也。假使阴毒为病，正当随浅深，用温药祛逐，其可发汗邪。

积气胸中寸脉伏，当关肠澼常瞑目。尺部见之食不消，

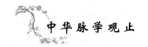

坐卧不安（癥瘕攻痛）还破腹。

〔七〕濡者，阴也。指下寻之似有，按之依前却去（极软而浮细，轻手乃得，不任寻按。）曰濡。主少气，五心烦热，脑痛耳鸣，下元冷极。

有余于上曰浮，既浮而细曰软，浮而软细曰濡。按之无有，举之则浮细而极软，必轻手乃可得。《脉经》曰：如帛衣在水中。帛漫在水，虚浮见于水面，若用指按之，则随手而软散，不与手应，此濡脉之状也。濡与迟弱相近，一息三至。随浮沉而见曰迟；极软而浮细，轻手乃得，不能沉，曰濡；轻软而沉细，按之乃得，重按欲绝，指下不能起伏，不能浮，曰弱。濡弱迟微之脉，皆气血之不足者也。大病后或产妇，喜见此等脉，平人强人忌见之，更随时随病消息之。《脉诀》曰指下寻之似有，与言伏脉同，何是何非耶？且诸脉之应，皆一来一去，如曰来疾去迟，曰来盛去不盛，以别钩脉，外实内虚之诊。今曰按之依前却去，其状果何如耶？《内经》曰软，《脉经》曰濡，同一脉也。《难经》曰：春脉弦，濡弱而长，按之濡，举之来实者，肾也。沉濡而滑曰石，是皆兼他脉。以濡在中和为胃气之本，为平脉、旺脉。若濡脉独见，则病脉也。《内经》曰：心脉软散，当消环自已。肝软散，病溢饮。胃软散，病食痹。脾软散，色不泽，足胕肿。肾软散，病少血。其言软散脉，与搏坚而长对，言病也。故《难经》亦以气来虚微、来实强对言之，非所谓濡与虚弱之诊也。

按之似有举之无（举全无力按如无）。

《脉诀》此句全非濡诊。《活人书》曰：按之似无，举之全无力，曰濡。今从之。

髓海丹田定已枯，四体骨蒸劳热甚。脏腑终传命必殂，濡脉关前人足汗（虚自汗）。

《脉诀》足字本为充足之足，昧者误以手足之足训之，今改为自汗，庶无误也。

当关少气精神散，尺部绵绵却恶寒，骨与肉疏都不管。

〔八〕弱者，阴也。指下寻之，如烂绵相似，轻手乃得，重手乃无，快快不能前（极软而沉细，按之如绝指下）曰弱。主气居于表，生产后客风面肿。

弱者，扶持不起之状，不能起伏，不任寻按，大体与濡相类。濡脉细软而浮，弱脉则细软而沉，以此别之。病后见此脉为顺，强人平人见之，为损为危。独见一部或二部，犹庶几，三部六部皆见之，甚矣。《脉经》论弱云：按之乃得，举之无有。今《脉诀》云轻手乃得，重手乃无，与《脉经》相反，今改之。又，弱为虚候，气血损减，今云气居于表，果何证乎？表病，脉必因浮而见。今弱脉沉细在下，何以诊表？《素问》曰：面肿曰风。不拘于产后也，弱脉亦难以验风。

三关（脉行）快快不能前，只为风邪与气连（软细而沉似烂绵）。少年得此须忧重，老弱逢之病却痊。关前弱脉阳道虚，关中有此气多疏（虚热胃虚疏）。

《脉经》曰：关弱胃气虚，胃中有客热。脉弱为虚，热作病。有热，不可大攻之，热去则寒起矣。池氏曰：关乃阴阳分处。脉弱则阴阳隔绝，主气喘。李晞范因之。今按：气喘者脉必实，脉弱则气乏，不足以息。今依《脉经》改之。柳氏曰：气虚羸弱，弱脉乃见。寸弱为阳气虚，尺弱为阴气虚，关弱为胃虚。仲景曰：诸弱发热。乃弱为阳虚，虚而发热，非实热也。大抵阳少阴多，皆为不足之候。《脉经》曰：弱为虚为悸。《内经》曰：脉弱以滑，是有胃气，命曰易治。脉小弱以涩，谓之久病。同一弱也，以滑涩相兼而易诊。

若在尺中阴气绝，酸疼引变上皮肤（阳气少，骨烦发热痛难居）。

《脉经》曰：尺弱阳气少，发热骨烦。又云少血。《脉经》

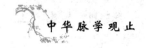

曰：骨烦者，肾主骨髓也。《脉诀》作皮肤，乃肺之合，非肾所主，今改之。

九　道

通真子曰：七表八里为阴阳正脉，外有九种脉相通而见者，经所谓脉来浮滑而长，沉涩而短，浮大而牢之类是也。以愚观之，脉无正不正之定名也。为邪为病而见，则二十四字皆不正之脉。因时而旺，随脏而应，则皆正脉也。脉合阴阳，难以七表八里为阴阳正脉。《难经》曰浮滑长皆阳脉，沉涩短皆阴脉，非别以长短为阴阳正脉之外也。是长短与浮沉滑涩，同为阴阳也。又曰外有九种脉相通而见，故曰九道。且脉之相通，乃众脉参互为一，以示证也。二十四字，除浮沉结促代伏，居于上下，止于缓急，不能相通，其他皆相通。《难经》曰一阳一阴，谓浮而涩是八里通乎七表也。一阴一阳，谓沉而滑是七表通乎八里也。《内经》所载，仲景所论，多通众脉而言病。《脉经》二十四字，有散数，无短长。《脉诀》去散数，增长短，亦以足二十四字。《脉经》论二十四字通为一处，亦无次序之定，盖脉随变而见。但宜以阳脉从阳类，阴脉从阴类，不可以一浮二芤为定序。且三至为迟，六至为数，迟阴在脏，数阳在腑，经文皆对言也。今取迟去数，其可乎？是知脉不可以二十四字为定数也，亦不可立表里道之异名也。陈氏、沈氏并用散数为九道，用《脉诀》九道之名数，而不取短长，亦非也。今增散数二脉于后，以足《脉经》之所论。而不去长短者，脉之所当述者也。既不拘于表里道二十四字之数，则脉之以一字立名，皆详论可也。或曰：子既辨表里道之非，不删而述其旧文，何也？曰：此朱文公作《孝经刊误》、程子述大学亲民之例也。不删者，存其旧也。用墨圈者，当删者也。辨其下者，使人皆知其非，不复为旧文所惑，不删之删也。

〔一〕长者，阳也。指下寻之，三关（部）如持竿之状，举之有余曰长，过于本位亦曰长。主浑身壮热，坐卧不安。

从尺至关，连寸口，直过如横竿之状，此三部之长脉。过于本位，谓或尺或关或寸，过于一指之外，此各部之长脉。欲知其病，则必于浮沉迟数大小之间求之。若不大不小，不浮不沉，不迟不数，则气自治而无病。经曰长则气治是也。大概平人病人，脉长为吉。深且长，寿脉也；尺脉长，根深蒂固；心脉长，神气有余。《内经》心脉搏坚而长，病舌卷不能言，至肾脉搏坚而长，病折腰。此六脉者非以长为病，以搏坚相合而病也。春肝脉，软弱轻虚而滑，端直以长。肝脉，如循长竿末梢曰平，如循长竿曰病，有余而过，故也。

长脉迢迢度三关，指下来时又却还。

通真子曰：此云来时又却还者，似一阴三阳之脉。愚曰：非也。来而还，只可谓脉之来去。然诸脉皆如是，若不能自还，则代而死矣。一阴三阳者，谓脉来浮滑而长，时一沉也，是四脉共见也。

阳毒在脏三焦热，徐徐发汗始能安。

洁古曰：此阳明脉，尺寸俱长，当汗，阳化气也。今按：假使是阳明证，亦难专于发汗。正阳阳明当下，太阳阳明当汗，少阳阳明随证解利，当依表里分汗下。

〔二〕短者，阴也。指下寻之，不及本位曰短。主体虚恶寒，腹中冷气，宿食不消。

寸口尺中皆退促，附近关中见一半，如龟缩头曳尾之状，以其阴阳不及本位，故曰短。若关中短，上为寸脉，下不至关，下为尺脉，上不至关，是阴阳绝脉，此皆不治决死，故关中不以短脉为诊。《脉经》曰：短脉之象，应指而回，不能满部。浮而短者荣卫不行，沉而短者脏腑痞塞。短与长对，知长

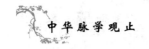

则知短矣。

短脉阴中有伏阳，气壅三焦不得昌。脏中宿食生寒气，大泻通肠必得康。

通真子曰：《脉诀》以一阳三阴，脉来沉涩而短，时一浮，乃云有伏阳耳。今按：《脉诀》单论短为阴中伏阳，盖以短为阴，脉短为气病，气不得舒畅，则阳气郁伏于内，非论沉涩短浮四脉共见也。《内经》曰：疏其血气，令其条达而致和平。今曰大泻通肠，亦当随病浅深用药可也。

〔三〕虚者，阴也。指下寻之不足，举之亦然（迟大而软，按之无力，隐指豁豁然空。）曰虚。主少力多惊。

虚脉，因按而知其虚，其诊法与芤同，皆以按而见浮大而软，按之中无旁有为芤；迟大而软，按之隐指，豁豁然空为虚。《内经》曰：脉虚血虚二脉，皆因血而见，失血则中无，血虚则中空。《脉诀》言寻之不足，举指亦然，乃微濡之脉，非所以形容虚也。虚与实对，实于中为实，故浮中沉皆有力。内不足为虚，故按之豁豁然空。

恍惚心中多愕惊，三关定息脉难成（按之无力脉虚轻）。血生（虚）脏腑生寒热（烦热），补益三焦便得宁。

〔四〕促者，阳也。指下寻之，极数，并居寸口（又曰来去数，时一止复来。）曰促，渐加则死，渐退则生。

促脉，尺微关细，寸口独实而滑数，并居于上，或来去数，时一止复来。黎氏曰：促脉虽盛疾，必时一止复来者，如趋之蹶也，故徐疾不常。

促脉前来已出关，并居寸口血成斑（证危难）。忽然渐退人生也，若或加时命在天。

血成斑，非促脉证。

〔五〕结者，阴也。指下寻之，或来或去，聚而却还（脉来缓，时一止复来，无常数。又曰脉来动而中止，更来小数，中有还者反动。）曰结。主四肢，气闷，连痛时来。

迟而小駃为缓，应指暂歇为止，缓而止为结。通真子曰：据经谓往来缓，时一止复来为结，其言是也。此云或来或往，聚而却还，与之稍异。来去者，脉之常也。聚而还，何以见脉之结？今依仲景所论改之。《脉经》只云来缓，时一止。《难经》又云无常数，今依《难经》增之。盖止而复来，数至，间或三两至，或又一止，无常数。若有常数，如五动一止，又五动一止，依数而止，则为死脉，可依止数，克死期矣。详见下代脉辨。仲景曰：蔼蔼如车盖，曰阳结。乃阳气郁结于外，不与阴气和杂也。累累如循长竿，曰阴结。乃阴气郁结于内，不与阳气和杂也。又曰：脉浮数，能食，不大便，此为实，曰阳结；脉沉迟，不能食，身体重，大便反硬，曰阴结。亦以阴阳气偏结，因兼证而分之，不以脉止为结也。《内经》曰：结阳者，肿四肢。四肢者，诸阳之本也。结阴者，便血。阴主血也。二阳结谓之消，谓大肠胃热；三阳结谓之隔，谓小肠膀胱热；三阴结谓之水，谓脾肺寒；一阴一阳结，谓之喉痹，谓心主三焦热，是亦分阴阳之结也。王氏《脉经》盖因仲景之文，于脉缓止却为结阳，数止却为结阴，误甚。详述在代脉下。其实《脉诀》之结脉为阴，与促脉为阳相对，非若《内经》与仲景所言，有阴阳之分也。若必论阴阳，结则缓而止为结阴，数而止为结阳，方允当。

积气生于脾脏旁，大肠疼痛卒难当。渐宜稍泻三焦火，莫谩多方立纪纲。

〔六〕代者，阴也。指下寻之，动而复起，再再不能自还（动而中止，不能自还，因而复动。）曰代。主形容羸瘦，口不能言。

代者，此脉已绝，他脉代其至之义。一脏气绝，而他脏之气代而至也。代与止异者：止者按之，觉于指下而中止；代者，忽还尺中，停久方来，则是歇至，数动，止而复来，因其呼吸阴阳相引乃复动也。今《脉诀》曰动而复起，则不代矣。是不明动而中止为代也。再再不能自还之下，却不言因而复动，是不能自还之后，脉绝不来矣。今以仲景原文改之。《内经》曰：代则气衰。脾脉代，注云软弱也。仲景曰：伤寒脉结代，心动悸，炙甘草汤主之。皆不以代为死脉也。王氏《脉经》始曰：脉结者生，代者死。仲景言结代脉曰：脉按之来缓，时一止复来，名曰结。又脉来动而中止，更来小数，中有还者反动，名曰结，阴也。脉来动而中止，不能自还，因而复动，名曰代，阴也。得此脉者必难治。王氏《脉经》述之，而与仲景本文有差。仲景两明结脉，总曰阴也。《脉经》分前一论来缓，时一止，名曰结阳，多添一阳字于后。一论中有还者反动，改作不能自还。举之则动，却依本文曰结阴也。以前为结阳，则脉缓非阳也（此盖《脉诀》所谓结脉）。以后为结阴，则脉数乃阳也（此盖《脉诀》所谓促脉）。且不能自还与代脉同，何以为结脉？且结代同，而中止皆同，自还为结，不能自还为代，正以分二脉之异，今混而同之不可也。代则血气衰虚不能相续，因其呼吸相引复动，此所以代为难治。《活人书》云：阴盛则结，主胸满烦躁；阳盛则促，主积聚气痞，忧思所成。大抵结促二脉，虽时一止，为病脉，非死脉也，代则真死矣。或曰：死脉必代，而代脉未必皆死者，何也？人见其脉动摇来往，略有一止，便以为代，便以为死，鲜有不失者。盖代脉固以其有止，而有止者未可便以为代，何也？诸脉有止者四，涩促结代也。脉细而迟，往来难，时一止者，为涩；脉来数，时一止者为促；脉来缓，时一止者为结。凡此三者均谓之止，而其所以止者迥然不同，为病亦异，而皆非死脉也。甄别于此，毫发不爽。见其所谓止者，不过于涩促结中之止，则随脉主病。真见其止如代中之止，然后断之为死，则不失矣。

代脉之止，其止有常数而不忒，如十动一止，则数十止皆见于十动之后；如二十动一止，则数十止皆见于二十动之后，及加进亦如是，方为代脉。王氏《脉经》于代脉依仲景，却改脉来作来数，则又混促脉之止。必全依仲景本文方是。

代脉时时动若来（动而中止不能还），再而复动似还无（复动因为代脉看）。三元正气随风去，魂魄冥冥何所拘（升沉旦夕间）。

曰动若来，则不止也。一作动若浮，尤悖理。洁古亦随谬解之，何也？曰似还无，于脉状何似，故改之。

〔七〕牢者，阴也。指下寻之则无，按之则有（似沉似伏，实大而长，微弦。）曰牢。主骨间疼痛，气居于表。

寻之则无，按之则有，则沉脉也。可以言牢脉所见之位，而失言牢脉之本状。似沉似伏者，牢脉所居之位也；实大而长微弦者，牢脉之形也。《脉经》曰有似沉伏，沈氏分言似沉似伏，尤为明着。又曰：低而不浮曰沉，按之极下曰伏，隐指逼逼曰实，满指洪盛曰大，过于本位曰长，紧而直曰弦，兼是数者为牢脉。黎氏曰：牢者，坚也。固围之象，气之郁结故如此。柳氏曰：牢实不转移，主有积聚，主疼痛不移其处，得此一脉，病邪牢坚，其病难愈。沈氏曰：阴阳革否，其气沉伏在下，固结不移，其气欲上出而不得，故曰革也。今按：古今多以革与牢混论。《素问》云：浑浑革至如涌泉，绵绵其去如弦绝，死。曰革至如涌泉，流出之甚也；绵绵其去，流而不返义。如弦绝者，若弓弦琴瑟，弦断绝不可再续义，故云死。王贶曰：革脉浑浑如涌泉，谓出而不返也，为阴气格阳。又为溢脉，溢脉，盖自尺而出，上于鱼际，离经无根本。又有覆脉，自寸口下退，过而入尺，皆必死。此等脉见于两手或一手，难以逐部求。或曰牢脉即黄帝之所谓革脉，《千金翼方》亦以革为牢，是以革牢同一义。然《内经》浑浑革至如涌泉，则此革不与

《脉经》沉伏之革同矣。然则牢革两义也。《难经》曰：牢而长者，肝也。牢阴长阳，因沉而得，为肝之平脉。又曰：脉之虚实，濡者为虚，紧牢者为实。以邪气之盛为实也，此牢也。仲景曰：脉弦而大，弦则为减，大则为芤，减则为寒，芤则为虚，虚寒相搏，此名为革。妇人则半产漏下，男子则亡血失精。此革也。或又曰：如挠鼓皮。鼓皮可以言革，而于实大弦长，难以取象。《脉经》曰：三部脉革，长病得之死，卒病得之生，兼病以断也。《难经》曰：病若吐血，复衄衄血者，脉当沉细，反得浮大而牢者死。脉病相违也。仲景曰：寒则牢坚。脉书往往以牢革为一，有牢则无革，有革则无牢。究而言之，诸书所谓牢者坚也，紧牢为实。仲景所谓革者，虚寒相搏也。脉形脉理，二者不同，不可混也。因牢论革及此。若《内经》浑浑革至云者，又别作一样看，可也。

脉入皮肤辨息难（实大弦长沉伏间），时时气促在胸前。只缘水火相刑克，若待痊除更问天。

牢脉居沉伏之位，非入皮肤之浮部也，牢以脉形固结，郁而在下，不与迟数辨息多少以立名，故改之。牢脉亦难以为水火相刑之象。五行各有相刑，皆有死症。

〔八〕动者，阴也，指下寻之似有，举之还无，再再寻之，不离其处，不往不来（若数脉见于关上，上下无头尾，如豆大，厥厥动摇。）曰动。主体弱虚劳，崩中血痢。

仲景云：动脉若数脉，见于关上，上下无头尾，如豆大，厥厥动摇。王氏《脉经》依仲景文，而去"若数脉"及"上下"五字，止云见于关上，无头尾如豆大，厥厥动摇。夫动必因数而后见，此五字不可除也。《脉诀》并不遵依，却自云"寻之似有，举之还无"，乃微弱沉之状。动脉厥厥动摇，出于众脉，岂举之还无乎？不离其处，果何处也？动见于关，不能如众脉通三部而见。《内经》曰：脉不往来者死。若不往不来，则脉定而死矣。众书以动为阳，《脉诀》以动为阴。此脉居关上，阴阳相搏为动。当以阳动为阳，阴动为阴，方当。《内经》曰：手少阴脉动甚者，妊子也。谓手少阴俞神门穴中脉动甚，为有妊之兆，非言动脉之状。言动脉始于仲景，曰：阴阳相搏，名曰动。阳动则汗出，阴动则发热，形寒恶冷，此三焦伤也。成无己曰：方其阴阳相搏，而虚者则动。阳虚则阳动，故汗出。阴虚则阴动，故发热。如不发热汗出，而反形冷恶寒，为三焦伤，阳气不通。庞安常曰：关位占六分，前三分为阳，后三分为阴。若当阳，连寸口动而阴静，法当有汗而解。《素问》曰：阳加于阴谓之汗。若当阴，连尺动而阳静，则发热。《素问》曰：尺粗为热中。若大汗后，形冷恶寒者，三焦伤，此是死证。动脉只在关上见，唯庞说分明。成氏又曰：阳出阴入，以关为界。关为阴阳之中也。若数脉见关上，无头尾如豆大，动摇者，是阴阳之气相搏也。厥厥动摇者，自为动摇，不与三部混也。如人在众中，不与众合，名之厥厥。沈氏曰：阳动者，阳不能卫于肤腠，故汗出也。阴动者，阴不能荣于肌肉，故发热。又仲景云"阳微则恶寒，阴弱则发热"是也。

动脉根源气主阴（阴阳相搏形），三关指下碍沉沉（关中如豆动摇频）。血出一倒经年月，智士名医不可寻（为痛为惊载《脉经》）。

动脉见关上，不见于三关，厥厥动摇，不沉沉碍指下也。池氏承讹谬解，故改之。《内经》曰：阴虚阳搏谓之崩。阴脉不足，阳脉盛搏，则内崩，血流下，此动脉为血崩者，即仲景所谓阴动也。阴虚内损，动数见焉，岂阳搏乎？

〔九〕细者，阴也。指下寻之，细细如线，来往极微（小大于微，常有且细）曰细。主足胫髓冷，乏力少气。

《脉经》曰：细者，阴也。直细而软，若丝线之应指，主血少气衰。有此症则顺，非此而得之为逆。故吐衄血，得沉细则生。盖血行脉中，血既减少，脉所以细也。然虽血少，未至于失血，故脉止于细，未至于无。血失脉亦失，故衄主失血。是知衄为失血，细为血少。今《脉诀》言细脉，乃云来往极微，则微之又微，非细矣。今改之。

乏力无精胫里酸，形容憔悴发毛干。如逢冬季经霜月，不疗其疾必自痊。

冬季后阳气生，或可复其生理耳，亦不可言不疗自痊。今增散数二脉，以足《脉经》之本旨。

数者，阳也，一息六至。又曰去来促急为数。

经曰：数则为热。必审其浮沉，知其热在表里。察其大小，知其热之盛衰。亦有如数之脉，经曰：脉至如数，令人暴惊。宜细详之。沈氏曰：以阴阳言，数为阳脉；以脏腑言，数为腑病。论邪则为热，论病则为虚。若夫微数之脉，伤寒则谨不可汗，无病则谨不可劳，此先贤之格言。《内经》曰：数为烦心。唯小儿之脉，一呼吸间八至，而细数者，为平耳。

散者，大而散者是也。气失血虚，有表无里，故脉散也。

沈氏曰：散者，不聚之名。仲景曰：伤寒咳逆上气，其脉散者死也。若脉有邪气，风也。《难经》曰：浮而大散者，心也。最畏散脉独见，独见则危矣。柳氏曰：是散漫无统纪、无拘束之义。指下见得来动，一二至中又至一至，更不曾来往整齐，或动来即动去，或来至多去至少，或去至多来至少，是解散不收聚，精血走，作根本脱离，不佳之兆。若产妇得之则生子，孕妇得之为堕伤。寻常心脉及夏月，最不宜独见此脉。

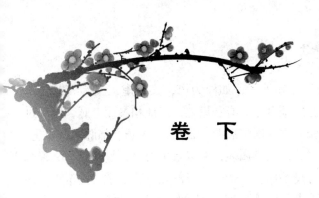

卷 下

分合偶比类说

经曰：知者一言而终，不知者流散无穷。脉之为说，前已论辨于各脉之下。今又以分合偶比类五字，以经纶错综之，庶无惑矣。

分

有脉之形分，谓脉各有形状，当先明辨，便了然不疑。大小浮沉滑涩，可以指别，迥然各异。辨之于毫厘之间，使其形不相混，如举有按无为浮，按有举无为沉之类。有脉之证分，谓脉之一字独见为证，如寸浮，中风头痛之类，不杂他脉，独为证。今《脉诀》歌在各脉之后者，是也。或独见一部，或通见三部，或两手俱现。

合

有合众脉之形为一脉者，谓如似沉似伏，实大长弦之合为牢，极软浮细之合为濡之类。有合众脉之形为一证者，谓浮缓为不仁，浮滑为饮，浮洪大而长为风眩癫疾。有二脉合者，有三四脉合者。大抵脉独见为证者鲜，参合众脉为证者多。今《脉诀》独取平三关一脉论证，而遗其合众脉以论证者，今各补注于后，以全其脉证。（此条补注节抄，不及备录。）且一脉

219

虽独见，而为证亦不一，如浮为风，又为虚，又为气，各不同，此又一脉之证合也。必备论之，以证相参而考脉，则思过半矣。洁古张元素《医学启源》云：右寸大肠、肺脉之所出也。先以轻手得之，是大肠属表，后以重手得之，是肺属里。肺合皮毛，肺脉寻皮毛而行。持脉，指法如三菽之重，按至皮毛而得为浮；稍稍加力，脉道不利为涩；又稍加力，脉道缩入关中，上半指不动，下半指微动为短，此乃浮涩而短，肺不病之脉也。肺脉本部，在于皮毛之上。见于肤表，是其浮也；入于皮毛之下，见于血脉肌肉之分，是其沉也。六部仿此，此诊之定法，可以合众脉之形矣。

偶

脉合阴阳，必有偶对。经曰：善为脉者，必以比类奇恒，从容知之。

浮沉者，脉之升降也。浮升在上，沉降在下，为诸脉之根本，为阴阳之定位，为表里之定诊。浮法天，有轻清在上之象；沉法地，有重浊在下之象。浮为风为虚，体高而气浮也。沉为中坚，为内蕴，体聚而不散也。论诸脉者，必先此二脉。

迟数者，脉之紧慢也。脉以四五至为平，减一至为三至曰迟，增一至为六至曰数。《难经》曰：迟阴为在脏，数阳为在腑。迟则为寒，数则为热，亦偶言之也。《中藏经》曰：数在上，阳中之阳；在下，阴中之阳。迟在上，阳中之阴；在下，阴中之阴。数在中则中热，迟在中则中寒。寒用热助，热用寒助，本乎阴阳也。

虚实者，脉之刚柔也。按之浮中沉皆有力，为实；迟大而软，按之豁豁然空，为虚。虚实之由，皆以有余不足占之，故以按而知。经曰：其气来实强，为太过，病在外；气来虚微，为不及，病在内。血实脉实，血虚脉虚，亦皆偶而言之。论表里虚实，必以此二脉。《中藏经》曰：脉举之滑，按之微，看在何部，以断其脏。又，按之沉小弱微短涩软濡，俱为脏虚。其脉举按皆盛者，实也。又，长浮数疾洪紧弦大，俱曰脏实。其脉浮而实大者，腑实也；轻手按之滑，重手按之平者，腑虚也；左右寸口，沉结实大者，上实也；左右寸弱而微者，上虚也；左右尺脉伏而涩者，下实也；尺中脉滑而濡者，下虚也；尺中微涩短小者，俱属下虚也。许叔微曰：浮缓为表虚，伤风解肌；浮紧涩有力为表实，伤寒发汗；脉沉无力为里虚，可温；沉而有力紧实为里实，可下。此论伤寒表里虚实，凡此皆非单论脉虚实之理。

长短者，脉之盈缩也。脉盈过于本位曰长，脉缩不及本位曰短。长有见于尺寸，有通见于三部。短只见于尺寸。盖必质于中，而后知过于中为长，不及于中为短。经曰：长则气治，短则气病。脉有三阴三阳，而长短在其中，是亦偶而言之。又曰：人长脉长，人短脉短。又因人形体而别。

滑涩者，脉之通滞也。脉通则流利无碍曰滑，脉滞则塞涩不流曰涩。《内经》曰：滑者阴气有余，涩者阳气有余。《难经》曰：三阴三阳，滑涩对举。《千金要方》曰：滑者多血少气，涩者多气少血。皆偶言也。以二义考之，阴气有余者血多也，血多则气少。脉者血之府也，荣行脉中，今血多故流利圆滑。阳气有余者气多也，气多则血少，故艰涩而散，一止复来。先明气血之多少，斯知滑涩之理。

洪微者，脉之盛衰也。血热而盛，气随以溢，满指洪大，冲涌有余，洪为脉之盛也。气虚而寒，血随而涩，应指微细，欲绝非绝，微为脉之衰也。

紧缓者，脉之急慢也。紧为伤寒，寒则伤荣，荣受寒邪，脉络激搏，若风起水涌，既如切绳，又如转索。缓为风结，皮肤不仁，荣血不流，卫气独行，不能疾速。血虚顽痹，脉为缓

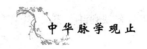

慢，荣受寒邪则脉紧，荣血塞涩则脉缓，二脉由荣而见。沈氏
曰：紧为阴，阴主寒，寒则物敛，而有拘挛之象。又主痛，诸
痛皆源于寒。又主宿食，由胃虚夹寒，不能腐化故也。缓为阳
热，主血虚，血虚则脉体弱。又主气虚，气虚则脉体无力。又
主风，风者阳邪，主舒启纵弛故也。

　　动伏者，脉之出处也。出见于外，故数见关上如豆大，
出类而异于三部者，动也。处藏于内，不见其形，脉行筋下
者，伏也。二者犹人物之出处也。

　　结促者，因止以别阴阳之盛也。阳盛则促，脉疾而时止；
阴盛则结，脉徐而时止。虽有止非死脉也，代则死脉也。促结
为偶，而代无对。脉不可以偶对言者，不敢凿也。《三因方》
尽为偶名，而以弦弱、芤微、濡革、散代亦为偶，非一阴一阳
也。因知其不可尽以偶言也，必一阴一阳而后可偶。然又有脉
偶而同见者，如大小、缓急、疾徐、疏数之类。经曰：前大后
小、前小后大、来疾去徐、来徐去疾、去不盛来反盛、去盛来
不盛、乍大乍小、乍短乍长、乍疏乍数，是二脉偶见也。亦有
两手偶见者，如左大右小、左小右大之类。

　　## 比

　　比者所以明相类之脉，比其类而合之，因其疑也。辨其
异而分之，决其疑也。《内经》曰：脾虚浮似肺，肾小浮似脾，
肝急沉似肾。此皆三者之所乱也。然从容得之，以知其比类
也。注云以三脏相近，故脉象参差而相类，是以三惑乱为治之
过失矣。必从容比类而得三脏之形状，故浮缓曰脾，浮短曰
肺，浮而滑曰心，急紧而散曰肝，搏沉而滑曰肾。不能比类，
则疑惑弥甚，是以《脉经》立相类之脉。今立"比"字为纲，
使从容比类，先明于未诊之先，免交疑于持脉之际。《脉经》
曰浮与芤相类，一曰与洪相类，弦与紧相类，滑与数，沉与

伏，微与涩，软与弱，缓与迟，革与实。《千金要方》云牢与实。今细详之，有弦细，有芤虚，有濡芤，有洪散，有牢伏。有数脉同类者，洪散俱大也，而散无力；濡弱同极软而细也，有浮沉之异；微细俱小也，而微无力；芤类浮也，按之边有中无；濡类芤也，按之如无；沉伏牢同居下也，按有余曰沉，按实大长弦曰牢，按不见、脉行筋下曰伏；弦细同直长之形，同收敛之义也，亦有大小之分，弦如弦之直，细如线之细；迟缓同慢也，有三至四至之异，大慢小衰之别；涩微易识也，何疑乎相类？牢与实，革与实，非相类也。《脉赋》云：洪与实形同仿佛，是相类也。洪实同有力而大也。洪分沉浮之异，实合浮沉而皆有力。弦与紧之异，弦左右无，而中直如弦；紧左右弹，而有如转索，虽相类而甚相远也。又有数脉之相类，如涩促结代，同一止也，而全不同。他如濡弱迟，如芤虚，如微细濡弱涩，已辨于各脉条下。

类

《易》曰：方以类聚。又曰：本乎天者亲上，本乎地者亲下，则各从其类也。《内经》曰：脉合阴阳。又曰：察之有纪，从阴阳始。众脉阴阳，各以类从。知乎此，则七表八里九道之非，不胶固于先入之言矣。旨哉！蔡西山之论也，曰：凡平脉，不大不细，不长不短，不浮不沉，不滑不涩，应手中和，意思欣欣，难以名状者，为胃气。其太过为大、为长、为实、为坚、为强、为浮、为芤、为滑、为洪、为急、为促者，皆阳也；其不及为细、为短、为虚、为软、为沉、为结、为伏、为涩、为微者，皆阴也。阳搏阴为弦，阴搏阳为紧，阴阳相搏为动，寒虚相搏为革，阴阳分离为散，阴阳不续为代。

《难经》曰：诸阳为热，诸阴为寒。数则为热，迟则为寒。浮为表，沉为里。《三因方》云：博则二十四字，不滥丝毫；

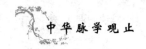

约则浮沉迟数，总括纲纪。故知浮为风为虚，沉为湿为实，迟为寒为冷，数为热为燥。风湿寒热属外，虚实冷燥属内。内外既分，三因顿别。三点刘立之亦以浮沉迟数四字为纲，以教学者。浮风沉气，迟冷数热，分别三部为证，此诚初学入门，然必博学反约，然后能知脉之妙。若遽以此自足，则今汝画矣，故述此于分合比偶类五字之后。

诊杂病生死候歌

五十不止身无病，数内有止皆知定。四十一止一脏绝，却后四年多没命。三十一止即三年，二十一止二年应。十五一止一年殂，以下有止看暴病。

柳氏曰：以动数候脉，是吃紧语。候脉须候五十动，知五脏之气有无缺失。今人手指到病人腕臂，便以为见了，殊不知五十动见，岂弹指间事。相习成风，以疾速为神奇。庐山刘立之号曰三点，以手中指点人三部脉，生死吉凶多验，学徒相传亦用之。刘果三点之神耶？抑亦声色得之耶？色可传，脉不可传。古人以切脉为上工，如扁鹊饮上池水，能洞见人脏腑间病；如华佗刳骨剔胃，是岂切脉而得之欤？后世圣神之术不常，有所当学人，诊脉以知内，参以问证、察言、观色以知外则可耳。《脉经》曰：脉来五十投而不止者，五脏皆受气，即无病。四十投而一止者，一脏无气，却后四岁死。以至十投一止者，四脏无气，脏中死。其言几脏无气，以分别几岁之死期，予窃疑之。《内经》曰：肾绝六日死，肝绝八日死，心绝一日死。果此脏气绝，又安能待四岁三岁乎！大抵五十动者，脉之大数，要必候五十动，不可不及五十动而遽不候也。或问：候止脉何处数起？曰：得止脉后，再从始至脉数起，看得几至而止为数。

诊暴病歌

两动一止或三四,三动一至六七死。四动一止即八朝,以此推排但依次。

此是十动内有止脉者。然难必谓暴病有此,久病亦有见此者,但当以至数定死期,不必专于诊暴病也。

形脉相反歌

健人脉病号行尸,病人脉健亦如之(审言之)。短长肥瘦并如此,细心诊候有依稀(脉病相违亦若斯)。

《内经》曰:形气有余,脉气不足,死。脉气有余,形气不足,生。仲景曰:脉病人不病,名曰行尸,以无王气,卒眩仆不识人则死。人病脉不病,名曰内虚,以无谷,神虽困无苦。今《脉诀》曰亦如之,是与行尸同也,故改之。仲景曰:肥人责浮,瘦人责沉。肥人当沉,今反浮,故责之。瘦人当浮,今反沉,故责之。《脉经》曰:当视其人大小长短,皆如其人之形性则吉,反之则为逆。肥人脉细小如丝,身涩而脉来往滑,身滑而脉来往涩,皆死。前言形脉相反,又有脉病相反,不可不备举。《难经》所谓"脉不应病,病不应脉"者是也。《素问》曰:形盛脉细,少气,不足以息者,死。形瘦脉大,胸中多气者,死。形气相得者,生。三五不调者,病。形肉已脱,九候虽调,犹死。病热脉静,泄而脉大,脱血而脉实,病在中,脉实坚,病在外,脉不实坚者,皆难治。《难经》曰:病若闭目不欲见人,脉当得肝脉弦急而长,而反得肺脉浮涩而短者,死也。病若闭目而渴,心下牢者,脉当得紧实而数,反得沉濡而微者,死。此类皆脉病相反,《脉诀》所缺,今改此歌末句以著之。

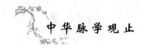

诊四时病五行相克歌

春得秋脉定知死，死在庚辛申酉里。夏得冬脉亦如然，还在壬癸为期尔。严冬诊得四季脉，戊己辰戌还是厄。秋得夏脉亦同前，为缘丙丁相刑克。季月季夏得春脉，克在甲寅应病极。直逢乙卯亦非良，此是五行相鬼贼。

《内经》《难经》并以天干五行论克贼，《脉诀》又以地支并论。若用支干上下纯为鬼邪之日为死，必六十日方遇，若死期之近，何以克之？不若以天干一旬为期，依《内经》为断，不失之拘也。《内经》又曰：夫邪气之客于身也，以胜相加，至其所生而愈（谓我所生者）。至其所不胜而甚，至其所生而持（谓生我者）。自得其位而起，必定五脏之脉，乃可言间甚之期。

决四时虚实（五邪）歌

一脏有五邪，今只取虚实微三邪作歌。及立名，又只取二邪而遗其一。今改作诊五邪歌。

春得冬脉只是虚，兼令补肾病自除。若是夏脉缘心实，还应泻子自无虞。夏秋冬月皆如是（所胜为微不胜贼），在前为实后为虚。春中若得四季脉，不治多应病自除。（今添两句云：正邪自病通成五，四时五脏仿斯图。）

《难经》曰：虚则补其母，实则泻其子。虚当补母，人所共知。《千金要方》曰：心劳甚者，补脾气以益之，脾旺则感于心矣。若乃劳则补其子，人所未闻。盖母生我者也，子继我而助我者也。方治其虚，则补其生我者，与郭氏《葬书》，本骸得气，遗体受荫同义。方治其劳，则补其助我者，与荀子所谓"未有子富而父贫"同义。此补虚与治劳之异也。

伤寒歌

伤寒热病同看脉，满手透关洪拍拍。出至风门遇太阳，一日之中见脱厄。过关微有慢腾腾，直至伏时重候觅。掌内迢迢散慢行，瘥轧冷疗多不的。大凡当日问途程，迟数洪微更消息。

热病须得脉浮洪，细小徒费用神功。汗后脉静当便瘥，喘热脉乱命应终。

此歌未足以括伤寒之纲要也。三百九十七法，一百一十三方，学者以仲景《伤寒论》为祖。成无己注及《明理论》，许叔微《百证百问》，薛宋二氏钤，则又发明仲景之旨奥。外此则《兰台宝鉴》《金匮要略》《无求子百问》《南阳百问》，庞安常、王仲弓、卢昶、韩祗和、孙用和及诸家之书，遍览参考，守之以正条，用之以活法，方为尽善。此歌其能尽乎？予又病世之医者，往往以《活人书》自足，不复祖之仲景之论。况南阳失仲景之旨者有之，不特宋氏所讥，况伤寒为大病，生死在五六日间，可不尽心乎？

阳毒阴毒歌

阳毒健乱四肢烦，面赤生花作点斑。狂言妄语如神鬼，下痢频多喉不安。汗出遍身应大瘥，鱼口开张命欲翻。有药不辜但与服，能过七日渐须安。

阴毒伤寒身体重，背强眼痛不堪任。小腹急痛口青黑，毒气冲心转不禁。四肢厥冷唯思吐，咽喉不利脉细沉。若能速灸脐轮下，六日看过见喜深。

阴阳二毒，病有轻重，治有浅深。仲景略言于《金匮要略》，后世传述，备载诸书，亦难以二歌尽。

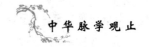

诊诸杂病生死脉候歌

病源各不一，今歌本诊生死之脉，故不论病源，只论脉之生死。

腹胀浮大是出厄，虚小命殂须努力。

此篇大抵以脉病相应不应言生死，然亦不可专执，临病参考可也。如中恶腹胀，脉紧细者生，浮大者死之类。

下痢微小却为生，脉大浮洪无瘥日。

下痢脉欲绝者不死。杂色恶痢脉微弱，暴冷伤阳，脉细欲绝，冷热不调者，洪大易治，微迟小细难治。

恍惚之病定（发为）癫狂，其脉实牢保安吉。寸关尺部沉细时，如此未闻人救得。

恍惚、癫、狂三病也。恍惚心不宁，阴癫而阳狂也。《脉经》曰：癫病，脉虚可治，实则死。盖重阴为癫，谓阴部内见沉涩微短脉，是阳脉不见而阴独盛，故为癫疾。经曰：阴气从下。下虚上实，故作癫疾。则沉细脉是脉病相应而不逆矣。

消渴脉数大者活，虚小病深厄难脱。

三消之证内，消渴一证，沉小者生，实坚大者死。此外，如少阴自利而渴，脉必沉；中暑渴，脉虚；产后渴，脉多弱，难专以虚小为渴之凶。

水气浮大得延生，沉细应当是死别。

水病之证不一，脉亦不一。《三因方》曰：沉伏相搏名曰水。盖沉者乃水之病脉，但风水、皮水脉浮，石水脉沉，黄汗沉迟，当参病源病证为断。况水病，肌肉为水所胀，脉源多沉，若脉出必死，脉病相反也。今曰浮大延生，更宜参审。

霍乱之候脉微迟，气少不语大难医。三部浮洪必救得，古今课定更无疑。

《病源》曰：脉伏及代而乱者，霍乱也。不乱犹可治，微细不可治。霍乱吐下，脉微迟，气息劣，口不欲言者，不可治,《脉经》所无,《脉诀》自创之例也。通真子曰:清浊相干霍乱时,脉如微细是相宜,不言气劣微迟小,此候神工亦莫医。通真子注《脉诀》,不遵之而自作歌。一曰浮洪可救,一曰微细相宜,何哉?盖病源不同,脉随而见,以病源参之,勿一例但曰霍乱而已也。

鼻衄吐血沉细宜,忽然浮大即倾危。

吐衄证中,有卒中恶吐血,脉沉数细者死,浮大疾快者生。又,杂病衄责里热,伤寒衄责表热,表热者脉必浮。

咳而尿血羸瘦形,其脉疾大命难任。咳血之脉沉弱吉,忽若实大死来侵。金疮血盛(出)虚细活,急疾大数必危身。

此六句参错在后,今移于此,从失血类。

《脉诀》所论金疮,本于《脉经》《中藏经》,皆论已出血之脉。若金疮未出血则又别。坠压内伤,坚强安,小弱凶,顿仆内伤同。笞榜内有结血,实大生,虚小死。跌扑伤损,浮大易安,谓血散外;沉细紧实多死,谓恶血攻脏。

病人脉健不用治,健人脉病号行尸。

病人脉健,此云不用治者,是前形脉相反歌,何其谬也!

心腹痛脉沉细瘥,浮大弦长命必殂。

仲景曰:假令病人云腹内卒痛,浮而大,知其瘥也。何以知之?若里有病者,脉当沉细,今浮大,故知愈也。《病源》曰:若其人不即愈者,必当死,以脉病相反。然心痛与腹痛各异,凡痛五脏相干,而心痛脉各异见。唯真心痛不问脉,且占夕死,夕占旦死。腹痛病原亦不一,虚寒紧弦,积寒沉紧而实,肝肾弦大为寒痛,故知弦长亦难以死断。

头痛短涩应须死,浮滑风痰必易除。

《脉诀》此言,只可断风痰头痛一证而已。头痛具八经,又有伏暑、积聚、痰厥、伏痰、肾痰、产后失血、风寒在脑、

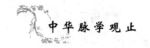

邪热上攻、气虚气攻，诸证不同，随证诊脉，断生死可也。

中风口噤迟浮吉，急实大数三魂孤。鱼口气粗难得瘥，面赤如妆不久居。中风发直口吐沫，喷药闷乱起复苏。咽喉曳锯水鸡响，摇头上窜气长嘘。病人头面青黑暗，汗透毛端恰似珠。眼小目瞪不须治，喘汗如油不可苏。

中风口噤至此，皆言中风之死候。《简易方》云：风邪中人，其状奄忽，故六脉多沉伏。亦有脉随气奔，指下洪盛者，当此之际，脉亦难辨，但以证参为是。中风，目闭口开，手撒遗尿，声如鼾睡者，必难疗。

内实腹胀痛满盈，心下牢强干呕频。手足烦热脉沉细，大小便涩死多真。

《素问》曰：五实死。脉盛、皮热、腹胀、前后不通、闷瞀，此谓五实。自汗得后利，则实者活。今《脉诀》增干呕去闷瞀，又以脉沉细与病反，决以为死。此条宜参之《内经》。

外实内热吐相连，下清注谷转难安。忽然诊得脉洪大，莫费神功定不瘥。

协热下利，胃热呕吐，脉亦洪大，不可遽以死断。

内外俱虚身冷寒，汗出如珠微呕烦。忽然手足脉厥逆，体不安宁必死拚。

《素问》曰：五虚死，脉细、皮寒、气少、泄利前后、饮食不入。若浆粥入胃泄注止，则虚者活。今《脉诀》内外俱虚，与《内经》多异。全本《脉经》。

上气浮肿肩息频。浮滑之脉即相成。忽然微细应难救，神功用尽也无生。

《脉经》曰：上气面浮肿肩息，其脉大，不可治，加利甚者必死。今《脉诀》以微细为难救，似与《脉经》相悖。

上气喘急候何宁，手足温暖净滑生。反得寒涩脉厥逆，必知归死命须倾。

通真子改"瘥无因"作"命须倾"，贵协韵也。

中恶腹胀紧细生，若得浮大命逡巡。

《脉经》曰：卒中恶，吐血数升，脉沉数者死，浮大疾快者生。卒中恶，腹大，四肢满，脉大而缓者生，紧大而浮者死，紧细而微亦生。然中恶之候，脉亦不等。鬼疰，脉滑，或紧长过寸，或尺寸有脉，关中绝不至，或乍大乍小，乍长乍短。遁尸，三部紧急，或沉重不至寸。客忤，三部皆滑洪大。

凡脉尺寸紧数形，又似钗直吐转增。此患蛊毒急须救，速求神药命难停（脉逢数软命延生）。

此文依《脉经》换末句。

中毒洪大脉应生，细微之脉必危倾。吐血但出不能止，命应难返没痊平。

他证吐血，皆以沉细为生。唯中毒吐血，以洪大为生。

大凡要看生死门，太冲脉在即为凭。若动应神魂魄在，止便干休命不停。

《铜人经》太冲二穴，土也，在足大趾本节后二寸（或云一寸半），动脉陷中。凡诊太冲脉，可决男子病死生，足厥阴脉之所注也，为俞。《灵枢》曰：胃之清气上注于肺，故气之过于寸口也，动而不止。其悍气上冲头者，合阳明，并下人迎，故阴阳俱动俱静。若引绳相倾者，病。冲脉者，十二经之海也，与少阴之大络起于肾下，出于气冲，循阴股内廉。邪人骨中，循胫骨内廉，并少阴之经，下入内踝之后，入足下。其别者，邪人踝，出属跗上，入大趾间。此脉之常动者也。经脉十二，而寸口、人迎、太冲独动不休，故以此三处诊百病，决生死。《灵枢》作"并足少阴之动脉"，《铜人》作"足厥阴之腧穴"，皆冲脉之所合并而经过者，其实以候冲脉也。仲景谓当时之人，握手不及足，故立趺阳太溪，以候胃肾之病。李晞范引《活人书》所列冲阳穴，以解太冲，失其穴矣。仲景以趺

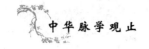

阳专诊足阳明，太溪专诊足少阴。

察色观病人生死候歌

欲愈之病目眦黄。

仲景曰：若脉和，其人大烦，目重睑，内眦黄者，此为欲解。必当依仲景以脉参之。

眼胞忽陷定知亡，耳目口鼻黑色起，入口十死七（实）难当。赤白黑黄色起（入）目，更兼（穿）口鼻有灾殃。

耳目口鼻有黑色起，入于口者必死。病人及健人，黑色若白色起，入目及鼻口，死在二日中，《脉经》同。扁鹊曰：按明堂，察色入门户为凶，不得为吉。所谓门户者，阙庭，肺门户；目，肝门户；耳，肾门户；口，心脾门户。若有色气入者，皆死。白色见冲眉上，肺有病，入阙庭，夏死；黄色见鼻上者，脾有病，入口者，春夏死；青色见人中者，肝有病，入目者，秋死；黑色见颧上者，肾有病，入耳者，六月死；赤色见颐者，心有病，入口者，冬死。盖以五脏五色，各入本脏门户，至被克之时为死期。《脉诀》四句分作二处，本论一理，今移相附，添"赤"去"起"，以备五色脉。改"兼"为"穿"，以明色入门户为殃。李晞范及洁古不知扁鹊所论"随各脏色入门户定死期"为《脉诀》所述之源，故以意误解。

面色忽然望之青，近之如黑卒难当。

此二句移在此，从气色类。

面青目黄中时死，余候须看两日强。面黄目青众恶扬，荣卫不通立须亡（面青目白亦须亡）。

据《脉经》改添此句。《内经》曰：凡面色见黄为有胃气，皆不死。

面无精光如土色，不能食时四日亡。目无精光齿牙黑，面白目黑亦灾殃。口如鱼口不能闭，气出不返命飞扬。肩息直视及唇焦，面肿苍黑也难逃。妄语错乱及不语。

《脉经》曰：病人不能语者，不治。热病者可治。又，有风喑不语，而卒不死者；有妊娠胞脉绝不语，俟产后自能言者。

尸臭原知寿不高，人中尽满兼唇青（俗本作背青非），三日须知命必倾。两颊（庭黑）颧赤人病久（必死）。

《灵枢》曰：赤色出两颧，大如拇指者，病虽小愈，必卒死。黑色出于庭，大如拇指，必不病而卒死。庭者，首面也。颧者，眼直下高骨处也。《灵枢》《千金翼方》皆以庭黑颧赤对言，今《脉诀》取颧赤而舍庭黑。又，"两颊"为赘词，故改为庭黑，以备经旨。此必死之兆，难以"病久"为文。

口张气直命难停，足跌趾肿膝如斗，十日须知难保守。项筋舒展定知殂，掌内无文也不久。唇青体冷又遗尿，背面饮食四日期。手足爪甲皆（白）青黑，许过八日定难医。

《脉经》有爪甲白者不治之文，《脉诀》遗之，今改添。

脊疼腰重反复难，此是骨绝五日看。体重尿赤时不止，肉绝六日总高弃。

体重溺赤，未可便以为肉绝。《内经》曰：大肉陷下，大骨枯槁，脱肉破䐃。《难经》曰：唇反方可为肉绝。更宜参审。

手足爪青呼骂多，筋绝九日定难过。发直如麻半日（应是）死。

《中藏经》曰：肠绝发直，汗出不止，不得屈伸者，六日死。发眉俱冲起者死，发如麻、喜怒不调者死，发直者十五日死。今《脉诀》作半日死，与本文不协。盖有六日、十五日之异，今改曰"应是死"。《脉诀》只歌骨肉筋肠四绝，除心肝绝在前，又有肾绝，小便赤涩、下血不止、耳干、脚浮、舌肿，六日死，足肿九日死。脾绝，载脾脏歌中。肝绝，汗出如水、恐惧不安、伏卧、目直面青，八日死。胃绝，齿落面黄，七日或十日死。今附注于此，庶具载不遗。肉绝，《中藏经》原

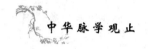

无，而《脉诀》自增，故碍理。

循衣语死（谵妄）十知么（寿无多）。

《脉经》曰：循衣缝谵语者不可治，阴阳俱绝，循衣撮空妄言者死。

论五脏察色候歌

面肿苍黑舌卷青，四肢乏力眼如盲。泣出不止是肝绝，八日应当（日遇庚辛）命必倾。

此云八日，从甲数至庚为八日。此言则胶柱矣，从直改为庚辛。

面黧肩息直视看，又兼掌肿没纹斑。狂言乱语心闷热，一日之内到冥间。

脐趺肿满面浮黄，泄利不觉污衣裳。肌肉粗涩兼唇反，一十二日内灾殃。

口鼻气出不复回，唇反无文黑（鼻）似煤。皮毛焦干爪枯折，途程二日定知灾。

面黑齿痛目如盲，自汗如水腰折频。皮肉濡结（却）发无泽，四日应当命不存。

改"结"为"却"，本《难经》。

诊妇人有妊歌

（旧文不伦，今移从各类。）

肝为血兮肺为气，血为荣兮气为卫。阴阳配偶不参差，两脏通和皆类例。血衰气旺定无妊，血旺气衰应有体。

以上论成妊之原。

尺（寸）微关滑尺带数，流利往来并雀啄。小儿之脉已形见，数月怀胎犹未觉。

上云尺微，下云尺数，可见上尺为误。女脉在关下，尺脉常盛，若尺微则无阴，为病矣。《脉经》云：妊娠初时寸微小，呼吸五至，三月而尺数也。《内经》曰：手少阴脉动甚者，妊子也。又云：阴搏阳别，谓之有子。阴谓尺中，搏谓搏击于手。尺脉搏击，与寸口殊别，则阴气挺然，为妊之兆。此即所谓寸微尺数也。《脉指南》云：脉动入产门者，有胎也。谓出尺脉外，名曰产门。又云：尺中脉数而旺者，胎脉也，为血盛也。关滑、雀啄，《脉经》并不载。《素问》曰：滑为多血少气，故有子。此《脉诀》所自增也。流利往来，滑脉之形。雀啄者，《脉指南》云：关上，一动一止者一月，二动一止者二月。余仿此，推之万不失一。此所谓雀啄，雀啄在他病为死形。

三部沉正等无疑（浮沉按无绝），尺内不止真胎妇。

《脉经》曰：三部浮沉正等，按之无绝者，有妊也。今《脉诀》去"浮"，以"疑"易"绝"，云"沉正等无疑"，误甚，今改之。夫正等者，即仲景所谓寸关尺三处，大小浮沉迟数同等也。仲景以同等为阴阳平和之脉，虽剧当愈。叔和以正等又按无绝，为有妊之兆，真吉征也。《素问·腹中论》曰：何以知怀子之且生也？岐伯曰：身有病而无邪脉也。所谓身有病，谓经闭也。尺脉来而断绝者，经闭，月水不利。今病经闭，而脉反如常不断绝者，妊娠也。

滑疾不散（按微）胎三月，但疾不散五月母。

《脉经》曰：脉滑疾，重手按之微者，胎已三月也。重手按之不散，但疾不滑者，五月也。今改上句从《脉经》。以上论三月内有胎之兆，然未知男女之兆也，四月方可以别。故此，以下乃分男女之诊，分作两类乃明。

左疾为男右为女，流利相通速来去。两手关脉大相应，已形亦在前通语。

《脉经》曰：妊娠四月欲知男女法，左尺偏大为男，右尺偏大为女，左右尺俱大，生二子，大者如实状。左疾为男，右疾为女，俱疾生二子。既分左右脉疾，又云流利相通，又云两手关脉大相应，乃是左右尺脉疾大。上与关大相应，又流利相应，与寸通应，但分左右尺以别男女，左阳右阴以位定也。池氏以"左疾为左寸心部属太阳经，以右疾为右寸肺部属太阴经"，盖惑于《脉赋》"太阴洪而女孕，太阳大而男孕"，不知《脉赋》惑于《脉诀》之差。盖《脉赋》《脉诀》，皆窃叔和之名以行世，所述之脉醇疵相半，声律之赋晋代未有，而世鲜知其非。明于医者，间亦改之一二，而未能尽正云。

左手太阳浮大（沉实诊为）男，右手太阴沉细（浮大诊为）女。

《脉经》曰：得太阴脉为男，得太阳脉为女。太阴脉沉，太阳脉浮。又云：左手沉实为男，右手浮大为女，左右手俱沉实，猥生二男，左右手俱浮大，猥生二女。李氏虽改《脉诀》沉细为沉大，犹未知太阳脉浮非男，《脉经》作女诊也；太阴脉沉非女，《脉经》作男诊也。又以太阳为左手心部，太阴为右手肺部，是又惑于《脉诀》《脉赋》之差，徇池氏以舛注舛之非也。《脉经》虽曰太阳脉沉为男，太阴脉浮为女，亦不明言以何经为太阳太阴，当于何部诊之。不若《脉经》后条浮大为女，沉实为男为明白，故依后条改之。

诸阳为男诸阴女，指下分明长记取。

《脉经》曰：左右尺俱浮为产二男，不尔则男作女生。左右尺俱沉为产二女，不尔则女作男生。前云右浮大为女，左沉实为男，是独以左右脉各异立言。今左右俱浮为二男，俱沉为二女，是并左右两尺脉一同以立言。其于诸阳男，诸阴女，未尝差也。左沉实，左疾，左偏大，与俱浮，或以脉，或以位，皆阳也。右浮大，右疾，右偏大，与俱沉，或以脉，或以位，皆阴也。此二句总结男女分诊定法也。以上辨四月之后，妊娠男女之诊。

　　母乘子（夫乘妻）兮纵气雾，妻乘夫兮横气助。子乘母兮逆气参，夫乘妻（母乘子）兮顺气护。

　　仲景谓脉有相乘。水行乘火、金行乘木曰纵，谓其气直恣，乘其所胜也。火行乘水、木行乘金曰横，谓其气横逆，反乘所不胜也。水行乘金、火行乘木曰逆，谓子加于母而气逆也。金行乘水、木行乘火为顺，谓由母至子，其气顺也。李晞范不知此论相乘脉中夫妻母子，却作人身形之夫妻母子解之，理不能通。然《脉诀》引此以诊别男女妊形。据《脉经》别载于前，不载在诊妊娠之条。本只是取仲景所论相乘之脉，《脉诀》不能甄别，混引以歌妊娠，今姑依仲景解之。此四句原在后，今移在此，与纵横逆顺从类。其纵顺二脉，改依仲景原文。

　　左手带纵两个儿，右手带横一双女。左手脉逆生三男，右手脉顺生三女。寸关尺部皆相应，一男一女分形证。

　　以上十句，皆《脉诀》自撰之辞，恐难以诊妊娠男女之别也。且相乘之脉，乃五脏之邪，发为病证，见之于脉。妊娠乃阴阳和平，阳施阴化以成形，岂有逆于理、乘于脏、现于脉，用为男女之诊？又寸关尺皆应，即是左右手前后如一也。即《脉经》所谓三部浮沉正等之脉，何以应一男一女乎？以上系《脉诀》差取仲景所论相乘之脉以论妊娠，今条其非如前。

　　往来三部通流利，滑数相参皆替替。阳盛阴虚脉得明，遍满胸膛皆逆气。

　　此言恶阻之证之脉。

　　小儿足日胎成聚，身热脉乱无所苦。汗出不食吐逆时，精神结构其中住。

　　此亦谓恶阻证也。脉乱，盖谓滑数而躁疾也，非谓恶乱无次序者。此八句皆谓妊娠病脉。

　　有时子死母身存，或即母亡存子命。牢紧强弦滑者安，

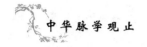

沉细而微归泉路（暝，改以协韵）。

沉细而微，谓三部俱如此，凶兆也。此四句论妊妇生死脉证之别。

妊妇杂病生死歌

血下如同月水来，漏极胞干生杀胎。亦损妊母须忧虑，争遣神丹救得回。

通真子曰：此只论漏胎候也。夫胎之漏，或食动胎之物，或因热毒之气侵损，或因入房劳损。损轻则漏轻，损重则漏重，但漏血尽则死。然安胎有二法，因母病而动胎，但治母疾，其胎自安。若胎有不坚致动，母因以病，但治胎，则母自安。

妊娠心腹急痛歌

心腹急痛面目青，冷汗气绝命必倾。血下不止胎冲上，四肢冷闷定伤身。

妊娠倒仆损伤歌

堕胎倒仆或举重，致胎死在腹中居。已损未出血不止，冲心闷痛母魂孤。

妊妇伤寒歌

伤寒头痛连百节，气急冲心溺如血。上生斑点赤黑时，壮热不止致胎灭。呕吐不止心烦热，腰背俱强脑痛裂。六七日来热腹中，小便不通大便结。

见此证必损胎，而妊母亦或致死，治法详见《活人书》。

产后伤寒歌

产后因得热病临，脉细四肢暖者生。脉大忽然肢逆冷，须知其死莫留停。

脉盛身热，得之伤寒。产后热病，脉必洪大，难便，以脉大为死证，必遵《内经》、仲景诸书，依法汗下。若脉不为汗衰而仍大，是为阴阳交，乃可断死，汗后脉静乃可断生。岂可以病在表里，未行治法，遽以脉细为生？四肢冷暖，当参以病证，或阳厥而厥，或作汗而厥。今《脉诀》所歌，胶柱刻舟之论。

产难生死歌

欲产之妇脉离经，沉细而滑也同名。夜半觉痛应分诞，来日日午定知生。

《脉经》曰：离经其脉浮，设腹痛引腰脊，为欲生也，但离经者不产也。又云：其脉离经，夜半觉，日中则生也。经者，常也，谓离其常处为离经。假如妊妇昨日见左沉实为男之脉，今日或脉浮，是离其寻常之脉而异于平日，又且腹痛，是知将诞也。通真子引《难经》"一呼三至曰离经"为解，李晞范又引《难经》"一呼一至曰离经"以解沉细而滑，皆非也。《难经》言损至二脉，虽同名离经，其脉与理则不同。且《脉经》明言"离经，其脉浮也"，不曾引援《难经》之文。今《脉诀》因其言脉浮，又添沉细而滑，同名离经。盖以前所诊男女脉，或云浮大为女，若只脉浮为离经，若平常见浮大为女之脉，何以辨离经？故又增沉细而滑，以见离浮大之常经为沉滑也。《圣惠方》云：夜半子时觉腹痛，来日午时必定生产。谓子午相冲，正半日时数也。通真子曰：夜半痛，日午生。此言恐未为的。又曰：腹痛而腰不痛者，未产也；若腹痛连腰痛甚者，即产。所以然者，肾候于腰，胞系于肾故也。诊其尺脉，转急如切绳转珠者，即产也。生产有难易，痛来有紧慢，安可定半日，当断以活法。

身重体热寒又频，舌下之脉黑复青。及舌上冷子当死，腹中须遣母归冥。面赤舌青细寻看，母活子死定应难。唇口俱青沫又出，母子俱死总高弃。面青舌青（赤）沫出频，母死子活定知真。不信若能看应验，寻之贤哲不虚陈。

《脉指南》作"面青舌赤"，盖面以候母，舌以候子。今云子活，合以舌赤为是。若云舌青，则与前面赤舌青，母活子死之候相反。若胎先下，其子得活；如未下，子母俱亡。自"身重体热寒又频"至此，并不用脉，只以外候参决子母生死，盖以临产脉不可考，但当以察色而知之。

新产生死歌

新产之脉缓滑吉，实大弦急死来侵。若得沉重小者吉，忽若坚牢命不停。寸口涩（焱）疾不调死，沉细附骨不绝生。审看此候分明记，长须念取向心经。

《脉经》曰：产后寸口脉焱疾不调者死，沉微附骨不绝者生。今《脉诀》述《脉经》作歌，既用其文，不明其理，擅改"焱"为"涩"。其意以为涩滞疾驶并行，方可言不调，反以焱疾为非，是不知脉涩则不疾，脉疾则不涩，其不调者，以焱疾也。产后失血多，五脏虚，故以缓滑沉微不绝为脉应病。涩为少血，亦应病之脉。唯焱疾不调匀，则脉形之速，焱浮于上，故云死。一字之差，生死顿异。

小儿生死候歌

通真子曰：经云六岁以下为小儿，十八以下为少年，二十以上为壮年，五十以上为老年。其六岁以下，经所不载。是以乳下婴儿病难治者，皆无脉可以考也。中古有巫方，立小儿

《颅囟经》以占夭寿疾病生死，相传习有少小方焉。迄乎晋宋推诸苏家，又有巢氏作《病源候论》，今《脉诀》此歌，乃万分之一尔。愚谓自宋以来，专小方脉者稍多，如钱氏、朱氏、张氏、《幼幼新书》《全婴书》《婴孩宝鉴》《活幼口议》《冯氏妙选宝秘方》及诸家名方，必博览方可。况小儿之脉，当以大指展转分按三部，且其脉未定，当以察形色为上工。诸胎中、诸变蒸、五痫、急慢惊风、疮疹与大人殊，其他杂病与大人治疗则同，但药剂有大小轻重。

小儿乳后辄呕逆，更兼脉乱无忧虑。

《脉经》曰：是其日数应变蒸之时，身热脉乱，汗不出，不欲食，食辄吐哯者，脉乱无苦也。

弦急之时被气缠，脉缓（沉）只是不消乳。

《脉经》曰：小儿脉沉者，食不消。《脉诀》云缓，非也。

紧数细快亦少苦，虚濡邪气惊风助（脉紧乃是风痫痼）。

《脉经》曰：紧为风痫。《本事方》同。今《脉诀》作虚濡，非。

利下宣肠急痛时，浮大之脉归泉路。

此非《脉经》小儿脉内所述，已详解在下利微小却为生下。《脉经》略举数脉立证，以备其书，是一脉自为一证。李晞范乃总为吐后脉证，何见之不明！且小儿吐有数等，今脉乱之吐，乃歌变蒸之候。

小儿外证十五候歌

眼上赤脉，下贯瞳仁。囟门肿起，兼及作坑。鼻干黑燥，肚大筋青。目多直视，睹不转睛。指甲黑色，忽作鸦声。虚舌出口，啮齿咬人。鱼口气急，啼不作声。蛔虫既出，必是死形。用药速急，十无一生。

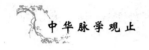

附录　辨奇经脉

两手脉浮之俱有阳，沉之俱有阴，阳阴皆实盛者，此为冲督之脉也。冲督之脉者，十二经之道路也。冲督用事，则十二经不复朝于寸口，其人皆苦恍惚狂痴。否者必当犹豫有两心。

两手阳脉浮而细微，绵绵不可知，俱有阴脉亦复细绵绵，此为阴跷阳跷之脉。此家曾有病鬼魅、厥死、苦恍惚亡人为祸。

诊得阳跷病拘急，阴跷病缓。

尺寸俱浮，直上直下，此为督脉。腰脊强痛，不得俯仰，大人癫疾，小儿风痫。

脉来中央浮直上下痛者，督脉也。动苦腰背膝寒，大人癫，小儿痫。

尺寸脉俱牢，（一作"芤"，直上直下），此为冲脉，胸中有寒疝也。

以上原具浮脉条下。

脉来中央坚实径至关者，冲脉也。动苦，小腹痛，上抢心，有瘕疝，绝孕，遗失溺，胁支满烦。横寸口边丸丸者，任脉也。苦腹中有气如指，上抢心，不得俯仰，拘急。

脉来紧细实长至关者，任脉也。动苦，少腹绕脐下引横骨，阴中切痛。

以上原具实脉条下。

吴先生云：五脏六腑之经，分布手足。凡十二脉，鱼际下寸内九分，尺内十分者，手太阴肺经之一脉也。医者于寸关尺，辄名之曰此心脉、此肺脉、此肝脉、此肾脉，非也。两手三部皆肺脏脉，而分其部位，以候他脏之气焉耳。其说见于《素问·脉要精微论》，而其所以之故，则秦越人《八十一难》之首章发明至矣。是何也？脉者血之流派，气使然也。肺居五脏之上，气所出入门户也。脉行始肺终肝，而后复会于肺。故其经穴名曰气口，而为脉之大会，一身之害必于是占焉。

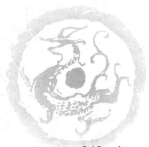

濒湖脉学

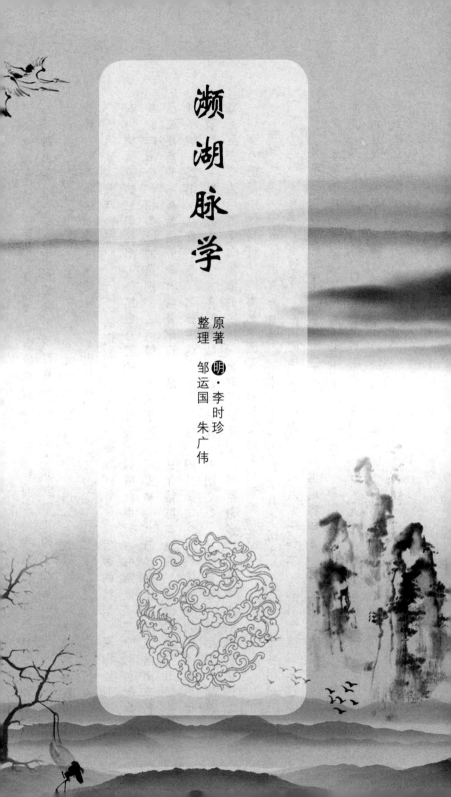

原著　明·李时珍

整理　邹运国　朱广伟

《濒湖脉学》是明代著名医药学家李时珍所作。李时珍，字东璧，晚年自号濒湖老人，湖北蕲州（今湖北省黄冈市蕲春县）人，生于明武宗正德十三年（公元一五一八年），卒于明神宗万历二十二年（公元一五九三年），其以《本草纲目》一举成名而震惊世界。而其脉学专著《濒湖脉学》，也是我国中医脉学史上一部重要著作。全书共一卷，广泛吸取《黄帝内经》《难经》《伤寒杂病论》《脉经》等传统名著的精华，采撷当时颇有见树医家的独到见解，并结合自己的临证体会，编成此书。本书阐述了二十七种脉象的脉体形态、相类脉的鉴别、主病等。书末所附《四言举要》乃其父李月池依据南宋名医崔嘉言的《崔紫虚脉诀》增补删订而成，全面论述了经脉与脉气、部位诊法、五脏平脉、辨脉提纲、诸脉形态、诸脉主病、杂病脉象、妇儿脉法、真脏绝脉等问题，对后世脉学产生了重大影响。全书言简意赅，通俗易懂、朗朗上口、易学易记，被后世医家推崇备至，至今仍是中医科班、师承及中医爱好者钟爱的入门读物，是我国医学史上印数最多、影响最大的脉学著作之一。

根据《全国中医图书联合目录》，本书主要有以下几个版本：①清咸丰三年癸丑（一八五四）双梧书室抄本；②清同治五年丙寅（一八六六）刻本；③清光绪五年己卯（一八七九）扫叶山房刻本；④一九三六年上海同声书局铅印本；⑤见《四库全书》；⑥见《本草纲目》附录；⑦见医方全书五种；⑧见《〈濒湖脉学〉〈奇经八脉考〉〈脉诀考证〉》。本次整理以《四库全书》本为底本，以一九五六年人民卫生出版社影印本、一九九六年中国中医药出版社《李时珍医学全书》本为对校本，以其他版本及历年出版之点校本为参校本。

目　录

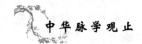

李时珍曰：宋有俗子，杜撰《脉诀》，鄙陋讹谬，医学习诵，以为权舆，逮臻颁白，脉理竟昧。戴同父常刊其误，先考月池翁著《四诊发明》八卷，皆精诣奥室，浅学未能窥造，（珍）因撮粹撷华僭撰此书，以便习读，为脉指南。世之医病两家，咸以脉为首务，不知脉乃四诊之末，谓之巧者尔。上士欲会其全，非备四诊不可。

明嘉靖甲子上元日谨书于瀕湖芷所

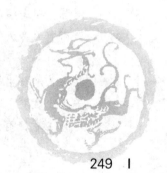

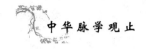

浮（阳）

　　浮脉：举之有余，按之不足（《脉经》），如微风吹鸟背上毛，厌厌聂聂（轻泛貌），如循榆荚（《素问》），如水漂木（崔氏），如捻葱叶（黎氏）。

　　浮脉法天，有轻清在上之象，在卦为乾，在时为秋，在人为肺。又谓之毛。太过则中坚旁虚，如循鸡羽，病在外也；不及则气来毛微，病在中也。《脉诀》言：寻之如太过，乃浮兼洪紧之象，非浮脉也。

体状诗

浮脉唯从肉上行，如循榆荚似毛轻。

三秋得令知无恙，久病逢之却可惊。

相类诗

浮如木在水中浮，浮大中空乃是芤。

拍拍而浮是洪脉，来时虽盛去悠悠。

浮脉轻平似捻葱，虚来迟大豁然空。

浮而柔细方为濡，散似杨花无定踪。

浮而有力为洪，浮而迟大为虚，虚甚为散，浮而无力为芤，浮而柔细为濡。

主病诗

浮脉为阳表病居，迟风数热紧寒拘。

浮而有力多风热，无力而浮是血虚。

寸浮头痛眩生风，或有风痰聚在胸。

关上土衰兼木旺，尺中溲便不流通。

浮脉主表，有力表实，无力表虚，浮迟中风，浮数风热，浮紧风寒，浮缓风湿，浮虚伤暑，浮芤失血，浮洪虚热，浮散劳极。

沉（阴）

沉脉：重手按至筋骨乃得（《脉经》），如绵裹砂，内刚外柔（杨氏），如石投水，必极其底。

沉脉法地，有渊泉在下之象，在卦为坎，在时为冬，在人为肾。又谓之石，亦曰营。太过则如弹石，按之益坚，病在外也。不及则气来虚微，去如数者，病在中也。《脉诀》言：缓度三关，状如烂绵者，非也。沉有缓数及各部之沉，烂绵乃弱脉，非沉也。

体状诗

水行润下脉来沉，筋骨之间软滑匀。

女子寸兮男子尺，四时如此号为平。

相类诗

沉帮筋骨自调匀，伏则推筋着骨寻。

沉细如绵真弱脉，弦长实大是牢形。

沉行筋间，伏行骨上，牢大有力，弱细无力。

主病诗

沉潜水蓄阴经病，数热迟寒滑有痰。

无力而沉虚与气，沉而有力积并寒。

寸沉痰郁水停胸，关主中寒痛不通。

尺部浊遗并泄利，肾虚腰及下元痌。

沉脉主里，有力里实，无力里虚。沉则为气，又主水蓄，沉迟痼冷，沉数内热，沉滑痰食，沉涩气郁，沉弱寒热，沉缓寒湿，沉紧冷痛，沉牢冷积。

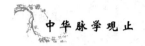

迟（阴）

迟脉：一息三至，去来极慢（《脉经》）。

迟为阳不胜阴，故脉来不及。《脉诀》言：重手乃得，是有沉无浮。一息三至，甚为易见，而曰"隐隐"，曰"状且难"，是涩脉矣，其谬可知。

体状诗

迟来一息至唯三，阳不胜阴气血寒。

但把浮沉分表里，消阴须益火之原。

体状诗

脉来三至号为迟，小快于迟作缓持。

迟细而难知是涩，浮而迟大以虚推。

三至为迟，有力为缓，无力为涩，有止为结，迟甚为败，浮大而软为虚。黎氏曰："迟，小而实；缓，大而慢。迟为阴盛阳衰，缓为卫盛营弱，宜别之。"

主病诗

迟司脏病或多痰，沉痼癥瘕仔细看。

有力而迟为冷痛，迟而无力定虚寒。

寸迟必是上焦寒，关主中寒痛不堪。

尺是肾虚腰脚重，溲便不禁疝牵丸。

迟脉主脏，有力冷痛，无力虚寒。浮迟表寒，沉迟里寒。

数（阳）

数脉：一息六至（《脉经》），脉流薄疾（《素问》）。

数为阴不胜阳，故脉来太过。浮、沉、迟、数，脉之纲领。《素问》《脉经》，皆为正脉。《脉诀》立七表、八里，而遗数脉，止诿于心脏，其妄甚矣。

体状诗

数脉息间常六至，阴微阳盛必狂烦。

浮沉表里分虚实，唯有儿童作吉看。

相类诗

数比平人多一至，紧来如数似弹绳。

数而时止名为促，数见关中动脉形。

数而弦急为紧，流利为滑，数而有止为促，数甚为疾，数见关中为动。

主病诗

数脉为阳热可知，只将君相火来医。

实宜凉泻虚温补，肺病秋深却畏之。

寸数咽喉口舌疮，吐红咳嗽肺生疡。

当关胃火并肝火，尺属滋阴降火汤。

数脉主腑，有力实火，无力虚火。浮数表热，沉数里热，气口数实肺痈，数虚肺痿。

滑（阳中阴）

滑脉：往来前却，流利展转，替替然如珠之应指（《脉经》），漉漉如欲脱。

滑为阴气有余，故脉来流利如水。脉者，血之府也。血盛则脉滑，故肾脉宜之；气盛则脉涩，故肺脉宜之。《脉诀》云：按之即伏，三关如珠，不进不退。是不分浮滑、沉滑、尺寸之滑也，今正之。

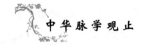

体状相类诗

滑脉如珠替替然，往来流利却还前。

莫将滑数为同类，数脉唯看至数间。

滑则如珠，数则六至。

主病诗

滑脉为阳元气衰，痰生百病食生灾。

上为吐逆下蓄血，女脉调时定有胎。

寸滑膈痰生呕吐，吞酸舌强或咳嗽。

当关宿食肝脾热，渴痢癫淋看尺部。

滑主痰饮，浮滑风痰，沉滑食痰，滑数痰火，滑短宿食。

《脉诀》言：关滑胃寒，尺滑脐似冰，与《脉经》言"关滑胃热，尺滑血蓄，妇人经病"之旨相反，其谬如此。

涩（阴）

涩脉：细而迟，往来难，短且散，或一止复来（《脉经》），参伍不调（《素问》），如轻刀刮竹（《脉诀》），如雨沾沙（通真子），如病蚕食叶。

涩为阳气有余，气盛则血少，故脉来蹇滞，而肺宜之。《脉诀》言：指下寻之似有，举之全无。与《脉经》所云，绝不相干。

体状诗

细迟短涩往来难，散止依稀应指间。

如雨沾沙容易散，病蚕食叶慢而艰。

相类诗

参伍不调名曰涩，轻刀刮竹短而难。

微似秒芒微软甚，浮沉不别有无间。

细迟短散，时一止，曰涩；极细而软，重按若绝，曰微；浮而柔细，曰濡；沉而柔细，曰弱。

主病诗

涩缘血少或伤精，反胃亡阳汗雨淋。

寒湿入营为血痹，女人非孕即无经。

寸涩心虚痛对胸，胃虚胁胀察关中。

尺为精血俱伤候，肠结溲淋或下红。

涩主血少精伤之病，女人有孕为胎病，无孕为败血。杜光庭云："涩脉独见尺中，形散同代为死脉。"

虚（阴）

虚脉：迟大而软，按之无力，隐指豁豁然空（《脉经》）。

崔紫虚云："形大力薄，其虚可知。"《脉诀》言"寻之不足，举之有余"，止言浮脉，不见虚状。杨仁斋言"状似柳絮，散漫而迟"，滑氏言"散大而软"，皆是散脉，非虚也。

体状相类诗

举之迟大按之松，脉状无涯类谷空。

莫把芤虚为一例，芤来浮大似慈葱。

虚脉浮大而迟，按之无力。芤脉浮大，按之中空。芤为脱血，虚为血虚。浮散二脉见浮脉。

主病诗

脉虚身热为伤暑，自汗怔忡惊悸多。

发热阴虚须早治，养营益气莫蹉跎。

血不荣心寸口虚，关中腹胀食难舒。

骨蒸痿痹伤精血，却在神门两部居。

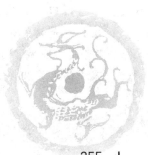

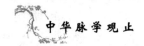

经曰："血虚脉虚。"曰："气来虚微为不及，病在内。"
曰："久病脉虚者死。"

实（阳）

实脉：浮沉皆得，脉大而长，微弦，应指愊愊然（《脉经》）。

愊愊，坚实貌。《脉诀》言"如绳，应指来"，乃紧脉，非实脉也。

体状诗
浮沉皆得大而长，应指无虚愊愊强。
热蕴三焦成壮火，通肠发汗始安康。

相类诗
实脉浮沉有力强，紧如弹索转无常。
须知牢脉帮筋骨，实大微弦更带长。
浮沉有力为实；弦急弹指为紧；沉而实大，微弦而长为牢。

主病诗
实脉为阳火郁成，发狂谵语吐频频。
或为阳毒或伤食，大便不通或气疼。

寸实应知面热风，咽疼舌强气填胸。
当关脾热中宫满，尺实腰肠痛不通。

经曰："血实脉实。"曰："脉实者，水谷为病。"曰："气来实强，是谓太过。"《脉诀》言"尺实小便不禁"，与《脉经》"尺实小腹痛、小便难"之说何反？洁古不知其谬，诀为虚寒，药用姜附，愈误矣。

长（阳）

长脉：不小不大，迢迢自若（朱氏），如揭长竿末梢，为平；如引绳，如循长竿，为病（《素问》）。

长有三部之长、一部之长，在时为春，在人为肝。心脉长，神强气壮；肾脉长，蒂固根深。经曰"长则气治"，皆言平脉也。

体状相类诗

过于本位脉名长，弦则非然但满张。

弦脉与长争较远，良工尺度自能量。

实、牢、弦、紧，皆兼长脉。

主病诗

长脉迢迢大小匀，反常为病似牵绳。

若非阳毒癫痫病，即是阳明热势深。

长主有余之病。

短（阴）

短脉：不及本位（《脉诀》），应指而回，不能满部（《脉经》）。

戴同父云："短脉只见尺寸，若关中见短，上不通寸，下不通尺，是阴阳绝脉，必死矣。故关不诊短。"黎居士云："长短未有定体，诸脉举按之，附过于本位者为长，不及本位者为短。长脉属肝宜于春，短脉属肺宜于秋。但诊肝肺，长短自见。"短脉两头无、中间有，不及本位，乃气不足以前导其血也。

体状相类诗

两头缩缩名为短，涩短迟迟细且难。

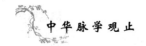

短涩而浮秋喜见，三春为贼有邪干。

涩、微、动、结，皆兼短脉。

主病诗

短脉唯于尺寸寻，短而滑数酒伤神。

浮为血涩沉为痞，寸主头疼尺腹疼。

经曰："短则气病。"短主不及之病。

洪（阳）

洪脉：指下极大（《脉经》），来盛去衰（《素问》），来大去长（通真子）。

洪脉在卦为离，在时为夏，在人为心。《素问》谓之大，亦曰钩。滑氏曰："来盛去衰，如钩之曲，上而复下。应血脉来去之象，象万物敷布下垂之状。"詹炎举言"如环珠者"，非。《脉诀》云："季夏宜之，秋季、冬季，发汗通肠，俱非洪脉所宜。"盖谬也。

体状诗

脉来洪盛去还衰，满指滔滔应夏时。

若在春秋冬月分，升阳散火莫狐疑。

相类诗

洪脉来时拍拍然，去衰来盛似波澜。

欲知实脉参差处，举按弦长愊愊坚。

洪而有力为实，实而无力为洪。

主病诗

脉洪阳盛血应虚，相火炎炎热病居。

胀满胃翻须早治，阴虚泄利可踌躇。

寸洪心火上焦炎，肺脉洪时金不堪。

肝火胃虚关内察，肾虚阴火尺中看。

洪主阳盛阴虚之病，泄利、失血、久嗽者忌之。经曰："形瘦脉大多气者死。"曰："脉大则病进。"

微（阴）

微脉：极细而软，按之如欲绝，若有若无（《脉经》），细而稍长（戴氏）。

《素问》谓之"小"。又曰："气血微则脉微。"

体状相类诗

微脉轻微瞥瞥乎，按之欲绝有如无。

微为阳弱细阴弱，细比于微略较粗。

轻诊即见，重按如欲绝者，微也。往来如线而常有者，细也。仲景曰："脉瞥瞥如羹上肥者，阳气微；萦萦如蚕丝细者，阴气衰。长病得之死，卒病得之生。"

主病诗

气血微兮脉亦微，恶寒发热汗淋漓。

男为劳极诸虚候，女作崩中带下医。

寸微气促或心惊，关脉微时胀满形。

尺部见之精血弱，恶寒消瘅痛呻吟。

微主久虚血弱之病，阳微恶寒，阴微发热。《脉诀》云："崩中日久肝阴竭，漏下多时骨髓枯。"

紧（阳）

紧脉：来往有力，左右弹人手（《素问》），如转索无常（仲景），数如切绳（《脉经》），如纫箅线（丹溪）。

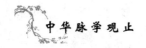

紧乃热为寒束之脉，故急数如此，要有神气。《素问》谓之"急"。《脉诀》言："寥寥入尺来。"崔氏言："如线，皆非紧状。或以浮紧为弦，沉紧为牢，亦近似耳。"

体状诗

举如转索切如绳，脉象因之得紧名。

总是寒邪来作寇，内为腹痛外身疼。

相类诗

见弦、实。

主病诗

紧为诸痛主于寒，喘咳风痫吐冷痰。

浮紧表寒须发越，紧沉温散自然安。

寸紧人迎气口分，当关心腹痛沉沉。

尺中有紧为阴冷，定是奔豚与疝疼。

诸紧为寒为痛。人迎紧盛，伤于寒；气口紧盛，伤于食。尺紧，痛居其腹，况乃疾在其腹。中恶浮紧、咳嗽沉紧，皆主死。

缓（阴）

缓脉：去来小快于迟（《脉经》），一息四至（戴氏），如丝在经，不卷其轴，应指和缓，往来甚匀（张太素），如初春杨柳舞风之象（杨玄操），如微风轻飐柳梢（滑伯仁）。

缓脉在卦为坤，在时为四季，在人为脾。阳寸阴尺，上下同等，浮大而软，无有偏胜者，平脉也。若非其时，即为有病。缓而和匀，不浮不沉，不疾不徐，不微不弱者，即为胃气，故杜光庭云："欲知死期何以取？古贤推定五般土。阳土须知不遇阴，阴土遇阴当细数。"详《玉函经》。

体状诗

缓脉阿阿四至通，柳梢袅袅飐轻风。

欲从脉里求神气，只在从容和缓中。

相类诗

见迟脉。

主病诗

缓脉营衰卫有余，或风或湿或脾虚。

上为项强下痿痹，分别浮沉大小区。

寸缓风邪项背拘，关为风眩胃家虚。

神门濡泄或风秘，或是蹒跚足力迂。

浮缓为风，沉缓为湿，缓大风虚，缓细湿痹，缓涩脾虚，缓弱气虚。《脉诀》言"缓主脾热口臭、反胃、齿痛、梦鬼诸病"，出自杜撰，与缓无关。

芤（阳中阴）

芤脉：浮大而软，按之中央空，两边实（《脉经》），中空外实，状如慈葱。

芤，慈葱也。《素问》无芤名。刘三点云："芤脉何似？绝类慈葱，指下成窟，有边无中。"戴同父云："营行脉中，脉以血为形，芤脉中空，脱血之象也。"《脉经》云："三部脉芤，长病得之生，卒病得之死。"《脉诀》言"两头有，中间无"，是脉断截矣；又言"主淋沥、气入小肠"，与失血之候相反，误世不小。

体状诗

芤形浮大软如葱，边实须知内已空。

火犯阳经血上溢，热侵阴络下流红。

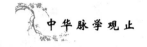

相类诗

中空旁实乃为芤，浮大而迟虚脉呼。

芤更带弦名曰革，芤为失血革血虚。

主病诗

寸芤积血在于胸，关内逢芤肠胃痈。

尺部见之多下血，赤淋红痢漏崩中。

弦（阳中阴）

弦脉：端直以长（《素问》），如张弓弦（《脉经》），按之不移，绰绰如按琴瑟弦（巢氏），状若筝弦（《脉诀》），从中直过，挺然指下（《刊误》）。

弦脉，在卦为震，在时为春，在人为肝。轻虚以滑者平，实滑如循长竿者病，劲急如新张弓弦者死。池氏曰："弦紧而数劲，为太过；弦紧而细，为不及。"戴同父曰："弦而软，其病轻；弦而硬，其病重。"《脉诀》言"时时带数"，又言"脉紧状绳牵"，皆非弦象，今削之。

体状诗

弦脉迢迢端直长，肝经木旺土应伤。

怒气满胸常欲叫，翳蒙瞳子泪淋浪。

相类诗

弦来端直似丝弦，紧则如绳左右弹。

紧言其力弦言象，牢脉弦长沉伏间。

又，见长脉。

主病诗

弦应东方肝胆经，饮痰寒热疟缠身。

浮沉迟数须分别，大小单双有重轻。

寸弦头痛膈多痰，寒热癥瘕察左关。

关右胃寒心腹痛，尺中阴疝脚拘挛。

弦为木盛之病。浮弦支饮外溢，沉弦悬饮内痛。疟脉自弦，弦数多热，弦迟多寒。弦大主虚，弦细拘急。阳弦头痛，阴弦腹痛。单弦饮癖，双弦寒痼。若不食者，木来克土，必难治。

革（阴）

革脉：弦而芤（仲景），如按鼓皮（丹溪）。

仲景曰："弦则为寒，芤则为虚，虚寒相搏，此名曰革。男子亡血失精，妇人半产漏下。"《脉经》曰："三部脉革，长病得之死，卒病得之生。"时珍曰："此即芤弦二脉相合，故均主失血之候。诸家脉书，皆以为牢脉，故或有革无牢，有牢无革，混淆不辨。不知革浮牢沉，革虚牢实，形证皆异也。"

又，按：《针灸甲乙经》曰："浑浑革革，至如涌泉，病进而危；弊弊绵绵，其去如弦绝者死。"谓脉来浑浊革变，急如涌泉，出而不返也。王贶以为溢脉，与此不同。

体状主病诗

革脉形如按鼓皮，芤弦相合脉寒虚。

女人半产并崩漏，男子营虚或梦遗。

相类诗

见芤、牢。

牢（阴中阳）

牢脉：似沉似伏，实大而长，微弦（《脉经》）。

扁鹊曰："牢而长者，肝也。"仲景曰："寒则牢坚，有牢

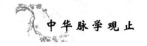

固之象。"沈氏曰："似沉似伏，牢之位也；实大弦长，牢之体也。"《脉诀》不言形状，但云"寻之则无，按之则有"，云"脉入皮肤辨息难"，又以牢为死脉，皆孟浪谬误。

体状相类诗

弦长实大脉牢坚，牢位常居沉伏间。

革脉芤弦自浮起，革虚牢实要详看。

主病诗

寒则牢坚里有余，腹心寒痛木乘脾。

疝癫癥瘕何愁也，失血阴虚却忌之。

牢主寒实之病，木实则为痛。扁鹊云："软为虚，牢为实。"失血者，脉宜沉细，反浮大而牢者死，虚病见实脉也。《脉诀》言"骨间疼痛，气居于表"；池氏以为肾传于脾，皆谬妄不经。

濡（阴，即软字）

濡脉：极软而浮细，如帛在水中，轻手相得，按之无有（《脉经》），如水上浮沤。

帛浮水中，重手按之，随手而没之象。《脉诀》言"按之似有举还无"，是微脉，非濡也。

体状诗

濡形浮细按须轻，水面浮绵力不禁。

病后产中犹有药，平人若见是无根。

相类诗

浮而柔细知为濡，沉细而柔作弱持。

微则浮微如欲绝，细来沉细近于微。

浮细如绵曰濡，沉细如绵曰弱，浮而极细如绝曰微，沉而极细不断曰细。

主病诗

濡为亡血阴虚病，髓海丹田暗已亏。

汗雨夜来蒸入骨，血山崩倒湿侵脾。

分部诗

寸濡阳微自汗多，关中其奈气虚何。

尺伤精血虚寒甚，温补真阴可起疴。

濡主血虚之病，又为伤湿。

弱（阴）

弱脉：极软而沉细，按之乃得，举手无有（《脉经》）。

弱乃濡之沉者。《脉诀》言"轻手乃得"，黎氏譬如"浮沤"，皆是濡脉，非弱也。《素问》曰"脉弱以滑"，是有胃气；"脉弱以涩"，是谓久病。病后老弱见之顺，平人少年见之逆。

体状诗

弱来无力按之柔，柔细而沉不见浮。

阳陷入阴精血弱，白头犹可少年愁。

相类诗

见濡脉。

主病诗

弱脉阴虚阳气衰，恶寒发热骨筋痿。

多惊多汗精神减，益气调营急早医。

寸弱阳虚病可知，关为胃弱与脾衰。

欲求阳陷阴虚病，须把神门两部推。

弱主气虚之病。仲景曰："阳陷入阴，故恶寒发热。"又云："弱主筋，沉主骨，阳浮阴弱，血虚筋急。"柳氏曰："气虚

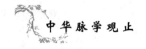

则脉弱,寸弱阳虚,尺弱阴虚,关弱胃虚。"

散(阴)

散脉:大而散,有表无里(《脉经》),涣漫不收(崔氏),无统纪,无拘束,至数不齐,或来多去少,或去多来少,涣散不收,如杨花散漫之象(柳氏)。

戴同父曰:"心脉浮大而散,肺脉短涩而散,平脉也。心脉软散,怔忡;肺脉软散,汗出;肝脉软散,溢饮;脾脉软散,胕肿,病脉也;肾脉软散,诸病脉代散,死脉也。"《难经》曰:"散脉独见则危。"柳氏曰:"散为气血俱虚、根本脱离之脉,产妇得之生,孕妇得之堕。"

体状诗

散似杨花散漫飞,去来无定至难齐。

产为生兆胎为堕,久病逢之不必医。

相类诗

散脉无拘散漫然,濡来浮细水中绵。

浮而迟大为虚脉,芤脉中空有两边。

主病分部诗

左寸怔忡右寸汗,溢饮左关应软散。

右关软散胻胕肿,散居两尺魂应断。

细(阴)

细脉:小大于微而常有,细直而软,若丝线之应指(《脉经》)。

《素问》谓之"小"。王启玄言:"如莠蓬,状其柔细也。"《脉诀》言"往来极微",是微反大于细矣,与经相背。

体状诗

细来累累细如丝，应指沉沉无绝期。

春夏少年俱不利，秋冬老弱却相宜。

相类诗

见微、濡。

主病诗

细脉萦萦血气衰，诸虚劳损七情乖。

若非湿气侵腰肾，即是伤精汗泄来。

分部诗

寸细应知呕吐频，入关腹胀胃虚形。

尺逢定是丹田冷，泄利遗精号脱阴。

《脉经》曰："细为血少气衰。"有此证则顺，否则逆。故吐衄得沉细者生。忧劳过度者，脉亦细。

伏（阴）

伏脉：重按着骨，指下裁动（《脉经》），脉行筋下（《刊误》）。

《脉诀》言"寻之似有，定息全无"，殊为舛谬。

体状诗

伏脉推筋着骨寻，指间裁动隐然深。

伤寒欲汗阳将解，厥逆脐疼证属阴。

相类诗

见沉脉。

主病诗

伏为霍乱吐频频，腹痛多缘宿食停。

蓄饮老痰成积聚，散寒温里莫因循。

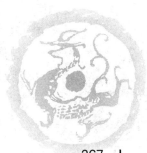

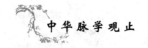

食郁胸中双寸伏，欲吐不吐常兀兀。

当关腹痛困沉沉，关后疝疼还破腹。

伤寒，一手脉伏曰单伏，两手脉伏曰双伏，不可以阳证见阴为诊，乃火邪内郁，不得发越，阳极似阴，故脉伏，必有大汗而解。正如久旱将雨，六合阴晦，雨后庶物皆苏之义。又有夹阴伤寒，先有伏阴在内，外复感寒，阴盛阳衰，四脉厥逆，六脉沉伏，须投姜附及灸关元，脉乃复出也。若太溪、冲阳皆无脉者，必死。《脉诀》言"徐徐发汗"，洁古以麻黄附子细辛汤主之，皆非也。刘元宾曰："伏脉不可发汗。"

动（阳）

动乃数脉，见于关上下，无头尾，如豆大，厥厥动摇。

仲景曰："阴阳相搏，名曰动，阳动则汗出，阴动则发热，形冷恶寒，此三焦伤也。"成无己曰："阴阳相搏，则虚者动，故阳虚则阳动，阴虚则阴动。"庞安常曰："关前三分为阳，后三分为阴，关位半阴半阳，故动随虚见。"《脉诀》言"寻之似有，举之还无，不离其处，不往不来，三关沉沉"。含糊谬妄，殊非动脉。詹氏言其形鼓动如钩、如毛者，尤谬。

体状诗

动脉摇摇数在关，无头无尾豆形团。

其原本是阴阳搏，虚者摇兮胜者安。

主病诗

动脉专司痛与惊，汗因阳动热因阴。

或为泄利拘挛病，男子亡精女子崩。

仲景曰："动则为痛为惊。"《素问》曰"阴虚阳搏，谓之崩"，又曰"妇人手少阴脉动甚者，妊子也"。

促（阳）

促脉：来去数，时一止复来（《脉经》），如蹶之趣，徐疾不常（黎氏）。

《脉经》但言数而止为促，《脉诀》乃云"并居寸口"，不言时止者，谬矣。数止为促，缓止为结，何独寸口哉？

体状诗

促脉数而时一止，此为阳极欲亡阴。

三焦郁火炎炎盛，进必无生退可生。

相类诗

见代脉。

主病诗

促脉唯将火病医，其因有五细推之。

时时喘咳皆痰积，或发狂斑与毒疽。

促主阳盛之病。促、结之因，皆有气、血、痰、饮、食五者之别。一有留滞，则脉必见止也。

结（阴）

结脉：往来缓，时一止，复来（《脉经》）。

《脉诀》言"或来或去，聚而却还"，与结无关。仲景有"累累如循长竿曰阴结，蔼蔼如车盖曰阳结"。《脉经》又有如"麻子动摇，旋引旋收，聚散不常者曰结，主死"。此三脉，名同实异也。

体状诗

结脉缓而时一止，独阴偏盛欲亡阳。

浮为气滞沉为积，汗下分明在主张。

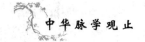

相类诗

见代脉。

主病诗

结脉皆因气血凝，老痰结滞苦沉吟。

内生积聚外痈肿，疝瘕为殃病属阴。

结主阴盛之病。越人曰："结甚则积甚，结微则气微，浮结外有痛积，伏结内有积聚。"

代（阴）

代脉：动而中止，不能自还，因而复动（仲景），脉至还入尺，良久方来（吴氏）。

脉一息五至，肺、心、脾、肝、肾五脏之气，皆足五十动而一息，合大衍之数，谓之平脉。反此则止乃见焉，肾气不能至，则四十动一止；肝气不能至，则三十动一止。盖一脏之气衰，而他脏之气代至也。经曰："代则气衰。"滑伯仁曰："若无病，羸瘦脉代者，危脉也。"有病而气血乍损，气不能续者，只为病脉。伤寒心悸脉代者，复脉汤主之。妊娠脉代者，其胎百日代之，生死不可不辨。

体状诗

动而中止不能还，复动因而作代看。

病者得之犹可疗，平人却与寿相关。

相类诗

数而时至名为促，缓止须将结脉呼。

止不能回方是代，结生代死自殊途。

促、结之止无常数，或二动、三动，一止即来。代脉之止有常数，必依数而止，还入尺中，良久方来也。

主病诗

代脉原因脏气衰，腹痛泄利下元亏。

或为吐泻中宫病，女子怀胎三月兮。

《脉经》曰："代散者死。主泄及便脓血。"

五十不止身无病，数内有止皆知定。

四十一止一脏绝，四年之后多亡命。

三十一止即三年，二十一止二年应。

十动一止一年殂，更观气色兼形证。

两动一止三四日，三四动止应六七。

五六一止七八朝，次第推之自无失。

戴同父曰："脉必满五十动，出自《难经》，而《脉诀》五脏歌，皆以四十五动为准，乖于经旨。"柳东阳曰："古以动数候脉，是吃紧语。须候五十动，乃知五脏缺失。今人指到腕臂，即云见了。夫五十动，岂弹指间事耶？故学者当诊脉、问证、听声、观色，斯备四诊而无失。"

四言举要

（宋南康紫虚隐君崔嘉彦希范著，明蕲州月池子李言闻子郁删补）

脉乃血派，气血之先。血之隧道，气息应焉。

其象法地，血之府也。心之合也，皮之部也。

资始于肾，资生于胃。阳中之阴，本乎营卫。

营者阴血，卫者阳气。营行脉中，卫行脉外。

脉不自行，随气而至。气动脉应，阴阳之义。

气如橐籥，血如波澜。血脉气息，上下循环。

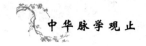

十二经中，皆有动脉。唯手太阴，寸口取决。
此经属肺，上系吭嗌。脉之大会，息之出入。
一呼一吸，四至为息。日夜一万，三千五百。
一呼一吸，脉行六寸。日夜八百，十丈为准。

初持脉时，令仰其掌。掌后高骨，是谓关上。
关前为阳，关后为阴。阳寸阴尺，先后推寻。
心肝居左，肺脾居右。肾与命门，居两尺部。
魂魄谷神，皆见寸口。左主司官，右主司府。
左大顺男，右大顺女。本命扶命，男左女右。
关前一分，人命之主。左为人迎，右为气口。
神门决断，两在关后。人无二脉，病死不救。
男女脉同，唯尺则异。阳弱阴盛，反此病至。
脉有七诊，曰浮中沉。上下左右，消息求寻。
又有九候，举按轻重。三部浮沉，各候五动。
寸候胸上，关候膈下。尺候于脐，下至跟踝。
左脉候左，右脉候右。病随所在，不病者否。

浮为心肺，沉为肾肝。脾胃中州，浮沉之间。
心脉之浮，浮大而散。肺脉之浮，浮涩而短。
肝脉之沉，沉而弦长。肾脉之沉，沉实而濡。
脾胃属土，脉宜和缓。命为相火，左寸同断。
春弦夏洪，秋毛冬石。四季和缓，是谓平脉。
太过实强，病生于外。不及虚微，病生于内。
春得秋脉，死在金日。五脏准此，推之不失。
四时百病，胃气为本。脉贵有神，不可不审。

调停自气，呼吸定息。四至五至，平和之则。

三至为迟，迟则为冷。六至为数，数即热证。
转迟转冷，转数转热。迟数既明，浮沉当别。
浮沉迟数，辨内外因。外因于天，内因于人。
天有阴阳，风雨晦冥。人喜怒忧，思悲恐惊。
外因之浮，则为表证。沉里迟阴，数则阳盛。
内因之浮，虚风所为。沉气迟冷，数热何疑。
浮数表热，沉数里热。浮迟表虚，沉迟冷结。
表里阴阳，风气冷热。辨内外因，脉证参别。
脉理浩繁，总括于四。既得提纲，引申触类。

浮脉法天，轻手可得。泛泛在上，如水漂木。
有力洪大，来盛去悠。无力虚大，迟而且柔。
虚甚则散，涣漫不收。有边无中，其名曰芤。
浮小为濡，绵浮水面。濡甚则微，不任寻按。
沉脉法地，近于筋骨。深深在下，沉极为伏。
有力为牢，实大弦长。牢甚则实，愊愊而强。
无力为弱，柔小如绵。弱甚则细，如蛛丝然。
迟脉属阴，一息三至。小快于迟，缓不及四。
二损一败，病不可治。两息夺精，脉已无气。
浮大虚散，或见芤革。浮小濡微，沉小细弱。
迟细为涩，往来极难。易散一止，止而复还。
结则来缓，止而复来。代则来缓，止不能回。
数脉属阳，六至一息。七疾八极，九至为脱。
浮大者洪，沉大牢实。往来流利，是谓之滑。
有力为紧，弹如转索。数见寸口，有止为促。
数见关中，动脉可候。厥厥动摇，状如小豆。
长则气治，过于本位。长而端直，弦脉应指。
短则气病，不能满部。不见于关，唯尺寸候。

一脉一形，各有主病。数脉相兼，则见诸证。

浮脉主表，里必不足。有力风热，无力血弱。

浮迟风虚，浮数风热。浮紧风寒，浮缓风湿。

浮虚伤暑，浮芤失血。浮洪虚火，浮微劳极。

浮濡阴虚，浮散虚剧。浮弦痰饮，浮滑痰热。

沉脉主里，主寒主积。有力痰食，无力气郁。

沉迟虚寒，沉数热伏。沉紧冷痛，沉缓水蓄。

沉牢痼冷，沉实热极。沉弱阴虚，沉细痹湿。

沉弦饮痛，沉滑宿食。沉伏吐利，阴毒聚积。

迟脉主脏，阳气伏潜。有力为痛，无力虚寒。

数脉主腑，主吐主狂。有力为热，无力为疮。

滑脉主痰，或伤于食。下为蓄血，上为吐逆。

涩脉少血，或中寒湿。反胃结肠，自汗厥逆。

弦脉主饮，病属胆肝。弦数多热，弦迟多寒。

浮弦支饮，沉弦悬痛。阳弦头痛，阴弦腹痛。

紧脉主寒，又主诸痛。浮紧表寒，沉紧里痛。

长脉气平，短脉气病。细则气少，大则病进。

浮长风痫，沉短宿食。血虚脉虚，气实脉实。

洪脉为热，其阴则虚。细脉为湿，其血则虚。

缓大者风，缓细者湿。缓涩血少，缓滑内热。

濡小阴虚，弱小阳竭。阳竭恶寒，阴虚发热。

阳微恶寒，阴微发热。男微虚损，女微泻血。

阳动汗出，阴动发热。为痛与惊，崩中失血。

虚寒相搏，其名为革。男子失精，女子失血。

阳盛则促，肺痈阳毒。阴盛则结，疝瘕积郁。

代则气衰，或泄脓血。伤寒心悸，女胎三月。

脉之主病，有宜不宜。阴阳顺逆，凶吉可推。
中风浮缓，急实则忌。浮滑中痰，沉迟中气。
尸厥沉滑，卒不知人。入脏身冷，入腑身温。
风伤于卫，浮缓有汗。寒伤于营，浮紧无汗。
暑伤于气，脉虚身热。湿伤于血，脉缓细涩。
伤寒热病，脉喜浮洪。沉微涩小，证反必凶。
汗后脉静，身凉则安。汗后脉躁，热甚必难。
阳病见阴，病必危殆。阴病见阳，虽困无害。
上不至关，阴气已绝。下不至关，阳气已竭。
代脉止歇，脏绝倾危。散脉无根，形损难医。
饮食内伤，气口急滑。劳倦内伤，脾脉大弱。
欲知是气，下手脉沉。沉极则伏，涩弱久深。
火郁多沉，滑痰紧食。气涩血芤，数火细湿。
滑主多痰，弦主留饮。热则滑数，寒则弦紧。
浮滑兼风，沉滑兼气。食伤短疾，湿留濡细。
疟脉自弦，弦数者热。弦迟者寒，代散者折。
泄泻下痢，沉小滑弱。实大浮洪，发热则恶。
呕吐反胃，浮滑者昌。弦数紧涩，结肠者亡。
霍乱之候，脉代勿讶。厥逆迟微，是则可怕。
咳嗽多浮，聚肺关胃。沉紧小危，浮濡易治。
喘急息肩，浮滑者顺。沉涩肢寒，散脉逆证。
病热有火，洪数可医。沉微无火，无根者危。
骨蒸发热，脉数而虚。热而涩小，必殒其躯。
劳极诸虚，浮软微弱。土败双弦，火炎急数。
诸病失血，脉必见芤。缓小可喜，数大可忧。
瘀血内蓄，却宜牢大。沉小涩微，反成其害。
遗精白浊，微涩而弱。火盛阴虚，芤濡洪数。
三消之脉，浮大者生。细小微涩，形脱可惊。

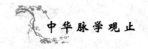

小便淋闷，鼻头色黄。涩小无血，数大何妨。

大便燥结，须分气血。阳数而实，阴迟而涩。

癫乃重阴，狂乃重阳。浮洪吉兆，沉急凶殃。

痫脉宜虚，实急者恶。浮阳沉阴，滑痰数热。

喉痹之脉，数热迟寒。缠喉走马，微伏则难。

诸风眩晕，有火有痰。左涩死血，右大虚看。

头痛多弦，浮风紧寒。热洪湿细，缓滑厥痰。

气虚弦软，血虚微涩。肾厥弦坚，真痛短涩。

心腹之痛，其类有九。细迟从吉，浮大延久。

疝气弦急，积聚在里。牢急者生，弱急者死。

腰痛之脉，多沉而弦。兼浮者风，兼紧者寒。

弦滑痰饮，濡细肾着。大乃肾虚，沉实闪朒。

脚气有四，迟寒数热。浮滑者风，濡细者湿。

痿病肺虚，脉多微缓。或涩或紧，或细或濡。

风寒湿气，合而为痹。浮涩而紧，三脉乃备。

五疸实热，脉必洪数。涩微属虚，切忌发渴。

脉得诸沉，责其有水。浮气与风，沉石或里。

沉数为阳，沉迟为阴。浮大出厄，虚小可惊。

胀满脉弦，土制于木。湿热数洪，阴寒迟热。

浮为虚满，紧则中实。浮大可治，虚小危极。

五脏为积，六腑为聚。实强者生，沉细者死。

中恶腹胀，紧细者生。脉若浮大，邪气已深。

痈疽浮散，恶寒发热。若有痛处，痈疽所发。

脉数发热，而痛者阳。不数不热，不疼阴疮。

未溃痈疽，不怕洪大。已溃痈疽，洪大可怕。

肺痈已成，寸数而实。肺痿之形，数而无力。

肺痈色白，脉宜短涩。不宜浮大，唾糊呕血。

肠痈实热，滑数可知。数而不热，关脉芤虚。

微涩而紧，未脓当下。紧数脓成，切不可下。

妇人之脉，以血为本。血旺易胎，气旺难孕。
少阴动甚，谓之有子。尺脉滑利，妊娠可喜。
滑疾不散，胎必三月。但疾不散，五月可别。
左疾为男，右疾为女。女腹如箕，男腹如釜。
欲产之脉，其主离经。水下乃产，未下勿惊。
新产之脉，缓滑为吉。实大弦牢，有证则逆。
小儿之脉，七至为平。更察色证，与虎口纹。

奇经八脉，其诊又别。直上直下，浮则为督。
牢则为冲，紧则任脉。寸左右弹，阳跷可决。
尺左右弹，阴跷可别。关左右弹，带脉当诀。
尺外斜上，至寸阴维。尺内斜上，至寸阳维。
督脉为病，脊强癫痫。任脉为病，七疝瘕坚。
冲脉为病，逆气里急。带主带下，脐痛精失。
阳维寒热，目眩僵仆。阴维心痛，胸胁刺筑。
阳跷为病，阳缓阴急。阴跷为病，阴缓阳急。
癫痫瘛疭，寒热恍惚。八脉脉证，各有所属。

平人无脉，移于外络。兄位弟乘，阳溪列缺。
病脉既明，吉凶当别。经脉之外，又有真脉。
肝绝之脉，循刀责责。心绝之脉，转豆躁疾。
脾则雀啄，如屋之漏。如水之流，如杯之覆。
肺绝如毛，无根萧索。麻子动摇，浮波之合。
肾脉将绝，至如省客。来如弹石，去如解索。
命脉将绝，虾游鱼翔。至如涌泉，绝在膀胱。
真脉既形，胃已无气。参察色证，断之以臆。

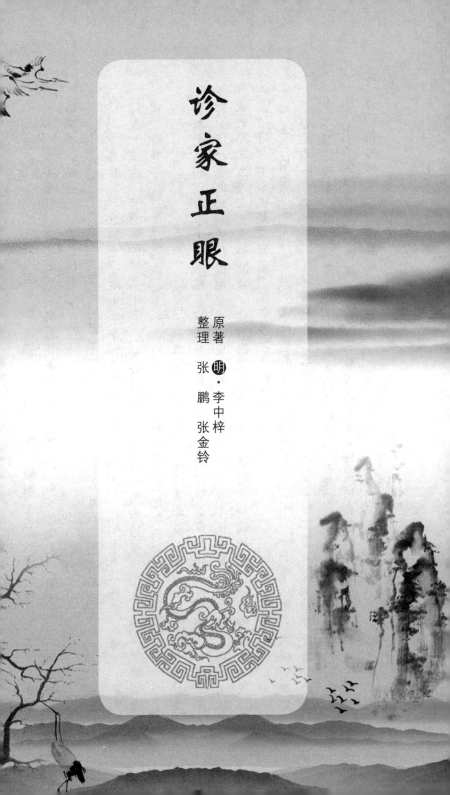

诊家正眼

原著 〔明〕·李中梓

整理 张·鹏 张金铃

《诊家正眼》，明·李中梓撰于一六四二年，原刻本已散失，李氏门人尤乘于一六六七年增补，将此书与《病机沙篆》《本草通玄》合刊为《士材三书》，后世或单行镌版，但内容已经尤氏增补。

李中梓生于一五八八年（明万历十六年），卒于一六五五年（清顺治十二年），字士材，号念莪、尽凡居士，明末华亭（今上海市松江）人，为明末著名医家。著有《内经知要》二卷、《医宗必读》十卷、《本草通玄》二卷、《伤寒括要》二卷、《删补颐生微论》四卷、《诊家正眼》二卷、《病机沙篆》二卷、《雷公炮制药性解》六卷等。

本书有两卷，上卷以《内经》《难经》理论为主论述脉学基本理论及其临床应用，文中对王叔和、李东垣、朱震亨、滑寿、戴同父、李时珍等诸家脉诊学说，予以分析、阐论、注按，此外，还择要地叙述了望、闻、问三诊；下卷考核各家脉学理论，用四言歌诀的形式分述二十八种脉象，并对高阳生《脉诀》进行了辨误和评述，末附脉法总论以为结语。本书曾多次刊印，现有多种清刻本。

本次校勘以《士材三书》本体系的清康熙四十七年戊子（一七零八年）大盛堂镌刻本为底本（大盛堂本），以顺治十七年庚子（一六六零年）二雅堂刻本、乾隆本、经纶堂本为主校本，世美堂本为参校本，他校引用的医书有《黄帝内经素问》《八十一难经集解》《注解伤寒论》《奇经八脉考》等多种医著，并结合医理文义进行理校，根据本书前后内容进行本校。

目　录

卷　一

卷　二

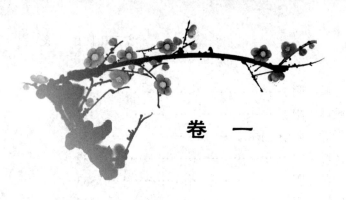

卷 一

脉之名义

《内经》曰：人受气于谷，谷入于胃，以传于肺，五脏六腑，皆以受气。清者为营，浊者为卫；营行脉中，卫行脉外。此明胃气为脉道之根，脏腑之本，气血之所由出也。凡人之生，皆受气于谷，万物资生之本也。凡谷之入，必先至于胃，万物归土之义也。坤土不敢自专，精微上输于肺，盖地道卑而上行也。肺为乾金，所受精微，下溉脏腑，盖天道下济而光明也。金土互输，地天交泰，清而上升者为营血，阴生于阳也；浊而下降者为卫气，阳根于阴也。营血为阴，故行脉中；卫气为阳，故行脉外也。

【按】审病察脉，以决死生，非指下了然，将安所凭借乎！深慨世医不知脉为何物。若以为气乎，而气为卫，卫行脉外，则知非气矣；若以为血乎，而血为营，营行脉中，则知非血矣；若以为经隧乎，而经隧实繁，则知非经隧矣。然则脉果何物耶？余尝于此深思，久而始悟其微。古之"衇"字，从血从辰，谓气血流行，各有分派而寻经络也。今之脉字，从肉从永，谓胃主肌肉，气血资生而永其天年也。夫人之生，唯是精与神而已。精气即血气，而神则难见也。人非是神，无以主宰血气，保合太和，流行三焦，灌溉百骸，故脉非他，即神之别名也。神超乎气血之先，为气血之根蒂，善乎！华元化曰：脉者，气血之先也。气血之先，非神而何！然神依于气，气依于血，血资于谷，谷本于胃，所以古之论脉者云：有胃气则生，无胃气则死。东垣亦曰脉贵有神，正指胃气言也。是知谷气充则血旺，血旺则气强，气强则神昌，神之昌与否，皆以脉为征兆。故脉也者，实气血之先也。先也者，主宰乎气血之神也。脉即神之别名，此千古未剖之疑义也，特表而出之。

气口独以为五脏主

黄帝问曰：气口何以独为五脏主？岐伯曰：胃者，水谷之海，六腑之大源也。五味入口，藏于胃，以养五脏气。气口，太阴也。是以五脏六腑之气味，皆出于胃，变见于气口。气口者，六部之总称，非专指右关之前也。

【按】《素问·经脉别论》云：食气入胃，经气归于肺。肺朝百脉，气归于权衡，权衡以平，气口成寸，以决死生。由是知气口即寸口也。曰变见者，饮食所变之精微，皆显见于手太阴之气口，而阴阳盛衰之象，莫不从此见矣。吴草庐曰：两手寸部俱名为气口，不仅言右寸肺脉为气口者也。

《难经》曰：十二经皆有动脉，独取寸口，何谓也？扁鹊曰：寸口者，脉之大会，手太阴之动脉也。肺为五脏六腑之华盖，位处至高，受百脉之朝会，布一身之阴阳，故经曰"脏真高于肺，以行营卫阴阳"者是也。是以十二经皆有动脉，独取肺家一经之动脉，可以见五脏六腑强弱吉凶之征兆也。

脉辨至数

《内经》曰：人一呼脉再动，一吸脉亦再动，呼吸定息脉五动，闰以太息，命曰平人。出气曰呼，入气曰吸。一呼一吸，谓之一息。动，至也，再动，再至也。常人之脉，一呼两至，一吸亦两至。呼吸定息，谓一息将尽，而换息未起之

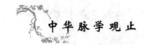

际，脉又一至，故曰五动。闰，余也，犹闰月之义。言平和之脉，若得五动，即太过矣；唯当太息之际，亦为平脉。何也？凡人之呼吸，三息后必闰以一息之长，五息再闰，谓之太息。故曰闰以太息，乃应历家三岁一闰、五岁再闰之数也。此即平人不病之常度。然则总计定息太息之间，大约一息脉当六至，故《五十营》篇曰：呼吸定息，脉行六寸，乃合一至一寸也。呼吸脉行丈尺，凡昼夜五十度，合一万三千五百息，五十营气脉之数，以应周天二十八宿。人之经脉十二，左右相同，则为二十四脉。加以跷脉二，任、督脉二，共二十八脉，周身十六丈二尺，以分昼夜也，是为常度。使五十营之数，常周备无失，则寿亦无穷，故得尽天地之寿矣。周行八百一十丈，昼夜五十营之总数也。一呼脉一动，一吸脉一动，曰少气。一呼一吸，脉各一动，则一息二至，减于常人之半，脉之迟者也。迟主阴寒，阳气衰微也，故曰少气。《十四难》谓之离经脉。一呼脉三动，一吸脉三动而躁，尺热曰病温；尺不热，脉滑曰病风，脉涩曰痹。若不因定息太息，而呼吸各三动，是一息六至矣。《难经》亦曰离经。躁者，急疾之谓，阳盛阴衰，热之象也。尺热，言尺后近臂有热，则必通身皆热。脉来数躁而身有热，故知其病温。数滑而尺不热，阳邪内盛，当病内风。若使外感于风，宁有尺不热之理乎！滑，不涩也。涩，不滑也。滑为血实气壅，涩为气滞血少，故当病痹。一呼脉四动以上曰死，脉绝不至曰死，乍疏乍数曰死。一呼四动，则一息八至矣，而况以上乎？《难经》谓之夺精。四至曰脱精，五至曰死，六至曰命尽。是皆一呼四至以上也，故死。脉绝不至，则元气已竭。乍疏乍数，则阴阳败乱无主。三脉若见，不死安待。

日夜五十营

《内经》曰：一日一夜五十营，以营五脏之精，不应数者，命曰狂生。营，运也。经脉营运于身，一日一夜凡五十周，以营五脏之精气。夫周身上下前后左右，凡二十八脉，其长十六丈二尺。人之宗气，积于胸中，主呼吸而行经隧。一呼气行三寸，一吸气行三寸，呼吸定息，气行六寸。以一息六寸推之，则一日一夜凡一万三千五百息，通计五十周于身，则脉行八百一十丈。其有太过不及而不应此数者，名曰狂生。狂者，妄也，言幸而生也。所谓五十营者，五脏皆受气，持其寸口，数其至也。五十营者，五脏所受之气也。持，诊也。但诊寸口而数其至，则脏腑之衰旺可知也。五十动而不一代者，五脏皆受气。代者，止而复来也。盖脏有所损，则气有所亏，故不能营运也。若五十动而无止者，则终无止矣。五脏之气皆足，和平之脉也。四十动而一代者，一脏无气。《难经》曰：吸者随阴入，呼者因阳出。今吸不能至肾，至肝而还，故知一脏无气者，肾气先尽也。然则五脏和者气脉长，五脏病者气脉短。观此一脏无气，必先乎肾，如下文所谓二脏、三脏、四脏、五脏者，皆当自远而近，以次而短，则由肾及肝，由肝及脾，由脾及心，由心及肺。凡病将危者，必气促似喘，仅呼吸于胸中数寸之间，盖其真阴绝于下，孤阳浮于上，此气短之极也。庸工于此而尚欲平之散之，未有不随扑而灭者，良可悲也。夫人之生死由乎气，气之聚散由乎阴，而残喘得以尚延者，赖一线之气未绝耳。此脏气之不可不察也如此。三十动而一代者，二脏无气；二十动一代者，三脏无气；十动一代者，四脏无气；不满十动一代者，五脏无气。予之短期，要在终始。予，犹与也。短期，死期也。言死期已近也。终始者，十二经各有绝气先见，是名为始也。详见《灵枢·经脉》。所谓五十动而不一代者，以为常也，以知五脏之期。予之短期者，乍数乍疏也。

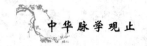

以为常者，无病之常脉也，因此可以知五脏之气。若欲决其死期，则在乍数乍疏也。不满十至而代，则乍数乍疏矣。非代脉之外，别有乍数乍疏也。

诊贵平旦

《内经》曰：诊法常以平旦，阴气未动，阳气未散，饮食未进，经脉未盛，络脉调匀，气血未乱，乃可诊有过之脉。平旦者，阴阳之交也。营卫之气，一昼夜五十周于身，昼则行阳，夜则行阴，迨至平旦，复会于寸口。斯时也，平旦初窹之时，阴气将退而未退，阳气将盛而未散，饮食未进，谷气未行，故经脉未盛，而络脉调匀，气血未至于扰乱，乃可诊有过之脉。有过，犹言有病也。若饮食入胃，则谷气流行，直行之经，往往强盛，而横行之络，气先至者强，气未至者弱，经络之脉不能调匀，则气血之盛衰，未可尽凭矣。

寸关尺之义

增补《脉经》曰：从鱼际至高骨，却行一寸，名曰寸口。从寸至尺，名曰尺泽。故曰尺寸。寸后尺前，名曰关。大指从鱼际穴至高骨，得一寸，故名为寸也。肘腕内廉尺泽穴至高骨得一尺，故名为尺也。正当高骨之上，乃尺与寸交界之际，故名为关也。其义岂苟哉！扁鹊曰：尺寸者，脉之大要会也。从关至尺是尺内，阴之所治也。从关至鱼际是寸口内，阳之所治也。要者，扼要也。会者，朝会也。尺寸皆肺之经脉，百脉皆来朝会，岂非扼要之所乎！肾肝为阴，处乎尺内。心肺为阳，处乎寸内。治，犹属也。言所属之位也。岐伯曰：人有三部，部有三候，以决死生，以处百病，以调虚实，而除邪疾。三部，上中下也。三候，天地人也。上古诊脉，不独寸口，于诸经之动脉皆诊之。此云三部九候也。可见扁鹊之三部九候，大非经旨明矣。帝曰：何谓三部？岐伯曰：有上部，有中部，有下部。部各有三候，三候者，有天，有地，有人。上部天，两额之动脉；上部地，两颊之动脉；上部人，耳前之动脉。中部天，手太阴也；中部地，手阳明也；中部人，手少阴也。下部天，足厥阴也；下部地，足少阴也；下部人，足太阴也。故下部之天以候肝，地以候肾，人以候脾胃之气。帝曰：中部三候奈何？岐伯曰：亦有天，亦有地，亦有人。天以候肺，地以候胸中之气，人以候心。帝曰：上部以何候之？岐伯曰：亦有天，亦有地，亦有人。天以候头角之气，地以候口齿之气，人以候耳目之气。三部者，各有天，各有地，各有人。三而成天，三而成地，三而成人。三而三之，合则为九。以此推之，经文明指人身上中下动脉各有所候，以诊诸脏之气，非独以寸口为言也。如仲景脉法，上取寸口，下取跌阳，正是此意。《难经》所云：三部者寸关尺，九候者浮中沉，乃只以寸口而分三部九候之诊，后世言脉者皆宗之，虽为捷法，不无背谬经旨乎！

【按】扁鹊曰：上部法天，主胸以上至头之有疾。中部法人，主膈以下至脐之有疾。下部法地，主脐以下至足之有疾，仍宗经旨"上竟上、下竟下"之义。但九候之说，以寸关尺之三部而分浮、中与沉之三候，得无又谬乎！若以扁鹊之说为是，则轩岐之说为非；轩岐之说为是，则扁鹊之说为非矣！故不得不置一喙于其间也。浮之与沉，固无庸议矣。中则止有浮之中耳，奚能有沉之中乎！浮而无中，固曰无根。沉则必无中矣，何仅以为沉脉主里，而全无必死之症乎！盖人但知有中正之中，而不知有中和之中。经云：真脏脉见者死。脉无胃气者，谓为真脏脉也。是除诸怪脉之外，皆得谓之有中脉耳。何弃其彰明较著之经文，而反以浮、中与沉，索摸于不可知之陋习乎！此事之不可解者也。况诊脉之法，或以手测，或以目视，而非仅从事于指按也。史称扁鹊以诊脉为名，而仓公、仲景以下，有不竞趋于名者哉！沿袭至今，而讹以传讹，为其所纷更者愈多矣。余尝寻绎经文，得其旨趣。人迎止隶于喉旁，三部须兼乎手足。脏则候之于左手，腑则候之于右手。寸以候上，尺以候下，脏腑皆然，庶不使有纤毫之疑，而荧惑于其间也。彼七表、八里、九道之纷纭，智又出扁鹊下矣。世多识之，故不赘焉。

【按】《内经》以三部各有天、地、人，三而三之，为九候。上、中、下不定乎寸部之位，与扁鹊之寸上、关中、尺下不同。上部俱定于头面两额之动脉，即下文天以候头角之气，动应于指（此脉在额两旁瞳子窌骨空处）；人以候两颊之动脉（即听会穴等分）；地以候口齿之气，动应于指（此脉在鼻孔下旁，近巨窌穴之分）。是则面部不独色诊，且脉诊矣。脉诊则仍用七诊，可以知头面之详矣（独大、独小、独疾、独迟、独热、独寒、独陷下也）。中部之三候，俱以寸诊。其地候胸中之气，则气口也。本经《经脉篇》所谓行气于腑，即膻中、气海穴也。下部之天，候于关之肝，地候于尺之肾，人候于脾胃之气。三部之候，天位乎上，人位乎中，地位乎下。独下部人候反在天之上者，天气下降，接乎地之阴气，此地中之天，人高于地，即高乎地中之天矣。三部以头候头之属，以手候脏腑之属，不及脐以下至足者，以足之四经，肾主骨，肝主筋，脾主四肢，胃主宗筋，与肾相连，并筋骨主之矣。是则手候脏腑之属，并及脐以下至足，以诸脉皆系于手足，诸经足之脉亦连于手（上廉、下廉、前廉、后廉之类是也），不可泥头候头之属，遂泥当以手候手之属，足候足之属也。乃本篇之后复申言之云：以左手足上去踝五寸按之，庶右手足当踝而弹之，其应过五寸以上，蠕蠕然者不病；其应疾，中手浑浑然者病，中手徐徐然者病；（蠕蠕，微动貌。浑浑，不清貌。徐徐，缓而迟也。）其应不能至五寸，弹之不应者死。（此经文弹按，乃是刺法，与诊脉互相发明其理。）手踝之上，手太阴肺经脉也，应于中部。（去踝五寸，手踝骨在下，从内廉至太渊，计有五寸。）足踝之上，足太阴脾经脉也，应于下部。（去内踝骨之上五寸，乃三阴交之上，漏谷之下也。盖漏谷去踝六寸乃是。）则中部之三候，举一手太阴，而可概其余。（手太阴者，百脉之所会，大中之中，故应中部。）下部之三候，举一足太阴，而可概其余。（足太阴，阴土也。阴之与土，其气俱下，故应下部。）按而弹手足踝者，所以尽两太阴脉之量，周悉无遗也。故可取之察吉凶也。（诸脉独于两太阴脉加意者，太阴属坤，坤为胃。手太阴之中部天而即统乎中部之地与人，贵天之中也。是太阴之下部人而即统乎下部之天与地，贵人之中也。天人之际得中，而地道自宁，不必揭地之中，且以知天人之中，即胃之中，即地之中也。）《内经》之旨，精奥渊微，非神圣不能穷其理，故扁鹊以寸关尺配上中下，犹未尽然也。

滑伯仁曰：诊脉之道，先调自己气息。男左女右，先以中指取定关位，却下前、后二指。初轻候消息之，次中候消息之，次重候消息之。自寸关至尺，逐部寻究。一呼一吸之间，脉行四至为率，闰以太息，五至为平脉也。其有太过不及，则为病脉，各以其部断之。自己之气息调匀，则他脉之至数明辨，故凡诊必先调息也。男子属阳，故先诊左手；女子属阴，故先诊右手也。先以中指取定关部，然后下前后二指，则尺寸方准也。轻候消息，其名曰举；中候消息，其名曰寻；重候消息，其名曰按。一息四至，为和平之脉；若当太息，必以五至为和平也。太过者，洪大有力；不及者，迟细无力也。各以五脏六腑察其微甚，审其从违，断其吉凶生死之法如此也。

又曰：臂长则疏下指，臂短则密下指。三部之内，大小、浮沉、迟数同等，尺寸、阴阳、高下相符，男女、左右、强弱相应，四时之脉不相戾，命曰平人。其或一部之内，独大、独小、独疾、独迟、左右、强弱之相反，四时、男女之相背，皆病脉也。左手不和，为病在表，为阳，主四肢；右手不和，为病在里，为阴，主腹脏。臂长脉亦长，故下指宜疏；臂短脉亦短，故下指宜密。同等者，不大不小、不浮不沉、不迟不数也。相符者，寸为阳、为高，宜浮大；尺为阴、为下，宜沉小也。相应者，左大顺男，右大顺女；男子寸盛而尺弱，女子尺盛而寸弱也。不相戾者，春弦、夏洪、秋毛、冬石也。此四脉者，平人无病之脉也。其或大小独见，迟数偏呈，左右相反，时令相戾，男女相违，皆知其为病脉也。左属阳，阳在表，与四肢相应；右属阴，阴在里，与腹脏相应也。余可类推。

又曰：察脉须识上下、来去、至止六字。不明此，则阴阳虚实不别也。上者为阳，下者为阴；来者为阳，去者为阴；至者为阳，止者为阴也。上者，自尺部上于寸口，阳生于阴也；下者，自寸口下于尺部，阴生于阳也。来者，自骨肉之分，而出于皮肤之际，气之升也；去者，自皮肤之际，而还于骨肉之分，气之降也。应曰至，息曰止也。上下者，以尺与寸相比度也。阳生于阴者，左尺水，生左关木；左关木，生左寸心火也。右尺火，生右关土；右关土，生右寸肺金也。阴生于阳者，右寸肺金，生左尺肾水；左寸君火，分权于右尺相火也。来者，为气之升，主乎阳也；去者，为气之降，主乎阴也。《内经》以来盛去衰为钩脉，阳气盛满之象。若去来皆盛，钩之太过也；来不盛，去反盛，钩之不及也。应者，寻常应手之脉也。止者，歇至不匀之脉也，如促、结、涩、代之类是矣。

三焦分发三部

岐伯曰：寸以候上焦，关以候中焦，尺以候下焦。扁鹊曰：三焦者，元气之别使也，主通行于三气，经历于五脏六腑。华元化曰：三焦者，人身三元之气也，总领五脏六腑、营卫经络、内外左右上下之气也。

【按】三说而细绎之，乃知脉本身中之元神，和会后天谷气，以周流于一身者也。盖元神附于肾间之动气，出于下焦，合水谷之精气，谓之营气；升于中焦，合水谷之悍气，谓之卫气；升于上焦，营行脉中，卫行脉外，其宗气积于胸中，名曰气海。故三焦者，统领周身之气，而分隶于胸膈腹，即分发于寸关尺，灼然无可疑者。乃伯仁亦承讹袭舛，而谓右尺乃"手心主、三焦脉所出"，何其不稽于古，不衷于理耶？

重轻审察

扁鹊曰：初持脉，如三菽之重，与皮毛相得者，肺部也；如六菽之重，与血脉相得者，心部也；如九菽之重，与肌肉相得者，脾部也；如十二菽之重，与筋平者，肝部也；按之至骨，举指来疾者，肾部也。由是推之，不独以左右六部分候脏腑，即指下轻重之间，便可测何经受病矣。粗工不察于此，而专分六部，则脉中之微妙，岂在是可尽其蕴耶！

阴阳辨别

岐伯曰：言人之阴阳，则外为阳，内为阴。言人身之阴阳，则背为阳，腹为阴。言人身脏腑中阴阳，则脏为阴，腑为阳。肝、心、脾、肺、肾五脏为阴，胆、胃、大小肠、三焦、膀胱六腑为阳。故背为阳，阳中之阳，心也；阳中之阴，肺也。腹为阴，阴中之阴，肾也；阴中之阳，肝也；阴中之至阴，脾也。此言阴阳表里、内外雌雄相输应也。心肺皆居上而属阳，但心位乎南，故为阳中之阳；肺位乎西，故为阳中之阴也。肾肝皆处乎下而属阴，但肾位乎北，故为阴中之阴；肝位乎东，

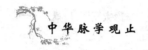

故为阴中之阳也。脾土位卑为阴，且为孤脏而居乎内，又不主时令，而寄旺于四季之末，故为阴中之至阴也。

扁鹊曰：呼出心与肺，吸入肾与肝，呼吸之间，脾受谷气也，其脉在中。浮者阳也，沉者阴也。心肺俱浮，何以别之？然，浮而大散者，心也；浮而短涩者，肺也。肾肝俱沉，何以别之？然，牢而长者，肝也；举之濡，按之来实者，肾也。脾主中州，故其脉在中，是阴阳之法也。呼出者，阳也，故心肺之脉皆浮也。心为阳中之阳，故浮而且大且散也；肺为阳中之阴，故浮而兼短涩也。吸入者，阴也，故肾肝之脉皆沉也。肾为阴中之阴，故沉而且实也；肝为阴中之阳，故沉而兼长也。脾为中州，故不浮不沉，而脉在中也。

《内经》分发脏腑定位

《素问·脉要精微论》曰：尺内两傍，则季胁也。季胁，小肋也。在胁下两旁，为肾所近之处也。尺外以候肾，尺里以候腹。尺外者，尺脉前半部也。前以候阳，后以候阴。背为阳，肾附背，故外以候肾。腹为阴，故里以候腹。所谓腹者，凡大小肠、膀胱、命门，皆在其中矣。以下诸部，俱言左右，而此独不分者，以两尺皆主乎肾也。中附上，左外以候肝，内以候膈。中附上者，言附尺之上而居乎中，即关脉也。左外者，言左关之前半部也；内者，言左关之后半部也。肝为阴中之阳，而亦附近于背，故外以候肝；内以候膈，举一膈则中焦之膈膜、胆腑皆在其中矣。右外以候胃，内以候脾。右关之前，所以候胃；右关之后，所以候脾。脾胃皆中州之官，而以表里言之，则胃为阳，脾为阴，故外以候胃，内以候脾也。按寸口者，手太阴也。太阴行气于三阴，故曰：三阴在手而主五脏。所以本篇止言五脏，而不及六腑。然胃亦腑也，而此独言之，何也？经所谓五脏皆禀气于胃，胃者，五脏之本也。脏气者，不能自致于手太阴，必因于胃气，乃至于手太阴也。故胃气当于此察之。又《五脏别论》云：五味入口，藏于胃，以养五脏气。气口，亦太阴也。是以五脏六腑之气味，皆出于胃，变见于气口。然则此篇虽止言胃，而脏腑之气亦无不见乎此矣。上附上，右外以候肺，内以候胸中；上附上者，言上而又上，则寸脉也。五脏之位，唯肺最高，故右寸之前以候肺，右寸之后以候胸中。胸中者，膈膜之上皆是也。左外以候心，内以候膻中。心肺皆居膈上，故左寸之前以候心，左寸之后以候膻中。膻中者，心包络之别名也。

【按】五脏所居之位，皆五行一定之理。火旺于南，故心居左寸；木旺于东，故肝居左关；金旺于西，故肺居右寸；土旺于中，而寄位西南，故脾胃居右关。此即河图五行之次序也。前以候前，后以候后。此重申上下内外之义也。统而言之，寸为前，尺为后；分而言之，上半部为前，下半部为后。盖言上以候上，下以候下也。上竟上者，胸喉中事也。下竟下者，少腹腰股膝胫足中事也。竟，尽也。言上而尽于上，在脉则尽于鱼际，在体则应乎胸喉也。下而尽于下，在脉则尽于尺部，在体则应乎少腹腰膝足也。

【按】此章首言尺，次言中附上而为关，又次言上附上而为寸，皆自内以及外者，盖以太阴之脉从胸走手，以尺为根本，寸为枝叶也。故曰凡人之脉，宁可有根而无叶，不可有叶而无根。又按：内外二字，诸家之注皆云内侧、外侧。若以侧为言，必脉形扁阔矣，或有两条亦可耳。不然，则于义不通矣。如前以候前，后以候后，上竟上，下竟下者，皆内外之义也。观易卦六爻，自下而上，以上三爻为外卦，下三爻为内卦，则上下内外之义昭然矣。或曰浮取乎外，沉取乎内，于义亦通。然如外以候肺，内以候胸中，外以候心，内以候膻中，是脏从外取，而腑从内候，则无是事矣。故不如从上下看为稳

当也。推而外之，内而不外，有心腹积也。推者，察也，求
也。凡诊脉必先推求于外。若但见沉脉而无浮脉，是有内而无
外矣，故知其病心腹之有积也。推而内之，外而不内，身有热
也。推求于内，浮而不沉，则病在外而非内矣，唯表有邪，故
身有热也。推而上之，上而不下，腰足清也。清者，冷也。推
求于上部则脉强盛，下部则脉虚弱，此上盛下虚，故腰足清冷
也。上下有二义，以寸关尺言之，寸为上，尺为下也。推而下
之，下而不上，头项痛也。推求于下部，下部有力，上部无
力，此清阳不能上升，故头项痛；或阳虚而阴凑之，亦头项痛
也。按之至骨，脉气少者，腰脊痛而身有痹也。按之至骨，肾
肝之分也。脉气少者，言无力也。肾水虚，故腰脊痛；肝血亏，
故身有痹痛也。

【按】五脏六腑以暨心包络，共成十二经，分配于脉之
六部，自有定理，莫可变乱，第详玩《内经》，便昭然于心
目矣。《内经》出胸、膈、腹三字，以分上、中、下而配寸、
关、尺也。然腑不及胆者，寄于肝部也；不及大小肠、膀胱
者，统于腹中也，高阳生以大小肠列于寸上，不知大小肠皆在
下焦腹中，乃欲越中焦而候之寸上，误矣。彼不过因小肠脉络
于心，大肠脉络于肺耳。然则肾之脉亦络于心，而遂以左寸候
肾可乎？膻中为手厥阴经，即心包络也。故经曰：左外以候心，
内以候膻中。（外，上也。内，下也。义见上文注中。）又曰：
膻中者，心主之官城也。又曰：心包络之脉，起于胸中，出属
心包络。即此三段经文而细绎之，则膻中即是心包，心包实为
心腑，昭确可据，而高阳生候于右尺，不亦妄乎！以丹溪之
敏，亦以包络、膻中分为二候，况其他哉！《内经》明称左右
皆肾，而命门居两肾之中。考《明堂》《铜人》等经，命门一
穴在督脉第十四椎下陷中，两肾之间，且脉之应于指下，为有
经络，循经络朝会于寸口，而《内经》并无命门之经络，妄以

穴名为脏，配列右尺，真是蒙昧千秋矣。三焦者，中清之腑，通行人身三元之气。三焦通，则周身之气皆通。故经曰：上焦如雾，中焦如沤，下焦如渎。王叔和分配于寸、关、尺，乃至当也。而高阳生分隶于右尺，尤为谬妄，下文重言以申明之。经曰：尺内两旁，则季胁也。尺外以候肾，尺里以候腹。中附上，左外以候肝，内以候膈；右外以候胃，内以候脾。上附上，右外以候肺，内以候胸中；左外以候心，内以候膻中。

此《内经》三部之候法也。腑不及胆者，寄于肝也。不及大小肠、膀胱者，统于腹中也。至高阳生伪诀，以大小肠列于寸上，以三焦配于左尺，以命门列于右尺，及厥阴膻中，竟置而不言，又男女易位，故不可不为之辨。夫寸主上焦，以候胸中；关主中焦，以候膈中；尺主下焦，以候腹中。此一身之定位，古今之通论也。大小肠皆在下焦腹中，伪诀越中焦而候之寸部，有是理乎？伯仁见及于此，以左尺主小肠、膀胱、前阴之病，右尺主大肠、后阴之病，可称千古只眼。伪诀之误，特因心与小肠为表里，肺与大肠为表里，不知经络相为表里，诊候自有定位，何可混耶！叛经者一也。《灵枢》曰：上焦出于胃上口，并咽以上，贯膈而布胸中。中焦亦并胃中，出上焦之后，泌糟粕，蒸津液，化精微而为血。下焦者，别回肠，注于膀胱而渗入焉。水谷者，居于胃中，成糟粕，下大肠而为下焦。又曰：上焦如雾，中焦如沤，下焦如渎。由是则明以上、中、下分三焦矣。伪诀列于左尺，不亦妄乎？又曰：密理厚皮者，三焦厚；粗理薄皮者，三焦薄。又曰：勇士者，三焦理横；怯士者，三焦理纵。由是则有形象矣。伪诀以为无形，不亦妄乎？叛经者二也。《素问》曰：肝、心、脾、肺、肾五脏为阴，胆、胃、大小肠、三焦、膀胱六腑为阳。此止十一经耳，则手厥阴一经竟何在乎？又曰：心者，君主之官，神明出焉。肺者，

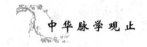

相傅之官，治节出焉。肝者，将军之官，谋虑出焉。胆者，中正之官，决断出焉。膻中者，臣使之官，喜乐出焉。脾胃者，仓廪之官，五味出焉。大肠者，传导之官，变化出焉。小肠者，受盛之官，化物出焉。肾者，作强之官，伎巧出焉。三焦者，决渎之官，水道出焉。膀胱者，州都之官，津液藏焉，气化则能出矣。盖以膻中足十二经之数，则配手厥阴经者，实膻中也。及《灵枢》叙经脉，又有包络而无膻中。然曰动则喜笑不休，正与“喜乐出焉”之句相合。夫喜笑者，心火所司，则知膻中与心应，即包络之别名也。《灵枢·邪客》篇曰：心者，五脏六腑之大主，其脏坚固，邪弗能容；容之则心伤，心伤则神去，神去则死矣。故诸邪之在心者，皆在心之包络。独膻中称臣使者，君主之亲臣也。由是察之，包络即为膻中，断无可疑。膻中以配心脏，自有确据。乃伪诀竟不之及，则手厥阴为虚悬之位矣。叛经者三也。心、肝、脾、肺俱各一候，唯肾脏而分两尺之候者，为肾有两枚，形如豇豆，分列于腰脊之左右也。《刊误》以两尺候肾，深合经旨。《难经》《脉诀》俱以左尺候肾水，右尺候命门相火，误矣。考《明堂》等经，命门一穴在督脉第十四椎下陷中两肾间。虽两肾水脏，而相火寓焉，盖一阳居二阴之间，所以成乎坎也。独不思脉之应于指下者，为有经络，循经朝于寸口。详考《内经》并无命门之经络也。既无经络，何以应诊而可列之右尺乎？虽然，左阳右阴，天之常也。左水右火，地之理也。两尺之脉，左尺主肾中之真阴，右尺主肾中之真阳，不可以左为肾、右为命门也。要知命门总主乎两肾者也。（右尺诊相火，亦通。）

六气分合六部时日诊候之图

六气分合六部时日诊候之图一

右 手 寸			右 手 关			右 手 尺		
浮	中	沉	浮	中	沉	浮	中	沉
小雪十五日　立冬五日	立冬十日　霜降十日	霜降五日　寒露十五日	秋分十五日　白露五日	白露十日　处暑十日	处暑五日　立秋十五日	大暑十五日　小暑五日	小暑十日　夏至十日	夏至五日　芒种十五日
五之气阳明燥金			四之气太阴湿土			三之气少阳相火		

六气分合六部时日诊候之图二

左 手 寸			左 手 关			左 手 尺		
浮	中	沉	浮	中	沉	浮	中	沉
小满十五日　立夏五日	立夏十日　谷雨十日	谷雨五日　清明十五日	春分十五日　惊蛰五日	惊蛰十日　雨水十日	雨水五日　立春十五日	大寒十五日　小寒五日	小寒十日　冬至十日	冬至五日　大雪十五日
二之气少阴君火			初之气厥阴风木			终之气太阳寒水		

　　此六气分合六部时日诊候之图，乃余所自悟而自制，实六气至理，而古今所未发者。以平治之纪为例，若太过之纪，其气未至而至，从节前十三日为度；不及之纪，其气至而未至，从节后十三日为度。太过之岁，从左尺浮分起立春；不及之岁，从左关中分起立春。根据次而推之，必于平旦，阴气未散，阳气未动，饮食未进，衣服未著，言语未吐之时，清心调息，逐部细究，则时令之病，可以前知。诊得六部俱平则已，若有独大、独小、独浮、独沉、独长、独短，与各部不同，根据图断之，无不验者。假如左关中候脉独弦大，已知雨水后、惊蛰边

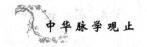

有风热之病。盖弦主风，而大主热也；且左关又为风木之令故也。如右尺沉候，脉独缓滞而实大，已知芒种后、夏至边有湿热之病。盖缓滞主湿，而实大主热也。若缓滞而虚大，乃湿热相火为患。盖缓滞为湿，而虚大为相火也；且在沉分，沉亦主湿，又在相火之位故也。久病之人，六脉俱见独滞，唯右寸中候脉来从容和缓，清净无滞，已知霜降后、立冬边必愈。盖中候而从容和缓，为胃气之佳脉；且右寸为肺金之位，土来生金故也。其余各部，俱仿此而细推之，百不失一也。然亦须三四候之确然不渝，无不验者，下文重言以申明之。

政运有不应之脉

增补不应者，沉细之脉也。甚至极沉极细，几于不可见矣；第覆病者之手而诊之则见。凡值此不应之脉，乃岁运合宜，命曰天和之脉，不必求治。若误治之，反伐天和矣。土运为南政。盖土位居中，面南行令故也。金木水火四运，皆以臣事之，北面受令，故为北政。甲己二年，为土运南政。南政之年，南面行令，故其气在南，所以南为上而北为下，故寸为上而尺为下，司天在上，在泉在下，人气应之，左右皆同。脉有不应者，谓阴之所在，脉乃沉细，不应本脉也。阴者，言六气有三阴三阳，而三阴之位，则少阴居中，太阴居左，厥阴居右。脉之不应，乃以三阴之中而以少阴所居之处言之，又分南、北二政，定其上、下也。如遇少阴司天，则两寸不应；厥阴司天，则右寸不应；太阴司天，则左寸不应。如少阴在泉，则两尺不应；厥阴在泉，则右尺不应；太阴在泉，则左尺不应。乙、丙、丁、戊、庚、辛、壬、癸八年，皆为北政。北政之年，北面受令，其气在北，所以北为上而南为下，在泉应上，司天应下，人气亦应之，故尺应下而寸应上。如遇少阴司天，则两尺不应；厥阴司天，则右尺不应；太阴司天，则左尺不应。如少阴在泉，则两寸不应；厥阴在泉，则右寸不应；太阴在泉，则左寸不应。如尺当不应而反浮大，寸当浮大而反沉细，寸当不应而反浮大，尺当浮大而反沉细，是为尺寸反。经曰：尺寸反者死。如右当不应而反浮大，左当浮大而反沉细，左当不应而反浮大，右当浮大而反沉细，是谓左右交。经曰：左右交者死。

人迎气口

增补黄帝曰：寸口主中，人迎主外，两者相应，俱往俱来，若引绳大小齐等。又曰：三阳在头，三阴在手。《灵枢》曰：气口候阴，人迎候阳。寸口者，即气口也，手太阴肺脉也，故主在中之病。人迎脉在结喉两旁一寸五分，阳明胃脉也，故主在外之病。盖太阴行气于三阴，阳明行气于三阳，诊三阳之气于人迎，诊三阴之气于气口。所谓相应者，往来大小，若引绳之不爽也。故庞安常谓人迎、气口，有喉、手引绳之义。以《脉经》以左为人迎，右为气口，竟置阳明胃脉于乌有，大非经旨。况三阳在头，三阴在手，其义亦谬。人迎谓足阳明之脉，不可以言于手阳明矣。然上古诊法有三：一取三部九候以诊通身之脉；一取太阴、阳明以诊阴阳之脉；一取左右气口以诊脏腑之气。张介宾曰：初见《脉经》左为人迎，右为气口，不无摇惑，未敢遽辨。及见《纲目》之释人迎、气口，亦云人迎在结喉两旁，足阳明之脉也。又见庞安常论脉曰：何谓人迎，喉旁取之。近又见徐东皋曰《脉经》以左手关前一分为人迎，误也。若此者，皆觉吾之先觉矣。兹特引而正之，呜呼！一言之舛，遗误千载。以此授受，何时复正哉。立言者可不知详慎考订乎？不若吴草庐之两手俱名为气口者无弊也。所以《内经》云：五脏六腑之气味皆出于胃，变见于气口。气口即寸口也。脏腑阴阳之盛衰，莫不由此，而征见也明矣。春夏人迎微大，秋冬气口微大，如是者命曰平人。春夏主阳，故人迎之阳脉微大；秋冬主阴，故气口之阴脉微大。微大者，犹言略大也。雷公曰：病之益甚，与其方衰如何？黄帝曰：内外皆在焉。言表里俱当审察也。切其脉口滑小紧以沉者，病益甚，在中；人迎脉大紧以浮者，病益甚，在外。益甚，言病进也。脉口，即太阴气口也，故曰在中主脏。人迎，阳明腑脉也，故曰在外主腑。脉口滑小紧沉者，阴分之邪也。人迎大紧以浮者，阳分之邪也。故皆益进曰甚。脉口浮滑者，病日进；人迎沉滑者，病日损。脉口为阴，浮滑者，以阳加阴，故病日进。人迎为阳，沉滑者，阳邪渐退，故病日损，渐自减也。脉口滑以沉者，病日进，在内；人迎滑盛以浮者，其病日进，在外。脉口人迎，经分表里，故其滑沉、滑浮而病日进者，有在内在外之别也。脉之浮沉及人迎与寸口脉小大等者，病难已。人迎气口之脉，其浮沉大小相等者，非偏于阳，则偏于阴，故病难已。

【按】《禁服》篇曰："春夏人迎脉微大，秋冬寸口微大，如是者命曰平人。"其义则可知。病之在脏，沉而大者易已，小为逆。病在腑，浮而大者易已。病在脏者为阴，阴本当沉，而大为阳气充也，故易已；若见小脉，则真阴衰而为逆矣。病在腑者为阳，阳病得阳脉为顺，故浮而大者病易已。故曰："阴证见阳脉者生，阳证见阴脉者死。"人迎盛坚者伤于寒，气口盛坚者伤于食。人迎主表，盛坚为外感伤寒；气口主里，盛坚为内伤饮食。此古法也。今则止用寸口诊法，不为不妙，然本无以左右分内外之理。自叔和始以左为人迎，右为气口，其失表里之义久矣。

脉分四时六气

十二月大寒至二月春分，为初之气，厥阴风木主令。经曰：厥阴之至其脉弦。春分至小满，为二之气，少阴君火主令。经曰：少阴之至其脉钩。小满至六月大暑，为三之气，少阳相火主令。经曰：少阳之至大而浮。大暑至八月秋分，为四之气，太阴湿土主令。经曰：太阴之至其脉沉。秋分至十月小雪，为五之气，阳明燥金主令。经曰：阳明之至短而涩。小雪至十二月大寒，为六之气，太阳寒水主令。经曰：太阳之至大而长。

脉分四方

东极之地，四时皆春，其气暄和，民脉多缓。南极之地，四时皆夏，其气蒸炎，民脉多软。西极之地，四时皆秋，其气清肃，民脉多劲。北极之地，四时皆冬，其气凛冽，民脉多石。东南卑湿，其脉软缓，居于高巅，亦西北也；西北高燥，其脉刚劲，居于污泽，亦东南也。南人北脉，取气必刚；北人南脉，取气必柔。东西不齐，可以类剖。

脉分五脏

肝脉弦。心脉钩。脾脉代。肺脉毛。肾脉石。

五脏平脉

肝脉来软弱招招，如揭长竿末梢，曰肝平。招招，犹迢迢也。揭，高举也。高揭长竿，梢必和缓，乃弦长而兼和缓柔软之象也。心脉来累累如连珠，如循琅玕，曰心平。连珠、琅玕，皆状其盛满流行，而无太过不及之弊也。脾脉来和柔相离，如鸡践地，曰脾平。和柔者，悠悠扬扬也。相离者，不模糊也。如鸡践地，喻其缓而不迫，胃气之妙也。肺脉来厌厌聂聂，如落榆荚，曰肺平。厌厌聂聂，涩之象也。如落榆荚，毛之象也。轻浮和缓，为和平之象。肾脉来喘喘累累如钩，按之而坚，曰肾平。喘喘、累累、如钩，此三者，皆心脉之阳也；

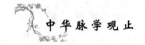

而济之以沉石，则阴阳和平也。

五脏病脉

肝脉来盈实而滑，如循长竿，曰肝病。盈实而滑，弦之太过也。长竿无梢，则失其和缓之意，此弦多胃少，故肝病。心脉来喘喘连属，其中微曲，曰心病。喘喘连属，急数之象。其中微曲，则尚未至于全曲，钩多胃少之象也。脾脉来实而盈数，如鸡举足，曰脾病。实而盈数，如鸡之举足，虽不能如践地之和，亦不至如鸟距之疾，弱多胃少之象也。肺脉来不上不下，如循鸡羽，曰肺病。不上不下，涩之象也。如循鸡羽，浮之象也。毛多胃少，肺金之病将见也。肾脉来如引葛，按之益坚，曰肾病。引葛者，牵连引蔓之象也。按之益坚，则石多胃少，肾病将见也。

五脏死脉

肝脉来急益劲，如新张弓弦，曰肝死。曰劲曰急，强急不和，比之新张弓弦，绝无胃气矣，安得不死。心脉来前曲后居，如操带钩，曰心死。前曲者，轻举而坚大也。后居者，重按而牢实也。操带钩者，状其弹指之象也。但钩无胃者，其死必矣。脾脉来锐坚如鸟之喙，如鸟之距，如屋之漏，如水之流，曰脾死。鸟喙者，状其硬也。鸟距者，状其急也。屋漏者，乱也。水流者，散也。冲和之气全无，中州之官已绝矣。肺脉来如物之浮，如风吹毛，曰肺死。如物之浮，则无根矣。如风吹毛，则散乱矣。但毛无胃，则肺气绝矣。肾脉来发如夺索，辟辟如弹石，曰肾死。索而曰夺，则互引而疾急矣。石而曰弹，则坚劲而无伦矣。但石无胃，故曰肾死。

【按】《难经·十五难》与《内经》不同，或《内经》有而《难经》缺，或《难经》有而《内经》无。然《难经》本以《内经》为宗，不知何以异同乃尔。学人唯当以《内经》为主，无多歧之惑也。

五脏真脉

真脉，真脏脉也，即死脉也。文有异同，义无差别，总之不见胃气之脉，乃名真脏脉。真肝脉至，中外急，如循刀刃责责然，如按琴瑟弦。真心脉至，坚而搏，如循薏苡子累累然。真脾脉至，弱而乍数乍疏。真肺脉至，大而虚，如毛羽中人肤。真肾脉至，搏而绝，如弹石状辟辟然。

凡持真脏脉者，肝至悬绝，十八日死。心至悬绝，九日死。肺至悬绝，十二日死。肾至悬绝，七日死。脾至悬绝，四日死。

脉以胃气为本

春胃微弦曰平，弦多胃少曰肝病，但弦无胃曰死。夏胃微钩曰平，钩多胃少曰心病，但钩无胃曰死。长夏胃微软弱曰平，弱多胃少曰脾病，但弱无胃曰死。秋胃微毛曰平，毛多胃少曰肺病，但毛无胃曰死。冬胃微石曰平，石多胃少曰肾病，但石无胃曰死。蔡氏曰：不大不小，不长不短，不滑不涩，不浮不沉，不疾不迟，应手中和，意思欣欣，难以名状者，胃气脉也。

脉贵有神

东垣曰：有病之脉，当求其神。如六数七极，热也。脉中有力，即有神矣。为泄其热。三迟二败，寒也。脉中有力，即有神矣。为去其寒。若数极迟败，脉中不复有力，为无神也。而遽泄之去之，神将何根据耶！故经曰：脉者，气血之先；气血者，人之神也。按王宗正曰：诊脉之法，当从心肺俱

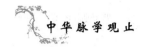

浮，肾肝俱沉，脾在中州。即王氏之言，而知东垣所谓"脉中有力"之中，盖指中央戊己土，正在中候也。胃气未散，虽数不至于极，迟不至于败，尚可图也。故东垣之所谓有神，即《内经》之所谓有胃气也。

神门脉

两手尺中，乃神门脉也。王叔和云：神门决断，两在关后；人无二脉，病死不救。详考其论肾之虚实，俱于尺中神门以后验之。盖水为天一之元，万物赖以资始者也。故神门脉绝，先天之根本既绝，决无回生之日也。而《脉诀》谓为心脉者误矣。彼因心经有穴名神门，正在掌后兑骨之端，故错认耳。殊不知心在上焦，岂有候于尺中之理乎！

反关脉

脉不行于寸口，由列缺络入臂后，手阳明大肠经也。以其不正行于关上，故曰反关。必反其手而诊之，乃可见也。

冲阳太溪太冲

增补冲阳者，胃脉也。一曰趺阳，在足面大趾间五寸，骨间动脉是也。凡病势危笃，当诊冲阳以验其胃气之有无。盖土为万物之母，资生之本也。故经曰：冲阳绝，死不治。太溪者，肾脉也。在足内踝后，跟骨上陷中动脉是也。凡病势危笃，当候太溪以验其肾气之有无。盖水为天一之元，资始之本也。故经曰：太溪绝，死不治。太冲者，肝脉也。在足大趾本节后二寸。经曰：诊病患太冲脉有无，可以决死生。《难经》曰：上部有脉，下部无脉，其人当吐，不吐者死。

男女脉异

增补朱丹溪曰：昔者轩辕使伶伦截嶰谷之竹，作黄钟律管，以候天地之节气。使岐伯取气口，作脉法，以候人之动气。故黄钟之数九分，气口之数亦九分，律管具而寸之数始形。故脉之动也，阳得九分，阴得一寸，吻合于黄钟。天不足西北，阳南而阴北，故男子寸盛而尺弱，肖乎天也。地不满于东南，阳北而阴南，故女子尺盛而寸弱，肖乎地也。黄钟者，气之先兆，故能测天地之节候。气口者，脉之要会，故能知人命之死生。世之俗工，诵高阳生之伪诀，欲以治疾，其不杀人也几希。参黄子曰：男子阳为主，两寸常旺于尺；女于阴为主，两尺常旺于寸，乃其常也。反之者病。按褚澄《尊生经》，男脉一如叔和。女则左手寸命门、三焦，关脾、胃，尺肺、大肠；右手寸肾、膀胱，关肝、胆，尺心、小肠。男尺常弱，初生微渺之气也。女尺常强，太阳心火之位也。遍考诸家，褚论为精。男女阴阳之分，妊则男抱母，女背母；溺则男面覆，女面仰。男命系肾，衰自下始，故小腹先垂；女命系乳，衰自上始，故乳房先槁。而男女尺寸盛弱，肖乎天地，越人以为男生于寅，女生于申，三阴从地长，三阳从天生，谬之甚也。独丹溪唯本律法，混合天人而辟之，使千载之下，一旦昭然，岂不韪哉！《脉经》曰：左大顺男，右大顺女。

老少脉异

老弱之人，脉宜缓弱；若过旺者，病也。少壮之人，脉宜充实；若过弱者，病也。然又有说焉。老人脉旺而非躁者，此天禀之厚，引年之叟也，名曰寿脉。若脉躁疾，有表无里，则为孤阳，其死近矣。壮者脉细而和缓，三部同等，此天禀之静，清逸之士也，名曰阴脉。若细小劲直，前后不等，可以决死期矣。

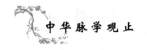

因形气以定诊说

增补逐脉审察者，一定之矩也；随人变通者，圆机之士也。肥盛之人，气居于表，六脉常带浮洪；瘦小之人，气敛于中，六脉常带沉数。性急之人，五至方为平脉；性缓之人，四至便作热看。身长宜疏下指；身短宜密下指。北人多实，南人多弱。酒后之脉常数，饭后之脉常洪。远行必疾，久饥必虚。室女常濡，婴儿常数。经曰：形气相得者生，三五不调者死。其可不察乎！

脉无根有两说

以寸、关、尺三部言之，尺为根，关为干，寸为枝叶。若尺部无神，则无根矣。以浮、中、沉三候言之，沉候为根，中候为干，浮候为枝叶。若沉候不应，则无根矣。

女人脉法

阴搏阳别，谓之有子。谓尺中之阴脉搏大，与寸部之阳部迥别者，乃有子也。阴虚阳搏，谓之崩。阴虚，血衰于下，则阳火上亢矣。血为火迫，不得而安其位，乃为崩漏之疾。手少阴脉动甚者，妊子也。手少阴者，心脉也。动甚者，形如豆粒，急数有力也。心主血，血旺乃能成胎。心脉动甚，血旺之象，故当妊子。滑伯仁曰：三部脉浮沉正等，无他病而不月者，为有妊也。得太阴脉为男，得太阳脉为女。太阴脉沉，太阳脉浮。左疾为男，右疾为女。左右俱疾，为生二子。尺脉左大为男，右大为女。左右俱大，产二子。左手沉实为男，右手浮大为女。左右手俱沉实，猥生二男；左右手俱浮大，猥生二女。左右尺俱浮，为产二男；不尔，则女作男生。谓一男一女之胎，女胎死而男胎生。左右尺俱沉，为产二女；不尔则男作女生。妇人阴阳俱盛，曰双躯。言左右两尺部俱大而有力也。若少阴微紧者，血积凝浊，经养不周，胎则偏夭，其一独死，其一独生。不去其死，害母失胎。何以知怀子之且生也。岐伯曰：身有病而无邪脉也。有病，如腹痛拘急之类。无邪脉，谓无病脉也。妇人欲生，其脉离经，夜半觉，日中则生也。离经者，谓离于经常之脉，如昨小今大，昨涩今滑，昨浮今沉之类。夜半觉，日中生子者，子午相冲也。妇人经断有躯，其脉弦者，后必血下，不成胎也。弦者，肝脉也。肝主疏泄。今见弦，则肝脉太过，不能藏血也。妇人尺脉微迟，为居经，月事三月一下。微迟者，虚寒之脉也。居经，犹云停经也。三月一下，为血不足也。妇人尺脉微弱而涩，少腹冷，恶寒，年少得之为无子，年大得之为绝产。新产伤阴，出血不止，尺脉不能上关者，死。

小儿脉法

小儿五岁以下，未可诊寸、关、尺，唯看男左女右虎口。食指第一节寅位，为风关，脉见易治；第二节卯位，为气关，脉见为病深；第三节辰位，为命关，脉见为命危。紫脉为热。红脉伤寒。青脉惊风。白脉疳疾。黄脉隐隐，为常候也。黑脉者多危。脉纹入掌为内钩，纹弯里为风寒，纹弯外为食积。五岁以上，以一指取寸、关、尺三部，六至为和平，七八至为热，四五至为寒。半岁以下，于额前眉端发际之间，以名、中、食三指候之。儿头在左，举右手候；儿头在右，举左手候。食指近发为上，名指近眉为下，中指为中。三指俱热，外感于风，鼻塞咳嗽。三指俱冷，外感于寒，内伤饮食，发热吐泻。食、中二指热，主上热下冷。名、中二指热，主夹惊。食指热，主食滞。

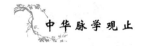

诸病宜忌之脉

伤寒未汗宜阳脉，忌阴脉。已汗宜阴脉，忌阳脉。头痛宜浮滑，忌短涩。心痛宜浮滑，忌短涩。中风宜浮迟，忌急数。咳嗽宜浮濡，忌沉伏。喘急宜浮滑，忌短涩。水肿宜浮大，忌沉细。虚劳宜微弱，忌洪数。吐血宜沉小，忌实大。衄血宜沉细，忌洪大。脱血宜阴脉，忌阳脉。瘰疬宜软缓，忌细数。消渴宜数大，忌虚小。腹胀宜浮大，忌沉小。肠澼宜沉小，忌数大，即痢疾。下利宜沉细，忌浮大，同泄泻。霍乱宜浮大，忌微迟。癥瘕宜沉实，忌虚弱。痞满宜浮大，忌沉小。痿痹宜虚濡，忌紧急。癫痫狂宜实大，忌沉细。堕伤宜紧急，忌弱小。金疮宜微细，忌紧数。中恶宜紧细，忌浮大。痈疽宜微缓，忌滑数。中毒宜洪大，忌微细。新产宜沉滑，忌弦紧。带下宜虚迟而滑，忌疾急。崩漏宜微弱，忌实大。蛊蚀宜虚小，忌紧急。腹痛宜沉细，忌弦长。

怪脉

雀啄连三五至而歇，歇而再至，如雀啄食，脾绝也。屋漏良久一至，屋漏滴水之状，胃绝也。弹石从骨间劈劈而至，如指弹石，肾绝也。解索散乱如解绳索，精血竭绝也。虾游沉时忽一浮，如虾游然，静中一动，神魂绝也。鱼翔浮时忽一沉，譬鱼翔之似有似无，命绝也。釜沸如釜中水，火燃而沸，有出无入，阴阳气绝也。

七诊

岐伯曰：察九候七诊，九候注见前。独小者病，独大者病，独疾者病，独迟者病，独热者病，独寒者病，独陷下者病。此言九候之中，有独见之脉，而与他部不同，即按其部而知其病之所在也。七者之中，既言独疾则主热矣，既言独迟则主寒矣，而又言独寒独热者，何也？必于阴部得沉微迟涩之脉，故又言独寒也。必于阳部得洪实滑数之脉，故又言独热也。独陷下者，沉伏而不起者也。形肉已脱，九候虽调，犹死。形肉脱去者，大肉尽去也。脾主肌肉，为五脏之本，未有脾气脱而能生者。虽九候之中无独见之七诊，然终不免于死亡矣。七诊虽见，九候皆从者不死。从，顺也。谓脉顺四时之令，合五脏之常，及与病症为顺也。既得顺候，虽有独大、独小等，不至于死也。

必先问明然后诊脉

《素问·征四失论》曰：诊病不问其始，忧患饮食之失节，起居之过度，或伤于毒，不先言此，卒持气口，妄言作名，为粗所穷，何病能中？此言不问其症之所由起，先与切脉，未免模糊揣度，必不能切中病情者矣。《素问·疏五过》云：凡未诊病者，必问尝贵后贱，虽不中邪，病从内生，名曰脱营；尝富后贫，名曰失精。脱营、失精，皆阴气亏损也。贵者忽贱，富者忽贫，未免抑郁而下舒，气滞则血滞，久则新者不生，滞者成疾，故言脱、言失者矣。

【按】古之神圣，未尝不以望、闻、问、切四者互相参考，审察病情。然必先望其气色，次则闻其音声，次则问其病源，次则诊其脉状，此先后之次第也。近世医者既自附于知脉，而病家亦欲试其本领，遂绝口不言，唯伸手就诊，而医者即强为揣摩。若揣摩偶合，则信为神手；而揣摩不合，则薄为愚昧。噫嘻！此《内经》所谓妄言作名，为粗所穷，如是而欲拯危起殆，何异欲其入室而反闭门耶！王海藏云：病患拱默，唯令切脉，试其知否。夫热则脉数，寒则脉迟，实则有力，虚则无力，可以脉知也。若得病之由，及所伤之物，岂能以脉知哉！故医者不可不问其由，病者不可不说其故。苏东坡云：我

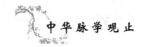

有病状，必尽告医者，使其胸中了然，然后诊脉，则疑似不能惑也。我求愈疾而已，岂以困医为事哉！若二公之言，可以发愚蒙之聋聩矣。

望色

增补《内经》曰：望而知之者，望见其五色，以知其病。肝青象木，肺白象金，心赤肾黑，脾土色黄，一或有病，色必变见于面庭矣。然肺主气，气虚则色白。肾属水，水涸则面黎。青为怒气伤肝。赤为心火炎上。萎黄者，内伤脾胃。紫浊者，外感风邪。憔悴黝黑，必郁悒而神伤。消瘦淡黄，乃久病而体惫。山根明亮，须知欲愈之。环口黎黑，休医已绝之肾。盖有诸内必形诸外，见其表以知其里。眉目一占，肺肝斯见。

《内经》曰：能合色脉，可以万全。五色者，气之华也。赤欲如帛裹朱，不欲如赭。白欲如鹅羽，不欲如盐。青欲如苍璧之泽，不欲如蓝。黄欲如罗裹雄黄，不欲如黄土。黑欲如重漆色，不欲如地苍。青如翠羽者生。赤如鸡冠者生。黄如蟹腹者生。白如豕膏者生。黑如乌羽者生。

且夫五脏六腑之精华，上彰于明堂，而脏腑各有偏胜盈虚，若色若脉，亦必随而应之，但当求其有神，虽困无害。然所谓神者，色中有光泽明亮是也。即脉有胃气，同一理也。良工精而候之，可以先知，经所谓"望而知之谓之神"者是也。

《难经》曰：五脏有五色，皆见于面，亦当于寸口尺内相应。假令色青，其脉当弦而急。色赤，其脉浮大而散。色黄，其脉中缓而大。色白，其脉浮涩而短。色黑，其脉沉濡而滑。脉数，尺之皮肤亦数。脉急，尺之皮肤亦急。脉缓，尺之皮肤亦缓。脉涩，尺之皮肤亦涩。脉滑，尺之皮肤亦滑。假令色青，其脉浮涩而短，若大而缓，为相胜；色青，脉涩而短，乃金克木；脉大而缓，乃木克土，皆为相胜之脉。浮大而散，若小而滑，为相生也。浮大而散，心脉也，乃木生火；小而滑，肾脉也，乃水生木，皆为相生之脉。

《内经》曰：凡治病，察其形气色泽，脉之盛衰，病之新久，乃治之无后其时。形气相得，谓之可治。色泽以浮，谓之易已。脉从四时，谓之可治。脉弱以滑，是有胃气，命曰易治，取之以时。形气相失，谓之难治。色夭不泽，谓之难已。脉实以坚，谓之益甚。脉逆四时，为不可治。必察此四者，而明告之。又曰：色味当五脏，白当肺辛，赤当心苦，青当肝酸，黄当脾甘，黑当肾咸。故白当皮，赤当脉，青当筋，黄当肉，黑当骨。

《灵枢》曰：五色各见其部。察其浮沉，以知浅深。察其泽夭，以观成败。察其散抟，以知远近。视色上下，以知病处。积神于心，以知往今。不明不泽，其病不甚。其色散，驹驹然未有聚（驹驹然，如马之奔散），其病散而气痛，则聚未成也。浮沉浅深，皆内外阴阳之义。然细绎之，浮沉虽有内外之殊，而吉凶必以夭泽为辨。如浮而泽者，浮则其病浅，泽则神有余，虽病即愈，吉之吉者也。若浮而夭者，其病虽浅，神气将衰，主病气渐重之兆，安得谓之吉乎？如沉而夭者，沉则其病深，夭则其神不泽，其病必死，凶之凶者也。若沉而泽者，其病虽深，神将复振，主病气渐退之兆，安得谓之凶乎？此只就一浮一沉之中而分顺逆，若更以顺色浓淡察之，则顺又有轻重之别矣。至于察其散抟，以知远近，未尝不叹色之聚散不定也。散者，如云撒散而不聚，其色渐渐而散，先浓后淡，先定后行也，主病色渐退之兆，即经所谓"其色散，驹驹然未有聚，其病散而气痛，聚未成也"。可见以色之聚散为验。抟者，如物抟聚而不散，其色渐渐而聚，先淡后浓，先行后定也，主病气方来之机，即经所谓"散为痛，抟为聚，左右内外各如其形色耳"。气色散者，为痛而不至成聚。若抟聚不散，则成聚而不止于痛。由此观之，病气方来，霍然之期尚远；病气渐退，痊愈之日已近。夫如是，重病色逆，若兼撤散之形，未可即决其凶；轻病而色顺，如兼抟聚之形，未可即言其吉。然不明不泽之色，虽非吉兆，乃不致沉夭，亦非必死，故曰其病不甚也。此皆轩岐言外之义，若不体认会悟其微，而决吉凶，一有不验，言望色难凭，咎将谁归？所云各色各见其部，察其浮沉，以知浅深，又将各部而察之，其条分缕析，如江海之通众流，岂能以纸上之言尽者哉！

黄帝曰：黄赤为风，青黑为痛，白为寒。黄而膏润为脓，赤甚为血，痛甚为挛，寒甚为皮肤不仁。又曰：黄赤为热。色贵明润，不欲沉夭。夭然色不泽，其脉空虚，为夺血。

鼻位中央，属土，主脾；通呼吸，兼主肺，为肺之官也。鼻色黄者，小便难。独鼻尖青黄者，其人必为淋也。青者，腹中痛。微黑者，有水气。白者，亡血。黄白无泽，气虚有痰。紫浊时病。赤为热。鲜红有留饮。鼻孔干燥，必衄血。鼻燥如烟煤，属阳毒热极；及鼻孔冷滑而黑，属阴毒冷极，皆危。鼻塞浊涕是风热。鼻流清涕是肺寒。鼻孔痔胀，属肺热有风。颧色赤者，心病。颧与颜黄黑者，肾病。赤色出两颧，大如拇指，病虽小愈，必卒死。伤寒汗不出，大颧发赤，哕者死；颧见青气者死。面白颧赤，火克金也，为贼邪，其病不治。肝热病者，左颊先赤。肺热病者，右颊先赤。耳间青脉起，掣病。耳痛、耳肿、耳聋及耳前红肿，皆系少阳之热。人中平满主有水，土败唇反，甲笃乙死。唇舌者，肌肉之本也。脾病者，唇黄。唇见五色者，病在脾。唇色如红莲光泽者，无病。舌干唇燥为脾热，燥而红者吉，燥而黑者凶。肿赤者热极，青黑者寒极。黄者血虚，白者失血。口苦胆热，甜者脾热，淡亦脾热。口燥咽干者，肾热。舌干口燥者，心热。口噤切牙者，痉病。唇口生疮声哑者，狐惑。齿燥无津，阳明热极。齿燥脉虚是中暑。唇舌苔上有断纹者，难治。唇青舌卷，环口黧黑，口张气直，唇口颤摇者，死。舌短颧赤者，心病。少阴气上逆，厥则啮舌。舌色鲜红润泽者吉，黑者凶。湿滑者吉，燥涩者凶。白苔者，胸中有寒，丹田有热。苔白而滑，邪未入腑，在半表半里，宜和解；苔黄者，邪入胃，宜下。苔燥黑生芒刺者，难治，法宜急下。身不热，口不渴，苔黑而滑者，属阴寒，法宜急温。舌卷焦黑而燥者，阳毒热极，宜急下。舌青苔滑，无热不渴者，阴毒寒极，宜急温。舌紫黑者阴寒，赤紫者阳热。舌硬、舌肿、舌卷、舌短、舌强囊缩者，难治。若语言不清，神昏脉脱者，死。阴阳易，舌出数寸死。夏令热病，苔黑燥渴者，可治，不在必死之例。若黑苔刮不去，及易生刺裂者，必死。冬月黑苔者，必死。妇人难产，唇舌俱青者，母子俱死；面赤舌青，子死母活；面青舌赤，子活母死。面黄而淡，脾胃有伤，四肢痿弱，腹胀。面黄而浊如熏，湿盛黄疸。黄如橘色多热。黄兼青紫，脉芤者，瘀血在胃，或胁必有块。面上白点，是虫积。面色青黄白不常，及有如蟹爪路，一黄一白者，主食积。目黑，颊赤，主痰热。目胞黑者，痰也。眼黑行走呻吟者，骨节酸痛，痰入骨也。眼黑，面黄，四肢痿痹，屈伸不便者，风痰也。伤寒眼下青色，主夹阴。面黄目青，为伤酒。目睛黄，酒疸。面黄白，及肿连眼胞者，谷疸，其人必心下痞。目色赤者，病在心；白在肺；青在肝；黑在肾；黄在脾；黄色不可名者，病在胸中。面黄目青，及面黄目赤，面黄目白，面黄目黑者，皆不死。面赤目白、面青目黑、面黑目白、面赤目青者，皆死。面目有黄色，是有胃气，为吉。病患鼻准明，山根亮，目眦黄光，为有起色。目黄心烦，脉和者，病将愈。平人忽见黑气，起于口鼻耳目边者，凶。明堂眼下青色，多欲劳伤精神；不尔，即夜未睡。黑而瘦，阴虚火旺。臂多青脉，是脱血。心病传肺，肝病传脾，脾病传肾，肾病传心，肺

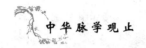
病传肝，俱死。五脏已夺，神明不守，五脏气绝，大小便不禁，手足不仁。三阴气绝，则目眩转、目蒙，目蒙为失志，失志则目蒙者，死。三阳气绝，则阴与阳相离，阴阳相离，则腠理泄，绝汗乃出，大如贯珠，转出不流，旦占夕死，夕占旦死。

形诊

增补人之大体为形，形之所充者气。形盛气者夭（肥白是也），气盛形者寿（修长黑瘦有神者）。形盛为有余（邪气实也），消瘦为不足（正气虚也）。气实形实，气虚形虚，形盛脉细，少气不足以息者，死；形瘦脉大，胸中多气者，死。形气相得者生，参伍不调者死。肥人多中风，以形厚气虚，难以周流，气滞痰生，痰则生火，故暴厥也。瘦人阴虚，血液衰少，相火易亢，故多劳嗽。病患形脱，而气盛者，死（盛则喘促狂乱之类，是邪气实也）。形体充大，而皮肤宽缓者，寿。形体充大，而皮肤紧急者，夭。形气相失，谓之难治。形盛气虚，气盛形虚；形涩而脉滑，形滑而脉涩；形大而脉小；形长脉短，形短脉长；肥人脉细小轻虚如丝，羸人脉躁者；俱凶。血实气虚则肥，血虚气实则瘦。肥者能寒不能热，瘦者能热不能寒。髯美而长至胸，阳明血气盛；髯少血气弱；不足则无髯。美髯者，太阳多血。坐而伏者，短气也。行迟者，痹也。坐而下一脚者，腰痛也。里实护腹，如怀卵物者，心痛也。持脉时，其人欠者，无病也。息摇肩者，心中坚。息引胸中上气者，咳。息张口短气者，肺痿吐沫。掌中寒，腹中寒。掌中热，气不足，虚火盛。诊时病患叉手摸心，闭目不言，必心虚怔忡。仓廪不藏者，门户不要也。水泉不止者，膀胱不藏也。头者，精明之府，头倾视深，精神将夺。背者，胸中之府，背曲肩随，府将坏矣。腰者，肾之府，转摇不能，肾将惫矣。膝者，筋之府，屈伸不能，行将偻附，筋将惫矣。骨者，髓之府，不能久立，行则振掉，骨将惫矣。凡诊脉时，病患欠伸者，病诈。阳引而上，阴引而下，阴阳相引，故欠而病诈。及向壁卧，闻师到不惊起而目视，若三言三止，脉之咽唾，亦诈病也。其脉本和，当以危言动之，须服吐下药，或针灸数十处乃愈，以试吓之，得其真情可也。甚有小儿女子，初则诈起，久则病真，以人事纠结相左，其初诈病之情，则成实病，比比然也，不可不知。未必非神之之谓与。

闻声

增补《难经》曰：闻其五音，以知其病。以五脏有五声，以合于五音。谓肝呼应角，心言应徵，脾歌应宫，肺哭应商，肾声应羽是也。然此义深奥，非寻常所能揣测者。今以古人经验简易之法，列为声诊。脉之呻者，痛也（言诊时之呻吟）。言迟者，风也。（迟则寒涩，风痰之症。）声如从室中言，此中气有湿也。言将终乃复言者，此夺气也。（谓气不续，言未终止而又言之状也。）衣被不敛，言语骂詈不避亲疏者，神明之乱也（狂）。出言懒怯，先轻后重，此内伤中气也。出言壮厉，先重后轻，是外感邪盛也。攒眉呻吟，苦头痛。呻吟不能行起，腰足痛。叫喊以手按心，中脘痛。呻吟不能转身，腰痛。摇头以手扪腮唇，齿痛。行迟者，腰脚痛。诊时呼气者，郁结；扭身者，腹痛。形羸声哑，劳瘵之不治者，咽中有肺花疮也。暴哑者，风痰伏火，或暴怒叫喊所致。声嘶血败，久病不治。坐而气促，痰火哮喘。久病气促危。中年人声浊，痰火。诊时独言独语，首尾不应，是思虑伤神。伤寒坏病声哑，为狐惑。上唇有疮，虫食其脏；下唇有疮，虫食其肛。气促喘息，不足以息者，虚甚也。虽病其声音清亮如故者，吉。平日无寒热，短气不足以息者，实也。（实者，是痰与火也。）

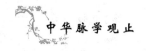

问诊

增补凡诊病，必先问是何人，或男或女，或老或幼；次问得病之日，受病之因，及饮食胃气如何，大小便如何，曾服何药，日间如何，夜寐如何，胸膈有无胀闷之处？问之不答，必耳聋。须询其左右，平素如何？否则病久或汗下过伤致聋。问而懒答，或点头，皆是中虚。昏愦不知人事，非暴厥，即久病也，如妇人多中气。诊妇人，必当问月信如何？寡妇气血凝滞，两尺多滑，不可误断为胎；室女亦有之。心腹胀痛，须问新久。凡诊须问所欲何味何物，或荤素，或纵饮茶酒。喜甘脾弱，喜酸肝虚。头身臂膊作痛，必须问曾生恶疮否，曾服何药否。临诊必审形志如何，或形逸心劳，或形劳志苦，或抑郁伤中，或贵脱势，病从内生，名曰脱营（言耗散其营气也）。尝富后贫，忧悲内结，名曰失精（言其精神丧失也）。皮焦筋屈，痿痹为挛，以其外耗于卫，内夺于营，良工诊之，必知病情。再问饮食居处，暴乐暴苦，始乐后苦。暴怒伤阴，暴喜伤阳，形体毁沮，精华日脱，邪气内并（谓邪乘其虚而并也）。故圣人之治病也，必察天地阴阳，四时经纪；五脏六腑，雌雄表里，刺灸砭石、毒药所主；从容人事，以明经道；贵贱贫富，各异品理；问年少长，勇怯之性；审于部分，知病本始；七诊九候，症必副矣。

望舌

增补张三锡曰：《金镜录》载三十六舌以辨伤寒之法已备，再三讨论，不过阴阳、表里、虚实、寒热而已。陶节庵曰：伤寒邪在表，则舌无苔；热邪传里，舌苔渐生，自白而黄，黄而黑，其则黑裂。黑苔多凶，如根黑、中黑、尖黑皆属热；全黑属热极，为难治矣。外感夹内伤，宿食重而结于心下者，五六日舌渐黄；或中干旁润，名中焙舌，则里热未重；若全干黄黑，皆为里证，分轻重下之。如下之或再下之不减者，尚有宿垢结于中宫也。必切其脉之虚实，及中气之何如。实者宜润而下之，不可再攻。虚人神气不足，宜回其津液，固其中气，有用生脉散对解毒汤而愈者，此则阳极似阴之证；有用附子理中汤冷服而愈者，此则阴极似阳之证，不可不辨。白苔属寒，外症烦躁，欲坐卧泥水中，乃阴寒逼其无根之火而然，脉虽大而不鼓，当从阴证治；若不大躁者、呕吐者，当从食阴治。

死候

增补尸臭肉绝。舌卷及囊缩肝绝。口不合脾绝。肌肿唇反胃绝。发直齿枯骨绝。遗尿肾绝。毛焦肺绝。面黑直视，目眶不见阴绝。目眶陷，目系倾，汗出如珠（阳绝）。手撒戴眼太阳绝。病后喘泻脾肺将绝。目正圆，痉不治。吐沫面赤，面青黑，唇青，人中满，发与眉冲起，爪甲下肉黑，手掌无纹，脐突，足跗肿，声如鼾睡，脉浮无根，面青伏眠，目盲，汗出如油（以上肝绝，八日死）。眉倾胆绝。手足爪甲青，或脱落，呼骂不休（筋绝，八日死）。肩息回视（心绝，立死）。发直如麻，不得屈伸，自汗不止（小肠绝，六日死）。口冷足肿，腹热胪胀，泄利无时（脾绝，五日死）。脊骨疼肿，身重不可转侧（胃绝，五日死）。耳干舌肿，溺血，大便赤泄（肉绝，九日死）。口张，气出不反（肺绝，三日死）。泄利无度（大肠绝）。齿干枯，面黑目黄，腰欲折，自汗（肾绝）。

脏腑分配于面部

增补《灵枢》曰：五脏六腑，各有部分；能别部分，万举万当。庭者，首面也。（庭，天庭也，谓之首面。）阙上者（眉间上分），咽喉也。阙中者（眉之中），肺也。下极者（印堂），心也。直下者（山根），肝也。肝左者（山根之左），胆也。下者（胃之下），脾也。方上者（方始上于脾），胃也。中央者（脾之下，寿之上），大肠也。挟大肠者，肾也。（肾有两，故挟大肠也。）当肾者，脐也。（肾与大肠、脐，俱在寿上。）面王以上者，（面王，准头也。鼻为面之王。）小肠也。（准头上色黄，小便难。）面王以下者，膀胱子处也。（准头之部，又分上下，男小腹痛，卵痛；女子主膀胱、子处病。）颧者，肩也。颧后者，臂也。臂下者，手也。目内眦上者，膺乳也。挟绳而上者，背也。（耳傍为绳，臂背为外，膺乳为内，故在目内。）循牙车以下者，股也。中央者，膝也（膝居股胫之中）。膝以下者，胫也。胫以下者，足也。巨分者，股里也。（巨，大也。上下牙床大分处以候股。牙床司开合，亦如股里之任屈伸也。）巨屈者，膝膑也。（上下唇交接处是地仓穴，以唇口大为屈转，以候膝膑。又唇为言语饮食之门户，亦如膝膑为屈伸奔走之关节，俱动而不休，故应候焉。）此五脏六腑肢节之部分也。

【按】《灵枢》此文，雷公问，黄帝答者。细绎经旨，自首面而至膀胱子处十四部，配于明堂者也。自颧至膝膑十一部，配颧之左右及颧之下也。由此观之，明堂为内，两颧为外，一部之分，而有内外。黄帝曰：明堂者，鼻也。阙者，眉间也。庭者，颜也。此三者立内部。蕃者，颊侧也。蔽者，耳门也。此二者别外部。又按五官之辨曰：明堂骨高以起，平以直，五脏次于中央，六腑挟于两侧，首面上于阙庭，王宫在于下极。前后互观，脏腑配于明堂，肢体列于两颧，上下左右，不更彰彰乎！

诊脉要诀

《素问·脉要精微论》曰：持脉有道，虚静为保。切脉之道，贵于精诚，嫌其扰乱，故必心虚而无他想，身静而不言动，然后可以察脉之微而不失病情也。保者，不失也。若躁动不安，瞻视不定，轻言谈笑，乱说是非，不唯不能得脉中之巧，适足为旁观者鄙且笑也。

决死生

黄帝曰：决死生奈何？岐伯曰：形盛脉细，少气不足以息者危。身形肥盛，而脉形细弱，且少气而不足以呼吸，则外有余而内不足，枝叶盛而根本拔也。故曰少气不足以息者危。形瘦脉大，胸中多气者死。身形瘦削，而脉形洪大，且胸中多气者，阴不足而阳有余也。孤阳不生，故知必死。形气相得者生。形盛者脉亦盛，形小者脉亦小，则形与脉相得矣。相得者，相合也。参伍不调者病。参伍者，数目也。言其至数不匀，往来无常度，故知必病。三部九候皆相失者死。皆相失者，如应浮而沉，应小而大，违四时之度，失五脏之常者矣。上下左右之脉相应如参春者病甚。上下左右相失不可数者死。上下左右，即两手之三部九候也。参春者，实大有力，如杵之春，故曰病甚。若失其常度，至于急数而不可数，即八九至之绝脉也，安得不死！中部之候相减者死。众部虽调，而中部独不及者，为根本败坏，安得生乎！

辨七表八里九道之非

谢缙翁曰：《脉经》论脉二十四种，初无表里九道之目。其言芤脉为阴，《脉诀》乃以芤为七表之阳。仲景辨脉云：浮大动数滑，阳也。沉涩弱弦微，阴也。《脉诀》九道以动为阴，七表以弦为阳。似此之类颇多。吴草庐曰：脉之浮沉、虚实、紧缓、数迟、滑涩、长短之相反，配匹自不容易，况有难辨。如洪散俱大而洪有力，微细俱小而微无力。芤类浮而边有

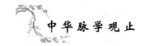

中无，伏类沉而边无中有。似豆粒而摇摇不定者动也，似鼓
皮之如如不动者革也。俱对待也。又有促、结、代皆有止之
脉，促疾结缓，故为可对，代则无对。总二十七脉，不止于七
表八里九道二十四脉也。戴同父曰：脉不可以表里定名也。轩
岐、越人、叔和，皆不言表里，《脉诀》窃叔和之名而立七表
八里九道，为世大惑。脉之变化，从阴阳生，但可以阴阳对待
而言，各从其类，岂可以一浮二芤为定序，而分七八九名之
乎！庐山刘立云以浮沉迟数为纲而教学者，虽似为快捷方式，
然必博而反约，乃能入妙，若以此为足，亦自画矣。李时珍
曰：《脉经》论脉只有二十四种，无长、短二脉。《脉诀》之歌
亦止二十四种，增长、短而去数散，皆非也。《素》《难》、仲
景论脉，止别阴阳，初无定数。如《素问》之鼓搏喘横，仲景
之憟卑高章刚损纵横逆顺之类是也。后世失传，无所根据准，
因立名为之指归耳。今之学人，按图索骥，犹若望洋，而况举
其全旨乎！此草庐公之独得要领也。滑伯仁曰：脉之阴阳、表
里，俱以对待而言。高阳生之七表八里九道，盖穿凿矣。求脉
之明，反为脉之晦。

脉决死期

《素问·大奇论》脉至浮合，浮合如数，一息十至以上，
是经气予不足也；微见，九十日死。浮合者，如浮萍之合，有
表而无里也。如数者，似数而非数热之阳脉也。是经气衰极
耳。微见者，初见也。初见此脉，便可决于九十日而死。时季
改易，天道更而人气从之也。十至当作七至。若果十至，则为
绝脉，死在旦夕，岂待九十日哉！故知错误无疑矣。脉至如火
薪然，是心精之予夺也，草干而死。脉如火热，是洪大之极
也。但见本脏之脉，无胃气以和之，则知心精之已夺矣。夏乃
火令，犹未遽绝；至秋深而草干阳消之候，其死期必矣。脉至

如散叶，是肝气予虚也，木叶落而死。如散叶者，浮漂无根也。肝木大虚，违其沉弦之常矣。秋风动而木叶黄落，金旺则木绝，故死。脉至如省客，省客者，脉塞而鼓，是肾气之不足也，悬去枣华而死。省者，禁也，故天子以禁中为省中。塞者，沉而不利也。鼓者，搏而有力也。伏藏于内而鼓搏，正如禁宾客而不见，独知于内而恣肆也。故曰如省客也。是肾气阴寒不安之状也。枣花去，则当长夏也。土旺水涸，肾虚者不能支也。脉至如丸泥，是胃精予不足也，榆荚落而死。丸泥者，弹丸也。滑动有力，冲和之气荡然矣。春深而榆荚始落，木令方张，弱土必绝。脉至如横格，是胆气予不足也，禾熟而死。横格者，如横木之格也。且长且坚，东方之真脏脉见矣。禾熟于秋，金令乘权，木安得不败。脉至如弦缕，是胞精予不足也。病善言，下霜而死；不言，可治。弦缕者，如弦之急，如缕之细也。胞者，心也，心包络也。言者，心声也。火过极而神明无以自持，则多言不寐也。夫脉细则反其洪大之常，善言则丧其神明之守，方霜下而水帝司权，火当绝矣。脉至如交漆，交漆者，左右傍至也；微见，三十日死。交漆者，泻漆也。左右傍至者，或左或右，不由正道也。微见此脉，以一月为期，必不禄矣。脉至如涌泉，浮鼓肌中，太阳气予不足也；少气味，韭英而死。涌泉者，如泉之涌，浮鼓于肌肉之上，而乖违乎就下之常，膀胱衰弱，阴精不能上奉，故少气耳。韭英新发，木帝司命，则水官谢事矣。脉至如颓土之状，按之不得，是肌气之不足也；五色先见黑，白垒发而死。虚大无根，按之即不可得见，颓土之状也。肌气，即脾气，脾主肌肉也。黑为水色，土虚而无所畏，反来乘之矣。垒即也。蓬藟有多类，而白者发于春，当木旺之时，土安得而不败。脉至如悬雍，悬雍者，浮揣切之益大，是十二俞之予不足也，水凝而死。悬雍者，喉间下垂之肉也。浮揣之益大，即知重按之而必空矣。浮短者，孤阳亢极之象也。十二俞，即十二经之系也。水凝冰结，阴盛之时，而孤阳有不绝者乎！脉至如偃刀，偃刀者，浮之小急，按之坚大急，五脏菀热，寒热独并于肾也，其人不得坐，立春而死。浮之小急，如刀口也。按之坚大急，即刀背也。菀者，积结也。五脏结热，故发寒热也。阳旺则阴消，故独并于肾也。腰者，肾之府。肾虚则不能起坐。迨立春而阳气用事，阴日以衰，安得不死也。脉至如丸滑不直手，不直手者，按之不可得也，是大肠气予不足也，枣叶生而死。如丸者，短而滑也。短而无根，按之不得也，大肠之金气伤也。枣叶初生，新夏火旺，衰金从此逝矣。脉至如华者，令人善恐，不欲坐卧，行立常听，是小肠气予不足也，季秋而死。华者，草木之花也，在枝叶而不在根株，乃轻浮而虚也。小肠气通于心，善恐、不欲坐卧者，心神怯而不宁也。行立常听者，恐惧多而生疑也。丙火墓于戌，故当九月季秋死。

奇经八脉

督脉：尺寸中央俱浮，直上直下。

【按】洁古云：督者，都也，为阳脉之都纲。其脉起于下极之俞，并于脊里，上至巅，极于上齿缝中龈交穴。其为病也，主外感风寒之邪。《内经》以为实则脊强，虚则头重。王叔和以为腰背强痛，不得俯仰，大人癫病，小儿风痫。尺、寸、中央三部皆浮，且直上直下，为弦长之象，故主外邪。

任脉：寸口脉紧细实长至关。又曰：寸口脉如丸。

【按】任脉起于中极之下，循腹上喉，至于龈交，极于目下承泣穴，为阴脉之统会。其为病也，男子内结七疝，女子带下瘕聚。王叔和亦以为少腹绕脐引阴中痛。又曰：寸口脉丸，主腹中有气如指上抢心，俯仰拘急。紧细实长者，中寒而气结也。寸口脉丸，即动脉也。状如豆粒，厥厥摇动，故主气上冲心。

冲脉：尺寸中央俱牢，直上直下。

【按】冲脉起于气街（在少腹毛中两旁各二寸），挟脐左右上行，至胸中而散，为十二经之根本，故称经脉之海，亦称血海。《灵枢》曰：冲脉血盛，则渗灌皮肤，生毫毛。女子数脱血，不营其口唇，故髭须不生。宦者去其宗筋，伤其冲脉，故须亦不生。越人曰：冲脉为病，逆气而里急。或作燥热，皆冲脉逆也，宜补中益气汤加知、柏。王叔和曰：冲督用事，则十二经不复朝于寸口，其人苦恍惚狂痴。又曰：冲脉与督脉无异，但督脉浮而冲脉沉耳。

阳跷脉：寸部左右弹。

【按】阳跷脉起于跟中，上外踝，循胁上肩，夹口吻，至目，极于耳后风池穴。越人曰：阳跷为病，阴缓而阳急。王叔和注云：当从外踝以上急，内踝以上缓。又曰：寸口前部左右弹者，阳跷也，苦腰背痛，癫痫僵仆，恶风偏枯，㾳痹体强。左右弹，即紧脉之象（麻木也）。

阴跷脉：尺部左右弹。

【按】阴跷脉起于跟，上内踝，循阴，自胸至咽，极于目内眦睛明穴。越人曰：阴跷为病，阳缓而阴急。王叔和注曰：当从内踝以上急，外踝以上缓。又曰：寸口脉后部左右弹者，阴跷也，苦癫痫寒热，皮肤淫痹，少腹痛，里急，腰及髋窌下连阴痛，男子阴疝，女人漏下。张洁古曰：跷者，跷疾也。二跷之脉起于足，使人跷捷也。阳跷在肌肉之上，阳脉所行，通贯六腑，主持诸表。阴跷在肌肉之下，阴脉所行，通贯五脏，主持诸里。

带脉：关部左右弹。

【按】带脉起于季胁，围身一周，如束带然。越人曰：带之为病，腹满，腰溶溶如坐水中。（溶溶，缓纵之貌）。《明堂》曰：女人少腹痛，里急瘛疭，月事不调，赤白带下。杨氏

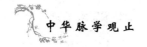

曰：带脉总束诸脉，使不妄行，如人束带而前垂。此脉若固，则无带下、漏经之症矣。

阴维脉：尺外斜上至寸。

【按】阴维脉起于诸阴之交，发于内踝上五寸，循股，入小腹，循胁上胸，至项前而终。叔和云：苦癫痫僵仆失音，肌肉痹痒，汗出恶风，身洗洗然也。又曰：阴维脉沉大而实，主胸中痛，胁下满，心痛。脉如贯珠者，男子胁下实，腰中痛，女子阴中痛，如有疮（内踝上五寸筑宾穴也）。

阳维脉：尺内斜上至寸。

【按】阳维脉起于诸阳之会，发于足外踝下一寸五分，循膝，上髀厌，抵少腹，循头入耳，至本神而止。叔和曰：苦肌肉痹痒，皮肤痛，下部不仁，汗出而寒，癫仆羊鸣，手足相引，甚者不能言。洁古曰：卫为阳，主表。阳维受邪，为病在表，故作寒热。营为阴，主里。阴维受邪，为病在里，故苦心痛。阴阳相维，则营卫和谐；营卫不谐，则怅然失志，不能自收持矣（外踝下一寸五分申脉穴）。

李时珍曰：人身有经脉络脉，直行曰经，旁行曰络。经凡十二，手之三阴三阳，足之三阴三阳是也。络凡十五，乃十二经各有一别络，而脾又有一大络，并任督二络，为十五也。共二十七气，相随上下，如泉之流，不得休息。阴脉营于五脏，阳脉营于六腑，阴阳相贯，如环无端，其流溢之气，入于奇经，转相灌溉。奇经之八脉，不拘制于十二正经，无表里配合，故谓之奇。盖正经犹沟渠，奇经犹河泽，正经之脉隆盛，则溢于奇经，故秦越人比之天雨沟渠溢满，滂沛河泽，此《灵》《素》未发之旨也。（凡经十二，每经各有一别络，而脾又有一大络，并任督二络，共二十七气。）又曰：阳维起于诸阳之会，由外踝而上行于卫分；阴维起于诸阴之交，由内踝而上行于营分；所以为一身之纲维也。阳跷起于跟中，循外踝上行于身之左右；阴跷起于跟中，循内踝上行于身之左右，所以使机关之跷捷也。督脉起于会阴，循背而行于身之后，为阳脉之总督，故曰阳脉之海。任脉起于会阴，循腹而行于身之前，为阴脉之承任，故曰阴脉之海。冲脉起于会阴，夹脐而行，直冲于上，为诸脉之冲要，故曰十二经脉之海。带脉则横围于腰，状如束带，所以总约诸脉者也。是故阳维主一身之表，阴维主一身之里，以乾坤言也。阳跷主一身左右之阳，阴跷主一身左右之阴，以东西言也。督脉主身后之阳，任冲主身前之阴，以南北言也。带脉横束诸脉，以六合言也。故医而知此八脉，则十二经十五络之大旨得矣。

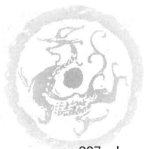

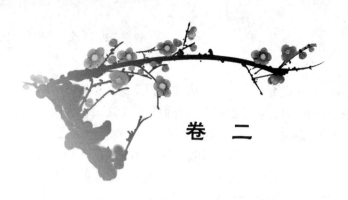

卷 二

　　叔和《脉经》止论二十四种，若夫长短二脉，缺而不载；牢革二脉，混而不分；更有七至名极，即为疾脉，是指下恒见者，又何可废乎？共得二十八脉，缕析而详为之辨，稍夹疑涸者，悉简其讹，从来晦蚀之义，今始得而昭明；然皆考据典章，衷极理要，终不敢以凭臆之说，罔乱千秋也。

　　浮脉（阳）
　　体象 浮在皮毛，如水漂木，举之有余，按之不足。
　　主病 浮脉为阳，其病在表。寸浮伤风，头疼鼻塞。左关浮者，风在中焦。右关浮者，风痰在膈。尺部得之，下焦风热，小便不利，大便秘涩。
　　兼脉 无力表虚，有力表实。浮紧风寒，浮迟中风。浮数风热，浮缓风湿。浮芤失血，浮短气病。浮洪虚热，浮虚暑惫。浮涩血伤，浮濡气败。
　　【按】浮之为义，如木之浮水面也。浮脉法天，轻清在上之象，在卦为乾，在时为秋，在人为肺。《素问》曰：其气来毛而中央坚，两旁虚，此为太过，病在外。其气来毛而微，此为不及，病在中。又曰：太过则气逆而痛，不及则喘，少气而咳，上气见血。又曰：肺脉厌厌聂聂，如落榆荚，曰肺平。肺脉不上不下，如循鸡羽，曰肺病。肺脉来如物之浮，如风吹毛，曰肺死。王叔和云：举之有余，按之不足。最合浮脉之义。黎氏以为如捻葱叶，则涵于芤脉矣。崔氏云：有表无里，有上无下，则脱然无根，又涸于散脉矣。伪诀云：寻之如太过。是中候盛满，与浮之名义有何干涉乎？须知浮而盛大为洪，浮而软大为虚，浮而柔细为濡，浮而无根为散，浮而弦芤为革，浮而中空为芤，毫厘疑似之间，相去便已千里，可不细心体认哉！寸、关、尺俱浮，直上直下，或癫或痫，腰背强痛，不可俯仰，此督脉为病也。夫肺脏职秋金，天地之气，至秋而降，且金性重而下沉，何以与浮脉相应耶！不知肺金虽沉，然所主者实阳气也，况处于至高，为五脏六腑之华盖，轻清之用，与乾天合德，故与浮脉相应耳。

沉脉（阴）

体象 沉行筋骨，如水投石，按之有余，举之不足。

主病 沉脉为阴，其病在里。寸沉短气，胸痛引胁，或为痰饮，或水与血。关主中寒，因而痛结，或为满闷，吞酸筋急。尺主背痛，亦主腰膝，阴下湿痒，淋浊痢泄。

兼脉 无力里虚，有力里实。沉迟痼冷，沉数内热。沉滑痰饮，沉涩血结。沉弱虚衰，沉牢坚积。沉紧冷疼，沉缓寒湿。

【按】 沉之为义，如石之沉于水底也。沉脉法地，重浊在下之象，在卦为坎，在时为冬，在人为肾。黄帝曰：冬脉如营，何如而营？岐伯曰：冬脉，肾也，北方之水也，万物所以含藏，其气来沉以软，故曰营。其气如弹石者，此为太过，病在外，令人解㑊，脊脉痛而少气不欲言。其虚如数者，此谓不及，病在中，令人心悬如饥，䏚中清，脊中痛，少腹痛，小便黄赤。又曰：脉来喘喘累累如钩，按之而坚，曰肾平。冬以胃气为本。脉如引葛，按之益坚，曰肾病。脉来发如夺索，辟辟如弹石，曰肾死。杨氏曰：如棉裹砂，内刚外柔。审度名义，颇不相戾。伪诀妄云：缓度三关，状如烂棉。则是弱脉而非沉脉矣。若缓

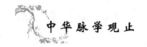

度三关，尤不可晓。沉而细软为弱脉，沉而弦劲为牢脉，沉而着骨为伏脉，刚柔浅深之间，宜熟玩而深思也。夫肾之为脏，配坎应冬，万物蛰藏，阳气下陷，烈为雪霜，故其脉主沉阴而居里。若误与之汗，则如蛰虫出而见霜；误与之下，则如飞蛾入而见汤。此叔和入理之微言，后世之指南也。

迟脉（阴）

体象 迟脉属阴，象为不及，往来迟慢，三至一息。

主病 迟脉主脏，其病为寒。寸迟上寒，心痛停凝。关迟中寒，症结挛筋。尺迟火衰，溲便不禁，或病腰足，疝痛牵阴。

兼脉 有力积冷，无力虚寒。浮迟表冷，沉迟里寒。迟涩血少，迟缓湿寒。迟滑胀满，迟微难安。

【按】迟之为义，迟滞而不能中和也。脉以一息四至为和平，若一息三至，则迟而不及矣。阴性多滞，故阴寒之证，脉必见迟也。譬如太阳隶于南陆，则火度而行数；隶于北陆，则水度而行迟，即此可以征阴阳迟速之故矣。伪诀云：重手乃得。是沉脉而非迟矣。又云：状且难，是涩脉而非迟矣。一息三至，甚为分明，而误云隐隐，是微脉而非迟矣。迟而不流利，则为涩脉。迟而有歇止，则为结脉。迟而浮大且软，则为虚脉。至于缓脉，绝不相类。夫缓以脉形之宽缓得名，迟以至数之不及为义，故缓脉四至，宽缓和平，迟脉三至，迟滞不前，然则二脉各别，又安足溷哉！以李濒湖之通达，亦云小快于迟作缓持，以至数论缓脉，是千虑之一失也。王叔和曰：一呼一至曰离经，二呼一至曰夺精，三呼一至曰死，四呼一至曰命绝，此损之脉也。一损损于皮毛，二损损于血脉，三损损于肌肉，四损损于筋，五损损于骨。是知脉之至数愈迟，则证之阴寒益甚矣。

数脉（阳）

体象　数脉属阳，象为太过，一息六至，往来越度。

主病　数脉主腑，其病为热。寸数喘咳，口疮肺痈。关数胃热，邪火上攻。尺数相火，遗浊淋癃。

兼脉　有力实火，无力虚火。浮数表热，沉数里热。阳数君火，阴数相火。右数火亢，左数阴戕。

【按】数之为义，躁急而不能中和也。一呼脉再动，气行三寸。一吸脉再动，气行三寸。呼吸定息，气行六寸。一昼一夜，凡一万三千五百息，当五十周于身，脉行八百一十丈，此经脉周流恒常之揆度也。若一息六至，岂非越其常度耶！火性急速，故阳盛之证，脉来必数也。伪诀云：七表八里，而独遗数脉，只歌于心脏，此其过非浅鲜也。数而弦急，则为紧脉。数而流利，则为滑脉。数而有止，则为促脉。数而过极，则为疾脉。数如豆粒，则为动脉。古人云：脉书不厌千回读，熟读深思理自知。只如相类之脉，非深思不能辨别，非熟读不能谙识也。王叔和云：一呼再至曰平，三至曰离经，四至曰夺精，五至曰死，六至曰命尽，此至之脉也。乃知脉形愈数，则受症愈热矣。肺部见之，为金家贼脉；秋月逢之，为克令凶征也。

滑脉（阳中之阴）

体象　滑脉替替，往来流利，盘珠之形，荷露之义。

主病　滑脉为阳，多主痰液。寸滑咳嗽，胸满吐逆。关滑胃热，壅气伤食。尺滑病淋，或为痢积；男子溺血，妇人经郁。

兼脉　浮滑风痰，沉滑痰食。滑数痰火，滑短气塞。滑而浮大，尿则阴痛。滑而浮散，中风瘫缓。滑而冲和，娠孕可决。

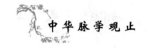

【按】滑之为义，往来流利而不涩滞也。阴气有余，故脉来流利如水。夫脉者，血之府也。血盛则脉滑，故肾脉宜之。张仲景以翕奄沉为滑，而人莫能解。盖翕者，浮也。奄者，忽也。谓忽焉而沉，摩写往来流利之状，极为曲至也。伪诀云：按之即伏，三关如珠，不进不退，与滑之名义，殊属支离。曰伏，曰不进不退，尤为怪诞。王叔和以关滑为胃家有热，伪诀以关滑为胃家有寒，叔和以尺滑为下焦蓄血，伪诀以尺滑为脐下如冰，何相反悖谬一至此乎！又考叔和云：与数相似，则滑必兼数；而李时珍以滑为阴气有余，是何其不相合耶！或当以浮沉尺寸为辨耳。滑脉为阳中之阴，以其形兼数也，故为阳；以其形如水也，故为阳中之阴。大抵兼浮者毗于阳，兼沉者毗于阴，是以或热或寒，古无定称也。衡之以浮沉，辨之以尺寸，庶无误耳。

涩脉（阴）

体象　涩脉蹇滞，如刀刮竹，迟细而短，三象俱足。

主病　涩为血少，亦主精伤。寸涩心痛，或为怔忡。关涩阴虚，因而中热。右关土虚，左关胁胀。尺涩遗淋，血痢可决；孕为胎病，无孕血竭。

兼脉　涩而坚大，为有实热。涩而虚软，虚火炎灼。

【按】涩者，不流利、不爽快之义也。《内经》曰：参伍不调，谓之凝滞而至数不和匀也。《脉诀》以轻刀刮竹为喻者，刀刮竹则阻滞而不滑也。通真子以如雨沾沙为喻者，谓雨沾金石，则滑而流利；雨沾沙土，则涩而不流也。李时珍以病蚕食叶为喻者，谓其迟慢而艰难也。伪诀云：指下寻之似有，举之全无，则是微脉而非涩脉也。王叔和谓其一止复来，亦有瘀病。盖涩脉往来迟难，有类乎止，而实非止也。又曰：细而迟，往来难。且涩者，乃浮分多而沉分少，有类乎散而实非散也。须知极软似有若无为微脉，浮而且细且软为濡脉，沉而且细且软为弱脉，三者之脉，皆指下模糊而不清爽，有似乎涩而确有分别也。肺之为脏，气多血少，故右寸见之，为合度之诊。肾之为脏，专司精血，故左尺见之，为虚残之候。不问男妇，凡尺中沉涩者，必艰于嗣，正血少精伤之证也。如怀子而得涩脉，则血不足以养胎。如无孕而得涩脉，将有阴衰髓竭之忧。大抵一切世间之物，濡润则必滑，枯槁则必涩。故滑为痰饮，涩主阴衰，理有固然，无足疑者。

虚脉（阴）

体象 虚合四形，浮大迟软，及乎寻按，几不可见。

主病 虚主血虚，又主伤暑。左寸心亏，惊悸怔忡。右寸肺亏，自汗气怯。左关肝伤，血不营筋。右关脾寒，食不消化。左尺水衰，腰膝痿痹。右尺火衰，寒证蜂起。

【按】虚之为义，中空不足之象也，专以软而无力得名也。叔和云：虚脉迟大而软，按之豁豁然空。此言最为合义。虽不言浮字，而曰按之豁豁然空，则浮字之义已包含具足矣。崔紫虚以为形大力薄，其虚可知，但欠迟字之义耳。伪诀云：寻之不足，举之有余，是浮脉而非虚脉矣。浮以有力得名，虚以无力取象。有余二字，安可施之虚脉乎！杨仁斋曰：状为柳絮，散漫而迟。滑氏曰：散大而软。二家之言，俱是散脉而非虚脉矣。夫虚脉按之虽软，犹可见也。散脉按之绝无，不可见也。虚之异于濡者，虚则迟大而无力，濡则细小而无力也。虚之异于芤者，虚则愈按而愈软，芤则重按而仍见也。王叔和曰：血虚脉虚，而独不言气虚者，何也？气为阳，主浮分；血为阴，主沉分。今浮分大而沉分空，故独主血虚耳。夫虚脉兼迟，迟为寒象，大凡证之虚极者必夹寒，理势然也。故虚脉行指下，则益火之原，以消阴翳，可划然决矣。更有浮取之而且

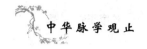

大且软，重按之而豁然似无，此名内真寒、外假热，古人以附子理中汤冰冷与服，治以内真热而外假寒之剂也。

实脉（阳）

体象 实脉有力，长大而坚，应指愊愊，三候皆然。

主病 血实脉实，火热壅结。左寸心劳，舌强气涌。右寸肺病，呕逆咽疼。左关见实，肝火胁痛。右关见实，中满气疼。左尺见实，便闭腹疼。右尺见实，相火亢逆。

兼脉 实而且紧，寒积稽留。实而且滑，痰凝为祟。

【按】 实之为义，邪气盛满，坚劲有余之象也。既大矣而且兼长，既长大矣而且有力，既长大有力矣，而且浮中沉三候皆然，则诸阳之象，莫不毕备焉。见此脉者，必有大邪大热，大积大聚，故王叔和《脉经》云：实脉浮沉皆得，脉大而长微弦，应指愊愊然。又曰：血实脉实。又曰：脉实者，水谷为病。又曰：气来实强，是谓太过。由是测之，则但主实热，不主虚寒，较若列眉矣。故叔和有尺实则小便难之说。乃伪诀谬以尺实为小便不禁，奈何与叔和适相反耶！又妄谓如绳应指来，则是紧脉之形，而非实脉之象矣。夫紧脉之与实脉，虽相类而实相悬，盖紧脉弦急如切绳，而左右弹人手；实脉则且大且长，三候皆有力也。紧脉者热为寒束，故其象绷急而不宽舒；实脉者邪为火迫，故其象坚满而不和柔。以症合之，以理察之，便昭然于心目之间，而不可混淆矣。又按：张洁古惑于伪诀实主虚寒之说，而遂以姜、附施治，此甚不可为训也。或实脉而兼紧者，庶乎相当。苟非紧象，而大温之剂施于大热之人，其不立毙者几希矣。以洁古之智，当必是兼紧之治无疑耳。

长脉（阳）

体象 长脉迢迢，首尾俱端，直上直下，如循长竿。

主病　长主有余，气逆火盛。左寸见长，君火为病。右寸见长，满逆为定。左关见长，木实之殃。右关见长，土郁胀闷。左尺见长，奔豚冲兢。右尺见长，相火令令。

【按】长之为义，首尾相称，往来端直也。在时为春，在卦为震，在人为肝。肝主春生之令，天地之气至此而发舒，脉象应之，故得长也。《内经》曰：长则气治。李月池曰：心脉长者，神强气壮；肾脉长者，蒂固根深，皆言平脉也。如上文主病云云，皆言病脉也。《内经》曰：肝脉来软弱招招，如揭长竿末梢，曰肝平。肝脉来盈实而滑，如循长竿，曰肝病。故知长而和缓，即合春生之气，而为健旺之征；长而硬满，即属火亢之形，而为疾病之应也。旧说过于本位，名为长脉，久久审度，而知其必不然也。寸而上过，则为溢脉，寸而下过，则为关脉；关而上过，即属寸脉，关而下过，即属尺脉；尺而上过，即属关脉，尺而下过，即属覆脉。由是察之，然则过于本位，理之所必无，而义之所不合也。唯其状如长竿，则直上直下，首尾相应，非若他脉之上下参差，首尾不匀者也。凡实牢弦紧，皆兼长脉，故古人称长主有余之疾，非无本之说也。

短脉（阴）

体象　短脉涩小，首尾俱俯，中间突起，不能满部。

主病　短主不及，为气虚证。短居左寸，心神不定。短见右寸，肺虚头痛。短在左关，肝气有伤。短在右关，膈间为殃。左尺见短，少腹必疼。右尺见短，真火不隆。

【按】短之为象，两头沉下，而中间独浮也。在时为秋，在人为肺。肺应秋金，天地之气至是而收敛，人身一小天地，故畜缩之象相应，而短脉见也。《内经》曰：短则气病。盖以气属阳，主乎充沛，若短脉独见，气衰之确兆也。然肺为主气之脏，偏与短脉相应，则又何以说也。《素问》曰：肺之平脉，厌厌聂聂，如落榆荚。则短中自有和缓之象，气仍治也。若短而沉且涩，而谓气不病可乎！高阳生以短脉为中间有，两头无，为不及本位。尝衷之以至理，而知其说不能无弊也。盖脉以贯通为义，一息不运，则机缄穷，一毫不续，则穿壤判，岂有断绝不通之理哉！假使上不贯通，则为阳绝；下不贯通，则为阴绝，俱为必死之脉矣。戴同父亦悟及此，而云短脉只宜见于尺寸，若关中见短，是上不通寸，下不通尺，为阴阳绝脉而必死。据同父之说，极为有见。然尺与寸可短，依然落于阴绝阳绝矣，非两头断绝也。特两头俯而沉下，中间突而浮起，仍自贯通者也。叔和云：应指而回，不能满部。亦非短脉之合论也。李时珍曰：长脉属肝，宜于春；短脉属肺，宜于秋。但诊肺肝，则长短自见。故知非其时、非其部，即为病脉也。

洪脉（阳）

体象 洪脉极大，状如洪水，来盛去衰，滔滔满指。

主病 洪为盛满，气壅火亢。左寸洪大，心烦舌破。右寸洪大，胸满气逆。左关见洪，肝木太过。右关见洪，脾土胀热。左尺洪大，水枯便难。右尺洪大，龙火燔灼。

【按】洪脉，即大脉也。如尧时洪水之洪，喻其盛满之象。在卦为离，在时为夏，在人为心。时当朱夏，天地之气，酣满畅遂；脉者，气之先声，故应之以洪。洪者，大也，以水喻也。又曰钩者，以木喻也。夏木繁滋，枝叶敷布，重而下垂，故如钩也。钩即是洪，名异实同。《素问》以洪脉为来盛去衰，颇有微旨。大抵洪脉，只是根脚阔大，却非坚硬。若使大而坚硬，则为实脉而非洪脉矣。《内经》谓大则病进，亦以其气方张也。黄帝问曰：夏脉如钩，何如而钩？岐伯曰：夏脉心也，南方火也，万物所以盛长也。其气来盛去衰，故曰钩。反此者病。黄帝曰：何如而反？岐伯曰：其气来盛去亦盛，此谓太过，病在外。其气来不盛去反盛，此谓不及，病在中。太过则令人身热而肤痛，为浸淫。不及则令人烦心，上见咳唾，下为气泄。王叔和云：夏脉洪大而散，名曰平脉。反得沉濡而滑者，是肾之乘心，水之克火，为贼邪，死不治。反得大而缓者，是脾之乘心，子之扶母，为实邪，虽病自愈。反得弦细而长者，是肝之乘心，母之归子，为虚邪，虽病易治。反得浮涩而短者，是肺之乘心，金之凌火，为微邪，虽病即瘥。凡失血、下利、久嗽、久病之人，俱忌洪脉。《脉经》曰：形瘦脉大而多气者死。可见形症不与脉相合者，均非吉兆。

微脉（阴）

体象　微脉极细，而又极软，似有若无，欲绝非绝。

主病　微脉模糊，气血大衰。左寸惊怯，右寸气促。左关寒挛，右关胃冷。左尺得微，髓绝精枯。右尺得微，阳衰命绝。

【按】微之为言，若有若无也。其象极细极软，古人以尘与微并称，便可想见其细软之极矣。张仲景曰：瞥瞥如羹上肥，状其软而无力也。萦萦如蛛丝，状其细而难见也。所以古人有言曰：似有若无，欲绝非绝。唯斯八字，可为微脉传神。若诊者心神浮越，未能虚静，而卒然持之，竟不得而见也。世俗未察微脉之义，每见脉之细者，辄以微细并称，是何其言之不审耶！轻按之而如无，故曰阳气衰；重按之而欲绝，故曰阴气竭。长病得之，多不可救者，谓正气将次灭绝也；卒病得之，犹或可生者，谓邪气不至深重也。李时珍曰：微主久虚血弱之病，阳微则恶寒，阴微则发热，自非峻补，难可回春。高阳生曰：虚中日久为崩带，漏下多时骨亦枯。尚未足以概微之主病也。算数者以十微为一忽，十忽为一丝，十丝为一毫，十毫为一厘。由是推之，则一厘之少，分而为万，方始名微，则微之

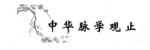

渺小难见，盖可知矣。

细脉（阴）

体象 细直而软，累累萦萦，状如丝线，较显于微。

主病 细主气衰，诸虚劳损。细居左寸，怔忡不寐。细在右寸，呕吐气怯。细入左关，肝阴枯竭。细入右关，胃虚胀满。左尺若细，泄痢遗精。右尺若细，下元冷惫。

【按】 细之为义，小也，细也，状如丝也。微脉则模糊而难见，细脉则显明而易见，故细比于微稍稍较大也。伪诀乃云极细，则是微脉而非细脉矣。王启玄曰：状如莽蓬。善摩其柔细之态也。王叔和《脉经》云：细为血少气衰，有此症则顺，无此症则逆。故吐利失血，得沉细者生。忧劳过度之人，脉亦多细，为自戕其气血也。春夏之令，少壮之人，俱忌细脉，谓其不与时合，不与形合也。秋冬之际，老弱之人，不在禁忌之例。大抵细脉、微脉，俱为阳气衰残之候。《内经》曰：气主煦之。非行温补，何以复其散失之元乎！尝见虚损之人，脉已细而身常热，医者不究其元，而以凉剂投之，何异于恶醉而强酒？遂使真阳散败，饮食不进，上呕下泄，是速之使毙耳。《素问》曰：壮火食气，少火生气。人非少火，无以营运三焦，熟腐水谷。未彻乎此者，安足以操司命之权哉！然虚劳之脉，细数不可并见，并见者必死。细则气衰，数则血败，气血交穷，短期将至，虽和缓投治，亦无回生之日矣。

濡脉（阴中之阳）

体象 濡脉细软，见于浮分，举之乃见，按之即空。

主病 濡主阴虚，髓绝精伤。左寸见濡，健忘惊悸。右寸见濡，腠虚自汗。左关逢之，血不营筋。右关逢之，脾虚湿侵。左尺得濡，精血枯损。右尺得之，火败命乖。

【按】濡之为名，即软之义也，必在浮候见其细软。若中候沉候，不可得而见也。王叔和比之帛浮水面，李时珍比之水上浮沤，皆曲状其随手而没之象也。《脉经》言轻手相得，按之无有，伪诀反言按之似有举还无。悖戾一至此耶！且按之则似有，举之则全无，是弱脉而非濡脉矣。濡脉之浮软，与虚脉相类，但虚脉形大，而濡脉形小也。濡脉之细小，与弱脉相类，但弱在沉分，而濡在浮分也。濡脉之无根，与散脉相类，但散脉从浮大而渐至于沉绝，濡脉从浮小而渐至于不见也。从大而至无者，为全凶之象；从小而之无者，为吉凶相半也。浮主气分，浮举之而可得，气犹未败；沉主血分，沉按之而全无，血已伤残。在久病老年之人见之，尚未至于命绝，为其脉与症合也。若平人及少壮及暴病见之，名为无根之脉，去死不远矣。

弱脉（阴）

体象　弱脉细小，见于沉分，举之则无，按之乃得。

主病　弱为阳陷，真气衰弱。左寸心虚，惊悸健忘。右寸肺虚，自汗短气。左关木枯，必苦挛急。右关土寒，水谷之疴。左尺弱形，涸流可征，右尺若见，阳陷可验。

【按】弱之为义，沉而细小之候也。叔和《脉经》云：弱脉极软而沉细，按之乃得，举手无有。何其彰明详尽也。伪诀乃借叔和之名以欺世者，而反以弱脉为轻手乃得，是明与叔和相戾，且是濡脉之形，而非弱脉之象矣。因知高阳生误以濡脉为弱，弱脉为濡，不意欲立言之人，而不加考据乃尔耶！即黎氏浮沤之喻，亦误以濡脉为弱脉矣。夫浮以候阳，阳主气分，浮取之而如无，则阳气衰微，确然可据。夫阳气者，所以卫外而为固者也，亦所以营运三焦，熟腐五谷者也。弱脉呈形，而阴霾已极，自非眼见，而阳何以复耶！《素问》曰：脉弱以滑，

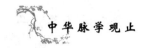

是有胃气。脉弱以涩，是为久病。愚谓弱堪重按，阴犹未绝，若兼涩象，则气血交败，生理灭绝矣。仲景云：阳陷入阴，当恶寒发热。久病及衰年见之，犹可维援；新病及少壮得之，必死安待。柳氏曰：气虚则脉弱。寸弱阳虚，尺弱阴虚，关弱胃虚。

紧脉（阴中之阳）

体象 紧脉有力，左右弹人，如绞转索，如切紧绳。

主病 紧主寒邪，亦主诸痛。左寸逢紧，心满急痛。右寸逢紧，伤寒喘嗽。左关、人迎，浮紧伤寒。右关、气口，沉紧伤食。左尺见之，脐下痛极。右尺见之，奔豚疝疾。

兼脉 浮紧伤寒，沉紧伤食。急而紧者，是为遁尸。数而紧者，当主鬼祟。

【按】紧者，绷急而兼绞转之形也。古称热则筋纵，寒则筋急。此唯热郁于内，而寒束于外，故紧急绞转之象，征见于脉耳。《素问》曰：往来有力，左右弹人手，则刚劲之概可鞠。夫寒者，北方刚劲肃杀之气，故紧急中复兼左右弹手之象耳。仲景曰：如转索无常。叔和曰：数如切绳。丹溪曰：如纫簟线。譬如以二股三股纠合为绳，必旋转而绞，乃紧而成绳耳。可见紧之为义，不独纵有挺急，抑且横有转侧也。苟非横有转侧，则《内经》之左右弹人，仲景之转索，丹溪之纫线，叔和之切绳，将何所取义乎！高阳生伪诀未察诸家之说，而妄云：寥寥入尺来。不知于紧之义何居乎！盖紧之挺急而劲，与弦相类；但比之于弦，更有加于挺劲之异，及转如绳线之状也。中恶、祟乘之脉而得浮紧，谓邪方炽而脉无根也；咳嗽、虚损之脉而得沉紧，谓正已虚而邪已痼也，咸在不治之例。

缓脉（阴）

体象　缓脉四至，来往和匀，微风轻飐，初春杨柳。

兼脉主病　缓为胃气，不主于病。取其兼见，方可断症。浮缓风伤，沉缓寒湿。缓大风虚，缓细湿痹。缓涩脾薄，缓弱气虚。左寸涩缓，少阴血虚。右寸浮缓，风邪所居。左关浮缓，肝风内鼓。右关沉缓，土弱湿侵。左尺缓涩，精宫不及。右尺缓细，真阳衰极。

【按】缓脉以宽舒和缓为义，与紧脉正相反也。在卦为坤，在五行为土，在时令为四季之末，在人身为足太阴脾。若阳寸阴尺，上下同等，浮大而软，无有偏胜者，和平之脉也。故曰缓而和匀，不浮不沉，不大不小，不疾不徐，意气欣欣，悠悠扬扬，难以名状者，此真胃气脉也。又云土为万物之母，中气调和，则百疾不生。又一切脉中皆须夹缓，谓之胃气。但得本脏之脉，无胃气以和之，则真脏脉见，与之短期。又曰有胃气则生，无胃气则死，缓之于脉大矣哉！是故缓脉不主疾病，唯考其兼见之脉，乃可断其为病耳。岐伯曰：脾者土也，孤脏以灌四旁者也。善者不可见，恶者可见。其来如水之流者，此为太过，病在外；如乌之喙，此谓不及，病在中。太过则令人四肢沉重；不及则令人九窍壅塞不通。王叔和《脉经》云：脾旺之时，其脉大，阿阿而缓，名曰平脉。反得弦细而长者，是肝之乘脾，木之克土，为贼邪，死不治。反得浮涩而短，是肺之乘脾，子之扶母，为实邪，虽病自愈。反得洪大而散者，是心之乘脾，母之归子，为虚邪，虽病易治。反得沉濡而滑者，是肾之乘脾，水之凌土，为微邪，虽病即瘥。高阳生伪诀以缓脉主脾热、口臭、反胃、齿痛、梦鬼诸症，出自杜撰，与缓脉无涉也。

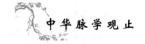

弦脉（阳中之阴）

体象　弦如琴弦，轻虚而滑，端直以长，指下挺然。

主病　弦为肝风，主痛主疟，主痰主饮。弦在左寸，心中必痛。弦在右寸，胸及头疼。左关弦见，痰疟癥瘕。右关弦见，胃寒膈痛。左尺逢弦，饮在下焦。右尺逢弦，足挛疝痛。

兼脉　浮弦支饮，沉弦悬饮。弦数多热，弦迟多寒。弦大主虚，弦细拘急。阳弦头痛，阴弦腹痛。单弦饮癖，双弦寒痼。

【按】 弦之为义，如琴弦之挺直而略带长也。在八卦为震，在五行为木，在四时为春，在五脏为肝。经曰：少阳之气温和软弱，故脉为弦。岐伯曰：春脉肝也，东方木也，万物之所以始生也。故其气来软弱，轻虚而滑，端直以长，故曰弦。反此者病。其气来实而强，此为太过，病在外；其气来不实而微，此为不及，病在中。太过则令人善怒，忽忽眩冒而巅疾；不及则令人胸胁痛引背，两胁胀满。又曰：肝脉来濡弱迢迢，如揭长竿末梢，曰肝平。又曰：肝脉来盈实而滑，如循长竿，曰肝病。肝脉来急而益劲，如张弓弦，曰肝死。弦脉与长脉，皆主春令，但弦为初春之象，阳中之阴，天气犹寒，故如琴弦之端直而挺然，稍带一分之紧急也；长为暮春之象，纯属于阳，绝无寒意，故如木干之迢直以长，纯是发生之气象也。戴同父云：弦而软，其病轻；弦而硬，其病重。深契《内经》之旨。两关俱弦，谓之双弦；若不能食，为木来克土，土已负也，必不可治。《素问》云：端直以长。叔和云：如张弓弦。巢氏云：按之不移，察察如按琴瑟弦。戴同父云：从中直过，挺然指下。诸家之论弦脉，可谓深切着明矣。高阳生乃言"时时带数"，又言"脉紧状绳牵"，则是紧脉之象，安在其弦脉之义哉！

动脉（阳）

体象 动无头尾，其动如豆，厥厥动摇，必兼滑数。

主病 动脉主痛，亦主于惊。左寸得动，惊悸可断。右寸得动，自汗无疑。左关若动，惊及拘挛。右关若动，心脾疼痛。左尺见之，亡精为病。右尺见之，龙火奋迅。

【按】动之为义，以厥厥动摇，急数有力得名也。两头俯下，中间突起，极与短脉相类，但短脉为阴，不数不硬不滑也。关前为阳，关后为阴。故仲景云：阳动则汗出。分明指左寸属心，汗为心之液，右寸属肺，主皮毛而司腠理，故汗出也。又曰：阴动则发热。分明指左尺见动，为肾水之不足，右尺见动，谓相火虚炎，故发热也。因是而知旧说言动脉只见于关上者，非也。且《素问》曰：妇人手少阴心脉动甚者，为妊子也，然则手少阴明隶于左寸矣，而谓独见于关可乎！成无己曰：阴阳相搏，则虚者动，故阳虚则阳动，阴虚则阴动。以关前为阳，主汗出；关后为阴，主发热，岂不精妥！而庞安常强为之说云：关前三分为阳，关后三分为阴，正当关位，半阴半阳，故动随虚见。是亦泥动脉只见于关之说也。高阳生伪诀云：寻之似有，举之还无。是弱脉而非动脉矣。又曰：不离其处，不往不来，三关沉沉。含糊谬妄，无一字与动脉合义矣。詹氏曰：如钩如毛。则混于浮大之脉，尤堪捧腹。

促脉（阳）

体象 促为急促，数时一止，如趋而蹶，进则必死。

主病 促因火亢，亦因物停。左寸见促，心火炎炎。右寸见促，肺鸣咯咯。促见左关，血滞为殃。促居右关，脾宫食滞。左尺逢之，遗滑堪忧。右尺逢之，灼热为定。

【按】促之为义，于急促之中时见一歇止，为阳盛之象也。黎氏曰：如蹶之趣，徐疾不常。深得其义。王叔和云：促脉来去数，时一止，复来。亦颇明快。夫人身之气血，贯注于经脉之间者，刻刻流行，绵绵不息，凡一昼夜当五十营，不应数者，名曰狂生。其应于脉之至数者，如鼓应桴，罔或有忒也。脏气乖违，则稽留凝泣，阻其营运之机，因而歇止者，其症为轻。若真元衰惫，则阳弛阴涸，失其揆度之常，因而歇止者，其症为重。然促脉之故，得于脏气乖违者，十之六七；得于真元衰惫者，十之二三。或因气滞，或因血凝，或因痰停，或因食壅，或外因六气，或内因七情，皆能阻遏其营运之机，故虽当往来急数之时，忽见一止耳。如止数渐稀，则为病瘥；止数渐增，则为病剧。伪诀但言并居寸口，已非促脉之义，且不言时止，尤为瞆瞆矣。燕都王湛六，以脾泄求治，神疲色瘁。诊得促脉，或十四五至得一止，或十七八至得一止，余谓其原医者曰：法在不治。而医者争之曰：此非代脉，不过促耳，何先生之轻命耶？余曰：是真元败坏，阴阳交穷，而促脉呈形，与稽留凝泣而见促者，不相侔也。医者唯唯。居一月，果殁。

结脉

体象　结为凝结，缓时一止，徐行而怠，颇得其旨。

主病　结属阴寒，亦因凝积。左寸心寒，疼痛可决。右寸肺虚，气寒凝结。左关结见，疝瘕必现。右关结形，痰滞食停。左尺结见，痿躄之疴。右尺见结，阴寒为楚。

【按】结之为义，结而不散，迟滞中时见一止也。古人譬之徐行而怠，偶羁一步，可为结脉传神。大凡热则流行，寒则停滞，理势然也。夫阴寒之中，且夹凝结，喻如隆冬天气严肃，流水冰坚也。少火衰弱，中气虚寒，失其乾健之运，则气血痰食，互相纠缠，营运之机缄不利，故脉应之而成结也。越人云：结甚则积甚，结微则气微。浮结者外有痛积，伏结者内有积聚。故知结而有力者，方为积聚；结而无力者，是真气衰弱，违其运化之常，唯一味温补为正治也。仲景云：累累如循长竿，曰阴结。蔼蔼如车盖，曰阳结。王叔和云：如麻子动摇，旋引旋收，聚散不常，曰结，主死。夫是三者，虽同名为结，而义实有别。浮分得之为阳结；沉分得之为阴结；止数频多，参伍不调，为不治之症。由斯测之，则结之主症，未可以一端尽也。伪诀云：或来或去，聚而却还。律以缓时一止之义，几同寐语矣。

代脉（阴）

体象　代为禅代，止有常数，不能自还，良久复动。

主病　代主脏衰，危恶之候。脾土败坏，吐利为咎。中寒不食，腹疼难救。两动一止，三四日死。四动一止，六七日死。次第推求，不失经旨。

【按】代者，禅代之义也。如四时之禅代，不愆其期也。结促之止，止无常数；代脉之止，止有常数。结促之止，一止即来；代脉之止，良久方还。《内经》以代脉一见，为脏气衰微，脾气脱绝之诊也。唯伤寒心悸，怀胎三月，或七情太过，或跌打重伤，及风家痛症，俱不忌代脉，未可断其必死耳。滑伯仁曰：无病而羸瘦脉代者，危候也；有病而气血乍损，只为病脉。此伯仁为暴病者言也。若久病得代脉而冀其回春者，万不得也。《内经》曰：代则气衰。又曰：代散者死。夫代脉见而脾土衰，散脉见而肾水绝，二脉交见，虽在神圣，亦且望而却走矣。大抵脉来一息五至，则肺心脾肝肾五脏之气皆足也。故五十动而不一止者，合大衍之数，谓之平脉。反此，则止乃见焉。肾气不能至，则四十动一止；肝气不能至，则三十动一止；脾气不能至，则二十动一止；心气不能至，则十动一止；肺气不能至，则四五动一止。戴同父云：三部九候，每候

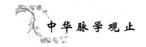

必满五十动，出自《难经》，而伪诀五脏歌中，皆以四十五动为准，乖于经旨。伪诀又云：四十一止一脏绝，却后四年多殁命。荒疵越理，莫此为甚。夫人岂有一脏既绝，尚活四年之理哉！历考《内经》，而知代脉之义，别自有说。如《宣明五气》篇曰：脾脉代。《邪气脏腑病形》篇云：黄者其脉代。皆言脏气之常候，非谓代为止也。《平人气象论》曰："长夏胃微软弱曰平，但代无胃曰死"者，盖言无胃气而死，亦非以代为止也。如云"五十动而不一代"者，是乃至数之代也。若脉平匀而忽强忽弱者，乃形体之代，即《平人气象论》所言者是也。若脾旺四季，而随时更代者，乃气候之代，即《宣明五气》等篇所云者是也。脉无定候，更变不常，则均谓之代，各因其变而察其情，庶足以穷其妙耳。善化县黄桂岩，心疼夺食，脉三动一止，良久不能自还。施笠泽云：五脏之气不至，法当旦夕死。余曰：古人谓痛甚者脉多代。周梅屋云：少得代脉者死，老得代脉者生。今桂岩春秋高矣，而胸腹负痛，虽有代脉，不足虑也。果越两旬而桂岩起矣。故医非博览，未易穷脉之变耳。

革脉（阳中之阴）

体象　革大弦急，浮取即得，按之乃空，浑如鼓革。

主病　革主表寒，亦属中虚。左寸之革，心血虚痛。右寸之革，金衰气壅。左关遇之，疝瘕为祟。右关遇之，土虚为疼。左尺之革，精空可必。右尺之革，殒命为忧。女人得之，半产漏下。

【按】革者，皮革之象也。表邪有余，而内则不足也。恰如鼓皮，外则绷急，内则空虚也。浮举之而弦大，非绷急之象乎？沉按之而豁然，非中空之象乎？唯表有寒邪，故弦急之象见焉；唯中亏气血，故空虚之象显焉。仲景曰：革脉弦而芤，弦则为寒，芤则为虚。虚寒相搏，此名为革。男子亡血失精，女人半产漏下。王叔和云：三部脉革，长病得之死，卒病得之生。李时珍云：此芤弦二脉相合，故均主失血之候。诸家脉书皆以为即牢脉也，故或有革无牢，或有牢无革，涵淆莫辨，不知革浮牢沉，革虚牢实，形与症皆异也。《针灸甲乙经》云：浑浑革至如涌泉，病进而色弊，绵绵其去如弦绝者死。谓脉来混浊革变，急如泉涌，出而不返也。观其曰涌泉，则浮取之不止于弦大，而且数且搏且滑矣；曰弦绝，则重按之不止于豁然，而且绝无根蒂矣，故曰死也。王觇以为溢脉者，自寸而上贯于鱼际，直冲而上，如水之沸而盈溢也，与革脉奚涉乎？丹溪曰：如按鼓皮。其于中空外急之义，最为亲切之喻。

牢脉（阴中之阳）

体象 牢在沉分，大而弦实，浮中二候，了不可得。

主病 牢主坚积，病在乎内。左寸之牢，伏梁为病。右寸之牢，息贲可定。左关见牢，肝家血积。右关见牢，阴寒痞癖。左尺牢形，奔豚为患。右尺牢形，疝瘕痛甚。

【按】牢有二义，坚牢固实之义，又深居在内之义。故树木以根深为牢，盖深入于下者也。监狱以禁囚为牢，深藏于内者也。仲景曰：寒则牢固。又有坚固之义也。沈氏曰：似沉似伏，牢之位也。实大弦长，牢之体也。牢脉所主之症，以其在沉分也，故悉属阴寒；以其形弦实也，故咸为坚积。若夫失血亡精之人，则内虚，而当得革脉，乃为正象；若反得牢脉，是脉与症相反，可以卜死期矣。伪诀云：寻之则无，按之则有。但依稀仿佛，却不言实大弦长之形象，是沉脉而非牢脉矣。又曰：脉入皮肤辨息难。更以牢为死亡之脉矣，其谬可胜言哉！叔和《脉经》云：牢脉似沉似伏，实大而长，微弦。可谓明尽其状。至伏脉虽重按之亦不可见，必推筋至骨，乃见其形，而

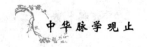

牢脉既实大弦长，才重按之，便满指有力矣，又何以谓之似伏乎？脉之义幽而难明，非字字推敲，辗转审辨，能无遗后学之疑惑哉！

散脉

体象 散脉浮乱，有表无里，中候渐空，按则绝矣。

主病 散为本伤，见则危殆。左寸见散，怔忡不寐。右寸见散，自汗淋漓。左关之散，当有溢饮。右关之散，胀满蛊疾。左尺见散，北方水竭。右尺得之，阳消命绝。

【按】散有二义，自有渐无之象，亦散乱不整之象也。当浮候之，俨然大而成其为脉也；及中候之，顿觉无力而减其十之七八矣；至沉候之，杳然不可得而见矣。渐重渐无，渐轻渐有。明乎此八字，而散字之义得，散脉之形确著矣。故叔和云：散脉大而散，有表无里。字字斟酌，毫不苟且者也。崔氏云：涣漫不收。盖涣漫即浮大之义，而不收即无根之义；虽得其大意，而未能言之凿凿也。柳氏云：无统纪，无拘束，至数不齐，或来多去少，或去多来少，涣散不收，如杨花散漫之象。夫杨花散漫，即轻飘而无根之说也。其言至数不齐，多少不一，则散乱而不整齐严肃之象也。此又补叔和未备之旨，深得散脉之神者也。戴同父云：心脉浮大而散，肺脉短涩而散，皆平脉也。心脉软散而怔忡，肺脉软散为汗出，肝脉软散为溢饮，脾脉软散为肿，皆病脉也。肾脉软散，诸病脉见散，皆死脉也。古人以代散为必死者，盖散为肾败之征，代为脾绝之候也。肾脉本沉，而散脉按之不可得见，是先天资始之根本绝也。脾脉主信，而代脉歇至不愆其期，是后天资生之根本绝也。故二脉独见，均为危殆之候；而二脉交见，尤为必死之符。

芤脉（阳中之阴）

体象 芤乃草名，绝类慈葱，浮沉俱有，中候独空。

主病 芤脉中空，故主失血。左寸呈芤，心主丧血。右寸呈芤，相傅阴伤。芤入左关，肝血不藏。芤现右关，脾血不摄。左尺如芤，便红为咎。右尺如芤，火炎精漏。

【按】 芤之为义，两边俱有，中央独空之象也。芤乃草名，其状与葱无以异也。假令以指候葱，浮候之着上面之葱皮，中候之正当葱之空处，沉候之又着下面之葱皮，以是审察，则芤脉之名象，昭然于心目之间，确乎无可疑矣。刘三点云：芤脉何似，绝类慈葱。指下成窟，有边无中。叔和云：芤脉浮大而软，按之中央空，两边实。二家之言，其于芤脉已无遗蕴矣。戴同父云：营行脉中，脉以血为形。芤脉中空，脱血之象也。伪诀云：两头有，中间无。以头字易《脉经》之边字，未明中候独空之旨，则是上下之脉划然中断，而成阴绝阳绝之诊矣。又云：寸芤积血在胸中，关里逢芤肠胃痈。是以芤为蓄血积聚之实脉，非失血虚家之空脉矣。以李时珍之博洽明通，亦祖述其言为主病之歌，岂非千虑之一失乎？伪诀又云：芤主淋沥，气入小肠。与失血之候，有何干涉！种种邪讹，误人不小，不得不详为之辨也。即叔和《脉经》云：三部脉芤，长病得之生；卒病得之，死。然暴失血者脉多芤，而谓卒病得之死可乎？其言亦不能无疵也。至刘肖斋所引诸家论芤脉者，多出附会，不可尽信。

伏脉（阴）

体象 伏为隐伏，更下于沉，推筋着骨，始得其形。

主病 伏脉为阴，受病入深。伏犯左寸，血郁之证。伏居右寸，气郁之疴。左关值伏，肝血在腹。右关值伏，寒凝水谷。左尺伏见，疝瘕可验。右尺伏藏，少火消亡。

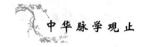

【按】伏之为义，隐伏而不见之谓也。浮中二候，绝无影响，虽至沉候，亦不可见，必推筋至骨，方始得见耳。故其主病，多在沉阴之分，隐深之处，非轻浅之剂所能破其藩垣也。在《伤寒论》中，以一手脉伏为单伏，两手脉伏曰双伏，不可以阳证见阴脉为例也。火邪内郁，不得发越，乃阳极似阴，故脉伏者必有大汗而解，正如久旱将雨，必先六合阴晦，一回雨后，庶物咸苏也。又有阴证伤寒，先有伏阴在内，而外复感寒邪，阴气壮盛，阳气衰微，四肢厥逆，六脉沉伏，须投姜附及灸关元，阳乃复回，脉乃复出也。若太溪、冲阳皆无脉者，则必死无疑。刘玄宾云：伏脉不可发汗，为其非表脉也，亦为其将自有汗也。乃伪诀云：徐徐发汗。而洁古欲以附子细辛麻黄汤发之，皆非伏脉所宜也。伪诀论形象则妄曰：寻之似有，定息全无。是于中候见形矣，在伏之名义何居乎！

疾脉（阳）

体象 疾为急疾，数之至极，七至八至，脉流薄疾。

主病 疾为阳极，阴气欲竭。脉号离经，虚魂将绝。渐进渐疾，旦夕殒灭。左寸居疾，弗戢自焚。右寸居疾，金被火乘。左关疾也，肝阴已绝。右关疾也，脾阴消竭。左尺疾兮，涸辙难濡。右尺疾兮，赫曦过极。

【按】六至以上，脉有两称，或名曰疾，或名曰极，总是急速之形，数之甚者也。是唯伤寒热极，方见此脉，非他疾所恒有也。若劳瘵虚惫之人，亦或见之，则阴髓下竭，阳光上亢，有日无月，可与之决短期矣。阴阳易病者，脉常七八至，号为离经，是已登死籍者也。至夫孕妇将产，亦得离经之脉，此又非以七八至得名，如昨浮今沉，昨大今小，昨迟今数，昨滑今涩，但离于平素经常之脉，即名为离经矣。大都一息四至，则一昼一夜约一万三千五百息，通计之当五十周于身，而脉行八百一十丈，此人身经脉流行之常度也。若一呼四至，则一日一夜周于身者当一百营，而脉遂行一千六百余丈矣。必至喘促声嘶，仅呼吸于胸中数寸之间，而不能达于根蒂，真阴极于下，孤阳亢于上，而气之短已极矣。夫人之生死由于气，气之聚散由乎血，凡残喘之尚延者，只凭此一线之气未绝耳。一息八至之候，则气已欲脱，而犹冀以草木生之，何怪乎不相及也！

脉法总论

脉状颇多，未可以二十八字尽之也。然于表里、阴阳、气血、虚实之义，已能括其纲要矣。如《内经》之所曰鼓者，且浮且大也。曰搏者，且大且强也。曰坚者，实之别名也。曰横者，洪之别名也。曰急者，紧之别名也。曰喘者，且浮且数也。曰躁者，且浮且疾。曰疏者，且迟且软也。曰格者，人迎倍大也。曰关者，气口倍大也。此二脉者，后世不能深维《内经》之旨，而误作病名，不知病因脉而得名也。曰溢者，自寸口上越鱼际，气有余也。曰覆者，自尺部下达臂间，血有余也。如仲景论脉，曰纵者，水乘火，金乘木也。曰横者，火乘水，木乘金也。曰逆者，水乘金，火乘木也。曰顺者，金乘水，木乘火也。曰反者，来微去大，病在里也。曰覆者，头小本大，病在表也。曰高者，卫气盛也，阳脉强也。曰章者，营气盛也，阴脉强也。曰纲者，高章相搏也。曰惵者，卫气弱也，阳脉衰也。曰卑者，营气弱也，阴脉衰也。曰损者，惵卑相搏也。

《内经》十二，仲景十二，凡得二十四脉，未尝非辨证之旨诀，而世皆置若罔闻，则有惄于司命之职矣。虽二十八脉亦已含藏诸义，然不详于二十四字之义，又安能入二十八字之奥哉！而犹不止此也。阴阳不可不分而剖，色脉不可不合而稽，

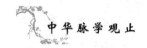

尺肤不可不详而考，主病不可不谙而识，四者得，而持脉之道思过半矣。

《脉要精微论》云：微妙在脉，不可不察。察之有纪，从阴阳始。始之有经，从五行生。生之有度，四时为宜。彼春之暖，为夏之暑。彼秋之忿，为冬之怒。四变之动，脉与之上下。是以圣人持脉之道，先后阴阳而持之。若阳动阴静，阳刚阴柔，阳升阴降，阳前阴后，阳上阴下，阳左阴右；数者为阳，迟者为阴，表者为阳，里者为阴，至者为阳，去者为阴，进者为阳，退者为阴，其恒经也。或阴盛之极，反得阳象，或阳亢之极，反得阴征，或阳穷而阴乘之，或阴穷而阳乘之，随症更迁，与时变易，此阴阳之不可不分而剖也。岐伯曰：察脉动静，以视精明，察五色，观五脏有余不足，六腑强弱，形之盛衰，以此参伍，决死生之分。又曰：形气相得，谓之可治。色泽以浮，谓之易已。脉从四时，谓之可治。脉弱以滑，是有胃气。《灵枢》曰：色脉与尺如鼓桴相应，青者脉弦，赤者脉钩，黄者脉代，白者脉毛，黑者脉石。见其色而不得其脉，反得相胜之脉，则死矣；得相生之脉，则病已矣。又曰：精明五色者，气之华也。赤欲如白裹朱，不欲如赭。白欲如鹅羽，不欲如盐。青欲如苍璧，不欲如蓝。黄欲如罗裹雄黄，不欲如黄土。黑欲如重漆色，不欲如地苍。此色脉之不可不合而稽也。《灵枢》曰：审尺之缓急大小滑涩，肉之坚脆，而病形定矣。目窠微肿，颈脉动，时咳，按之手足，窅而不起，风水肤胀也。尺肤滑而淖泽者，风也。尺肉弱者，解㑊。安卧脱肉者，寒热，不治。尺肤涩者，风痹也。尺肤粗如枯鱼之鳞者，伤饮也。尺肤热甚，脉盛躁者，病温也；脉盛而滑者，病且出也。尺肤寒，脉小者，泄而少气。尺肤炬然，寒热也。肘所独热者，腰以上热；手所独热者，腰以下热。肘后粗以下三四寸热者，肠中有虫。掌中热者，腹热；掌中寒者，腹寒。鱼上有青脉者，胃中寒。尺炬然热，人迎大，当夺血。尺坚大，脉小，少气，悗有加，立死。又曰：脉急者，尺肤亦急；脉缓者，尺肤亦缓；脉小者，尺肤亦减而少气；脉大者，尺肤亦贲而起；脉滑者，尺肤亦滑；脉涩者，尺肤亦涩。此尺肤之不可不详而考也。《脉要精微论》曰：长则气治，短则气病。数则烦心，大则病进，上盛则气高，下盛则气胀。代则气衰，细则气少，涩则心痛。浑浑革至如涌泉，病进而色弊。绵绵其去如弦绝者死。《平人气象论》曰：脉短者，头疼；脉长者，足胫痛。脉促上击者，肩背痛。脉沉而坚者，病在中；脉浮而盛者，病在外。脉沉而弱，寒热及疝瘕，少腹痛。脉沉而横，胁下有积，腹中有横积痛。脉沉而喘，曰寒热。脉盛滑坚者，病在外，脉小实而坚者，病在内。小弱以涩，谓之久病；浮滑而疾，谓之新病。脉急者，疝瘕少腹痛。脉滑曰风，脉涩曰痹。缓而滑曰热中，盛而紧曰胀。臂多青脉曰脱血。尺脉缓涩，谓之解㑊。安卧脉盛，谓之脱血。尺涩脉滑，谓之多汗。尺寒脉细，谓之后泄。尺脉粗常热者，谓之热中。此主病之不可不谙而识也。如上所述，不过大略耳。若欲达变探微，非精研《灵》《素》，博综百家不可也。许胤宗曰脉之候幽而难明，吾意所解，口莫能宣也。口且莫能宣，而笔又乌能写乎？博极而心灵自启，思深而神明自通，则三指有隔垣之照，二竖无膏肓之遁矣。

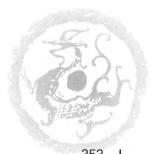

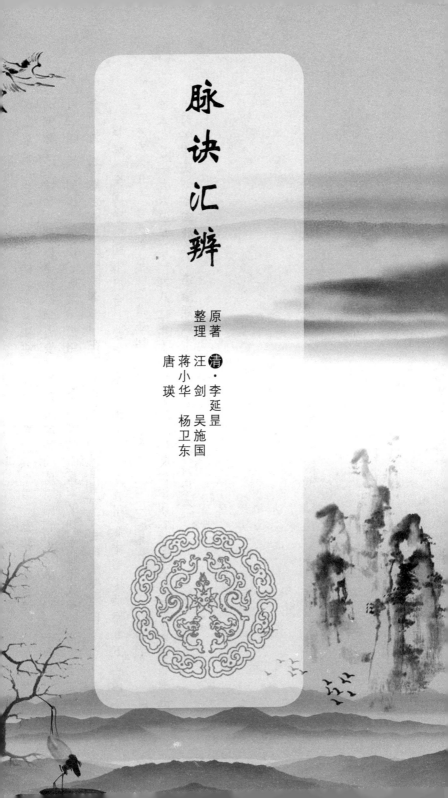

脉诀汇辨

原著　清·李延昰

整理　汪剑　吴施国　蒋小华　杨卫东　唐瑛

《脉诀汇辨》为明末清初医家李延昰所撰。全书共十卷，汇辑先秦至清初以前各医学名家脉学之精华，并以李氏脉学心要加以辨正发扬而成。内容包括脉论、二十八脉、运气、望诊、闻诊、问诊、医案、经络等。全书规模宏富，又切于临床实用，洋洋十万余言，为一部集大成式的脉学奇书，在中医脉学史上有着里程碑式的重要地位。

根据《全国中医图书联合目录》，本书主要有以下几个版本：①清康熙五年丙午（一六六六年）李氏刻本；②清康熙六十一年壬寅（一七二二年）刻本；③清刻本；④抄本；⑤一九六三年、一九八二年上海科学技术出版社铅印本。本次整理系以清康熙五年丙午李氏刻本为底本，清康熙六十一年壬寅刻本为对校本。

叙

　　天人之道，一也。天有五运六气，以成四时，人之腑腧经络实因之。圣人者，人而天者也。以天道治一身，而性命各正；以天道治天下，而民物仁寿。古之圣人不为君，则为相。五帝、三王、风、牧、稷、禼、皋繇、伊尹、巫咸、太公、周召、毕散之徒，皆以治身者治世，燮和阴阳，祛除患害，以还天地之雍熙，故自古无不寿之圣人。圣人而不为君与相者，自孔子始；圣人而不登上寿者，亦自孔子始。宓羲、神农、黄帝不欲其道仅传一时，而发明之于《灵》《素》诸书，以传万世。孔子既不得为君且相焉，以治一世，又不忍若容成、偓佺、鼓、聃、庄、列之徒仅以其道私之于一身。既悲闵忧劳，辙环敝敝，以伤其生而勤勤焉，删述笔削，诗书以传万世。不徒欲寿万世之人之身，而欲救万世之人之心，使不徒生而虚死。则医药之道直视为小数，周公列之庶官之末，孔孟亦等之巫匠之流，圣人不贵也。非圣人之不贵，亦谓所欲有甚于生，所恶有甚于死，则治心又急于治身也。世虽不古，而生民之道不可绝于是。和扁之徒发明黄帝之旨，俾无绝于世。而长沙、河间、东垣、丹溪四氏得引申触类，而长之著书立言以传述来兹，天下谓之四圣。四氏者，不居圣人之名，而能心圣人之心，以救民物者也。先贤谓：不为良相，则为良医。四氏之徒劳于撰述而不已者，以为汤液剂铢之功在一时，不若笔之于书为功万世之大也。近世言轩岐之言者徧海内，能尽其道者旷世而少一遇也。云间李念莪先生固近代之和扁也。期叔李子，璜才伟器，思有所为以立效于时。既不得志，益研穷其家学，精妙入神，出而应物，往往奇效。沉痼之疾，诸家罔措，期叔按指望色而知之，忽焉起死人而肉白骨，名满南北。而期叔歉然不自足也。研几极深，撰次成书，曰《脉诀汇辨》，益畅念莪未尽之旨，凡二十余年七易稿而始定。补前圣之未备，正往贤之或差。凡叔和、伯仁诸家之微乖偶类，无不刊而正之。条分缕晰，以明伪诀之误，以归《灵》《素》之正。譬之于书，四氏则孔子之述六经也，期叔则孟子之辟邪说也。古人谓孟子之功不在禹下，吾于期叔亦云山海可童可洇，此书必不可废。海内宗工故能辨之矣。

康熙壬寅午日淮南年家眷社
弟彭孙贻拜题

《脉诀汇辨》叙

　　云间期叔李先生，无所不通，医特其绪余也。医中之著述甚富，《汇辨》特其一斑也。忆数年前《汇辨》将脱稿，先子即欲付梓，先生曰：请姑俟之。以后先生客湘江、客天中、客济上，如冥鸿绝影，慕者无从。凡习岐黄家言者，以仆父子与先生交契，索《汇辨》者踵相接，不得而去，则误以为有所秘惜。至庚戌春，先生始南还。仆闻之大喜，迎至敝庐，邀诸骚人酒徒酣饮彻昼夜。见先生之貌益腴，气益敛，退然如不能出言词。仆外父仲谋彭先生语人曰："吾见期叔者数矣，每一引满，慷慨而谈，信心冲口，一归于行谊之正。虽老生宿儒，无不敛手而听。他若十洲洞冥、杜阳诸皋之书，又于见闻之表，自辟天地，乃今何以遂悬绝也，是盖必有所进矣。"暇日，先生偶出其诗文若干卷，外父字字称赏，既为序而藏之。最后得其《汇辨》稿十卷，而愈见仁人用心之勤也。盖自高阳之伪诀兴，中材之士不知有叔和，更何知有《灵》《素》，而脉始不可问矣。先生乃为诠次古今辨驳之语，类成是编，折衷一理，弥沦万言，读之不啻千门万户，五花八阵。初见者不无心怵目眩。至徐察焉，次第秩然，剪除谬种，俾天下后世复见先圣之旨，其功讵不大哉。嗟乎！输般之巧，孙吴之奇，实非径庭，要在习与不习耳。先生家有赐书，手不释卷，兼之姿悟非常，其游屐几遍海内，需以岁月之久，得成专书，然后问世，其耽玩道真，承接圣绪，诚非浅人所能喻者。宁唯收撮漂零，随世衰掇而已哉。是书也，先子每赞成之，至光夏遂睹厥成。

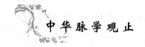

敢不怂恿流布，公诸同好。行见子云藻翰，独留千金。聊复识数言于简端，一以慰向者索书诸君子之诚，亦以成先子未竟之志云耳。

康熙丙午竹醉日武原刘光夏顿首拜题于岩绿居

自 叙

余浪游者三十年，托刀圭以糊口，而无以辞负笈者，顾其中胡能不自愧也。所慨俗医称津筏者，则先《难经》《脉诀》。《难经》出自秦越人，其纯驳固未易论。尤怪脉者所以定吉凶，决死生，至渊微也。苟阡陌之不存，又何有于源季。宋之高阳生，一妄庸人，假晋太医令王叔和之名，著成《脉诀》。其鄙俚纰缪，取资捧腹，而阴操入室之戈。于是先圣之旨，一旦晦蚀。世之嗷然传业，承讹袭舛，不复有所取裁。譬渴者饮于浊泾之流，呹呹而号于众曰：天下之水味在是，岂其然乎！余不敏，思有以拯之。乃汇古今之论脉者若干人，参以家学，片言只字，有当先圣，而结妄庸之舌，则拈之纸。星霜十易，积成径寸。门人辈请厘剔成编，乃区为十卷，名曰《脉诀汇辨》，命收之敝箧。客曰："固矣哉子也。凡书之有作，不藏诸名山，必传之通邑大都，将以救斯世、诏来者。君之所结集，何难羽翼经传而驰海内，仅仅衣钵于及门，似乎靳于问世者，何居？"余起而谢曰："足下之沾沾于吾者，不虞人之明明耶！余尝皈依古先生，窃闻其教矣，错下一转语，堕野狐身五百世。使余所缀集果醍醐也，往乞一玄晏而悬之国门，谁曰不宜？或犹未也，淹博者笑其摭拾，通达者笑其割裂，抱匮守残之徒，更笑其迂而无当。将见习高阳生之言者，不必树旗鼓而实逼处此，即以一丸泥自封，余复奈之何哉！虽然，谨闻命矣，姑付之剞劂氏，以就正长者，徐俟大国之赋，左提右挈，廓清邪说，愿以是编为前驱之殳。"

凡 例

一、兹编第欲剪除伪诀，故援引群书，专主辨驳，以洞筋擢髓之谈，为考同伐异之事。一出一入，良具苦心。不敢杜撰一字，获罪古今也。

一、李濒湖先生脉法，辨晰最精，家先生取而推广之，所著《正眼》一书，自当并垂不朽。惜其原刻未及校订，不唯鲁鱼亥豕已也。今刻中二十八脉，一遵《正眼》而沐浴所闻，细加简阅。并附先生晚年未尽之秘，故卷帙倍之。

一、家先生高材硕德，为海内贤士大夫迫而成医，虽生徒满宇内，誓不传之子弟，虑为赵括之续也。余客海虞，尽得缪慕台先生遗稿，并周梅屋先生之《独得编》，朝夕研究，乃于脉理颇窥涯略。更参以会稽张景岳先生之《类经》，遂洞若观火。西江喻嘉言，武林张卿子、卢子繇皆称莫逆，教益弘多。潘邓林之《医灯续焰》良备采掇，所谓聚腋成裘，博雅者自知之也。

一、叔和《脉经》，间有奥句，初学苦其难入。乃仿宋崔紫虚真人《四言脉诀》，以便记诵，不过藉此以为纲领而已。后之引释，条分缕晰，或有少裨焉。

一、脉中所列主病，寒热虚实，止能标其大纲，余者要须意及之，当为通敏者所谅也。

一、所引证悉本《灵》《素》，未免有以经释传之嫌。然此欲为初学津梁，务从明白，知我罪我，其在斯乎。

一、余在癸巳岁，始留意诊法。槎溪里中，晤诸同门。

程子公来、顾子则思、戴子文庶，一见投契。余有不逮，尽力指示，皆谓余必能超乘而上。三十年来，家先生之著述，屡经兵燹，散佚者过半。至有邑中同姓铲去姓氏，冒以己名行世者。余虽不肖，今得渐与补订，皆已辑成全书，次第剞劂。则余之能传其家学者，三子相成之功居多，不敢忘也。

　　一、引用诸书，皆标出所，自便于稽考。至近代群贤，笔之所至，未遑一一注明，淹博者自知之，余非敢掠美也。

　　　　　　甲辰秋日期叔氏识于湘江之旅泊庵

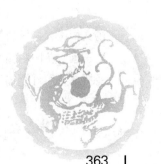

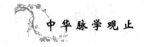

考证书目

《黄帝素问》　　　　《灵枢经》　　　　　皇甫谧《甲乙经》

扁鹊《脉经》　　　　华佗《脉经》　　　　张仲景《脉经》

王叔和《脉经》　　　耆婆《脉经》　　　　《褚氏遗书》

《巢氏病源》　　　　《外台秘要》　　　　李勣《脉经》

甄权《脉经》　　　　徐氏《脉经》　　　　许建吴《脉经钞》

张及《脉经手诀》　　秦承祖《脉经》　　　《南阳脉说》

通真子《脉要新括》　刘元宾《诊脉须知》　杨仁斋《医脉真理》

刘三点《方脉举要》　《凤髓脉经机要》　　王况《指迷方》

《百会要诀脉经》　　蔡西山《脉经》　　　李希范《脉经》

李东垣《此事难知》　韩氏《脉诀》　　　　张杲《医说》

青溪子《脉诀》　　　徐氏《指下诀》　　　刘开《脉诀》

孙子《脉诀论》　　　魏伯祖《脉说》　　　华子颙《相色脉诀》

唐强明《诊脉要诀》　王适斋《脉诀》　　　戴同父《脉诀刊误》

黎民寿《脉诀精要》　崔紫虚《脉诀》　　　王宗正《难经图说》

滑撄宁《诊家枢要》　章季《医经脉要录》　朱丹溪《脉诀图说》

赵继宗《儒医精要》　杜清碧《诊论》　　　王世相《医开》

刘纯《医经小学》　　王尝《阐微论》　　　张景岳《类经》

马玄台《内经发微》　李濒湖《脉学》　　　吴鹤皋《脉语》

杨文德《太素脉诀》　彭用光《太素脉》　　王念西《证治准绳》

卢不远《芷园臆稿》　喻嘉言《医门法律》　张卿子《心远堂要旨》

潘邓林《医灯续焰》　《诊家正眼》家先生　《易经》

《诗经》　　　　　　《左传》　　　　　　《淮南子》

《苏东坡文集》　　　《朱子文集》　　　　《吴草庐集》

高阳生考

河东王世相曰："五代高阳生著《脉诀》，假叔和之名，语多抵牾，又被俗学妄注。世医家传户诵，于诊视何益？"又按庐陵谢缙翁曰："今称叔和《脉诀》，宋熙宁初校正《脉经》，尚未有此。陈孔硕始言《脉诀》出而《脉经》隐，则高阳生乃属北宋以后人矣。朱晦翁夫子特斥其鄙浅伪书，此诚千秋之铁钺也。"

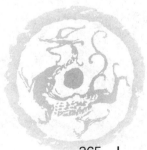

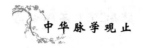

注解伪诀姓氏考附

通真子　　张洁古　　沈　氏　　李希范

张世贤　　池　氏　　勿听子

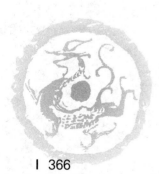

目 录

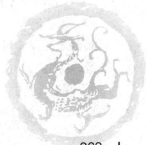

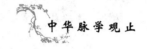

卷　一

赵郡辰山李延昰期叔　辑著

杭南景宣陆圻丽京父　参阅

多读书论

　　史称扁鹊饮上池水，故能洞见脏腑，其所治病无不立起，毋待切脉而后知者也。然扁鹊常有，而上池水不常有，则凡号为医者，脉之名义，可不讲之有素乎！

　　夫经络腑腧，阴阳会通，玄冥幽微，变化极难。上古神农、黄帝、岐伯、鬼臾区等，神明天纵，何可几及。降至叔世，即有人焉，才高识妙，可以仰窥圣域，亦须精求典籍，上发《金匮玉函》之藏，下集专家授受之旨，学以博而渐通，心以疑而启悟。如此则借证有资，力省功倍。所谓将登泰岱，舍径奚从；欲诣扶桑，非舟莫适。

　　今者各承家伎，不事读书，附会臆见，辗转相迷。初学则但知《难经》《脉诀》，泛滥则空谈刘、李、张、朱。不知《难经》时与《灵》《素》相左，《脉诀》明系入室操戈。仲景专法《内经》，余者不无出入。知而不能读，读而不能解，解而不能通，其中肯綮，固非浅识所能窥测。乃如王叔和，晋之名医也，所撰《脉经》，欲以发灵兰之秘，建后学之准，斯亦勤矣。而移易穴道，误决死期，开妄人之簧鼓，遭后来之指摘，况其下焉者乎！近者高阳生之伪诀盛行，比于鸩毒，而家弦户诵，略不可解。幸蔡西山、戴同父辈，大声疾呼，明正其罪。乃世犹充耳，奉若典谟。盖以师承既谬，先入为主，封己自限，忠告难施。将使五脏六腑之盈虚，血脉营卫之通塞，触涂成滞，胥天下而趋邪说者，岂非寡学之故，不自登于大道乎？

嗟乎！使学人而志虑渊微，机颖明发，溯流穷源，旁收曲采，善读古今之书，扶绝学于将坠，虽为执鞭，亦所欣慕。曾何待上池之水，侈为异闻也哉！

脉位法天地五行论

人配天地，而称三才，人身俨然一小天地也。凡两间之理，无所不应，他不具论，即如脉之合于五行者，粲若指掌，请得而陈之。

北方为坎，水之位也。南方为离，火之位也。东方为震，木之位也。西方为兑，金之位也。中央为坤，土之位也。试南面而立，以观两手之部位。心属火居寸，亦在南也。肾属水居尺，亦在北也。肝属木居左，亦在东也。肺属金居右，亦在西也。脾属土居关，亦在中也。

以五行相生之理言之，天一生水，故先从左尺肾水生左关肝木，肝木生左寸心火。心火为君主，其位至高不可下，乃分权于相火。相火寓于右肾，肾本水也，而火寓焉。如龙伏海底，有火相随。右尺相火生右关脾土，脾土生右寸肺金，金复生水，循环无端，此相生之理也。

更以五行相克之理言之，相火在右尺，将来克金，赖对待之左尺，实肾水也。火得水制，则不乘金矣。脾土在右关，

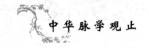

将来克水，赖对待之左关，实肝木也，土得木制，则不侮水
矣。肺金在右寸，将来克木，赖对待之左寸，实心火也，金得
火制，则不贼木矣。右手三部，皆得左手三部制矣，而左手三
部竟无制者，独何欤？右寸之肺金，有子肾水可复母仇。右
关之脾土，有子肺金可复母仇。右尺之相火，有子脾土可复
母仇。是制于人者仍可制人，相制而适以相成也。此相克
之理也。

　　人诚能体天地之道以保其身，脉何有不调者哉！

提纲论

　　经曰："调其脉之缓急大小滑涩，而病变定矣。"盖谓六者
足以定诸脉之纲领也。又曰："小大滑涩浮沉。"《难经》则曰：
"浮沉长短滑涩。"仲景曰："弦紧浮沉滑涩，此六者名为残贼，
能为诸脉作病。"滑伯仁曰："提纲之要，不出浮沉迟数滑涩之
六脉。夫所谓不出于六者，亦其足统表里阴阳、虚实冷热、风
寒湿燥、脏腑血气之病也。浮为阳为表，诊为风为虚。沉为阴
为里，诊为湿为实。迟为在脏，为寒为冷。数为在腑，为热为
燥。滑为血有余，涩为气独滞。"此诸说者，词虽稍异，义实
相通。若以愚意论之，不出表里寒热虚实六者之辨而已。

　　如浮为在表，则散大而芤可类也。沉为在里，则细小而
伏可类也。迟者为寒，则徐缓涩结之属可类也。数者为热，则
洪滑疾促之属可类也。虚者为不足，则短濡微弱之属可类也。
实者为有余，则弦紧动革之属可类也。此皆大概，人所易知。

　　然即六者之中，复有相悬之要，则人或不能识，似是而
非，误非浅矣。夫浮为表矣，而凡阴虚者，脉必浮而无力，因
真阴脱于下，而孤阳浮于上，是浮不可以概言表，而可升散
乎！沉为里矣，而凡表邪初感之盛者，阴寒束于皮毛，阳气不

能外达，则脉必先沉紧，是沉不可以概言里，而可攻下乎！迟为寒矣，而伤寒初退，余热未清，脉多迟滑，是迟不可以概言寒，而可温中乎！数为热矣，而凡虚损之候，阴阳俱亏，气血败乱者，脉必急数，愈数者愈虚，愈虚者愈数，是数不可以概言热，而可寒凉乎！微细类虚矣，而痛极壅闭者，脉多伏匿，是伏不可以概言虚，而可骤补乎！洪弦类实矣，而真阴大亏者，必关格倍常，是弦不可以概言实，而可消之乎！

乃知诊法于纲领之中，而复有大纲领者存焉。设不能以四诊相参，而欲孟浪任意，未有不覆人于反掌间者。

因形气以定诊论

逐脉审察者，一成之矩也。随人变通者，圆机之用也。比如浮沉迟数，以定表里寒热，此影之随形，复何论哉！

然而形体各有不同，则脉之来去因之亦异，又不可执一说以概病情也。何则？肥盛之人，气居于表，六脉常带浮洪；瘦小之人，气敛于中，六脉常带沉数。性急之人，五至方为平脉；性缓之人，四至便作热医。身长之人，下指宜疏；身短之人，下指宜密。北方之人，每见实强；南方之人，恒多软弱。少壮之脉多大，老年之脉多虚。醉后之脉常数，饮后之脉常洪。室女尼姑多濡弱。婴儿之脉常七至。故经曰："形气相得者生，三五不调者死。"其可不察于此乎！

而更有说焉：肥盛之人，虽曰气居于表，浮洪者是其常也。然使肌肉过于坚厚，则其脉之来也，势将不能直达于皮肤之上，反欲重按乃见，若徒守浮洪易见之说，以轻手取之，则模糊细小，本脉竟不能测。瘦小之人，虽曰气敛于中，沉数者是其常也。然使肌肉过于浅薄，则其脉之来也，势将即呈于皮肤之间，反可浮取而知。性急之人，脉数是其常也，适当从容无事，亦近舒徐。性缓之人，脉迟是其常也，偶值倥偬多冗，亦随急数。北人脉强，是其常也，或累世膏粱，或母系南产，亦未必无软弱之形。南人脉弱，是其常也，或先天禀足，或习耐劳苦，亦间有实强之状。少壮脉大，是其常也，夭促者多见虚细。老年脉虚，是其常也，期颐者更为沉实。室女尼姑，濡弱者是其常也，或境遇优游，襟怀恬憺，脉来亦定冲和。婴儿气禀纯阳，急数者是其常也，或质弱带寒，脉来亦多迟慢。

以此类推，则人身固有一定之形气，形气之中，又必随地为之转移，方能尽言外之妙也。

运气论

尝读《内经》，至《天元纪论》七篇，推申运气，玄蕴难窥，未尝不废书三叹也。夫是天地之纲纪，变化之渊源，非通于大易洪范、历元律法之说者，其敢横心以解，矢口而谈哉！无惑乎当今之人置而弗讲久矣！先哲有言曰："不明五运六气，简遍方书何济。"如经文所载，尺寸反，左右交，指下稍尔不明，生死何从臆断。业已志医，可不沉思力索乎？

总其大纲，在五运之太过不及，而胜复所以生也。太过者，其气胜，胜而无制，则伤害甚矣。不及者，其气衰，衰而无复，则败乱极矣。此胜复循环之道，出乎自然者也。故其在天则有五星运气之应，在地则有万物盛衰之应，在人则有脏腑疾病之应。如木强胜土，则岁星明而镇星暗，土母受侮，子必复之，故金行伐木以救困土，则太白增光，岁星反晦也。凡气见于上，则灾应于下，宿属受伤，逆犯必甚，五运互为胜复，其气皆然。在病如木胜肝强，必伤脾土，肝胜不已，燥必复之，而肝亦病矣；燥胜不已，火必复之，而肺亦病矣。此五脏互为盛衰，其气亦皆然也。夫天运之有太过不及，即人身之有虚实也。唯其有虚而后强者胜之，有胜而后承者复之。无衰则无胜矣，无胜则无复矣。无胜无复，其气和平，焉得有病？恃强肆暴，元气泄尽，焉得无虚？故曰：有胜则复，无胜则否。胜微则复微，胜甚则复甚。胜复之微甚，由变化之盛衰。

故经之所载天时地化人事，至详至备，盖以明其理之有合也。即如《周易》三百八十四爻，乃开明易道之微妙而教人。因易以求理，因象以知变。故孔子曰："书不尽言，言不尽意。"此其大义，正与本经相同。夫天道玄微，本不易测。及其至也，圣人有所不知。故凡读《易》者，当知易道有此变，不当曰变止于此也。读运气者，当知天道有是应，不当曰应尽于是也。今姑举其大略。

或疫气遍行，而一方皆病风温。或清寒伤脏，则一时皆犯泻利。或痘疹盛行，而多凶多吉，期各不同。或疔毒遍生，而是阴是阳，每从其类。或气急咳嗽，一乡并兴。或筋骨疼痛，人皆道苦。或时下多有中风。或前此盛行痰火。诸如此者，以众人而患同病，谓非运气之使然欤！至其精微，则人多阴受，而识者为谁？夫人殊禀赋，令易寒暄，利害不侔，气交使然。故凡以太阳之人，而遇流衍之气，以太阴之人，而逢赫曦之纪，强者有制，弱者遇扶，气得其平，何病之有！或以强阳遇火，则炎烈生矣。阴寒遇水，则冰霜至矣。天有天符，岁有岁会，人得无人和乎！能先觉预防者，上智也。能因机辨理者，明医也。既不能知而且云乌有者，下愚也。

然运气亦有不可泥者，如肝木素虚，脾气太盛，而运值太角，肝气稍实，脾气方平。五脏类然。又内外两因，随时感触，虽当太过之运，亦有不足之时；不及之运，亦多有余之患。倘执而不通，能无损不足而益有余乎！况岁气之在天地，亦有反常之时。故冬有非时之温，夏有非时之寒，春有非时之燥，秋有非时之暖，犯之者病。又如春气西行，秋气东行，夏气北行，冬气南行；卑下之地，春气常存；高阜之境，冬气常在；天不足西北而多风；地不满东南而多湿。又况百里之内，晴雨不同；千里之外，寒暄各别。则方土不同而病亦因之，此皆法外之道也。

若不知常变之道，盛衰之理，主客承制之位，每每凿经文以害经意，徒欲以有限之年辰，概无穷之天道，隐微幽显，诚非易见，管测求全，诚亦陋矣。复有不明气化，如马宗素之流，假仲景之名，而为《伤寒钤法》等书，用气运之更迁，拟主病之方治，拘滞不通，斯为大谬。又有偏执己见，不信运气，盖亦未精思耳。

是以通于运气者，必当顺天以察运，因变以求气，如杜预之言历曰："治历者当顺天以求合，非为合以验天。"知乎此而后可以言历。运气之道，独不然哉。若徒尔纷纭，执有执无，且疑且信，罕一成之见、圆机之用者，未足与议也。

太素脉论

尝读太素脉，而知其伪也。夫脉法创自轩岐，用以测病情，决死生而已，安得征休征咎，比于师巫，甚矣！杨上善之好诞也！每求其故而不得。

后见华佗拟病患于十年之后，以为病去亦十年死。病存亦十年死，病不能为人死生，因劝其人勿治。佗固汉之异人也。此以脉论耶？抑以脉中之数论耶？意此病所患既深，虽药无效，又非急证，可以迁延，计其短期，至久乃验，即如《内经》所云，某病某日笃，某日死者是也。但佗决之于十年之前，故后人遂咤为神，反至略病而重数。上善特有小慧，见佗之行事，托之太素，阴祖其意而畅其说。学人喜其新奇，互相附和，妄谓尘埃识天子，场屋决元魁，好事之流更从而和之。欺世盗名，所从来久矣。

就中亦有可录之句。如曰："脉形圆净，至数分明，谓之清。脉形散涩，至数模糊，谓之浊。质清脉清，富贵而多喜。质浊脉浊，贫贱而多忧。质清脉浊，此谓清中之浊，外富贵而内贫贱。质浊脉清，此谓浊中之清，外贫贱而内富贵。若清不甚清，浊不甚浊，其得失相半，而无大得丧也。富贵而寿，脉清而长。贫贱而夭，脉浊而促。清而促者，富贵而夭。浊而长者，贫贱而寿。"予尝以此验人，百不失一。然考其底蕴，总不出乎风鉴，使风鉴精则太素无漏义矣。至其甚者，索隐行怪，无所不至，并且诋呵正业，以为不能穷造化之巧，操先知之术。孔子曰："攻乎异端，斯害也已。"其太素脉之谓夫！

或曰：上善不足论，而佗亦有遗义耶？夫佗之技甚精，而其说又安能无弊乎？天下而尽守佗之说也，则将使病浅者日深，病深者日殆，视岐黄为赘疣，而药饵可尽废。临病不治，但委于命，驰慎疾之心，趋夭枉之路，岂不哀乎！故以病之不可治而勉求治，未必无稍延之岁月；以病之或可治而不求治，势将有坐失之机宜。须善通佗之意而一笑上善之术，斯得之矣。

审象论

夫证之不齐，莫可端倪，而尽欲以三指洞其机，则戞戞乎难之矣。语云：胸中了了，指下难明。此深心体认，不肯自欺之言。然脉虽变化无定，而阴阳、表里、寒热、虚实之应于指下，又自有确乎不易之理。思之思之，鬼神将通之耳。

一曰，比类以晰其似，所以明相类之脉。比其类而合之，辨其异而分之，鲜不决之疑矣。如迟之与缓，似乎同也。而迟则一息三至，脉小而衰；缓则一息四至，脉大而徐。沉之于伏，似乎同也。而沉则轻举则无，重按乃得；伏则重按亦无，推筋乃见。数、紧、滑，似乎同也。而数则来往急迫，呼吸六至；紧则左右弹指，状如切绳；滑则往来流利，如珠圆滑。浮、虚、芤，似乎同也。而浮则举之有余，按之不足；虚则举之迟大，按之则无；芤则浮沉可见，中候则无。濡之与弱，似乎同也。而濡则细软而浮，弱则细微而沉。微之与细，似乎同也。而微则不及于细，若有若无，状类蛛丝；细则稍胜于微，应指极细，状比一线。弦、长，似乎同也。而弦则状如弓弦，端直挺然而搏指；长如长竿，过于本位而不搏指。短与动，似乎同也。而短为阴脉，无头无尾，其来迟滞；动为阳脉，无头无尾，其来数滑。洪之与实，似乎同也。而洪则状如洪水，盛大满指，重按稍减；实乃充实，应指有力，举按皆然。牢之与革，似乎同也。而牢则实大而弦，牢守其位；革则虚大浮弦，内虚外急。促、结、涩、代，似乎同也。而促则急促，数时暂止；结为凝结，迟则暂止，涩则迟短涩滞，至至带止，三五不调；代则动而中止，不能自还，止数有常，非暂之比。

一曰，对举以明相反之脉，有可因此而悟彼，令阴阳不乱也。如浮、沉者，脉之升降也，以察阴阳，以分表里。浮法天为轻清，沉法地为重浊也。迟、数者，脉之急慢也。脉以四至为平，如见五至，必形气壮盛，或闰以太息五至，皆为无疴之象。不及为迟，太过为数。迟阴在脏，数阳在腑。数在上为阳中之阴，在下为阴中之阳。迟在上为阳中之阴，在下为阴中之阳。虚、实者，脉之刚柔也。皆以内之有余不足，故咸以按而知。长、短者，脉之盈缩也。长有见于尺寸，有通于三部；短只见于尺寸。盖必质于中而后知。过于中为长，不及于中为短。滑、涩者，脉之通滞也。《千金要方》曰："滑者血多气少，血多故流利圆滑。涩者气多血少，血少故艰涩而散。"洪、微者，脉之盛衰也。血热而盛，气随以溢，满指洪大，冲涌有余，故洪为盛；气虚而寒，血随以涩，应指而细，欲绝非绝，故微为衰。紧、缓者，脉之张弛也。紧为寒伤营血，脉络激搏，若风起水涌，又如切绳转索；缓为风伤卫气，营血不流，不能疾速。数见关上，形如豆大，厥厥动摇，异于他部者，动也。藏于内不见其形，脉在筋下者，伏也。结、促者，脉之阴阳也。阳甚则促，脉疾而时止；阴甚则结，脉徐而时止。至于代、牢、弦、革、芤、濡、细、弱八脉，则又不可对举也。《三因》尽为偶名，不知既非，一阴一阳，宁必过凿乎！经曰："前大后小，前小后大。来疾去徐，来徐去疾，去不盛来反盛。乍大乍小，乍长乍短，乍数乍疏。"是二二脉偶见也，不可不知。

一曰，辨兼至者，所以明相互之脉。大抵脉独见为证者鲜，合众脉为证者多，姑举一二，以例其余。如似沉似伏，实、大、弦、长之合为劳极；软、浮、细之合为濡之类是也。合众脉之形为一证者，如浮、缓为不仁，浮、滑为饮，浮、洪、大而长为风眩巅疾之类是也。有二合脉有三四合脉者，然又有一脉独见而为病亦多者，如浮为风，又为虚，又为气，此一脉之证合也。

一曰，察平脉以定其常，所以明本部之脉，而治无病之候。未能精稔，将有无病妄药之弊矣。如足厥阴肝脉弦细而长，足少阴肾脉沉实而滑，足太阴脾脉沉软而缓，足少阳胆脉弦大而浮，足阳明胃脉浮长而缓，足太阳膀胱脉洪滑而长，手少阴心脉洪大而散，手太阴肺脉浮涩而短，手厥阴心包络脉浮大而散，手少阳三焦脉洪大而急，手阳明大肠脉浮短而滑，手太阳小肠脉洪大而紧。

一曰，准时令者，所以见四时之变其状，各自不同，脉与之应也。十二月大寒至二月春分为初之气，厥阴风木主令。经曰："厥阴之至其脉弦。"春分至小满为二之气，少阴君火主

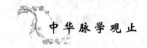

令。经曰："少阴之至其脉钩。"小满至六月大暑为三之气，少阳相火主令。经曰："少阳之至大而浮。"大暑至八月秋分为四之气，太阴湿土主令。经曰："太阴之至其脉沉。"秋分至十月小雪为五之气，阳明燥金主令。经曰："阳明之至短而涩。"小雪至十二月大寒为六之气，太阳寒水主令。经曰："太阳之至大而长。"

一曰，察真脏脉者，所以明不治之脉与决短期。往而不返，如水之流；止而不扬，如杯之覆。使其在肺，则上而微茫，下而断绝，无根萧索。使其在肾，则解散而去，欲藏无入，去如解索，弹搏而来，所藏尽出，来如弹石。在命门右肾与左肾同，但内藏相火，故其绝也，忽尔静中一跃，如虾之游，如鱼之翔，火欲绝而忽焰之象也。使其在膀胱，则泛滥不收，至如涌泉，以其藏津液而为州都之官，故绝形如此。

凡斯六者皆脉中至为吃紧之处，况有象可求，学者精勤，则熟能生巧，三指多回春之德矣。若不揣者，乃妄图形象，弄巧成拙，最为可笑。夫脉理渊微，须心领神会，未可以言求，而可以图标乎！如脉之浮沉、大小、长短、弦细，犹可图也，如迟数、结促，亦何从描画乎！欲学岐黄精蕴，而为纸上筌蹄，是又执形象而趋于愚妄者矣。

脉有亢制论

经曰："亢则害，承乃制。"言太过之害也。此关于盛衰疑似之间，诊者其可忽乎！夫亢者，过于上而不能下之谓也。承者，受也，亢极则反受制也。如火本克金，克之太过，则为亢，而金之子为水，可以制火，乘其火虚来复母仇，而火反受其制矣。比之吴王夫差，起倾国之兵以与晋争，自谓无敌，越王勾践，乘其空虚，已入国中矣。

在脉则当何如？曰：阳盛者，脉必洪大，至阳盛之极，而脉反伏匿，阳极似阴也。此乾之上九，亢龙有悔也。其证设在伤寒，或因失于汗下，使阳气亢极，郁伏于内，状似阴证，唇焦舌燥，能饮水浆，大便闭硬，小便赤涩，然其脉虽沉，按之着骨必滑数有力，审其失气，秽臭殊常，或时躁热，不欲衣被，或扬手掷足，谵语不休，此阳证何疑。故经曰："其脉滑数，按之鼓击于指下者，非寒也，此为阳盛拒阴也。"

阴盛者，脉必细微，至阴盛之极，而脉反躁疾，阴极似阳也。此坤之上六，龙战于野也。在伤寒则误服凉药，攻热太速，其人素本肾虚受寒，遂变阴证，逼其浮游之火发见于外，状似阳证，面赤烦躁，大便自利，小便淡黄，呕逆气促，郑声咽痛，然其脉按之必沉细迟微，审其渴欲饮水，复不能饮，此阴证何疑。故经曰："身热脉数，按之不鼓击于指下者，非热也，此谓阴盛拒阳也。"

乃知凡过极者，反兼胜己之化，在于学人之细心揣测，则诸证无不洞其真伪矣。

冲阳太溪二脉论

夫身之内，不过阴阳为之根蒂。医者唯明此二字，病之吉凶，莫不判然矣。故凡伤寒危迫，手脉难明，须察足脉，不知者竞相哗笑，更有内室，宁死不愿，以为羞耻，是又大可哀矣。予请陈其说焉。

经曰："治病必求于本。"本之为言根也、源也。世未有无源之流，无根之木。澄其源而流自清，灌其根而枝乃茂，自然之经也。故善为医者，必责根本，而本有先天后天之辨。先天之本维何，足少阴肾是也。肾应北方之水，水为天一之源。后天之本维何，足阳明胃是也。胃应中宫之土，土为万物之母。

肾何以为先天之本？盖婴儿未成，先结胞胎，其象中空，一茎透起，形如莲蕊。一茎即脐带，莲蕊即两肾也，而命寓焉。水生木而后肝成，木生火而后心成，火生土而后脾成，土生金而后肺成。五脏既生，六腑随之，四肢乃具，百骸乃全。仙经曰："借问如何是玄牝，婴儿初生先两肾。"故肾为脏腑之本，十二脉之根，呼吸之本，三焦之源，而人资之以为始者也。故曰：先天之本在肾。而太溪一穴，在足内踝后五分、跟骨上动脉陷中，此足少阴所注为俞之地也。

脾胃何以为后天之本？盖婴儿既生，一日不再食则饥，七日不食则肠胃涸绝而死。经曰："安谷则昌，绝谷则亡。"犹兵家之有饷道也。饷道一绝，万众立散；胃气一败，百药难施。一有此身，先资谷气。谷入于胃，洒陈于六腑而气至，和调于五脏而血生，而人资之以为生者也。故曰：后天之本在脾。而冲阳一穴，在足跗上五寸、高骨间动脉去陷谷二寸，此足阳明所过为原之地也。脾胃相为夫妇，故列胃之动脉，而脾即在其中矣。

古人见肾为先天之本，故著之脉曰："人之有尺，犹树之有根，枝叶虽枯槁，根本将自生。"见脾胃为后天之本，故著之脉曰："有胃气则生，无胃气则死。"所以伤寒必诊太溪以察肾气之盛衰，必诊冲阳以察胃气之有无。两脉既在，他脉可勿问也。

如妇人则又独重太冲者。太冲应肝，在足趾本节后二寸陷中。盖肝者，东方木也，生物之始。又妇人主血，而肝为血海，此脉不衰，则生生之机犹可望也。

予见按手而不及足者多矣，将欲拯人于危殆，盖亦少探本之学乎！

脉有不可言传论

脉之理微，自古记之。昔在黄帝，生而神灵，犹曰："若窥深渊而迎浮云。"许叔微曰："脉之理幽而难明，吾意所解，口莫能宣也。凡可以笔墨载，可以口舌言者，皆迹象也。至于神理，非心领神会，焉能尽其玄微耶？如古人形容一胃气脉也，而曰不浮不沉，此迹象也，可以中候求也。不疾不徐，此迹象也，可以至数求也。独所谓意思欣欣，悠悠扬扬，难以名状，此非古人秘而不言，虽欲名状之而不可得，姑引而不发，跃然于言词之表，以待能者之自从耳。"东垣至此，亦穷于词，而但言脉贵有神。唯其神也，故不可以迹象求，言语告也。

又如形容滑脉，而曰替替然如珠之圆转。形容涩脉，而曰如雨沾沙。形容紧脉，而曰如切绳转索。形容散脉，而曰如杨花散漫。形容任脉，而曰寸口丸丸。此皆迹象之外，别有神理，就其言状，正唯穷于言语，姑借形似以揣摹之耳。

予昔寓泉州开元寺，月夜与林澹庵论脉。凡脉各设一形似最确之物以体象之。至于虚脉曰虚，合四形浮、大、迟、软，极其摹拟，终不相类。林最后曰："得之矣，譬如发酵馒首。"竟失迟字之义。有羽衣钱存三在傍曰："何不比之海蜇浮水。"林大笑击节。盖海蜇质柔而大，随波上下，若人以手按之，则惊而没矣，于浮、大、迟、软，字字逼真。然为学究训诂之语，设不善领略者，不先于虚脉中发愤参求，但守一海蜇浮水于胸中，岂非戏论乎！

故以有限之迹象，合无穷之疾病，则迹象乃有时而穷。以无尽之灵明，运有限之迹象，则疾病无往而不验。所谓口莫能宣者，终成绝学也哉！

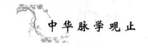

脉无根有两说论

天下之医籍多矣，或者各持一说，而读者不能融会，漫无可否，则不见书之益，而徒见书之害矣，又何贵乎博学哉！

即如脉之无根，便有两说。一以尺中为根。脉之有尺，犹树之有根。叔和曰："寸关虽无，尺犹不绝，如此之流，何忧殒灭？"盖因其有根也。若肾脉独败，是无根矣，安望其发生乎！一以沉候为根。经曰："诸浮脉无根者皆死。"是谓有表无里，孤阳不生。夫造化之所以亘万古而不息者，一阴一阳，互为其根也。使阴既绝矣，孤阳岂能独存乎！

二说似乎不同，久而虚心讨论，实无二致也。盖尺为肾部，而沉候之六脉皆肾也。要知两尺之无根，与沉取之无根，总为肾水涸绝而无资始之原，宜乎病之重困矣。又王宗正曰："诊脉之法，当从心肺俱浮，肝肾俱沉，脾在中州。"则与叔和之守寸关尺奇位以候五脏六腑之脉者，大相径庭。不知宗正亦从经文"诸浮脉无根者皆死"之句悟入，遂谓本乎天者亲上，本乎地者亲下，心肺居于至高之分，故应乎寸；肾肝处乎至阴之位，故应乎尺；脾胃在中，故应乎关。然能与叔和之法参而用之，正有相成之妙。

浅工俗学，信此则疑彼者，皆不肯深思古人之推本立说，所以除一二师家授受之外，尽属碔砆。许学士之不肯著书以示后来，乃深鉴于此弊也夫！

调息已定然后诊脉论

经曰："常以不病调病患。"盖以医者无病，气静息匀，用自己之呼吸，合病患之至数，则太过不及之形见矣。斯时也，如对敌之将，操舟之工，心如走珠，形似木鸡，不得多语调笑，妄论工拙，珍玩满前，切勿顾盼，丝竹凑耳，恍若无闻，凡此岂欲矫众以邀誉哉！夫君子之游艺，与据德依仁，皆为实学。诊虽流为贱技，非可苟且图功者也。故经又曰："诊无治数之道，从容之葆，坐持寸口，诊不中五脉，百病所起，始以自怨，遗师其咎。"其谆切垂训，无非欲诊者收摄心体，忙中习定，使彼我之神交，而心手之用应也。在吾党学有渊源，路无歧惑，三指之下，自可十得其五。

但求诊者多，纷纭酬应，酷暑严寒，舟舆困顿，医者之气息先已不调，则与病者之至数焉能准合。又况富贵之家，一人抱病，亲戚填门，或粗晓方脉而鼓舌摇唇；或偏执己见而党同伐异；或素有不合而傲睨唐突，使高洁之士即欲拂衣；或故为关切而叮咛烦絮，令通脱之性辄将掩耳；或阳与阴挤，旁敲暗击；或执流忘源，称寒道热；或但求稳当，欲带消而带补；或反复不常，乃忽是而忽非；或小利小害，一日而喜惧多端；或且疑且信，每事而逡巡不决；或医者陈说病机，援引经典，务欲详明，则指为江湖之口诀；或处投药饵，本属寻常，彼实未知，则诮为诡异之家风；或玄心静气，不妄问答，则谓之简傲；或坦衷直肠，无所逢迎，则笑其粗疏。嗟乎！昔人惧病而求医，故尊之过于师保；今之医呈身而售技，故贱之下于舆儓。

所以一进病家，除拱揖寒温之外，即好恶是非之中，九候未明，方寸已乱，孰标孰本，断不能行指下之巧矣。若夫大雅之彦，本期博济一时，而肯苟悦取容，贻笑识者哉！庸众人之情，固有所不暇尽，亦有所不能尽，而并有所不屑尽也。身当其际，一以先圣之道为重，谁毁谁誉，不屈不昂，去留之心洒然，得失之念不起，意思从容，布指安稳，呼吸定息，至数分明，则脉虽幽微，可以直穷二竖之情技矣。

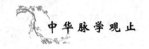

问情论

经曰:"闭户塞牖,系之病者,数问其情,以从其意。"盖欲病患静而无扰,然后从容询其情,委曲顺其气。使不厌烦,悉其本末之因,而治始无误也。

乃近世医者,自附于知脉,而病家亦欲试其本领,遂绝口不言,唯伸手就诊。医者强为揣摩,揣摩偶合,则信为神奇;揣摩不合,则薄为愚昧。致两者相失,而讫无成功,良足叹也。故仲景曰:"观今之医,省疾问病,务在口给。相对斯须,便处汤药。按寸不及尺,握手不及足。人迎趺阳,三部不参。动数发息,不满五十。短期未至决诊,九候曾无髣髴。明堂阙庭,尽不见察。所谓管窥而已。"望闻问切,犹人有四肢也,一肢废不成其为人,一诊缺不成其为医。然必先望、次闻、次问而后切者,所重有甚于切也。王海藏云:"病患拱默,唯令切脉,试其知否。夫热则脉数,寒则脉迟,实则有力,虚则无力,可以脉知也。若得病之由及所伤之物。岂能以脉知乎?"其如病家不知此理者众,往往秘其所患,以俟医之先言。岂知病固有证似脉同,而所患大相刺谬。若不先言明白,猝持气口,其何能中?又如其人或先贵后贱,或先贫后富,暴乐暴苦,始乐始苦,及所思、所喜、所恶、所欲、所疑、所惧之云何,其始病所伤、所感、所起、所在之云何,以至病体日逐转移之情形,病后所服药饵之违合,必详言之,则切脉自无疑惑。今人多偏执己见,逆之则拂其意,顺之则加其病,莫如之何。

然苟设诚致问,明告以如此则善,如彼则败,谁甘死亡而不降心以从耶! 夫受病情形,百端难尽。如初病口大渴,久病口中和,若不问而概以常法治之,宁不伤人乎? 如未病素脾约，才病忽便利，若不问而计日以施治，宁不伤人乎？如未病先有锢疾，已病重添新患，如不问而概守成法治之，宁不伤人乎？如疑难症着意根究，遽不得情，他事闲言，反呈真面，若不细问而仓卒妄投宁不伤人乎？《病形》篇谓："问其病，知其处，命曰工。"今之称为工者，问非所问，谀佞其间，病者欣然乐从，及病增更医，亦复如是。彷徨医药，终于不救者多矣。故留心济世者，须委曲开导，以全仁术，未可任意而飘然事外也。予每见缙绅之家，凡诊内室，皆重帷密幄，以帛缠手，使医者三指不能尽按，而医亦潦草诊视，此又不能行望、闻、问之神妙，并切而且失之度，其视医不啻如盗贼然。

东坡、海藏之言，岂能家喻而户说哉！唯愿病家以病为重，不循故习，使医者得尽其长，医者以道自处，不蹈陋规，使病家诚告以故。庶病无遁形，而医者之与病者有相成之功矣。

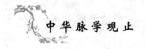

卷 二

赵郡辰山李延昰期叔父　辑著

会稽宋在瀛方壶父　参阅

小　序

崔紫虚所著《四言脉诀》，由来尚矣。删补之者，为李月池氏，更名《四言举要》。予取两刻而损益之，或繁或简，期合于理而已，敢曰崔、李之功臣哉。

脉为血脉，气血之先；血之隧道，气息应焉。

脉为气乎？而气为卫，卫行脉外，则知非气矣。脉为血乎？而血为营，营行脉中，则知非血矣。脉为经隧乎？而经隧实繁，则知非经隧矣。善乎华元化云："脉者，气血之先也。"盖人之身，唯是精与气与神三者，精气即血气，气血之先，非神而何？人非是神无以主宰血气，保合太和，流行三焦，灌溉百骸。故脉非他，即神之别名也。明乎此，则气也、血也，浑沦条析。所谓气如橐籥，血如波澜，一升一降，以成其用，而脉道成矣。

资始于肾，资生于胃；血脉气息，上下循环。

人未有此身，先有此肾，气血藉之以立基。而神根据于气，气根据于血，血资于谷，谷本于胃；是知胃气充则血旺，血旺则气强，气强则神昌。故曰："先天之根本在肾，后天之根本在脾。"脾胃相为夫妻。神之昌与否，皆以脉为征兆。脉之行也，气行而血随，上下周匝，起伏交会，呴濡守使，各尽其职。

十二经中，皆有动脉；唯手太阴，寸口取决。

《难经·一难》曰："十二经皆有动脉，独取寸口，何谓也？"扁鹊曰："寸口者，脉之大会，手太阴之动脉也。"以肺为五脏六腑之华盖，布一身之阴阳，居于至高之位，凡诸脏腑皆处其下，肺系上连喉咙吭嗌，以通呼吸。肺主一身之气，气非呼吸不行，脉非肺气不布故耳。然《素问·五脏别论》曰："帝曰：气口何以独为五脏主？岐伯曰：胃者，水谷之海，六腑之大源也。五味入口，藏于胃，以养五脏气，气口亦太阴也。是以五脏六腑之气味，皆出于胃，变见于气口。"其义又所重在胃矣。

细思之，而理则一也。气口本属太阴，而曰"亦太阴"者，盖气口属肺，手太阴也，布行胃气，则在于脾足太阴也。按《灵枢·营卫生会》篇曰："谷入于胃，以传于肺，五脏六腑，皆以受气。"《厥论》曰："脾主为胃行其津液者也。"《素问·经脉别论》曰："饮入于胃，游溢精气，上输于脾，脾气散精，上归于肺。"脾气必归于肺，而后行于脏腑营卫，所以气口虽为手太阴，而实即足太阴之所归，故曰"气口亦太阴"也。乃知五脏六腑之气味，皆由胃入脾，由脾入肺，此地道卑而上行也。由肺而分布于脏腑，此天道下济而光明也。土居中

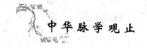

而为金之母，系诸脉之根；肺居高而有君之象，布诸脉之令。故曰肺朝百脉，而寸口为之大会，犹水之朝宗于澥也。

又考气口即寸口也。肺主诸气，气之盛衰见于此，故曰气口。脉出太渊，共长一寸九分，故曰寸口。又肺朝百脉，脉之大会聚于此，故曰脉口。其实一也。吴草庐曰："医者于寸、关、尺，辄名之曰此心脉、此肺脉、此肝脉、此脾脉、此肾脉者，非也。五脏六腑凡十二经，两手寸、关、尺者，手太阴肺金之一脉也。分其部位以候他脏之气耳。脉行始于肺，终于肝，而复会于肺，肺为气出入之门户，故名曰气口，而为脉之大会，以占一身焉。"李时珍曰："两手六部，皆肺之经脉也，特取此以候五脏六腑之气耳，非五脏六腑所居之处也。"

《灵枢》《素问》《难经》载十二经脉有走于手而不从三部过者，如手阳明大肠经之脉，起大指次指之端，从大指次指之间尽处为合谷一路，为臂之上廉，入肘外，上肩而终迎香，以交于足阳明胃经也。与右寸无干。足阳明胃经之脉，起于鼻之交頞中，下行属胃，络大肠，至足，而终于厉兑足大趾端，以交于足太阴脾经也。与右关无干。足太阴脾经之脉，起于足之大趾之端，上行膝股，入腹中，以交于手少阴心经也。与右关无干。手少阴心经之脉，起于心中，下络小肠，其支者循臑下，下肘内后廉小指一路，终于小指之端即少冲穴，以交于手太阳小肠经也。与左寸无干。手太阳小肠之脉，起于小指之端，循臂外侧，左右交于两肩，下属小肠，上行于头，络于颧而终于耳中即听宫穴，以交于足太阳膀胱经也。与左寸无干。足太阳膀胱之脉，起于目内眦，下行络肾，属膀胱，终于足小趾至阴穴，以交于足少阴肾经也。与左尺无干。足少阴肾经之脉，起于足小趾，上行循喉咙，挟舌本，注于膻中，以交于手厥阴心包络经也。与左尺无干。手厥阴心包络经之脉，起于胸中，属心下之包络，入肘内之曲泽穴，行臂两筋之间，入掌中，循中指出其端而终，以交于手少阳三焦经也。脉行中指一路，与左尺无干。手少阳三焦之脉，起于小指次指之端即无名指，行臂外两骨之间，下络膀胱，其支者从膻中而止耳，终于丝竹空，而交于足少阳胆经也。小指一路，亦与右尺无干。足少阳胆经之脉，起于目锐眦，下胸中，络肝属胆，入足小趾次趾之间，其支者自足跗出大趾端，以交于足厥阴肝经也。足厥阴肝经之脉，起于足大趾丛毛之际，循阴器，属肝络胆，上贯膈，循喉咙之后，上入颃颡，连目系出额，其支者从目系下行至中脘，以交于手太阴肺也。则足之少阳、厥阴皆不行于手。唯有肺脉起于中焦，循臂内，上鱼际，终于大指之端即少商穴，其支者从腕后臂骨尽处为腕，出大指次指之端，以交于大肠经也。乃知此经正属寸口，肺之动脉所行之处也。

至如诸经动脉，各从所行之处。手阳明大肠脉动合谷（在手大指次指岐骨间），手少阴心脉动极泉（在臂内腋下筋间），手太阳小肠脉动天窗（在颈侧大筋间曲颊下），手少阳三焦脉动和髎（在耳前），手厥阴心包络脉动劳宫（在掌中，屈中指无名指尽处是），足太阳膀胱脉动委中（在膝骨约纹里），足少阴肾脉动太溪（在踝后跟骨上），足太阴脾脉动冲门（在期门下尺五寸），足阳明胃脉动冲阳（足大趾次趾陷中为内庭，上内庭五寸是），足厥阴肝脉动太冲（足大趾本节后二寸），足少阳胆脉动听会（在耳前陷中）。夫诸经脉之动，各自不同，况不尽行于三部，伪诀胡为漫无分疏乎？《难经·二难》虽言尺寸，其意以关为界，从关至鱼际为一寸为阳，阳得寸内之九分；从关至尺泽为一尺为阴，阴得尺中一寸；乃以阴阳而言，未尝分经络也。然则脏腑果何借以诊乎？经不云乎，呼出心与肺，吸入肾与肝。呼吸之间，脾受谷味也。脉之盛衰本于胃，出入由于肺。胃气如物之有轻重，肺气如物之轻重者权衡以平也。如伪诀即以某部为某经，其凿甚矣。

脉之行于十二经络者，即手足三阴三阳之经脉也。《难经·二十三难》曰："经脉十二，络脉十五，何始何穷也？然，经脉者，行血气，通阴阳，以营卫于一身者也。其始中焦注手太阴肺，手太阴肺注手阳明大肠，手阳明大肠注足阳明胃，足阳明胃注足太阴脾，足太阴脾注手少阴心，手少阴心注手太阳小肠，手太阳小肠注足太阳膀胱，足太阳膀胱注足少阴肾，足少阴肾注手厥阴心包，手厥阴心包注手少阳三焦，手少阳三焦注足少阳胆，足少阳胆注足厥阴肝，足厥阴肝还复注手太阴，是谓一周也。"

身形之中，有营气，有卫气，有宗气，有脏腑之气，有经络之气，各为区分。其所以统摄脏腑、经络、营卫，而令充满无间，环流不息于通体者，全恃胸中大气为之主持。大气之说，尝一言之。《素问·五运行大论》曰："黄帝问：地之为下否乎？岐伯曰：地为人之下，太虚之中者也。曰：冯乎？曰：大气举之也。"可见太虚寥廓，而能充周磅礴，包举地之全体者，莫非气也。故四虚无着，然后寒暑燥湿风火之气，入地中而生化。若不由大气苞地于无外，则地之崩坠震动，且不可言，胡以巍然中处，而永生其化耶！人身亦然。五脏六腑，大经小络，昼夜循环不息，必赖胸中大气斡旋其间。大气一衰，出入废而升降息矣。神机化灭，立见危殆。或谓大气即膻中之气，所以膻中为心主，宣布政令，臣使之官。然而参之天运，膻中臣使，但可尽寒暑燥湿风火六入之职，必如太虚汹穆，无可名象，苞举地形，永奠厥中，始为大气。膻中既称臣使，是有其职，未可言大气也。或谓大气即宗气之别名。宗者，尊也，主也，十二经脉奉之为尊主也。讵知宗气与营气、卫气分为三隧，既有隧之可言，即同六入地中之气，而非太虚之比矣。膻中之诊，即心包络；宗气之诊，在左乳下。原不与大气混诊也。然则大气如何而诊之，《内经》标示昭然，而读者不察耳。其谓"上附上，右外以候肺，内以候胸中"者，正其诊也。

肺主一身之气，而治节行焉。苞举无外之气于人身者，独由胸中之肺，故分其诊于右手主气之天部，朝百脉而称大会也。

脉之大会，息之出入；一呼一吸，四至为息。

医者调匀气息，自一呼人之脉再至，自一吸人之脉亦再至，呼吸之间，而脉准来四至者为平脉；间有五至者，亦未可断病。盖人之气息，时长时短。凡鼓三息，必有一息之长，鼓五息，又有一息之长，名为太息。如历家三岁一闰，五岁再闰也。言脉必有四至为平，五至便为太过，唯正当太息之时，亦曰无疴，此息之长，非脉之急也。若非太息，正合四至也。

呼吸既定，合为一息；日夜一万，三千五百。

呼出于阳，吸入于阴。一呼脉二至，一吸脉二至，合四至为一息。一日一夜共计之，约一万三千五百息。

呼吸之间，脉行六寸；八百十丈，日夜为准。

即此一呼一吸计之，一呼气行三寸，一吸气行三寸，呼吸既定，脉气行去六寸。以一万三千五百息算之，共得八百一十丈。以脉数之十六丈二尺折算，应周行身五十度，此昼夜脉行之度数准则也。按越人《二十三难》云：脉数总长十六丈二尺，任、督、二跷在内。以一呼一吸行六寸算之，昼夜一万三千五百息，共计八百一十丈。周于身者，得五十度。后又云：其始从中焦注手太阴，终于足厥阴，厥阴复还注手太阴。所谓如环无端者，不知二跷、任、督，从何接入，当附行于足少阴、太阳耶？附则不能在循环注接之内，当俟知者。

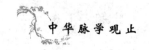

凡诊病脉，平旦为准；虚静凝神，调息细审。

平旦者，阴阳之交也。阳主昼，阴主夜；阳主表，阴主里。《灵枢·营卫生会》篇曰："平旦阴尽而阳受气矣。日中而阳陇，日西而阳衰，日入阳尽而阴受气矣。"《灵枢·口问》篇曰："阳气尽，阴气盛，则目瞑。阴气尽而阳气盛，则寤矣。"故诊法当于平旦初寤之时，阴气正平而未动，阳气将盛而未散，饮食未进，谷气未行，故经脉未盛，络脉调匀，气血未至扰乱，脉体未及更改，乃可以诊有病之脉。又切脉之道，贵于精诚，嫌其扰乱，故必心虚而无妄想，身静而不言动，然后可以得脉之妙也。

诊人之脉，令仰其掌；掌后高骨，是名关上。审位既确，可以布指；疏密得宜，长短不失。

凡诊脉者，令人仰手，医者覆手诊之。掌后有高骨对平处谓之关上，看定部位，徐以中指先下于关部，次以食指下于寸部，次以无名指下于尺部。人长则下指宜疏，人短则下指宜密。指爪不可养长，长则指头不能取齐，难于候脉。且沉取之时，爪长则按处必有深痕，在于闺阁，尤为不便。

布指轻重，各自不同；曰举按寻，消息从容。

看脉唯在指法之巧。大法轻手循之曰举；重手取之曰按；不轻不重，委曲求之曰寻。极须体认。如举必先按之，按则必先举之，以举物必自下而上，按物必自上而下也。则举中有按，按中有举，抑扬反复，而寻之义尽见矣。

《难经·五难》曰："脉有轻重，何谓也？然，初持脉，如三菽之重，与皮毛相得者，肺部也。如六菽之重，与血脉相得者，心部也。如九菽之重，与肌骨相得者，脾部也。如十二菽之重，与筋平者，肝部也。按之至骨，举指来疾者，肾部也。"盖言脉有六部，轻重不同。菽者，豆也。豆之多寡，因举按有轻重也。凡持脉者，下手当明举按之法，先轻手取浮，而后重手取沉。肺脉甚浮而先得，故经文下"初持脉"三字，以下心、脾、肝、肾脉一脏重于一脏。肺主皮毛，心主血脉，脾主肌肉，肝主筋，肾主骨。相得者，得其所主之分，而即得其本部之脉也。肾部不言十五菽而言至骨者，因至骨明于十五菽也。

关前为阳，关后为阴；阳寸阴尺，先后推寻。

从鱼际至高骨却有一寸，因名曰寸。从尺泽至高骨有一尺，因名曰尺。界乎尺寸之间，因名曰关。关前寸为阳，关后尺为阴。关居中若为阴阳界，而阴阳实互交于此。寸候上焦，关候中焦，尺候下焦。须先后细为推寻，推其虚实，寻其体象也。

男子之脉，左大为顺；女人之脉，右大为顺。

朱丹溪曰："脉分属左右手。心、小肠、肝、胆、肾、膀胱在左，主血；肺、大肠、脾、胃、命门在右，主气。男以气成胎，故气为之主。女以血为胎，故血为之主。若男子久病，气口充于人迎者，有胃气也，病虽重可治。反此者逆。或曰：人迎在左，气口在右，男女所同，不易之位也。脉法赞曰：左大顺男，右大顺女。何子言之悖耶？曰：《脉经》一部，叔和谆谆于教医者，此左右手以医者之手为主。而若主于病者之手，奚止千里之谬。"按诊家多曰："阴气右行，阳气左行。男子阳气多，而左脉大为顺；女子阴气多，而右脉大为顺。"其说似是而实非也。丹溪所以力排俗见，以合经旨，盖医者切脉与病者相对，医者之左手对病者之右手，医者之右手对病者之

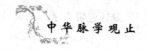

左手，其义易晓。学人临证多则理自见。

男尺恒虚，女尺恒盛。

寸为阳，尺为阴。故男子尺虚，象离中虚也；女人尺盛，象坎中满也。男女脉同，同于定位；唯尺则异，异于盛衰。

朱丹溪曰："昔日轩辕使伶伦截嶰谷之竹，作黄钟律管以候天地之节气；使岐伯取气口作脉法，以候人之动气。故黄钟之数九分，气口之数亦九分，律管具而寸之数始形。故脉之动也，阳得九分，阴得一寸，吻合于黄钟。天不足西北，阳南而阴北，故男子寸盛而尺弱，肖乎天也。地不满东南，阳北而阴南，故女子尺盛而寸弱，肖乎地也。黄钟者，气之先兆，故能测天地之节候；气口者，脉之要会，故能知人命之生死。"

阳弱阴强，反此则病。

男尺脉弱，女尺脉盛，故男女之脉不同。若男尺脉盛，女尺脉弱，则为相反而病矣。

参黄子曰："男子以阳为主，故两寸脉常旺于尺。若两寸反弱尺反盛者，肾气不足也。女子以阴为主，故两尺脉常旺于寸，若两尺反弱寸反盛者，上焦有余也。不足固病，有余亦病，所谓过犹不及也。"

龙丘叶氏曰："脉者，天地之元性，故男女尺寸盛弱，肖乎天地。越人以为男生于寅，女生于申，三阳从天生，三阴从地长，谬之甚也。独丹溪推本律法，混合天人而辟之，使千载之误，一旦昭然，岂不韪哉！伪诀云：'女人反此背看之，尺脉第三同断病。'若解云，女人右心、小肠、肝、胆、肾，左肺、大肠、脾、胃、命。则惑乱经旨。曾不知男女一皆以尺脉为根本。所谓反者，非男女脉位相易也。当如男子尺脉常弱今反盛，女人尺脉常盛今反弱，便断其病，于义即通。"

关前一分，人命之主。左偏紧盛，风邪在表；右偏紧盛，饮食伤里。

关前一分者，寸关尺各有三分，共得九分，今曰关前一分，仍在关上，但在前之一分耳。故左关之前一分，辨外因之风；右关之前一分，辨内因之食。或以前一分为寸上，岂有左寸之心可以辨风，右寸之肺可以辨食乎？其说大谬。盖寸关尺三部，各占三分，共成寸口，故知关前一分，正在关之前一分也。

左关之前一分，属少阳胆部，胆为风木之司，故紧盛则伤于风也。何则？以风木主天地春升之令，万物之始生也。《素问·灵兰秘典论》曰："肝者，将军之官，谋虑出焉。"与足少阳胆相为表里。"胆者，中正之官，决断出焉。"人身之中，胆少阳之脉行肝脉之分外，肝厥阴之脉行胆脉之位内，两阴至是而交尽，一阳至是而初生，十二经脉至是而终。且胆为中正之官，刚毅果决，凡十一脏咸取决于胆。故左关之前一分，为六腑之源头，为诸阳之主宰，察表者之不能外也。右关之前一分，属阳明胃部，中央湿土，得天地中和之气，万物所归之乡也。又曰："脾胃者，仓廪之官，五味出焉。"土为君象，土不主时，寄王于四季之末，故名孤脏。夫胃为五脏六腑之海，盖清气上交于肺，肺气从太阴而行之，为十二经脉之始。故右关之前一分，为五脏之隘口，为百脉之根荄，察里者不能废也。况乎肝胆主春令，春气浮而上升，阳之象也，阳应乎外，故以候表焉。脾胃为居中，土性凝而重浊，阴之象也，阴应乎内，故以候里焉。若夫左寸之前违度，则生生之本亏；右寸之前先发，则资生之元废。古人以为人命之主，顾不重哉！

旧以左关之前一分为人迎，右关之前一分为气口。然考之《灵枢·本输》《灵枢·动腧》《灵枢·经脉》《素问·解精微论》等篇，明指人迎为结喉旁胃经动脉。故《纲目》之释人迎，亦曰在两喉旁。庞安常论脉曰："何谓人迎？喉旁取之。"以此论之，则左关之前一分，不可名为人迎矣。《经脉》篇曰："手太阴之脉，入寸口，上循鱼际。"又曰："经脉者，常不可见也。其盛实也，以气口知之。"《灵枢·经筋》篇曰："手太阴之筋，结于鱼际后，行寸口外侧。"《经脉别论》曰："欲知寸口太过与不及。"《灵枢·小针解》曰："气口虚而当补，实而当泻。"以此论之，则气口乃统两手而言。右关之前一分，不可名气口矣。《灵枢·四时气》篇曰："气口候阴，人迎候阳。"《灵枢·禁服》篇曰："寸口主中，人迎主外。"《灵枢·终始》等篇曰"人迎一盛，二盛，三盛"等义，皆言人迎为阳之腑脉，故主乎表；脉口为太阴之动脉，故主乎里。如《素问·太阴阳明论》曰："太阴为之行气于三阴，阳明为之行气于三阳。"《灵枢·阴阳别论》曰"三阳在头"，正言人迎行气于三阳也。"三阴在手"，正言脉口行气于三阴也。盖因上古诊法有三：一取三部九候，以诊通身之脉；一取太阴、阳明，以诊阴阳之本；一取左右气口，以诊脏腑之气。细绎前后经旨，则人迎自有定位，何得扯入左关；气口概指两手，何得偏指右关也耶！此名创自叔和，群然附和，莫可复正。

予少从家先生游，及同郡施笠泽、秦景明，皆当代名彦，相与议论。咸谓人迎、气口之名，固不可妄为移易，以乱经常；左右关前一分，亦可通融以征表里。故予但分左右关前一分，而不列人迎、气口之名，如前所注者，不识其当否。至若脏气有不齐，禀赋有厚薄，或左脉素大于右，或右脉素大于左，孰者为常，孰者为变；或于偏弱中略见有力，已隐虚中之实，或于偏盛中稍觉无神，便是实中之虚，活泼施治，不攻代无过可也。

神门属肾，两在关后；人无二脉，必死不救。

《难经·十四难》曰："上部无脉，下部有脉，虽困无能为害。夫脉之有尺，犹树之有根，枝叶虽枯槁，根本将自生。"盖两尺属肾水，为天一之元，人之元神在焉。即《难经·八难》所谓三焦之原，守邪之神，故为根本之脉，而称神门也。若无此二脉，则根本败绝，决无生理。而脉微指为心脉者误矣。彼因心经有穴名曰神门，正在掌后兑骨之端，故错认耳。殊不知心在上焦，岂有候于尺中之理乎！

脉有七诊，曰浮中沉；上下左右，七法推寻。

浮者，轻下指于皮毛之间，探其腑脉也，表也。中者，略重指于肌肉之间，候其胃气也，半表半里也。沉者，重下指于筋骨之间，察其脏脉也，里也。上者，即上竟上者，胸喉中事也，即于寸内前一分取之。下者，即下竟下者，少腹腰股膝胫足中事也，即于尺内后一分取之。左右者，即左右手也。凡此七法，共为七诊。又《素问·三部九候论》曰："独大者病，独小者病，独疾者病，独迟者病，独寒者病，独热者病，独陷下者病。"王冰注曰："诊凡有七者，此之谓也。"盖指病者而言。故曰："七诊虽见，九候皆从者，不死。"若本文专授医家诊法，义各不同。勿听子则以静其心，忘外虑，均呼吸，分浮中沉三法为七诊，皆赘辞也。

又有九候，即浮中沉；三部各三，合而为名；每候五十，方合于经。

每部有浮中沉三候，合寸关尺三部算之，共得九候之数也，夫每候必五十动者，出自《难经》，合大衍之数也。乃伪诀以四十五动为准，乖于经旨。必每候五十，乃知五脏缺失。

柳东阳曰："今人指到腕臂，即云见了，五十动岂弹指间事？凡九候共得四百五十，两手合计九百，方与经旨相合也。"按《素问·三部九候论》曰："天之至数，始于一，终于九焉。一者天，二者地，三者人。因而三之，三三者九，以应九野。故人有三部，部有三候。"则以天地人言上中下，谓之三才。以人身言上中下，谓之三部。于三部中而各分其三，谓之三候。三而三之，是为三部九候。盖上古诊法，于人身三部九候之脉，各有所取，以诊五脏之气，而针邪除疾，非独以寸口为言也。如仲景上取寸口，下取趺阳，是亦此意。自《十八难》专以寸口而分三部九候之诊，以其简捷，言脉者靡不宗之，然非古法。

上下来去，至止六字，阴阳虚实，其中奥旨。

上下、来去、至止六字者，足以明乎阴阳虚实，本岐黄之奥旨，而滑撄宁阐明之。上者为阳，来者为阳，至者为阳；下者为阴，去者为阴，止者为阴。上者，自尺部上于寸口，阳生于阴也。下者，自寸口下于尺部，阴生于阳也。脉有上下，是阴阳相生，病虽重不死。来者，自骨肉之分，出于皮肤之际，气之升也。去者，自皮肤之际，还于骨肉之分，气之降也。脉有来去，是表里交泰，病虽重必起。此谓之人病脉和也。若脉无上下来去，死无日矣。故曰：脉不往来者死。若来疾去徐，上实下虚为癫厥；来徐去疾，上虚下实为恶风也。至者，脉之应。止者，脉之息也。止而暂息者愈之疾，止久有常者死也。按《素问·阴阳别论》云："谨熟阴阳，无与众谋。所谓阴阳者，去者为阴，至者为阳；静者为阴，动者为阳；迟者为阴，数者为阳。"阴阳之理，不可不熟，故曰谨。独闻独见，非众所知，故曰无与谋。则果能明于上下、来去、至止六字，以通阴阳虚实之理者，在昔犹难之。初学于此道，其有惛然无知者，乃可肆口以谈耶！

包络与心，左寸之应。唯胆与肝，左关所认。膀胱及肾，左尺为定。胸中及肺，右寸昭彰。胃与脾脉，属在右关。大肠并肾，右尺班班。

包络与心脉，皆在左手寸上。胆脉与肝脉，皆在左手关上。膀胱及肾脉，皆在左手尺上。肺脉在右手寸上。胃与脾脉，皆在右手关上。大肠与肾脉，皆在右手尺上。伪诀以大小肠列于寸上，三焦配于左尺，命门列于右尺，膻中置而不言，男女易位，至数差讹，形脉不分，图象妄设，良可笑也。若寸主上焦以候胸中，关主中焦以候膈中，尺主下焦以候腹中，此人身之定位也。大小肠皆在下焦腹中，伪诀越中焦而候之寸上，谬矣。滑伯仁以左尺主小肠、膀胱、前阴之病，右尺主大肠、后阴之病，可称千古只眼。伪诀之误，特因心与小肠为表里，肺与大肠为表里耳。抑知经络相为表里，诊候自有定位。且如脾经自足而上行走腹，胃经自头而下行走足，升降交通，以成阴阳之用。夫脾胃乃夫妇也，而其脉行之上下不同如此，岂必心与小肠，肺与大肠，上则皆上，下则皆下，强谓其尽属一处耶！则经所谓尺外以候肾，尺里以候腹，二经将安归乎？盖胸中属阳，腹中属阴，大肠、小肠、膀胱、三焦所传渣滓波浊皆阴，唯腹中可以位置；非若胃为水谷之海，清气在上，胆为决断之官，静藏于肝，可得位之于中焦。心主高拱，重重膈膜遮蔽，唯心肺居之。至若大肠、小肠，浊阴之最者，而可混之耶！

《金匮真言》篇曰："肝、心、脾、肺、肾，五脏为阴。胆、胃、大肠、小肠、三焦、膀胱，六腑为阳。"止十一经矣，则手厥阴之一经，竟何在乎？《素问·灵兰秘典》篇曰："心者，君主之官，神明出焉。肺者，相傅之官，治节出焉。

肝者，将军之官，谋虑出焉。胆者，中正之官，决断出焉。膻中者，臣使之官，喜乐出焉。脾胃者，仓廪之官，五味出焉。大肠者，传导之官，变化出焉。小肠者，受盛之官，化物出焉。肾者，作强之官，伎巧出焉。三焦者，决渎之官，水道出焉。膀胱者，州都之官，津液藏焉，气化则能出矣。"此以膻中足十二脏之数，则是配手厥阴者，实膻中也。及《灵枢》叙经脉，又见包络而无膻中，然曰"动则喜笑不休"，正与"喜乐出焉"之句相合矣。夫喜笑者，心火所司，则知其与心应也。独膻中称臣使者，君主之亲臣也。由是则包络即为膻中，断无可疑。膻中以配心脏，自有确据。以心君无为而治，肺为相傅，如华盖之覆于心上，以布胸中之气，而燮理其阴阳；膻中为臣使，如包裹而络于心下，以寄喉舌之司，而宣布其政令。第心火寂然不动，动而传之心包，即合相火。设君火不动，不过为相火之虚位而已。三焦之火，传入心包，即为相火。设三焦之火不上，亦不过为相火之虚位而已。《素问·血气形志》篇谓"手少阳与心主为表里"，《灵枢·经脉》谓"手厥阴之脉，出属心包络，下膈，历络三焦。手少阳之脉，散络心包，合心主"，正见心包相火与手少阳相火为表里，故历络于上下而两相输应也。心君泰宁，则相火不动，而膻中喜乐出焉。心君扰乱，则相火翕然从之，而改其常度。心包所主二火之出入关系甚重，是以亦得分手经之一，而可称为腑也。乃伪诀竟不之及，则手厥阴为虚悬之位矣。

《灵枢·营卫生会》篇曰："上焦出于胃上口，并咽以上贯膈，而布胸中……中焦亦并胃中，出上焦之后，泌糟粕，蒸精液，化精微而为血……下焦者别回肠，注于膀胱而渗入焉。水谷者，居于胃中，成糟粕，下大肠，而成下焦。"又曰："上焦如雾，中焦如沤，下焦如渎。"由是则明以上中下分三焦矣。伪诀列于右尺，不亦妄乎！又曰："密理厚皮者，三焦厚；粗理薄皮者，三焦薄。"由是则明有形象矣。伪诀以为无形，不亦妄乎！又按《灵枢·本输》篇曰："三焦者，中渎之府也，水道出焉，属膀胱，是孤之府也。"谓之中渎者，以其如川如渎，源流皆出其中，即水谷之入于口，出于便，自上而下，必历三焦。故曰：中渎之府，水道出焉。膀胱受三焦之水，而当其疏泄之道，气本相根据，理同一致，故三焦下输出于委阳，并太阳之正，入络膀胱，约下焦也。然于十二脏之中，唯三焦独大，诸脏无与匹者，故曰是孤之府也。要知三焦虽为水渎之府，而实总护诸阳，亦称相火，是又水中之火府。故在《本输》篇曰："三焦属膀胱。"在《素问·血气形志》篇曰："少阳与心主为表里。"盖其在下者为阴，属膀胱而合肾水，在上者为阳，合包络而通心火，此三焦之所以际上极下，象同六合，而无所不包也。观《本输》篇六腑之别，极为明显，以其皆有盛贮，因名为府。而三焦者曰"中渎之府""是孤之府"，分明确有一府；盖即脏腑之外，躯体之内，包罗诸脏，一腔之大府也。故有"中渎""是孤"之名，而亦有大府之形。《难经》已谓其有名无形，况高阳生之妄人哉！是盖譬之探囊以计物，而忘其囊之为物耳。遂致后世纷纷，无所凭据，有分为前后三焦者，有言为肾傍之脂者，即如东垣之明，亦以手三焦、足三焦分而为二。夫以一三焦尚云其无形，而诸论不一，又何三焦之多也。至韩飞霞巧其说曰："切脉至右尺，必两手并诊消息之。取三焦应脉浮为上焦，与心肺脉合；中为中焦，与脾胃脉合；沉为下焦，与肝肾脉合。故曰：尺脉第三同断病。"此又飞霞讹以传讹，违道愈远。《素问·脉要精微论》曰："尺外以候肾，尺里以候腹中。"未尝谓尺候三焦也。《脉经》曰："尺脉㿓，下焦虚。尺脉迟，下焦有寒。"又曰："尺脉浮者，客阳在下焦。"观此三言，则尺主下焦耳。何以韩之巧说附入哉？《脉经·一卷·第七篇·脉法赞》云："右为子户，名曰三焦。"

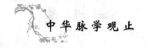

子户，命门也。右肾为命门，男子以藏精，女子以系胞，故为子户。而名之为三焦者，此犹两额之傍亦名为太阳云耳。非谓即太阳经也。安得执词而害义耶！若《脉经·二卷·第二篇》虽云"右肾合三焦"，然上有"一说云"三字，则叔和亦附此语，以俟参考，不敢自居为定论明矣。今论定上焦从两寸，中焦从两关，下焦从两尺，斯则与《脉要精微论》"上竟上者，胸喉中事。下竟下者，少腹腰股膝胫足中事"二句符合，更何必纷纷异议哉！一医常谓余曰：吾四十余年行医，从不知分剖三焦，乃亦见推于当世矣。噫！浅近如此者，犹存而不论，又安能司八正邪，别五中部，按脉动静耶？

心、肝、脾、肺，俱各一候，唯肾一脏而分两尺候者，谓肾有两枚，形如豇豆，分列于腰脊之左右。伪诀以左为肾，右为命门。考诸《明堂》《铜人》等经，命门一穴，在督脉十四椎下陷中，两肾之间，盖一阳居二阴之中，所以成乎坎也。且脉之应于指下者，为有经络，循经朝于寸口。《内经》并无命门之经络，何以应诊而可列之右尺乎？夫男女之异，唯茎户、精血及胞门、子户耳。若夫脉象，自有定位。如左尺水生左关木，左关木生左寸火。君火付权于相火，故右尺火生右关土，右关土生右寸金，复生左尺水。五行循序相生之理也。伪诀乃云"女人反此背看之"，岂理也哉！甚有以左尺候心，右尺候肺，本褚澄地道右行之说，而五行紊乱极矣。

《内经》候法，分配昭彰，如揭日月。从伪诀盛行，束《灵》《素》于高阁，千古阴霾，莫之能扫。因附列《素问》脉法数则，示尊经也。世有不信鸣鼓之攻者，试进而求之于经，则趋向定矣。予言岂诬哉！

《素问·脉要精微论》曰："尺内两傍，则季胁也。"

季胁，小肋也。在胁下两傍，为肾所近之处也。

"尺外以候肾，尺里以候腹。"

尺外者，尺脉前半部也。尺里者，尺脉后半部也。前以候阳，后以候阴。人身以背为阳，肾附于背，故外以候肾。腹为阴，故里以候腹。所谓腹者，凡大小肠、膀胱，皆在其中矣。以下诸部，俱言左右，而此独不分者，以两尺皆主乎肾也。

"中附上，左外以候肝，内以候膈。"

中附上者，言附尺之上而居乎中，即关脉也。左外者，言左关前半部。内者，言左关后半部。余仿此。肝为阴中之阳脏，而亦附近于背，故外以候肝，内以候膈。举一膈而中焦之膈膜、胆府皆在其中矣。

"右外以候胃，内以候脾。"

右关之前，所以候胃。右关之后，所以候脾。脾胃皆中州之官也，而以表里言之，则胃为阳，脾为阴，故外以候胃，内以候脾也。

按：寸口者，手太阴也。太阴行气于三阴，故曰：三阴在手，而主五脏。所以本篇止言五脏，而不及六腑。然胃亦腑也，而此独言之，何也？经所谓五脏皆禀气于胃，胃者，五脏之本也。脏气者，不能自致于手太阴也，故胃气当于此察之。又《五脏别论》云："五味入口藏于胃，以养五脏气，气口亦太阴也。是以五脏六腑之气味，皆出于胃，变见于气口。"然则此篇虽止言胃，而六腑之气亦并见乎此矣。

"上附上，右外以候肺，内以候胸中。"

上附上者，言上而又上，则寸脉也。五脏之位，唯肺最高，故右寸之前以候肺，右寸之后以候胸中。胸中者，膈膜之上皆是也。

"左外以候心，内以候膻中。"

心肺皆居膈上，故左寸之前以候心，左寸之后以候膻中。

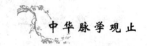

膻中者，即心包络之别名也。

按：五脏所居之位，皆五行一定之理。火旺于南，故心居左寸。木旺于东，故肝居左关。金旺于西，故肺居右寸。土旺于中，而寄位西南，故脾胃居右关。此即河图五行之次序也。

"前以候前，后以候后。"

此重申上下内外之义也。统而言之，寸为前，尺为后。分而言之，上半部为前，下半部为后。盖言上以候上，下以候下也。

"上竟上者，胸喉中事也。下竟下者，少腹腰股膝胫足中事也。"

竟者，尽也。言上而尽于上，在脉则尽于鱼际，在体则应乎胸喉也。下而尽于下，在脉则尽于尺部，在体则应乎少腹腰足也。

按：此篇首言尺，次言中附上而为关，又次言上附上而为寸，皆自内以及外者，盖以太阴之脉，从胸走手，以尺为根本，寸为枝叶也。故曰：凡人之脉，宁可有根而无叶，不可有叶而无根。

又按：内外二字，诸家之注，皆云内侧。若以侧为言，必脉形扁阔，或有两条者乃可耳。不然，则于义不通矣。如前以候前，后以候后，上竟上，下竟下者，皆内外之义也。观易卦六爻，自下而上，以上三爻为外卦，以下三爻为内卦，则上下内外之义昭然矣。

"推而外之，内而不外，有心腹积也。"

推者，察也，求也。凡诊脉先推求于外，若但沉脉而无浮脉，是有内而无外矣，故知其病在心腹而有积也。

"推而内之，外而不内，身有热也。"

推求于内，浮而不沉，则病在外而非内矣。唯表有邪，故身热也。

"推而上之，上而不下，腰足清也。"

清者，冷也。推求于腰，上部则脉强盛，下部则脉虚弱，此上盛下虚，故足清冷也。上下有二义：以寸关尺言之，寸为上，尺为下也；以浮中沉言之，浮为上，沉为下也。

"推而下之，下而不上，头项痛也。"

推求于下部，下部有力，上部无力，此清阳不能上升，故头项痛。或阳虚而阴凑之，亦头项痛也。

"按之至骨，脉气少者，腰脊痛而身有痹也。"

按之至骨，肾肝之分也。脉气少者，言无力也。肾水虚故腰脊痛，肝血亏则身有痹也。

按：本篇上竟上者，言胸喉中事；下竟下者，言小腹膝足中事。分明上以候上，下以候下，而叔和乃谓"心部在左手关前寸口，与手太阳为表里，以小肠合为府，合于上焦"云云，伪诀遂有左心、小肠之说。不知自秦汉而下，从未有以大小肠取于两寸者，扁鹊、仲景诸君心传可考，伪诀何能以手障天也。

五脏不同，各有本脉。左寸之心，浮大而散。右寸之肺，浮涩而短。肝在左关，沉而弦长。肾在左尺，沉石而濡。右关属脾，脉象和缓。右尺相火，与心同断。

心肺居上，脉应浮。肾肝居下，脉应沉。脾胃居心肺肾肝之间，谓之中州，脉亦应在浮沉之间。心肺同一浮也，但浮大而散者象夏火，故属心；浮涩而短者象秋金，故属肺。肝肾同一沉也，但沉而弦长者象春木，故属肝；沉石而濡者象冬水，故属肾。脉和而缓，气象冲融，土之性也，故属脾。右肾虽为水位，而相火所寓，故与左寸同断也。

又按：呼出者心与肺，为阳，故心肺之脉皆浮。心为阳中之阳，故浮且大而散；肺为阳中之阴，故浮而兼短涩。吸入者肾与肝，为阴，故肾肝之脉皆沉。肾为阴中之阴，故沉而且实；肝为阴中之阳，故沉而兼长。脾为中州，故不浮不沉，而脉在中。若赵正宗本《难经图说》，以土居金木水火之中，两关宜皆属脾；肝既为阴，不宜在半浮半沉之左关。不知越人推明《素问》之义，约而可守，不必转滋议论也。

　　春弦夏洪，秋毛冬石；四季之末，和缓不忒。太过实强，病生于外；不及虚微，病生于内。

　　此言四季各有平脉也。

　　天地之气，东升属木，位当寅卯，于时为春，万物始生。其气从伏藏中透出，如一缕之烟，一线之泉，在人则肝应之，而见弦脉。即《素问·玉机真脏论》所谓其气来软弱，轻虚而滑，端直以长；《素问·平人气象论》所谓软弱招招，如揭长竿末梢者是也。

　　气转而南属火，位当巳午，于时为夏，万物盛长。其气从升后散大于外，如腾涌之波，燎原之火，在人则心应之，而见钩脉。即《玉机真脏论》所谓其气来盛去衰；《平人气象论》所谓脉来累累如连珠，如循琅玕者是也。

　　气转而西属金，位当申酉，于时为秋，万物收成。其气从散大之极自表初收，如浪静波恬，烟清焰息，在人则肺应之，而见毛脉。即《平人气象论》所谓脉来厌厌聂聂，如落榆荚者是也。

　　气转而北属水，位当亥子，于时为冬，万物合藏。其气收降而敛实，如埋鑪之火，汇潭之泉，在人则肾应之，而见石脉。即《玉机真脏论》所谓其气来沉以搏；《平人气象论》所谓脉来喘喘累累如钩，按之而坚者是也。

　　以上经论所云四时诸脉，形状虽因时变易，其中总不可无和柔平缓景象。盖和缓为土，即是胃气，有胃气而合时，便是平脉。《玉机真脏论》云："脾脉者，土也，孤脏以灌溉四旁者也。"今弦钩毛石中有此一种和缓，即是灌溉四旁，即是土矣，亦即是脾脉矣。以其寓于四脉中，故又曰："善者不可得见。"《平人气象论》亦云："长夏属脾，其脉和柔相离，如鸡践地。"察此脉象，亦不过形容其和缓耳。辰戌丑未之月，各有土旺一十八日，即是灌溉四旁之义。故分而为四，有土而不见土也。若论五行，则析而为五，土居其中，是属长夏。况长夏居金火之间，为相生之过脉，较他季月不同，故独见主时之脉。二说虽殊，其义不悖，当参看之。

所谓太过不及者，言弦、钩、毛、石之脉，与时相应，俱宜和缓而适中，欲其微似，不欲其太显；欲其微见，不欲其不见。今即以一弦脉论之，若过于微弦而太弦，是谓太过，太过则气实强，气实强则气鼓于外而病生于外。脉来洪大、紧数、弦长、滑实为太过，必外因风寒暑湿燥火之伤。不及于微弦而不弦，是谓不及，不及则气虚微，气虚微则气馁于内，而病生于内。脉来虚微、细弱、短涩、濡耎为不及，必内因喜怒忧思悲恐惊七情之害。其钩、毛、石之太过不及，病亦犹是。

循序渐进，运合自然；应时即至，躁促为愆。

上古《脉要》曰："春不沉，夏不弦，秋不数，冬不涩，是谓四塞。"谓脉之从四时者，不循序渐进，则四塞而不通也。所以初当春夏秋冬孟月之脉，则宜仍循冬春夏秋季月之常，未改其度，俟二分、二至以后，始转而从本令之王气，乃为平人顺脉也。故天道春不分不温，夏不至不热，自然之运，悠久无疆。使在人之脉，方春即以弦应，方夏即以数应，躁促所加，不三时而岁度终矣。其能长世乎！故曰：一岁之中，脉象不可再见。如春宜弦而脉得洪，病脉见也，谓真脏之气先

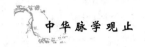

泄耳。今人遇立春以前而得弦脉，反曰时已近春，不为病脉；所谓四时之气，成功者退，将来者进。言则似辨，而实悖于理矣。

四时百病，胃气为本；脉贵有神，不可不审。

土得天地冲和之气，长养万物，分王四时，而人胃应之。凡平人之常，受气于谷。谷入于胃，五脏六腑皆以受气。故胃为脏腑之本。此胃气者，实平人之常气，不可一日无者，无则为逆，逆则死矣。胃气之见于脉者，如《素问·玉机真脏论》曰："脉弱以滑，是有胃气。"《终始》篇曰："邪气来也紧而疾，谷气来也徐而和。"是皆胃气之谓。故四时有四时之脉，四时有四时之病，但土灌溉四旁，虽病态百出，必赖之以为出死入生之机也。比如春令木旺，其脉当弦，但宜微弦而不至太过，是得春胃之冲和。若脉来过于弦者，是肝邪之胜，胃气之衰，而肝病见矣。倘脉来但有弦急，而绝无冲和之气者，乃春时胃气已绝，而见肝家真脏之脉，病必危矣。钩、毛、石俱准此。以此察胃气之多寡有无，而病之轻重存亡，燎然在目矣。故蔡氏曰："不大不小，不长不短，不滑不涩，不疾不迟，应手中和，意思欣欣，悠悠扬扬，难以名状者，胃气脉也。"东垣曰："有病之脉，当求其神。如六数、七极，热也。脉中有力，即有神矣。为泄其热。三迟、二败，寒也。脉中有力，即有神矣。为去其寒。若数极、迟败，脉中不复有力，为无神也。而遽泄之、去之，神将何根据耶！故经曰：'脉者，气血之先；气血者，人之神也。'"按王宗正诊脉之法，当从心肺俱浮，肝肾俱沉，脾在中州。即王氏之说，而知东垣所谓脉中有力之中，盖指中央戊己土，正在中候也。胃气未散，虽数而至于极，迟而至于败，尚可图也。故东垣之所谓有神，即《内经》之所谓有胃气也。

三至为迟，迟则为冷；六至为数，数即热证。

一息而脉仅三至，即为迟慢而不及矣。迟主冷病。若一息而脉遂六至，即为急数而太过矣。数主热病。若一息仅得二至，甚而一至，则转迟而转冷矣。若一息七至，甚而八至九至，则转数而转热矣。凡一二至与八九至，皆死脉也。

迟数既明，浮沉须别。

迟则为寒，数则为热，固一定之理。欲知寒热之所属，又当别乎浮沉耳。

浮沉迟数，辨内外因。

因则有二，此内外之不可不辨也。

外因于天，内因于人。

外感六淫，因之于天。内伤七情，因之于人。

天有阴阳，风雨晦明；人喜怒忧，思悲恐惊。

《左传》医和云："阴淫寒疾，阳淫热疾，风淫末疾，雨淫腹疾，晦淫惑疾，明淫心疾也。"淫者，淫佚偏胜，久而不复之谓。故阴淫则过于清冷，而阳气不治，寒疾从起，如上下厥逆、中外寒栗之类。阳淫则过于炎燠，而阴气不治，热疾从起，如狂谵烦渴、血泄吐衄之类。风淫则过于动摇，而疾生杪末，如肢废、毛落、昏冒、瘈疭之类。雨淫则过于水湿，而疾生肠腹，如腹满肿胀、肠鸣濡泄之类。晦淫则过于昏暗，阳光内郁而成惑疾，如百合、狐惑、热中、脏躁之类。明淫则过于彰露，阳光外散而成心疾，如恍惚动悸、错妄失神之类。

七情者，人之喜怒忧思悲恐惊也，即所谓七气。喜则气缓，怒则气上，忧则气乱，思则气结，悲则气消，恐则气下，惊则气乱。喜气缓者，喜则气和，营卫通利，故气缓矣。怒气上者，怒则气逆，甚则呕血及食，故气上矣。忧气乱者，忧则抑郁不解，故气乱矣。思气结者，思则身心有所止，气留不行，故气结矣。悲气消者，悲则心系急，肺布叶举，使上焦不通，营卫不散，故气消矣。恐气下者，恐则精却，精却则上焦闭，故气还，还则下焦胀，故气下矣。惊则心无所倚，神无所归，虑无所定，故气乱矣。

老弱不同，风土各异；既明至理，还贵圆通。

老弱之盛衰，与时变迁。风土之刚柔，随地移易。如老弱之人，脉宜缓弱，若过于旺者，病也。少壮之人，脉宜充实，若过于弱者，病也。东极之地，四时皆春，其气暄和，民脉多缓。南极之地，四时皆夏，其气炎蒸，民脉多软。西极之地，四时皆秋，其气清肃，民脉多劲。北极之地，四时皆冬，其气凛冽，民脉多石。

然犹有说焉。老人脉旺而躁者，此天禀之厚，引年之叟也，名曰寿脉；躁疾有表无里，则为孤阳，其死近矣。壮者脉细而和缓，三部同等，此天禀之静，清逸之士也，名曰阴脉；若脉细小而劲直，前后不等，其可久乎？东南卑湿，其脉软缓，居于高巅，亦西北也。西北高燥，其脉刚劲，居于污泽，亦东南也。南人北脉，取气必刚。北人南脉，取气必柔。东西不齐，可以类剖。又永年者天禀必厚，故察证则将绝而脉犹不绝。夭促者天禀必薄，故察证则未绝而脉已先绝。其可执一乎？《左传》曰："土厚水深，居之不疾。"《淮南子》曰："坚土人刚，弱土人肥，垆土人大，沙土人细，息土人美，耗土人丑。山气多男，泽气多女，水气多喑，风气多聋，林气多癃，木气多伛，湿气多肿，石气多力，阴气多瘿，暑气多夭，寒气多寿，谷气多痹，丘气多狂，野气多仁，陵气多贪。轻土人利，重土人迟；清水音小，浊水音大；湍水人轻，迟水人重；中土多圣。"凡此数端，乃一定之论也。然一地而或妍媸寿夭之各异同者，盖其生虽由于水土之气，而偏全厚薄，又自不同也。

《内经》分配脏腑诊候之图

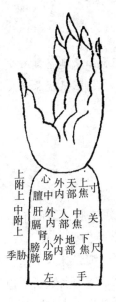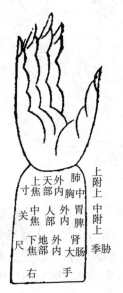

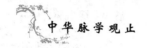

卷 三

赵郡辰山李延昰期叔父　辑著

永嘉张延庚叔辰父　参阅

小　序

　　叔和《脉经》，似无遗用。乃长短二脉，缺而不载；牢革二脉，混而不分。未尽厥旨也。王常辟伪诀七表、八里之陋，是矣，而复增长、数二脉为九表，短、细二脉为十里，又何说哉！脉之动静，固阴阳所生，其变化不皆为名数所限也。是编二十八脉，悉皆即义辨形，衷极理要。至于主病略同者，则不加诠释，引而申之，在于达者。

浮脉（阳）

　　体象　浮在皮毛，如水漂木，举之有余，按之不足。

　　浮之为义，如木之浮水面也。其脉应于皮毛，故轻手可得，如水中漂木，虽按之使沉，亦将随手而起。

　　主病　浮脉为阳，其病在表。左寸浮者，头痛目眩。浮在左关，腹胀不宁。左尺得浮，膀胱风热。右寸浮者，风邪喘嗽。浮在右关，中满不食。右尺得浮，大便难出。

六腑属阳，其应在表，故浮主表病也。高巅之上，唯风可到，杂乱其清阳之气，痛眩之自来。肝为风木之脏，风胜则木张而肋胀。膀胱受风，风胜热淫，津液自燥，故令小便秘涩。肺受风邪，清肃之令不行，气高而喘嗽。风木乘脾，中气愈而食减。肾家通主二便，风客下焦，大腑燥而不快。

兼脉 无力表虚，有力表实。浮紧风寒，浮缓风湿。浮数风热，浮迟风虚。浮虚暑惫，浮芤失血。浮洪虚热，浮濡阴虚。浮涩血伤，浮短气病。浮弦痰饮，浮滑痰热。浮数不热，疮疽之兆。

脉非一端，必有兼见之象。或外而偏于六淫，或内而偏于七情，则脉将杂至，然后揆其轻重，以别病情。如浮脉当即见于皮毛，而取之无力，此气不能应，表虚之象；如力来太过，表实何疑。紧则紧敛，寒之性也，风中有寒；缓则缓惰，湿之性也，风中有湿。数乃过于鼓动，为风热相搏；迟乃徐徐而至，为风虚无力。暑伤乎气，气泄则脉虚；营行脉中，血失则脉芤。一则浮取之而如无，气外泄也；一则浮取之而则有，血中脱也。炎炎上蒸，火之象也，但浮则有表无里，故曰虚热；衰薄之甚，若无其下，故曰阴虚。脉浮而涩，乃肺脉之应于秋者，若加以身热，则火盛金衰，血日以损；浮涩而短，乃肺家之本脉，其象过短，是真气不

能会于寸口以成权衡，气将竭矣。水饮应沉而言浮者，上焦阳不能运，随着停留；若浮而滑者，则非弦敛不鼓之象，寒当化热，饮当成痰。浮数理应发热，其不发热而反恶寒者，若有一定不移之痛处，疮疽之兆矣。

按： 浮脉法天，轻清在上之象，在卦为乾，在时为秋，在人为肺。《素问·玉机真脏论》曰："其气来毛而中央坚，两

旁虚，此谓太过，病在外。其气来毛而微，此谓不及，病在中。"又曰："太过则气逆而背痛；不及则喘，少气而咳，上气见血。"《素问·平人气象论》曰："平肺脉来，厌厌聂聂，如落榆荚，曰肺平。病肺脉来，不上不下，如循鸡羽，曰肺病。死肺脉来，如物之浮，如风吹毛，曰肺死。"然肺掌秋金，天地之气，至秋而降，况金性重而下沉，何以与浮脉相应耶？不知肺金虽沉，而所主者实阳气也。乃自清浊肇分，天以气运于外而摄水，地以形居中而浮于水者也。是气也，即天之谓也。人形象天，故肺主气，外应皮毛。阳为外卫，非皮毛乎，此天之象也。其包裹骨肉腑脏于中，此地之象也。血行于皮里肉腠，昼夜周流无端，此水之象也。合三者而观，非水浮地、天摄水、地悬于中乎？所以圣人作易，取金为气之象。盖大气至清至刚至健，属乎金者也。非至刚不能摄此水，非至健不能营运无息，以举地之重，故以气属金，厥有旨哉！王叔和云："举之有余，按之不足。"最合浮脉象天之义。黎氏以为如捻葱叶，则混于芤脉矣。崔氏云："有表无里，有上无下。"则脱然无根，又混于散脉矣。伪诀云："寻之如太过。"是中候盛满，与浮之名义，有何干涉乎？须知浮而盛大为洪，浮而软大为虚，浮而柔细为濡，浮弦芤为革，浮而无根为散，浮而中空为芤。毫厘疑似，相去千里矣。

沉脉（阴）

体象 沉行筋骨，如水投石，按之有余，举之不足。

沉之为义，如石之沉水底也。其脉近在筋骨，非重按不可得，有深深下沉之势。

主病 沉脉为阴，其病在里。左寸沉者，心寒作痛。沉在左关，气不得申。左尺得沉，精寒血结。右寸沉者，痰停水蓄。沉在右关，胃寒中满。右尺得沉，腰痛病水。

五脏属阴，其应在里，故沉主里病也。心失煦燠之权，为寒所制则痛。木失条达之性，为寒所遏则结。肾主精血，若有阴而无阳，譬之水寒则凝。肺位高，脉浮，布一身之阴阳者也。倘使倒置，则真气不运，而或痰或水为害。脾胃喜温，不浮不沉，是其候也。脉形偏于近下，则土位无母，何以营运三焦，熟腐五谷，中满吞酸之证至矣。腰脐以下，皆肾主之。右肾真火所寓，而元阳痼冷，则精血衰败，腰脚因之不利。病水者，肾居下焦，统摄阴液，右为相火，火既衰熄，则阴寒之水不得宣泄。

兼脉　无力里虚，有力里实。沉迟痼冷，沉数内热。沉滑痰饮，沉涩血结。沉弱虚衰，沉牢坚积。沉紧冷疼，沉缓寒湿。

无力里原非实，但气不申；有力有物在里。沉为在里而复迟，虚寒可必；沉为在里而加数，伏热何疑。滑则阴凝之象也，见于沉分，宜有痰饮；涩则血少之征也，按而后得，应为积血。沉为阴，弱为虚，沉弱必主阴虚；沉为里，牢为积，沉牢定为痼冷。沉而紧则寒为敛实，故冷痛也；沉而缓则阳不健行，故湿成焉。按沉脉法地，重浊在下之象，在卦为坎，在时为冬，在人为肾。《素问·玉机真脏论》曰："黄帝曰：'冬脉如营，何如而营？'岐伯对曰：'冬脉肾也，北方之水也，万物所以合藏，其气来沉以软，故曰营。其气如弹石者，此为太过，病在外，令人解㑊，脊脉痛而少气，不欲言。其虚如数者，此谓不及，病在中，令人心悬如饥，䏚中清，脊中痛，小腹痛，小便黄赤。'"《素问·平人气象论》曰："平肾脉来，喘喘累累如钩，按之而坚，曰肾平。冬以胃气为本。病肾脉来，如引葛，按之益坚，曰肾病。死肾脉来，发如夺索，辟辟如弹石，曰肾死。"杨氏曰："如绵裹砂，内刚外柔；审度名义，颇不相戾。"伪诀云:"缓度三关,状如烂绵。"则是弱脉而非沉脉矣。若缓度三关,尤不可晓。须知沉而细软为弱脉,沉而弦劲为牢脉,沉而着骨为伏脉,刚柔浅深之间,宜熟玩而深思也。

肾之为藏,配坎应冬,万物蛰藏,阳气下陷,冽为雪霜,故脉主沉阴而居里。若误与之汗,则如飞蛾出而见汤矣。此叔和入理之微言,后世之司南也。

迟脉(阴)

体象 迟脉属阴,象为不及,往来迟慢,三至一息。

迟之为义,迟滞而不能中和也。脉以一息四至为和平,迟则一息三至。气不振发,行不如度,故曰属阴。

主病 迟脉主脏,其病为寒。左寸迟者,心痛停凝。迟在左关,症结挛筋。左尺得迟,肾虚便浊,女子不月。右寸迟者,肺寒痰积。迟在右关,胃伤冷物。右尺得迟,脏寒泄泻,小腹冷痛。五脏为阴,迟亦为阴,是以主脏。

阴性多滞,故阴寒之证,脉必见迟也。正如太阳隶于南陆,则火度而行数;隶于北陆,则水度而行迟。即此可以征阴阳迟速之故矣。《难经·九难》曰:"迟者,脏也。"又曰:"迟则为寒。"《伤寒论》亦曰:"迟为在脏。"以阳气伏潜,不能健行,故至数迟耳。其所主病,与沉脉大约相同。但沉脉之病为阴逆而阳郁,迟脉之病为阴盛而阳亏。沉则或须攻散,迟则未有不大行温补者也。

兼脉 有力冷痛,无力虚寒。浮迟表冷,沉迟里寒。迟涩血少,迟缓湿寒。

迟而有力,有壅实不通利之意,痛可想见。迟云阳伏而又无力,岂非虚寒。浮则表之候也,沉则里之候也,兼迟而为寒可必。血得热则行，湿得热则散，迟乃寒象，何以养营而燥湿乎。按迟脉之象，上中下候皆至数缓慢。伪诀云："重手乃得。"是沉脉而非迟脉矣。又云："状且难。"是涩脉而非迟脉矣。一息三至，甚为分明，而云"隐隐"，是微脉而非迟脉矣。迟而不流利则为涩脉，迟而有歇止则为结脉，迟而浮大且缓则为虚脉。至于缓脉，绝不相类。夫缓以宽纵得名，迟以至数不及为义。故缓脉四至，宽缓和平；迟脉三至，迟滞不前。然则二脉迥别，又安可溷哉！以李濒湖之通达，亦云小驶于迟作缓持。以至数论缓脉，是千虑之一失也。叔和曰："一呼一至曰离经，二呼一至曰夺精，三呼一至曰死，四呼一至曰命绝，此损之脉也。一损损于皮毛，二损损于血脉，三损损于肌肉，四损损于筋，五损损于骨。"是知脉之至数愈迟，此时正气已无，阴寒益甚，不过烬灯之余焰，有不转眼消亡者乎！

数脉（阳）

体象　数脉属阳，象为太过，一息六至，往来越度。

数之为义，躁急而不能中和也。一呼脉再动，气行三寸，一吸脉再动，气行三寸，呼吸定息，气行六寸。一昼一夜，凡一万三千五百息，当五十周于身，脉行八百一十丈，此经脉周流恒常之揆度。若一息六至，岂非越其常度耶！气行速疾，故曰属阳。

主病　数脉主腑，其病为热。左寸数者，头痛上热，舌疮烦渴。数在左关，目泪耳鸣，左颧发赤。左尺得数，消渴不止，小便黄赤。右寸数者，咳嗽吐血，喉腥嗌痛。数在右关，脾热口臭，胃反呕逆。右尺得数，大便秘涩，遗浊淋癃。

火性急速，故阳盛之证，脉来必数。六腑为阳，数亦为阳，是以主腑。《难经·九难》曰："数者，腑也。"又曰："数则为热。"《伤寒论》亦曰："数为在腑。"此以迟数分阴阳，故即以配脏腑，亦不过言其大概耳。至若错综互见，在腑有迟，在脏有数，在表有迟，在里有数，又安可以脏腑二字拘定耶？火亢上焦，清阳扰乱而头痛；舌乃心之苗，热则生疮而烦渴。肝开窍于目，热甚而泪迫于外；耳鸣者，火逼其炎上之虐耳；左颧，肝之应也，热乃赤色见焉。天一之原，阴水用事，热则阴不胜阳，华池之水不能直达于舌底，故渴而善饮，溲如膏油，便赤又其小者矣。肺属金而为娇脏，火其仇雠，火来乘金，咳嗽之媒也；肺火独炽，则咽喉时觉血腥，咽津则痛，乃失血之渐。脾胃性虽喜燥，若太过则有燥烈之虞；胃为水谷之海，热甚而酿成秽气，食入则吐，是有火也。肾主五液，饥饱劳役及辛热厚味，使火邪伏于血中，津液少而大便结矣。

兼脉　有力实火，无力虚火。浮数表热，沉数里热。

数而有力，聚热所致；数而无力，热中兼虚。浮脉主表，沉脉主里，兼数则热可知。

按：数脉与迟脉为一阴一阳，诸脉之纲领。伪诀立七表八里而独遗数脉，止歌于心脏，其过非浅。数而弦急则为紧脉，数而流利则为滑脉，数而有止则为促脉，数而过极则为疾脉，数如豆粒则为动脉。非深思不能辨别也。叔和云："一呼再至曰平，三至曰离经，四至曰夺精，五至曰死，六至曰命尽。"乃知脉形愈数，则受证愈热。肺部见之，为金家贼脉；秋月逢之，为克令凶征。

脉之为道，博而言之，其象多端；约而言之，似不外乎浮、沉、迟、数而已。浮为病在表，沉为病在里，数则为病热，迟则为病寒。而又参之以有力无力，定其虚实，则可以尽脉之变矣。然有一脉而兼见数证，有一证而相兼数脉，又有阳证似阴，阴证似阳，与夫至虚有盛候，大实有羸状，其毫厘疑似之间，淆之甚微；在发汗吐下之际，所系甚大。苟偏执四见，则隘焉勿详。必须二十八字，字字穷研，则心贯万象，始而由粗及精，终乃从博反约，称曰善诊，其无愧乎！

滑脉（阳中之阴）

体象 滑脉替替，往来流利，盘珠之形，荷露之义。

滑者，往来流利而不涩滞也。故如盘中之走珠，荷叶之承露，形容其旋转轻脱之状。

主病 左寸滑者，心经痰热。滑在左关，头目为患。左尺得滑，茎痛尿赤。右寸滑者，痰饮呕逆。滑在右关，宿食不化。右尺得滑，溺血经郁。

滑脉势不安定，鼓荡流利，似近于阳，故曰阳中之阴。不腐不化之物，象亦如之，故主痰液有物之类为多。心主高拱，百邪莫犯，如使痰入包络，未免震邻。东风生于春，病在肝，目者肝之窍，肝风内鼓则热生，邪害空窍。肾气通于前阴，膀胱火迫，故茎痛尿赤。肺有客邪，积为痰饮，则气不宣扬而成呕逆。食滞于胃，脉必紧盛，滑则相近于紧，故脾胃见之，知其宿食。右尺火部，滑为太过，血受火迫而随溺出。经郁者，非停痰则气滞血壅相与为病耳。

兼脉 浮滑风痰，沉滑痰食。滑数痰火，滑短气塞。滑而浮大，尿则阴痛。滑而浮散，中风瘫缓。滑而冲和，娠孕可决。

鼓动浮越，风之象也，故滑而浮者兼风。沉下结滞，食之征也，故滑而沉者兼食。热则生痰，故流利之间而至数加以急疾。郁则气滞，故圆转之际还呈短缩。浮大者膀胱火烁，尿乃作疼。浮散者风淫气虚，行坐不遂。滑伯仁曰："三部脉浮沉正等，无他病而不月者，为有妊也。"故滑而冲和，此血来养胎之兆。夫脉者，血之府也，血盛则脉滑，故妊孕宜之。

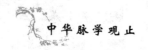

凡痰饮、呕逆、伤食等证，皆上、中二焦之病，以滑为水物兼有之象也。设所吐之物非痰与食，是为呕逆，脉必见涩也。溺血、经闭或主淋痢者，咸内有所蓄，血积类液，瘀凝类痰，须以意求耳。

按：《素问·诊要经终》篇曰："滑者，阴气有余。阴气有余，故多汗身寒。"伪诀云："胃家有寒，下焦蓄血，脐下如冰。"与经旨未全违背，第不知变通，禅家所谓死于句下。仲景以翕、奄、沉三字状滑脉者，翕者合也，奄者忽也，当脉气合聚而盛之时，奄忽之间，即以沉去，摩写往来流利之状，极为曲至。又曰："沉为纯阴，翕为正阳，阴阳和合，故令脉滑，关尺自平。"此言无病之滑脉也。若云："阳明脉微沉者，当阳部见阴脉，则阴偏胜而阳不足也。少阴脉微滑者，当阴部见阳脉，则阳偏胜而阴不足也。三部九候，各自不同。"伪诀云："按之即伏，不进不退。"是不分浮滑、沉滑、尺寸之滑矣。仲景恐人误认滑脉为沉，下文又曰："滑者，紧之浮名也。"则知沉为翕奄之沉，非重取乃得一定之沉也。而伪诀云"按之即伏"，与翕奄之沉，何啻千里；云"不进不退"，与滑之象尤为不合。夫血盛则脉滑，故肾脉宜之；气盛则脉滑，故肺脉宜之。此皆滑中之平脉。叔和言"关滑胃热"，乃指与数相似，正《内经》所云"诸过者切之"之滑也。要之，兼浮者毗于阳，兼沉者毗于阴。是以或寒或热，从无定称。唯衡之以浮沉，辨之以尺寸，始无误耳。故善于读书，则如伪诀"胃家有寒"诸说，亦可通之于经；不善读书，《内经》"阴气有余"一语，适足以成刻舟求剑之弊。脉岂易言也哉！

涩脉（阴）

体象　涩脉寒滞，如刀刮竹，迟细而短，三象俱足。

涩者，不流利之义。《素问·三部九候》篇曰："参伍不调者病。"谓其凝滞而至数不和匀也。《脉诀》以轻刀刮竹为喻者，刀刮竹则阻滞而不滑也。通真子以如雨沾沙为喻者，谓雨沾金石则滑而流利，雨沾沙土则涩而不流也。时珍以病蚕食叶为喻者，谓其迟慢而艰难也。

主病　涩为血少，亦主精伤。左寸涩者，心痛怔忡。涩在左关，血虚胁胀。左尺得涩，精伤胎漏。右寸涩者，痞气自汗。涩在右关，不食而呕。右尺得涩，大便艰秘，腹寒胫冷。

中焦取汁变化而赤，是谓血。壅遏营气，令无所避，是谓脉。两者同质异名。况血为阴液，多则滑利，少则枯涩，势所然也。精也，血也，皆属于阴，故共主之。藉以供神明之用者血也，血少则不能养心而痛作，积久而加以惊疑，则怔忡至矣。肝为血海，血少则不能自荣，而所部作痛。肾伤则精无余蓄，男子溲淋，妇人血败胎漏，真阳丧矣。肺家真气既亏，胸中不能营运，则为痞塞；不能卫外而为固，则汗时自出；出则液耗，谓之脱液；漏而不止，卫气散失四肢厥寒，谓之亡阳；阳亡液脱，故亦主涩。血少则脾阴弱而食减呕作，甚而朝食暮吐，暮食朝吐，或随食随吐。胃无余液，血少则津液枯，无由下致，而大便艰。腹寒胫冷，皆缘血少不获随真阳之气以营运耳。

兼脉　涩而坚大，为有实热；涩而虚软，虚大炎灼。

涩本血少而再得坚大之形，乃邪火炽甚，阴不胜阳。若仅见虚软，此属无根之火熏灼耳。或因忧郁，或因厚味，或因无汗，或因妄补，气腾血沸，清化为浊，老痰宿饮，胶固杂糅，脉道阻涩，不能自至，亦见涩状。若重取至骨，似有力而带数，以意参之于证，验之形气，但有热证，当作痼热可也。

按：一切世间之物，濡润者则必滑，枯槁者则必涩。故滑为痰饮，涩主阴衰，理有固然，无足辨者。肺之为脏，气多血少，故右寸见之为合度之诊。肾之为脏，专司精血，故右尺见之为虚残之候。不问男妇，凡尺中沉涩者，必艰于嗣，正血少精伤之确证也。故女人怀子而得涩脉，则血不足养胎；如无孕而得涩脉，将有阴衰髓竭之忧。伪诀云："指下寻之似有，举之全无。"则是微脉而非涩脉矣。叔和谓其"一止复来"，亦有疵病。盖涩脉往来迟难，有类乎止而实非止也。又曰："细而迟，往来难，且散者。"乃浮分多而沉分少，有类乎散，而实非散也。须知极细极软、似有若无为微脉，浮而且细且软为濡脉，沉而且细且软为弱脉。三者之脉，皆指下模糊，有似乎涩，而实有分别也。然一脉涩也，更有外邪相袭，使气分不利而成滞涩；卫气散失，使阳衰不守而成虚涩；肠胃燥渴，津液亦亡，使血分欲尽而成枯涩。在诊之者自为灵通耳。

虚脉（阴）

体象　虚合四形，浮大迟软，及乎寻按，几不可见。

虚之为义，中空不足之象，专以软而无力得名者也。

主病　虚主血虚，又主伤暑。左寸虚者，心亏惊悸。虚在左关，血不营筋。左尺得虚，腰膝痿痹。右寸虚者，自汗喘促。虚在右关，脾寒食滞。右尺得虚，寒证蜂起。

《脉经》曰："血虚脉虚。"而独不言气虚者何也？气为阳，主浮分，血为阴，主沉分。今浮分大而沉分空，故独主血虚耳。若夫肺脉见之，又主气怯者，肺与乾天合德，不浮而沉，气分欲竭之兆也。血少则不足以济心主高拱之权，而动见章皇。肝为血海而主筋，虚则筋失其养。腰者，肾之府也，膝者，骨之屈伸开阖处也，虚则不为我用。阳气虚则不能卫外而自汗，真气虚而喘促者，盖由机缄不相接续。食滞者脾胃虚寒，乾健坤顺，两失其职。真火衰而诸证毕集，非转阳和之令，事何克济乎！

虚脉又主伤暑者，盖暑为阳邪，其势足以烁石流金，干于脾则吐利，干于心则烦心，并于上则头重，并于下则便秘；其见于脉也，不洪数而反见虚者，因暑性炎热，使人表气易泄，故脉必虚耳。

按：《脉经》曰："迟大而软，按之豁豁然空。"此言最为合义。虽不言浮字，而曰按之豁然空，则"浮"字之义已包含矣。崔紫虚以为"形大力薄，其虚可知"，但欠迟字之义耳。伪诀云："寻之不足，举之有余。"是浮脉而非虚脉矣。浮以有力得名，虚以无力取象，有余二字，安可施之虚脉乎？杨仁斋曰："状为柳絮，散漫而迟。"滑伯仁曰："散大而软。"二家之言，俱是散脉而非虚脉矣。夫虚脉按之虽软，犹可见也；散脉按之绝无，不可见也。虚之异于濡者，虚则迟大而无力，濡则细小而无力也。虚之异于芤者，虚则愈按而愈软，芤则重按而仍见也。夫虚脉兼迟，迟为寒象，大凡证之虚极者必夹寒，理势然也。故虚脉行于指下，则益火之原，以消阴翳。更有浮取之而且大且数，重按之而豁然如无，此名内真寒而外假热，古人以附子理中汤冰冷与服，治以内真热而外假寒之剂也。

实脉（阳）

体象　实脉有力，长大而坚，应指愊愊，三候皆然。

实为邪盛有余之象，既大而且兼长，既长大而且有力，既长大有力而且浮中沉三候皆然，则诸阳之象，莫不毕备。

主病　血实脉实，火热壅结。左寸实者，舌强气壅，口疮咽痛。实在左关，肝火胁痛。左尺得实，便秘腹疼。右寸实者，呕逆咽痛，喘嗽气壅。实在右关，伏阳蒸内，中满气滞。右尺得实，脐痛便难，相火亢逆。

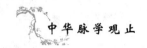

脉实必有大邪、大热、大积、大聚。故《脉经》云："血实脉实。"又曰："气来实强，是谓太过。"由是测之，皆主实热。其所主病，大约与数脉相类，而实则过之，以其蕴蓄之深也。

按：《素问·大奇论》曰："肝满、肾满、肺满皆实，即为肿。"如肝痈两肤满，卧则惊，不得小便；肾痈胠下至少腹满，胫有大小，髀胻大跛，易偏枯；肺之痈喘而两肤满之类。皆实脉也。实主邪气有余，易于体象，所以叔和有"尺实则小便难"之说。乃伪诀谬以尺实为"小便不禁"，何适相反。又妄谓"如绳应指来"，则是紧脉之形，而非实脉之象矣。夫紧脉之与实脉，虽相类而实相悬。但紧脉弦急如切绳，而左右弹人手；实脉则且大且长，三候皆有力也。紧脉者，热为寒束，故其象绷急而不宽舒；实脉者，邪为火迫，故其象坚满而不和柔。以证合之，以理察之，便昭昭于心目之间。

又按：张洁古惑于伪诀实主虚寒之说，而遂以姜附施治，此甚不可为训。或实脉而兼紧者，庶乎相当；苟非紧象，而大温之剂施于大热之人，其不立毙者几希！以洁古之智，当必是兼紧之治法无疑耳。夫阴阳对耦，不可稍偏。阳气过旺，不戢有自焚之虞。今世宗丹溪者，以为阳常有余，喜用寒凉，乃致杀人如麻，恬不之怪。又有有激之论，为刘朱之言不息，则轩岐之泽不彰，三吴两浙，翕然成风，以姜附为茶饭，其流毒更不可言。执一舍一，祸害相寻，可胜叹哉！

长脉（阳）

体象 长脉迢迢，首尾俱端，直上直下，如循长竿。
首尾相称，往来端直也。
主病 长主有余，气逆火盛。左寸长者，君火为病。长在左关，木实之殃。左尺见长，奔豚冲竞。右寸长者，满逆为定。长在右关，土郁胀闷。右尺见长，相火专冷。

长脉与数脉、实脉皆相类。而长脉应肝，肝属木而生火，如上诸症，莫非东方炽甚，助南离之焰，为中州之仇，须以平木为急耳。

按：《素问·平人气象论》曰："肝脉来软弱招招，如揭长竿末梢，曰肝平。肝脉来盈实而滑，如循长竿，曰肝病。"故知长而和缓，即合春生之气，而为健旺之征。长而硬满，即属火亢之形，而为疾病之应。长脉在时为春，在卦为震，在人为肝。肝主春生之令，天地之气至此而发舒。《素问·脉要精微论》曰："长则气治。"李月池曰："心脉长者，神强气壮。肾脉长者，蒂固根深。"皆言平脉也。如上文主病云云，皆言病脉也。旧说过于本位名为长脉，久久审度，而知其必不然也。寸而上过则为溢脉，寸而下过即为关脉；关而上过即属寸脉，关而下过即属尺脉；尺而上过即属关脉，尺而下过即为覆脉。由是察之，然则过于本位，理之所必无，而义之所不合也。唯其状如长竿，则直上直下，首尾相应，非若他脉之上下参差，首尾不匀者也。凡实、牢、弦、紧四脉皆兼长脉，故古人称长主有余之疾，非无本之说也。

短脉（阴）

体象　短脉涩小，首尾俱俯，中间突起，不能满部。

短之为象，两头沉下，而中间独浮也。

主病　短主不及，为气虚证。左寸短者，心神不定。短在左关，肝气有伤。左尺得短，少腹必疼。右寸短者，肺虚头痛。短在右关，膈间为殃。右尺得短，真火不隆。

《素问·脉要精微论》曰："短则气病。"盖以气属阳，主乎充沛，若短脉独见，气衰之确兆也。然肺为主气之脏，偏与短脉相应，则又何以说也。《素问·玉机真脏论》谓肺之平脉，厌厌聂聂，如落榆荚。则短中自有和缓之象，气仍治也。若短而沉且涩，而谓气不病可乎？

按： 一息不运则机缄穷，一毫不续则穹壤判。伪诀以短脉为中间有，两头无，为不及本位。据其说则断绝不通矣。夫脉以贯通为义，若使上不贯通，则为阳绝；下不贯通，则为阴绝；俱为必死之脉。岂有一见短脉，遂致危亡之理乎。戴同父亦悟及于此，而云"短脉只当见于尺寸，若关中见短，是上不通寸，下不通尺，为阴阳绝脉而必死"。同父之说，极为有见。然尺与寸可短，依然落于阴绝阳绝矣。殊不知短脉非两头断绝也，特两头俯而沉下，中间突而浮起，仍目贯通者也。叔和云："应指而回，不能满部。"亦非短脉之合论也。时珍曰："长脉属肝宜于春，短脉属肺宜于秋。但诊肺肝，则长短自见。"故知非其时、非其部，即为病脉也。凡得短脉，必主气血虚损，伪诀指为气壅者何也？洁古至欲以巴豆神药治之，良不可解。

洪脉（阳）

体象　洪脉极大，状如洪水，来盛去衰，滔滔满指。

洪脉，即大脉也。如洪水之洪，喻其盛满之象也。

主病　洪为盛满，气壅火亢。左寸洪者，心烦舌破。洪在左关，肝脉太过。左尺得洪，水枯便难。右寸洪者，胸满气逆。洪在右关，脾土胀热。右尺得洪，龙火燔灼。

按： 洪脉在卦为离，在时为夏，在人为心，时当朱夏，天地之气，酣满畅遂，脉者得气之先，故应之以洪。洪者，大也，以水喻也。又曰钩者，以木喻也。夏木繁滋，枝叶敷布，重而下垂，故如钩也。钩即是洪，名异实同。《素问·玉机真脏论》以洪脉为来盛去衰，颇有微旨。大抵洪脉只是根脚阔大，却非坚硬。若使大而坚硬，则为实脉而非洪脉矣。《素问·脉要精微论》曰："大则病进。"亦以其气方张也。《玉机真脏论》曰："'夏脉如钩，何如而钩？'岐伯曰：'夏脉，心也，南方火也，万物所以盛长也，其气来盛去衰，故曰钩。反此者病。'黄帝曰：'何如而反？'岐伯曰：'其气来盛去亦盛，此谓太过，病在外。其气来不盛去反盛，此谓不及，病在中。太过则令人身热而肤痛，为浸淫。不及则令人烦心，上见咳唾，下为气泄。'"叔和云："夏脉洪大而散，名曰平。若反得沉濡而滑者，是肾之乘心，水之克火，为贼邪，死不治。反得大而缓者，是脾之乘心，子之扶母，为实邪，虽病自愈。反得弦细而长者，是肝之乘心，母之归子，为虚邪，虽病易治。反得浮涩而短者，是肺之乘心，金之凌火，为微邪，虽病即瘥。"凡失血、下利、久嗽、久病之人，俱忌洪脉。《素问·三部九候论》曰："形瘦、脉大、多气者死。"可见形证不与脉相合者，均非吉兆。

微脉（阴）

体象　微脉极细，而又极软，似有若无，欲绝非绝。

微之为言，近于无也。仲景曰："瞥瞥如羹上肥。"状其软而无力也。"萦萦如蚕丝。"状其细而难见也。古人"似有若无，欲绝非绝"八字，真为微脉传神。

主病　微脉模糊，气血大衰。左寸微者，心虚忧惕。微在左关，寒挛气乏。左尺得微，髓竭精枯。右寸微者，中寒少气。微在右关，胃寒气胀。右尺得微，阳衰寒极。

按：算数者以十微为一忽，十忽为一丝，十丝为一毫，十毫为一厘。由是推之，则一厘之少，分而为万，方始名微，则微之渺小难见可知。世俗未察微脉之义，每见脉之细者，辄以微、细二字并称，是何其言之不审耶。轻取之而如无，故曰阳气衰；重按之而欲绝，故曰阴气竭。若细脉则稍稍较大，显明而易见，非如微脉之模糊而难见也。虽其证所患略同，而其形亦不可不辨。时珍云："微主久虚血弱之病，阳微则恶寒，阴微则发热。"自非峻补，难可回春。而伪诀所云："漩之败血小肠虚。"何以置之微脉乎？若不兼他象，虽微而来去未乱，犹可图存于百一。卒病得之，犹或可生者，谓邪气不至深重也。长病得之，多不可救者，正气将次绝灭，草木之味难借以支持耳。

在伤寒证唯少阴有微脉，他经则无。其太阳膀胱为少阴之腑，才见脉微恶寒，仲景早从少阴施治，而用附子、干姜矣。盖脉微恶寒，正阳气衰微所至。诗云："彼月而微，此日而微；今此下民，亦孔之哀。"在天象之阳且不可微，然则人身之阳顾可微哉！肾中既已阴盛阳微，寒自内生，复加外寒斩关直入，其人顷刻云亡。故仲景以为卒病，而用辛热以回一线真阳于重泉之下也。卒中寒者，阳微阴盛，最为危急。《素问·调经论》篇曰："阴盛生内寒。因厥气上逆，寒气积于胸中而不泄，则温气去，寒独留，留则血凝，血凝则脉不通，其脉盛大以涩，故中寒。"夫既言阴盛生内寒矣，又言故中寒者，岂非内寒先生，外寒内中之耶！经既言血脉不通矣，又言其脉盛大以涩者，岂非以外寒中，故脉盛大，血脉闭，故脉涩耶！此中深有所疑，请申明之。一者，人身卫外之阳最固，太阳卫身之背，阳明卫身之前，少阳卫身之两侧，今不由三阳而直中少阴，岂真从天而下？盖厥气上逆，积于胸中，则胃寒；胃寒则口食寒物，鼻吸寒气，皆得入胃。肾者，胃之关也，外寒斩关直入少阴肾脏，故曰中寒也。此经隐而未言者也。一者，其脉盛大以涩，虽曰中寒，尚非卒病，卒病中寒，其脉必微。盖经统言伤寒、中寒之脉，故曰盛大以涩。仲景以伤寒为热病，中寒为寒病，分别言之。伤寒之脉，大都以大浮数动滑为阳，沉涩弱弦微为阴。阳病而见阴脉且主死，况阴病卒病，必无反见阳脉盛大之脉。若只盛大以涩，二阳一阴，亦何卒急之有哉！此亦经所隐而难窥者也。

卷 四

赵郡辰山李延昰期叔父　辑著
括苍刘不拔确庵父　参阅

紧脉（阴中之阳）

体象　紧脉有力，左右弹人，如绞转索，如切紧绳。

紧者，绷急而兼绞转之形也，多枭动夭矫之势。《素问》曰："往来有力，左右弹人手。"则刚劲之概可掬。

主病　紧主寒邪，亦主诸痛。左寸紧者，目痛项强。紧在左关，胁肋痛胀。左尺紧者，腰脐作痛。右寸紧者。鼻塞膈壅。紧在右关，吐逆伤食。右尺得紧，奔豚疝疾。

紧为收敛之象，犹天地之有秋冬，故主寒邪。阳困阴凝，故主诸痛。

兼脉　浮紧伤寒，沉紧伤食。急而紧者，是谓遁尸。数而紧者，当主鬼击。

浮紧有力，无汗，发热，恶寒，头项痛，腰脊强拘急，体痛，骨节疼，此为伤寒邪在表也。独右关紧盛为饮食内伤，两手脉俱紧盛即是夹食伤寒。遁尸鬼击者，皆属阴邪之气卒中于人，邪正交争，安得不急数乎？中恶祟乘之，脉而得浮紧，谓邪方炽而脉无根也；咳嗽虚损之脉而得浮紧，谓正已虚而邪方痼也。咸在不治。

按：天地肃杀之气，阴凝收敛，其见于脉也为紧。较之于弦，更加挺劲之异。仲景曰："如转索无常。"叔和曰："数如切绳。"丹溪曰："如纫筹线，譬如以二股三股纠合为绳，必旋绞而转，始得紧而成绳。"可见紧之为义，不独纵有挺急，抑且横有转侧也。不然，左右弹手及转索诸喻，将何所取义乎！古称热则筋纵，寒则筋急，此唯热郁于内而寒束其外，崛强不平，故作是状。紧之与迟，虽同主乎寒，迟则气血有亏，乃脉行迟缓而难前，紧则寒邪凝袭，乃脉行夭矫而搏击。须知数而流利则为滑脉，数而有力则为实脉，数而绞转则为紧脉。形状画一，不可紊也。崔氏但言如线，亦窥见梗概，第未言之透快耳。紧之一字，已经古人工于摹写，而伪诀妄曰："寥寥入尺来。"思之几同寐语。夫紧脉犹之行路，不唯足高气扬，履声接踵，抑且左右恣意，而竟比之一龙钟衰老举步不前之态，其比拟失伦，肆口无忌，何至于此！庸工犹以为金针也。吁！可怪矣！

缓脉（阴）

体象 缓脉四至，来往和匀，微风轻颭，初春杨柳。

缓脉以宽舒和缓为义，与紧脉正相反也。故曰：缓而和匀，不浮不沉，不大不小，不疾不徐，意思欣欣，悠悠扬扬，难以名状者，此真胃气脉也。

兼脉 主病 缓为胃气，不主于病。取其兼见，方可断证。浮缓伤风，沉缓寒湿。缓大风虚，缓细湿痹。缓涩脾薄，缓弱气虚。左寸涩缓，少阴血虚。左关浮缓，肝风内鼓。左尺缓

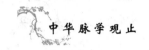

涩，精宫不及。右寸浮缓，风邪所居。右关沉缓，土弱湿侵。右尺缓细，真阳衰极。

《素问·玉机真脏论》："岐伯曰：脾者，土也，孤脏以灌四旁者也。善者不可见，恶者可见。"是故缓脉不主疾病。唯考其兼见之脉，乃可断其为病。浮而且缓，风上乘也；沉而且缓，湿下侵也。缓而且大，风虚内盛；缓而且细，湿痹外乘。缓而且涩，脾不能统血也；缓而且弱，肺不能主气也。

按：缓脉在八卦为坤，在五行为土，在时为四季之末，在人身为足太阴脾。若阳寸阴尺上下同等，浮大而软无偏胜者，和平之脉也。故张太素又比之"如丝在经，不卷其轴；应指和缓，往来甚匀。"盖土为万物之母，中气调和，则百疾不生，缓之于脉大矣哉！

《素问·玉机真脏论》曰："其来如水之流者，此为太过，病在外；如鸟之喙，此谓不及，病在中。太过则令人四肢沉重不举，不及则令人九窍壅塞不通。"《脉经》云："脾王之时，其脉大阿阿而缓，名曰平脉。反得弦细而长者，是肝之乘脾，木之克土，为贼邪，死不治。反得浮涩而短者，是肺之乘脾，子之扶母，为实邪，虽病自愈。反得洪大而散者，是心之乘脾，母之归子，为虚邪，虽病易治。反得沉濡而滑者，是肾之乘脾，水之凌土，为微邪，虽病即瘥。"伪诀以缓脉主脾热、口臭、反胃、齿痛、梦鬼诸证，似乎缓脉主实热有余之证，杜撰如此。

芤脉（阳中阴）

体象　芤乃草名，绝类慈葱，浮沉俱有，中候独空。

芤草状与葱无异。假令以指候葱，浮候之，着上面之葱皮，中候之，正当葱中空处；沉候之，又着下面之葱皮。

主病 芤状中空，故主失血。左寸芤者，心主丧血。芤在左关，肝血不藏。左尺得芤，便红为咎。右寸芤者，相傅阴亡。芤在右关，脾血不摄。右尺得芤，精漏欲竭。

卫行脉外，营行脉中，凡失血之病，脉中必空，故主证如上。

按： 芤之为义，两边俱有，中央独空之象。刘三点云："芤脉何似？绝类慈葱，指下成窟，有边无中。"叔和云："芤脉浮大而软，按之中央空，两边实。"二家之言，已无遗蕴。戴同父云："营行脉中，脉以血为形。芤脉中空，脱血之象。"伪诀云："两头有，中间无。"以头字易叔和之边字，则是上下之脉划然中断，而成阴绝阳绝之诊矣。又云："寸芤积血在胸中，关内逢芤肠里痛。"是以芤为蓄血积聚之实脉，非失血虚家之空脉矣。时珍亦祖述其言，岂曾未精思耶！伪诀又云："芤主淋沥，气入小肠。"与失血之候，有何干涉。即叔和云："三部脉芤，长病得之生，卒病得之死。"然暴失血者脉多芤，而谓卒病得之死可乎？其言亦不能无疵也。至刘肖斋所引诸家论芤脉者，多出附会，不可尽信。若周菊潭谓生平诊脉，未有芤象者，抑何其言之不审耶！虞德恒治一人，潮热微似疟，小腹右边一块，大如鸡卵作痛，右脚不能伸缩。虞诊其脉，左寸芤而带涩，右寸芤而洪实，两尺两关俱洪数。曰："此大小肠之间欲作痈耳。"虞说仍沿伪诀，以寸尺相为表里耳。然芤者，中空之象，带涩犹可并，曰带洪实，实则不芤，而芤则不实，岂虞之辨证，乃别有据，姑托于脉以明其术耶？否则于理亦不可解矣。

弦脉（阳中之阴）

体象 弦如琴弦，轻虚而滑，端直以长，指下挺然。

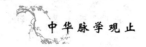

弦之为义，如琴弦之挺直而略带长也。弦脉与长脉皆主春令，但弦为初春之象，阳中之阴，天气犹寒，故如琴弦之端直，而挺然稍带一分之紧急也。长为暮春之象，纯属于阳，绝无寒意，故如木干之迢直以长，纯是发生气象也。

主病　弦为肝风，主痛主疟，主痰主饮。左寸弦者，头痛心劳。弦在左关，痰疟癥瘕。左尺得弦，饮在下焦。右寸弦者，胸及头疼。弦在右关，胃寒膈痛。右尺得弦，足挛疝痛。

胆为甲木，肝为乙木。自北而东，在肝为厥阴而阴尽，在胆为少阳而阳微。初春之象，逗气尚少，升如一缕，有弦义焉。风属木而应春，弦是其本脉，生于风则象风，故脉自弦。弦寒敛束，气不舒畅，故又主痛疟之作也。邪正交争，或寒而热，热而寒，寒热往来，正邪出入，枢主于中。《素问·阴阳离合论》曰："少阳为枢。"故脉亦当弦。饮者，痰之类也。弦直而敛，无鼓荡之力，故饮留焉。头乃六阳所聚，阳虚不能张大，或致外邪所乘，安得不痛。疟疾寒热往来，常在少阳经，故曰"疟脉自弦"，又曰"无痰不成疟"。瘕处于其地，则邪正不敌，小腹沉阴之位，受寒乃痛。肺家阳气衰微，更受阴寒，或右边头痛，或胸次作疼。木来乘土，胃寒不化，真火不足，无以温暖肝木，挛痛之自来也。

兼脉　浮弦支饮，沉弦悬饮。弦数多热，弦迟多寒。阳弦头疼，阴弦腹痛。单弦饮癖，双弦寒痼。

饮停在上不在胃，而支留于心胸；饮停在下不在胃，而悬留于腹胁。故一弦而浮，一弦而沉也。数则为热，弦而兼数者，病亦兼热。迟则为寒，弦而兼迟者，病亦兼寒。阳弦者，寸弦也。邪在三阳，三阳走头，故头疼。阴弦者，尺弦也。邪在三阴，三阴走腹，故腹痛。单弦则止为饮癖。若脉见双弦，已具纯阴之象，若不能食，为木来克土，必不可治。

按：弦脉在八卦为震，在五行为木，在四时为春，在五脏为肝。《素问·玉机真脏论》曰:"春脉,肝也,东方木也,万物之所以始生也。故其气来软弱,轻虚而滑,端直以长,故曰弦。反此者病。其气来而实强,此为太过,病在外;其气来不实而微,此为不及,病在中。太过则令人善怒,忽忽眩冒而巅疾;不及则令人胸胁痛引背,两胁胠满。"《素问·平人气象论》曰:"平肝脉来,软弱招招,如揭长竿末梢,曰肝平。春以胃气为本。病肝脉来,盈实而滑,如循长竿,曰肝病。死肝脉来,急益劲,如新张弓弦,曰肝死。"戴同父云:"弦而软,其病轻。弦而硬,其病重。"深契《内经》之旨。《素问·玉机真脏论》云:"端直以长。"叔和云:"如张弓弦。"巢氏云:"按之不移,察察如按琴瑟弦。"戴同父云:"从中直过,挺然指下。"诸家之论弦脉,可谓深切着明。而伪诀乃言"时时带数",又言"脉紧状绳牵",则是紧脉之象,安在其弦脉之义哉!弦亦谓其主痰。然以饮较痰尚未结聚,所以弦不似滑之累累替替之有物形也。

革脉(阳中之阴)

体象 革大弦急,浮取即得;按之乃空,浑如鼓革。

恰如鼓皮,外则绷急,内则空虚也。故浮取于鼓面而已即得,若按之则虚而无物矣。

主病 革主表寒,亦属中虚。左寸革者,心血虚痛。革在左关,疝瘕为祟。左尺得革,精空可必。右寸革者,金衰气壅。革在右关,土虚而疼。右尺得革,殒命为忧。女人得之,半产漏下。

脉如皮革,表邪有余,而内则不足。唯表有寒邪,故弦急之象先焉;唯中亏气血,故空虚之象显焉。男人诸病,多由精血不足之故。女人半产漏下者,亦以血骤去,故脉则空也。

按：革者，皮革之象也。浮举之而弦急，非绷急之象乎？沉按之而豁然，非中空之象乎？仲景曰："脉弦而大，弦则为减，大则为芤；减则为寒，芤则为虚；虚寒相搏，此名为革。"此节正革脉之注脚也。革如皮革，急满指下。今云"脉弦而大"，只此四字可以尽革脉之形状矣。"弦则为减"以下，又发明所以为革之义也。叔和云："三部脉革，长病得之死，新病得之生。"时珍云："此芤、弦二脉相合，故为亡精失血之候。诸家脉书皆以为即牢脉也。故或有革无牢，或有牢无革，混淆莫辨。不知革浮牢沉，革虚牢实，形与证皆异也。《针灸甲乙经》曰：'浑浑革革，至如涌泉，病进而色弊；绵绵其去如弦绝者死。'谓脉来混浊革变，急如泉涌，出而不返也。"观其曰"涌泉"，则浮取之不止于弦大，而且数、且搏、且滑矣。曰"弦绝"，则重按之不止于豁然，而且绝无根蒂矣。故曰"死"也。王觇以为溢脉者，因《针灸甲乙经》有"涌泉"之语，而附会其说也。不知溢脉者，自寸之上贯于鱼际，直冲而上，如水之沸而盈溢也，与革脉奚涉乎？丹溪曰："如按鼓皮。"其于中空外急之义，最为切喻。伯仁以革为变革之义，误矣。若曰变革，是怪脉也，而革果怪脉乎？则变革之义何居耶。

牢脉（阴中之阳）

体象　牢在沉分，大而弦实，浮中二候，了不可得。
深居在内之象也。故树本以根深为牢，盖深入于下者也；监狱以禁囚为牢，深藏于内者也。仲景曰："寒则牢固。"又有坚固之义也。

主病　牢主坚积，病在乎内。左寸牢者，伏梁为病。牢在左关，肝家血积。左尺得牢，奔豚为患。右寸牢者，息贲可定。牢在右关，阴寒痃癖。右尺得牢，疝瘕痛甚。

牢脉所主之证，以其在沉分也，故悉属阴寒；以其形弦实也，故咸为坚积。积之成也，正气不足，而邪气深入牢固。心之积，名曰伏梁；肝之积，名曰肥气；肾之积，名曰奔豚；肺之积，名曰息贲；脾之积，名曰痞气。及一切按之应手者曰癥；假物成形者曰瘕；见于肌肉间者曰痃；结于隐癖者曰癖。经曰："积之始生，得寒乃生，厥乃成积。"故牢脉咸主之。若夫失血亡精之人，则内虚而当得革脉，乃为正象；若反得牢脉，是脉与证反，可以卜短期矣。

按：沈氏曰："似沉似伏，牢之位也。实大弦长，牢之体也。牢脉不可混于沉脉、伏脉，须细辨耳。沉脉如绵裹砂，内刚外柔，然不必兼大弦也。伏脉非推筋至骨，不见其形。在于牢脉，既实大，才重按之便满指有力，以此为别耳。"叔和云："似沉似伏。"犹不能作画一之论也。吴草庐曰："牢为寒实，革为虚寒，安可混乎？"伪诀云："寻之则无，按之则有。"但依稀仿佛，却不言实大弦长之形象，是沉脉而非牢脉矣。又曰："脉入皮肤辨息难。"更以牢为死亡之脉，其谬可胜数哉！

濡脉（阴中之阴）

体象 濡脉细软，见于浮分，举之乃见，按之即空。

濡者，即软之象也。必在浮候见其细软，若中候沉候，不可得而见也。叔和比之"帛浮水面"，时珍比之"水上浮沤"，皆状其随手而没之象也。

主病 濡主阴虚，髓竭精伤。左寸濡者，健忘惊悸。濡在左关，血不荣筋。左尺得濡，精血枯损。右寸濡者，腠虚自汗。濡在右关，脾虚湿侵。右尺得濡，火败命倾。

按：浮主气分，浮取之而可得，气犹未败；沉主血分，沉按之而如无，此精血衰败。在久病老年之人，尚未至于必绝，为其脉与证合也；若平人及少壮及暴病见之，名为无根之脉，去死不远。叔和言：轻手相得，按之无有。伪诀反言：按之似有举之无。悖戾一至于此耶！且按之则似有，举之则还无，是弱脉而非濡脉矣。濡脉之浮软，与虚脉相类，但虚脉形大而濡脉形小也。濡脉之细小，与弱脉相类，但弱在沉分而濡在浮分也。濡脉之无根，与散脉相类。但散脉从浮大而渐至于沉，濡脉从浮小而渐至于不见也。从大而至沉者全凶，从小而至无者为吉凶相半也。又主四体骨蒸，盖因肾气衰绝，水不胜火耳。

弱脉（阴）

体象　弱脉细小，见于沉分，举之则无，按之乃得。

沉而且细且小，体不充，势不鼓也。

主病　弱为阳陷，真气衰弱。左寸弱者，惊悸健忘。弱在左关，木枯挛急。左尺得弱，涸流可征。右寸弱者，自汗短气。弱在右关，水谷之疴。右尺得弱，阳陷可验。

夫浮以候阳，阳主气分，浮取之而如无，则阳气衰微，确然可据。夫阳气者，所以卫外而为固者也，亦以营运三焦、熟腐五谷者也。柳氏曰："气虚则脉弱。寸弱阳虚，尺弱阴虚，关弱胃虚。弱脉呈形，而阴霾已极，自非见睍，而阳何以复耶。"《素问·玉机真脏论》曰："脉弱以滑，是有胃气。脉弱以涩，是为久病。"愚谓弱堪重按，阴犹未绝；若兼涩象，则气血交败，生理灭绝矣。仲景云："阳陷入阴，当恶寒发热。久病及衰年见之，犹可维援；新病及少壮得之，不死安待！"

按:《脉经》曰："弱脉极软而沉细，按之乃得，举手无有。"何其彰明详尽也。伪诀谓："轻手而得。"明与叔和相戾，且是濡脉之形，而非弱脉之象。因知伪诀误以濡脉为弱，弱脉为濡，其鲁莽特甚。即黎氏浮沤之譬，亦踵高阳之弊，不可不详加考据也。

散脉（阴）

体象　散脉浮乱，有表无里，中候渐空，按则绝矣。

自有渐无之象，亦散乱不整之象也。当浮候之，俨然大而成其为脉也；及中候之，顿觉无力而减其十之七八矣；至沉候之，杳然不可得而见矣。

主病　散为本伤，见则危殆。左寸散者，怔忡不卧。散在左关，当有溢饮。左尺得散，北方水竭。右寸散者，自汗淋漓。散在右关，胀满蛊坏。右尺得散，阳消命绝。

按:　渐重渐无，渐轻渐有，明乎此八字，而散字之象恍然矣。故叔和云："散脉大而散，有表无里。"字字斟酌。崔氏云："涣漫不收。"盖涣漫即浮大之义，而不收即无根之义；虽得其大意，而未能言之凿凿也。柳氏云："无统纪，无拘束，至数不齐，或来多去少，或去多来少，涣散不收，如杨花散漫之象。"夫杨花散漫，即轻飘而无根之说也。其言至数不齐，多少不一，则散乱而不能整齐严肃之象也。此又补叔和未备之旨，深得散脉之神者也。戴同父云："心脉浮大而散，肺脉短涩而散，皆平脉也。心脉软散为怔忡，肺脉软散为汗出，肝脉软散为溢饮，脾脉软散为胻肿，皆病脉也。肾脉软散，诸病脉代散，皆死脉也。"古人以代散为必死者，盖散为肾败之征，代为脾绝之征也。肾脉本沉，而散脉按之不可得见，是先天资始之根本绝也。脾脉主信，而代脉歇至不愆其期，是后天资生之根本绝也。故二脉独见，均为危殆之候；而二脉交见，尤为必死之符。

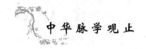

细脉（阴）

体象 细直而软，累累萦萦，状如丝线，较显于微。

小也，细也，状如丝也。比之于微，指下犹尚易见，未至于举按模糊也。

主病 细主气衰，诸虚劳损。左寸细者，怔忡不寐。细在左关，肝血枯竭。左尺得细，泄痢遗精。右寸细者，呕吐气怯。细在右关，胃虚胀满。右尺得细，下元冷惫。

细脉、微脉俱为阳气衰残之候。夫气主煦之，非行温补，何以复其散失之元乎？常见虚损之人，脉已细而身常热，医者不究其元，而以凉剂投之，何异于恶醉而强酒？遂使真阳散败，饮食不进，上呕下泄，是速之使毙耳。《素问·阴阳别论》云："壮火食气，少火生气。"人非少火，无以营运三焦，熟腐五谷。未彻乎此者，安足以操司命之权哉！然虚劳之脉，细数不可并见，并见者必死。细则气衰，数则血败，气血交穷，短期将至。叔和云："细为血少，亦主气衰。有此证则顺，无此证则逆。"故吐利失血，得沉细者生。忧劳过度之人，脉亦多细，为自戕其气血也。春夏之令，少壮之人，俱忌细脉。谓其不与时合，不与形合也。秋冬之际，老弱之人，不在禁忌之例。

按：丝之质最柔，丝之形最细，故以形容细脉。王启玄曰："状如莠蓬。"正于柔细之态，善摩巧拟，恍在目前。伪诀失其柔软之意，而但云极细则可移于微脉，而岂能独标细脉之体象乎！微、细二脉，或有单指阳衰，或有单指阴竭，或有兼阴阳而主病，则非画一之论矣。大都浮而细者属之阳分，则见自汗、气急等症；沉而细者属之阴分，则见下血、血痢等症。

伏脉（阴）

体象　伏为隐伏，更下于沉，推筋着骨，始得其形。

伏之为义，隐伏而不见之谓也。浮中二候，绝无影响；虽至沉候，亦不可见；必推筋至骨，方始得见耳。

主病　伏脉为阴，受病入深。左寸伏者，血瘀之愆。伏在左关，肝血在腹。左尺得伏，疝瘕可验。右寸伏者，气郁之殃。伏在右关，寒凝水谷。右尺得伏，少火消亡。

其主病多在沉阴之分，隐深之地，非轻浅之剂所能破其藩垣也。诸证莫非气血结滞，唯右关、右尺责其无火。盖火性炎上，推筋至骨而形始见，积衰可知。更须以有力无力细为分辨，则伏中之虚实燎然矣。

按：《伤寒论》中以一手脉伏为单伏，两手脉伏曰双伏，不可以阳证见阴脉为例也。火邪内郁，不得发越，乃阳极似阴。故脉伏者，必有大汗而解，正如久旱将雨，必先六合阴晦一回，雨后庶物咸苏也。又有阴证伤寒，先有伏阴在内，而外复感冒寒邪，阴气壮盛，阳气衰微，四肢厥逆，六脉沉伏，须投姜、附及灸关元，阳乃复回，脉乃复出也。若太溪、冲阳皆无脉者，则必死无疑。刘玄宾云："伏脉不可发汗。"为其非表脉也，亦为其将自有汗也。乃伪诀云："徐徐发汗。"而洁古欲以附子细辛麻黄汤发之，皆非伏脉所宜也。伪诀论形象则妄曰："寻之似有，定息全无。"是于中候见形矣，于伏之名义何居乎。

动脉（阳）

体象　动无头尾，其形如豆，厥厥动摇，必兼滑数。

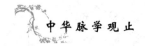

动脉厥厥动摇，急数有力，两头俯下，中间突起，极与短脉相类。但短脉为阴，不数、不硬、不滑也；动脉为阳，且数、且硬、且滑也。

主病 动脉主痛，亦主于惊。左寸动者，惊悸可断。动在左关，惊及拘挛。左尺得动，亡精失血。右寸动者，自汗无疑。动在右关，心脾疼痛。右尺得动，龙火奋迅。

阴阳不和，气搏击则痛，气撺进则惊。动居左寸，心主受侮，惊悸至矣。肝胆同居，肝主筋而胆主震定，动则皆病。人之根蒂在尺，动则阳不能卫，阴不能守，亡精失血，可立而待。肺家主气。动则外卫不密，汗因之泄。阴阳相搏，心脾不安，动乃痛作。右尺真阳潜伏之所，而亦见动象，则阳气不得蛰藏，必有非时奋迅之患。

按： 关前为阳，关后为阴。故仲景云："阳动则汗出。"分明指左寸之心，汗为心之液；右寸之肺，肺主皮毛而司腠理，故汗出也。又曰："阴动则发热。"分明指左尺见动，为肾水不足；右尺见动，谓相火虚炎，故发热也。因是而知旧说言动脉只见于关上者，非也。且《素问》曰："妇人手少阴心脉动甚者，为妊子也。"然则手少阴明隶于左寸矣，而谓独见于关可乎？成无己曰："阴阳相搏而虚者动。故阳虚则阳动，阴虚则阴动。以关前为阳主汗出，关后为阴主发热。"岂不精妥。而庞安常强为之说云："关前三分为阳，关后二分为阴，正当关位半阴半阳，故动随虚见。"是亦泥动脉只见于关之说也。伪诀云："寻之似有，举之还无。"是弱脉而非动脉矣。又曰："不离其处，不往不来，三关沉沉。"含糊谬妄无一字与动脉合义矣。詹氏曰："如钩如毛。"则混于浮大之脉，尤堪捧腹。王宇泰曰："阳生阴降，二者交通，上下往来于尺寸之内，方且冲和安静，焉睹所谓动者哉！唯夫阳欲降而阴逆之，阴欲升而阳逆之，两者相搏，不得上下，击鼓之势，陇然高起，而动脉之形着矣。"此言不啻与动脉写照。

促脉（阳）

体象 促为急促，数时一止，如趋而蹶，进则必死。

促之为义，于急促之中，时见一歇止，为阳盛之象也。黎氏曰："如蹶之趋，徐疾不常。"深得其义。叔和云："促脉来去数，时一止，复来。"亦颇明快。

主病 促因火亢，亦因物停。左寸促者，心火炎炎。促在左关，血滞为殃。左尺得促，遗滑堪忧。右寸促者，肺鸣咯咯。促在右关，脾宫食滞。右尺得促，灼热为定。

按： 人身之气血贯注于经脉之间者，刻刻流行，绵绵不息。凡一昼夜当五十营，不应数者，名曰狂生。其应于脉之至数者，如鼓应桴，罔或有忒也。脏气乖违，则稽留凝泣，阻其营运之机，因而歇止者，其止为轻；若真元衰惫，则阳弛阴涸，失其揆度之常，因而歇止者，其止为重。然促脉之故，得于脏气乖违者十之六七，得于真元衰惫者十之二三。或因气滞，或因血凝，或因痰停，或因食壅，或外因六气，或内因七情，皆能阻遏其营运之机，故虽当往来急数之时，忽见一止耳。如止数渐稀，则为病瘥；止数渐增，则为病剧。所见诸证，不出血凝气滞，更当与他脉相参耳。促脉随病呈形，伪诀但言"并居寸口"，已非促脉之义；且不言时止，犹为聩聩矣。

结脉（阴）

体象 结为凝结，缓时一止；徐行而怠，颇得其旨。

结而不散，迟滞中时见一止也。古人譬诸徐行而怠，偶羁一步，可为结脉传神。

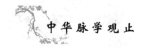

主病　结属阴寒，亦由凝积。左寸结者，心寒疼痛。结在左关，疝瘕必现。左尺得结，瘘躄之疴。右寸结者，肺虚气寒。结在右关，痰滞食停。右尺得结，阴寒为楚。

热则流行，寒则停凝，理势然也。夫阴寒之中，且夹凝结，喻如隆冬天气严肃，流水冰坚也。少火衰弱，中气虚寒，失其乾健之运，则血气痰食，互相纠缠，浮结者外有痛积，伏结者内有积聚。故知结而有力者，方为积聚；而无力者，是真气衰弱，违其运化之常，唯一味温补为正治。越人云："结甚则积甚，结微则气微。"是知又当以止歇之多寡，而断病之重轻也。

按：营运之机缄不利，则脉应之而成结。仲景云："累累如循长竿，曰阴结。蔼蔼如车盖，曰阳结。"叔和云："如麻子动摇，旋引旋收，聚散不常为结。"则结之体状，有非浅人所领会也。夫是三者，虽同名为结，而义实有别。浮分得之为阳结，沉分得之为阴结。止数频多，三五不调，为不治之症。由斯测之，结之主症，未可以一端尽也。伪诀云："或来或去，聚而却还。"律以缓时一止之义，全无相涉。岂欲仿佛叔和旋引旋收之状，而词不达意乎？此着述之所以不可易易也。

代脉（阴）

体象　代为禅代，止有常数，不能自还，良久复动。

代亦歇止之脉。但促、结之止，内有所碍，虽止而不全断，中有还意；代则止而不还，良久复止，如四时之禅代，不愆其期也。又促、结之止，止无常数；代脉之止，止有定期。

主病　代主脏衰，危恶之候。脾土败坏，吐利为咎。中寒不食，腹疼难救。

止有定期者，盖脾主信也。故《内经》以代脉一见，为脏气衰微，脾气脱绝之诊。

按：代脉之义，自各不同。如《素问·宣明五气》篇曰："脾脉代。"《灵枢·邪气脏腑病形》篇曰："黄者其脉代。"皆言脏气之常候，非谓代为止也。《素问·平人气象论》曰"长夏胃微软弱曰平，但代无胃曰死"者，盖言无胃气而死，亦非以代为止也。若脾王四季，而随时更代者，乃气候之代，即《宣明五气》等篇所云者是也。若脉平匀，而忽强忽弱者，乃形体之代，即《宣明五气》等篇所云者是也。脉无定候，更变不常，则均为之代，须因变察情。如云五十动而不一代者，是乃至数之代。大抵脉来一息五至，则肺、心、脾、肝、肾五脏之气皆足，故五十动而不一止，合大衍之数，谓之平脉。反此则止乃见焉。肾气不能至，则四十动一止；肝气不能至，则三十动一止；脾气不能至，则二十动一止；心气不能至，则十动一止；肺气不能至，则四五动一止。至当自远而近，以次而短，则由肾及肝，由肝及脾，由脾及心，由心及肺。故凡病将死者，必气促以喘，仅呼于胸中数寸之间。此时真阴绝于下，孤阳浮于上，气短已极，医者犹欲平之散之，未有不随扑而灭者。戴同父云："三部九候，候必满五十动。"出自《难经》。而伪诀《五脏歌》中，皆以四十五动准，乖于经旨。又云："四十一止一脏绝，却后四年多命没。"荒疵尤甚。夫人岂有一脏既绝，尚活四年。叔和亦曰："脉来四十动而一止者，一脏无气，却后四岁春草生而死。"未知《灵枢·根结》篇但言动止之数，以诊五脏无气之候，何尝凿言死期耶？滑伯仁曰："无病而羸瘦、脉代者，危候也。有病而气血乍损，只为病脉。"此伯仁为暴病者言也。若久病而得代脉，冀其回春，万不得一矣。

伤寒心悸，有中气虚者，停饮者，汗下后者。中气虚则阳陷，阳受气于胸中，阳气陷则不能上充于胸中，故悸。停饮者，饮水多而停于心下也。水停心下，水气上凌，心不自安，故悸。汗后则里虚矣，况汗乃心液，心液耗则心虚，心虚故悸。诸悸者，未必皆脉代；若脉代者，正指汗后之悸，以汗为心液，脉为心之合耳。女胎十月而产，腑脏各输真气资以培养。若至期当养之经虚实不调，则胎孕为之不安，甚则下血而堕矣。当三月之时，心包络养胎。《灵枢·经脉》篇云："心包主脉。"若分气及胎，脉必虚代。在《灵枢·五脏生成》篇曰："心合脉。"盖心与心包，虽分二经，原属一脏故耳。代脉主病，但标脾脏虚衰，而不及他症，故附列焉。

疾脉（阳）

体象 疾为疾急，数之至极，七至八至，脉流薄疾。

六至以上，脉有两称，或名曰疾，或名曰极。总是急速之形，数之甚者也。

主病 疾为阳极，阴气欲竭。脉号离经，虚魂将绝。渐进渐疾，且夕殒灭。毋论寸尺，短期已决。

阴阳相等，脉至停均。若脉来过数而至于疾，有阳无阴，其何以生！是唯伤寒热极，方见此脉，非他疾所恒有也。若痨瘵虚惫之人，亦或见之，则阴髓下竭，阳光上亢，可与之决短期矣。阴阳易病者，脉常七八至，号为离经，是已登鬼录者也。至夫孕妇将产，亦得离经之脉，此又非以七八至得名。如昨浮今沉，昨大今小，昨迟今数，昨滑今涩，但离于平素经常之脉，即名为离经矣。心肺诸证，总之真阴消竭之兆。譬如繁弦急管，乐作将终；烈焰腾空，薪传欲尽。夫一息四至，则一昼一夜约一万三千五百息，通计之当五十周于身，而脉行八百一十丈，此人身经脉流行之常度也。若一息八至，则一日一夜周于一身者，当一百营，而脉遂行一千六百余丈矣，必至喘促声嘶，仅呼吸于胸中数寸之间，而不能达于根蒂，真阴极于下，孤阳亢于上，而气之短已极矣。夫人之生死由于气，气之聚散由乎血，凡残喘之尚延者，只凭此一线之气未绝耳。一息八至之候，则气已欲脱，而犹冀以草木生之，何怪其不相及也。

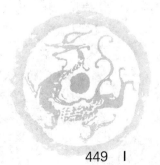

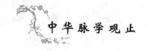

卷 五

赵郡辰山李延昰期叔父　辑著
四明陈久登仲先父　参阅

小　序

病有不尽凭于脉者，然凭脉以断者，十居其九，乃取其宜忌者而标示焉，使不啻影之随形，以戒世之侥幸于万一，遗师其咎者也。

脉之主病，有宜不宜，阴阳顺逆，吉凶可知。

有是病则有是脉，与病相宜则顺，不相宜则逆。逆之与顺，何从区别，是又在阴阳耳。如表病见表脉，里病见里脉，实病见实脉，虚病见虚脉，阳病见阳脉，阴病见阴脉之类，皆顺而相宜者也。反此则逆。逆顺一分，而病之吉凶从可推矣。

中风之脉，却喜浮迟，数大急疾，兼见难支。

中风之脉，各有所兼。盖新风夹旧邪，或外感，或内伤，其脉随之忽变。兼寒则脉浮紧，兼风则脉浮缓，兼热则脉浮数，兼痰则脉浮滑，兼气则脉沉涩，兼火则脉盛大，兼阳虚则脉微亦大而空，兼阴虚则脉数亦如细丝，阴阳俱虚则微数或微细。虚滑为头中痛，缓迟为营卫衰。大抵阳浮而数，阴濡而弱，浮滑沉滑，微虚散数，皆为中风。风性空虚，中之于表，虚浮迟缓，虽为正气不足，犹可补救。急大数疾，邪不受制，必死无疑。可见大数而犹未至急疾者，尚不可谓其必死也。

伤寒热病，脉喜浮洪；沉微涩小，证反必凶；汗后脉静，身凉则安；汗后脉躁，热甚必难。阳证见阴，命必危殆；阴证见阳，虽困无害。

《素问·热论》曰："今夫热病者，皆伤寒之类也。"又曰："人之伤于寒也，则为病热，热虽甚不死。"观此则知伤寒虽是阴寒之邪袭人，正气与之抗拒，郁蒸成热，亦理势之必然者。抗拒在表故脉浮，郁蒸成热故脉洪。热病得此阳脉，知正气不陷缩而能鼓发，胜邪必矣，故喜焉。若沉微涩小，是皆阴类，证阳脉阴，表病见里，证与脉反，邪盛正衰，凶之兆也。至若汗后邪解正复，此时脉躁盛者亦应宁静，身体自然凉和。设脉仍躁而热加甚，是正气已衰，邪气更进，必难乎其为生矣。即《素问·评热论》所谓"有病温者，汗出辄复热，而脉躁疾不为汗衰，狂言，不能食，病名阴阳交"也。阳证见阴者，见阴脉也，即上文所云热病而得沉微涩小之类，言证与脉反，故亦危殆。阴证见阳者，见阳脉也，亦似与证相反，唯伤寒则不然。伤寒自表入里，从阳之阴，刻刻侵搏，层层渐入。今阴病得阳脉，是转寒凛而变温和，起深沉而出浮浅，死阴忽作生阳，病虽困笃，自当无害。故仲景云："阴病见阳脉者生，阳病见阴脉者死。"

伤暑脉虚，弦细芤迟，若兼滑实，别证当知。

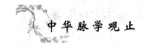

经曰："脉虚身热，得之伤暑。"《针灸甲乙经》曰："热伤气而不伤形，所以脉虚者是也。"若《难经·四十九难》曰："其脉浮大而散。"殊有未然。夫脉大而散，乃心之本脉，非病脉也。故仲景不言，但补其偏曰："弦细芤迟。"芤即虚豁也。弦、细、迟即热伤气之应也。统而言之曰虚，分而言之曰弦、细、芤、迟，其不以浮大之脉混入虚脉之中，称为病暑之脉，虑何周耶。若面垢身热，伤暑之证已见，而脉反滑实，将兼痰与食矣。

劳倦内伤，脾脉虚弱；汗出脉躁，死证可察。

动而生阳，身固不宜太逸。东垣论升阳益胃汤方后云："小役形体，使胃气与药得以转运升发。"此即动而生阳之义也。若烦扰而过于劳，则肢体转旋，四肢举动，阳气张乱，无往非脾气之伤，故脾脉虚弱为顺也。如汗出而脉反躁疾，则为逆矣，安得不死。

疟脉自弦，弦数者热；弦迟者寒，代散者绝。

《素问·疟论》曰："夫痎疟皆生于风。"故疟因风暑之邪，客于风木之府，木来乘土，脾失转输，不能运水谷之精微，遂多停痰留饮。弦应风木，又主痰饮，无痰不成疟，故曰"疟脉自弦"。数热、迟寒，自然之理。独见代散之脉，则正气虚脱，不续不敛之象，邪盛正衰，定主凶折。

泄泻下痢，沉小滑弱；实大浮洪，发热则恶。

泄痢见于下部，无论因之内外，总属伤阴耗里之虚证，沉小滑弱，乃为相宜。若实大浮洪则恶矣。实大与虚反，浮洪与里反，邪盛正衰，不言可喻。再加发热，则阴气弥伤，而里气弥耗，不至躁亡不已。

呕吐反胃，浮滑者昌；弦数紧涩，结肠者亡。

呕吐反胃，上焦之病也。浮为虚，滑为痰，是其正象，可以受补，故曰昌也。脉弦者，虚也。木来乘土，胃气无余，土将夺矣。数则为热，热当消谷，而反吐谷，乃知数为虚数，虚则不运，数则气促，呕吐不止，胃将渐败。《金匮要略》云："阳气微，膈气虚，脉乃数。"紧则为寒，无阳以运，故上出而呕吐。涩脉枯涩，吐亡津液之所致。水谷之海枯，遂致粪如羊屎，必死不治。

霍乱之候，脉代勿讶；厥逆迟微，是则可嗟。

霍乱之证，挥霍撩乱，不能自持，因一时清浊混乱，卒吐暴下，临时不能接续，非死脉也。厥逆而舌卷囊缩，脉至迟微，阳衰阴盛，真元渐绝之象。暴脱者能渐生，而渐绝者又何能暴起哉！

嗽脉多浮，浮濡易治；沉伏而紧，死期将至。

嗽乃肺疾，脉浮为宜。兼见濡者，病将退也。沉则邪已入里，紧则寒邪不散，均主病危。

喘息抬肩，浮滑是顺；沉涩肢寒，皆为逆证。

喘证无非风与痰耳。浮为阳，为表，为风；滑为阳中之阴，而为痰，为食。若能散其邪，则机关可利；推其物，则痞塞可通。故曰顺。脉沉为阴，为里，为下部；涩为阴，为虚。乃元气不能接续，岂能充四肢乎？是以喘息抬肩，而四肢又寒也。若更见散脉，则元真将随喘而散，死亡必矣。故曰逆。

火热之证，洪数为宜；微弱无神，根本脱离。

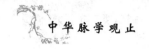

病热而有火证，火则脉应洪数。若得沉微之阴脉，是无火矣。无火而仍病热则知为无根之阳，虚见热象也。故主危殆。

骨蒸发热，脉数为虚；热而涩小，必殒其躯。
骨蒸者，肾水不足，壮火僭上，虚数二脉，是其本然。蒸热而见涩小之脉，涩则精血少，小则元气衰，真阴日损，邪火日增，所谓发热脉静，不可救药耳。

劳极诸虚，浮软微弱；土败双弦，火炎则数。
劳极损伤，气血日耗，形体渐衰，所见之脉，随病呈象，如空虚之浮，不鼓之软，欲绝之微，无力之弱，虽云病脉，然与病犹相宜也。至若双弦乃知土败，急数定为火炎。盖弦为肝木，双弦则木太盛，久病之土，何堪其侮，故知其必败也。数已为热，急数则躁疾直强，略无半点和柔，邪火炎炎，真阴自绝，六至以上，便不可治。

失血诸证，脉必现芤；缓小可喜，数大堪忧。
芤有中空之象，失血者宜尔也。缓小脉顺为可喜。脉数而大，邪盛正衰，为火烁真阴，诚为可忧。

蓄血在中，牢大却宜；沉涩而微，速愈者希。
血蓄于内，瘀凝不行，瘀凝则脉大，不行则脉牢，亦因病呈象也。逐之使去，巢穴一空，而致新不难矣。设脉沉小涩微，是病有余而脉反不足，病有物而脉若无物，既不能自行其血，又难施峻猛之剂，安望其速愈耶？

三消之脉，浮大者生；细微短涩，形脱堪惊。

三消皆燥热太过，唯见浮大之脉为吉耳。若脉细微短涩，则气血之虚衰枯槁，不言可知。再加身体瘦悴，是谓形脱，即戴人所云"燔木则为炭，燔金则为液，燔石则为灰，煎海水则为盐，鼎水形气两败"，岂直可惊已哉！

小便淋闭，鼻色必黄；数大可疗，涩小知亡。

热乘津液，则水道不利。水道不利而有热，必郁蒸而外发黄色，见于鼻者，以鼻为肺窍耳。数大为火象，火证见之，又何妨乎？若逢涩小，为精血败坏，死亡将亟矣。

癫乃重阴，狂乃重阳；浮洪吉象，沉急凶殃。

癫狂既分阴阳，而脉皆取浮洪者，盖浮洪者属阳，在阳狂者得之，固与证相宜；即阴癫者得之，亦将从阴转阳，自里达表之象，故均为吉兆。若沉而急，沉则入阴迫里，急则强急不柔，是无胃气之脉也。不论狂癫，凶殃立至。

痫宜虚缓，沉小急实；或但弦急，必死不失。

痫本虚痰，脉来虚缓，自应然也。若沉小急实，或虚而弦急者，肝之真脏脉见矣，安望其生耶？

疝属肝病，脉必弦急；牢急者生，弱急者死。

疝为肝病，弦急，肝脉之常也。况弦敛急直，气不鼓畅者，咸主痛胀，疝则未有不痛不胀者，故弦急而牢，见积聚之有根，亦见原本之壮实。疝系阴寒之咎，牢主里寒之脉，最为相合。若急则邪盛，弱则正衰，必有性命之忧矣。

胀满之脉，浮大洪实；细而沉微，岐黄无术。

胀满属有余之证，宜见有余之脉，浮大洪实是也。沉细

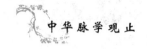

而微，知元气已衰，证实脉虚，无复他望矣。

心腹之痛，其类有九；细迟速愈，浮大延久。

心腹痛而脉见细迟，是气减舒徐，厥邪欲退，理应从吉。设或浮大，重则邪气方张，里证而得表脉，大非所宜，轻亦为中虚之证，不能收捷得之效也。

头痛多弦，浮紧易治；如呈短涩，虽救何及。

弦为阴脉，乃阳虚不能张大，或致外邪所乘。况头乃诸阳之府，而为邪束于外，使阳气遏郁，故脉多近弦。或浮或紧，不出风寒，初起者散之则愈。若短则阳脱于上，涩则阴衰于下，至于手足厥寒至节者，与真心痛无异，必死不治。

腰痛沉弦，浮紧滑实；何者难疗，兼大者失。

足三阴从足入腹，脉来沉弦者，沉为在里，弦为主痛。然何以又兼浮象乎？乃沉弦者，中有泛泛欲上之势，因风厥阴所谓腰中如张弓弦者是也。故状其风邪虚浮之性，非言在表之浮也。紧则兼寒，滑为痰聚，实因闪挫，本乎外因，虽困无害。如房室过度，烦劳不节，以致精力耗竭，腰脊空虚。夫腰者，肾之府，力出于脊，而腰者脊所系，其为痛也，转侧呻吟，屈伸不得，膝酸胫冷，腰寒面黑，行则伛偻，不能久立，此肾脏虚衰之极，无可收敛，反见空松，故按之豁然而大，自不作靖，咎将谁执。壮盛者犹可挽回，中年以后，最为难治。

脚气有四，迟数浮濡；脉空痛甚，何可久持。

脚气发于三阳者轻，发于三阴者重。以三阴属脏，经络居里，若非脏气大虚，邪不易及。陈无择谓风寒暑湿四邪，皆能成病，则迟数浮濡，犹与证合。痛则日盛而脉乃空虚，邪盛正衰，比之伤寒身凉脉躁，势则相反，而咸非吉兆，总以病脉背驰耳。

五脏为积，六腑为聚；实强可生，沉细难愈。

积也，聚也，皆实证也。实脉强盛，邪正相搏，一以征元本之壮实，从腑从阳，故曰可生。其脉沉细者，阴脉也，一以征邪气之深入，故曰难愈。

中恶腹胀，紧细乃生；浮大维何，邪气已深。

人之正气，自内达表，自胸腹而达四肢者，其常也。卒中外邪，则正气不能达外，而反退缩于中，则气机敛实，而紧细之脉象见矣，腹安得不胀？药力一助，正气必张，邪气必散，紧者仍舒，细者仍充，而本来之面目可还也，故知其生。若脉浮大，则正先散越，散越于外则里更虚，里更虚则邪必深入，而欲为之治，不亦难乎？

鬼祟之脉，左右不齐；乍大乍小，乍数乍迟。

鬼祟犯人，左右二手脉象不一，忽大忽小，忽数忽迟，无一定之形也。

五疸实热，脉必洪数；过极而亢，渴者为恶。

五疸实热，湿与热郁，外不得通，内不得泄，畲蒸成黄，故曰实热。脉来固应洪数，然洪数太过，则必发渴。黄为表蒸，渴为里热，表里亢热，阴何以堪？况疸为湿郁，而汗溺不通，渴则更加之饮，愈增其病矣。

水病之状，理必兼沉；浮大出厄，虚小可惊。

水病有阴有阳，诸种不一，而沉则在在皆兼，即气水、

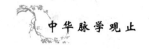

风水之在表，而脉应浮者，亦必有沉沉欲下之势。盖沉下者，水之性也。此则专以状言。如指浮者，则以位言耳。水脉浮大，知水气渐散，灾厄将出之象。若脉虚小，则正衰邪存，诚可惊也。

痈疽之脉，浮数为阳，迟则属阴，药宜酌量。痈疽未溃，洪大为祥；若其已溃，仍旧则殃。

其脉浮数者，以血泣而气复从之，邪与正郁，郁则化热，故数也。在表、在阳，故浮也。正为邪搏，则宣畅外卫之力薄，故复恶寒。据脉证似与伤寒表证无异，但伤寒虽有痛，或在头，或在身体，或在骨节，未有痛止于一处者。今痛止一处而脉数，此处必化热为脓，正痈疽所发之处也。即《伤寒论·辨脉法》所谓"诸脉浮数，当发热而洒淅恶寒，若有痛处，饮食如常者，蓄积有脓"是也。如此者，乃为阳毒。若脉不数，身不热，所患之处不疼，是邪客阴分，不能鼓发，多致内陷。然必兼有烦懊呕逆、胸膈不安等症，否则不热不疼，脉又不数，是一不病患也，何得谓之阴疮，而反重于阳证耶？方痈疽之未溃也。无论成脓与否，热邪郁蓄，外不疏通，脉之鼓涌洪大，是其宜也。至于已溃，则热泄邪解，而洪大之脉宜衰矣。溃而不衰，一派热邪，正从何复，诚为大可惧者。与《素问·评热病论》所谓"病温者，汗出辄复热，而脉躁疾，不为汗衰，病名阴阳交"而阳飞越，虽治无益。

肺痈已成，寸数而实；肺痿之形，数而无力。肺痈色白，脉宜短涩；浮大相逢，气损血失。肠痈实热，滑数可必；沉细无根，其死可测。

肺痈而寸口数实，知脓已成矣。肺叶焦痿，火乘金也，是以数而无力。肺痈既作，则肺气虚损。白者西方本色，所谓一脏虚则一脏之本色见也。短涩者，秋金之素体。若逢浮大，是谓火来乘金，克我者为贼邪，血气败坏之证也。肠痈，实也。沉细，虚也。证实脉虚，死期将至矣。

喉痹之脉，迟数为常；缠喉、走马，微伏则难。

十二经脉与经别多过于此，即不然亦在其前后左右。其脉多数，数则为热故耳。间迟脉者，乃是外邪袭经，经气不利，郁滞于所过之处，故亦为痹。脉来或迟，亦与病合。若肿痛麻痒之缠喉风，须臾闭绝之走马疳，二者俱火中夹风，凶暴急烈，脉应浮大洪数，而反见微伏，是正衰邪盛，补泻罔从，不亦难乎？

中毒之候，尺寸数紧；细微必危，旦夕将殒。

数紧者，因毒气盘郁而搏击也。一见细微，知其正气已虚，毒邪深入，其能久乎？

金疮出血，脉多虚细；急实大数，垂亡休治。

受创血去已多，脉空自宜沉细，而反见急数，阴欲尽矣，治之何用。

妇人之脉，以血为本；血旺易胎，气旺难孕。少阴动甚，谓之有子；尺脉滑利，妊娠可喜。滑疾不散，胎必三月；但疾不散，五月可别。左疾为男，右疾为女；女腹如箕，男腹如釜。

此言女人胎前之脉也。女为阴，阴主血，故女人以血为本，本足而成胎亦易；气旺则血反衰，是为本不足，未有理失常而能孕者也。少阴动甚者，心手少阴之脉动甚也。心主血，动甚则血旺，血旺易胎，故云有子，即《素问·平人气象论》所谓"妇人手少阴脉动甚者，妊子也"。心脏主血，故胎结而动甚，乃往来流利之义，非厥厥如豆之动也。尺脉者，左右肾脉也。肾为天一之水，主子宫以系胞，孕胎之根蒂也。滑利则不枯涩，而且有替替含物之象，故喜其妊娠，即《素问·阴阳别论》所谓"阴搏阳别，谓之有子"。盖寸为阳，尺为阴，言尺阴之脉搏指而动，与寸阳之脉迥然分别也。即此滑利之脉，应指滑而不散，滑为血液疾，而不散乃血液敛结之象，是为有胎三月矣。若但疾而不散，是从虚渐实，从柔渐刚，血液坚凝，转为形体，故不滑耳，此妊娠五月之脉。

其疾左胜于右，是为男孕，以男属阳居左，胎气钟于阳，故左胜。右胜于左，是为女孕，以女属阴居右，胎气钟于阴，故右胜。胜者，甚不甚之谓，非左疾右不疾也。更视其腹如箕者为女胎，如釜者为男胎。盖男女之孕于胞中，女则面母腹，男则面母背，虽各肖父母之形，亦阴阳相抱之理。女面腹则足膝抵腹，下大上小故如箕；男面背则背脊抵腹，其形正圆故如釜。按男女之别，叔和《脉经》曰："左疾为男，右疾为女。"又曰："左手沉实为男，右手浮大为女。"又曰："尺脉左偏大为男，右偏大为女。"又曰："得太阴脉为男，得太阳脉为女。太阴脉沉，太阳脉浮。"自后凡言妊脉者，总不出此。及滑伯仁则曰："左手尺脉洪大为男，右手沉实为女。"近代徐东皋则曰："男女之别，须审阴阳。右脉盛，阴状多，俱主弄瓦。左尺盛，阳状多，俱主弄璋。"备察诸义，固已详尽，然多彼此矛盾，难为凭据。若其不易之理，则在阴阳二字。以左右分阴阳，则左为阳，右为阴。以脉体分阴阳，则鼓搏沉实为阳，虚浮沉涩为阴。诸阳实者为男，诸阴虚者为女，乃为一定之论。更当察孕妇之强弱老少，及平日之偏左偏右，尺寸之素强素弱，斯足以尽其法耳。

欲产之脉，散而离经。新产之脉，小缓为应；实大弦牢，其凶可明。

　　此言产中之脉也，其脉与十月怀妊平常见者忽异。假如平日之脉原浮，临产则脉忽沉；平日之脉迟，临产则脉忽数；至如大小滑涩，临产皆忽然而异。盖十月胎气安定，一旦欲落，气血动荡，胞胎迸裂，自与经常离异，而脉亦非平昔之状貌矣。及其已产也，气血两虚，其脉宜缓滑。缓则舒徐，不因气夺而急促，滑则流利，不因血去而涩枯，均吉兆也。若脉实大弦牢，非产后气血俱虚者所宜。实为邪实，大为邪进，弦为阴敛而宣布不能，牢为坚着而瘀凝不解，是皆相逆之脉，设外有证，又岂能顺乎？

　　小儿之脉，全凭虎口；风、气、命关，三者细剖。

　　虎口者，食指内侧连大指作虎口形，故曰虎口。此处肌皮嫩薄，纹色显明，即肺手太阴经脉之尽处，诸脉大位之地也。虽无五部之分，而有三关之别。指初节曰风关，二节曰气关，三节曰命关，男左女右侧看之。纹色见风关者轻；再进则上气关为重；再进则直透命关为最重，甚则主死。由风邪而干正气，正气不能胜而迫及于命，渐进渐深之象也。

　　其色维何？色赤为热，在脉则数；色白为寒，在脉则迟；色黄为积，在脉则缓；色青黑痛，在脉沉弦。

　　三岁以下小儿，纯阳之体，形质小，脉之周行驶而应指疾。故若大法则以七至为平，其太过为数为热，不及为迟为寒，此其大较矣。然而脉至七八，来往速而数息难，恐医者一时不能得病之情状。在五脏之列于面，各有定部，如左腮属肝，右腮属肺，额上属心，鼻属脾，颏属肾是已。诸邪之见于三关，亦各有定色，如上所列。识本知源，错综体认，存乎其人耳。

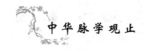

紫热伤寒；青则惊风；白为疳病；黄乃脾困；黑多赤痢，有紫相兼，口必加渴。虎口纹乱，气不调和。红黄隐隐，乃为常候，无病之色，最为可喜。至夫变态，由乎病甚。因而加变，黄盛作红，红盛作紫，紫盛作青，青盛作黑，黑而不杂，药又何及！

此以色合病也。

三岁以上，便可凭脉。独以一指，按其三部，六至七至，乃为常则，增则为热，减则为寒。脉来浮数，乳痫风热；虚濡惊风；紧实风痫；弦紧腹痛；弦急气逆；牢实便秘；沉细为冷；乍大乍小，知为祟脉；或沉或滑，皆由宿食；脉乱身热，汗出不食，食已即吐，必为变蒸；浮则为风；伏结物聚；单细疳劳；气促脉代；散乱无伦，此所最忌，百难必一。

三岁以上，便可切脉断证。但小儿正属纯阳，阳盛必数，故以六七至为常也。小儿三部狭小，故以一指诊之。

所有死证，虽治无成；眼上赤脉，下贯瞳神。

赤脉属心，瞳神属肾，乃心火胜肾水，水干则不生木，致肾肝皆绝也。

囟门肿起，兼及作坑。

颅囟者，精神之门户，关窍之橐籥，气实则合，气虚则开。诸阳会于首，外生风邪而乘诸阳，所以肿起。风气乘于阳，阳极则散，散则绝，所以陷者死。

鼻干黑燥。

鼻者肺之窍，肺金燥则不能生肾水，故鼻干黑燥则死。

肚大青筋。

土被木克，以致脾虚而欲绝，故腹胀现青筋者死。

目多直视，睊不转睛。

戴眼者，精不转而返视，此是太阳已绝。

指甲青黑。

肝之合筋也，其荣爪也。爪甲乃肝之华，肝绝而不能荣，故色黑。

忽作鸦声。

人之言语出于肺，肺属金，扣之则响。肺金既绝，故欲语而不成声，但如鸦鸟之哑哑而已。

虚舌出口。

舌者，心之苗。心气已绝，故舌纵而不收。

啮齿咬人。

齿者，骨之余也。肾藏精而主骨。肾气已绝，齿多咬啮。心为阳，肾为阴，阴阳相离，安得不死。

鱼口气急，啼不作声。

鱼口，张而不合也，是谓脾绝。气急作喘，哭而无声，是谓肺绝。

蛔虫既出，必是死形。

蛔虫生于胃，藉谷食以养。胃绝而谷食不食，虫乃出也。

按：《素问·通评虚实论》："帝曰：'乳子而病热，脉悬小者，何如？'岐伯曰：'手足温则生，寒则死。'此统言小儿之内外证也。病热脉悬小者，阳证阴脉，本为大禁。但小而缓者，阳之微也，其愈则易；小而急者，邪之甚也，为可虑耳。脉虽小而手足温者，以四肢为诸阳之本，阳犹在也，故生。若四肢寒冷，则邪胜其正，元阳去矣，故死。帝曰：'乳子中风热，喘鸣肩息者，脉何如？'岐伯曰：'喘鸣肩息者，脉实大也。缓则生，急则死。'"此言小儿之外感也。风热中于阳分，为喘鸣肩息者，脉当实大。但大而缓，则胃气存，邪渐退，故生；实而急，则真脏见，病日进，故死。

经文二节之义，可见古人之诊小儿者，未尝不重在脉，即虽初脱胞胎，亦自有脉可辨。何后世幼科，如《水镜诀》及《全幼心鉴》等书，别有察三关之说。及遍考《内经》并无其名，唯《灵枢·经脉》篇有察手鱼之色者，若乎近之，乃概言诊法，非独为小儿也。然则三关之说，特后世之别名耳。夫三关又为手阳明之浮络，原不足以候脏腑之气。且凡在小儿，无论病与不病，此脉皆紫白而兼乎青红，虽时有浓淡之异，而四色常不相离，何以辨其紫为风、红为寒、青为惊、白为疳，又何以辨其为雷惊、人惊、水惊、兽惊之的乎？此说自正。但余见富贵之家，儿女娇弱，一见医者，动辄喊哭，若将握手诊视，势必推阻百端，宛转悲啼，汗流浃背。父母姑息，唯恐因哭受伤，不觉从旁蹙额。况因近来止看虎口一法，相沿成俗，则病家反以诊脉为迂。总之，幼科大者曰痘、曰疹，杂证曰吐、泻、惊、疳之类，其发也莫不先有昭然之形证可据，不须布指切脉，而用药未致悬殊，则虎口一说，原可借用，正不以古今为限也。因备录虎口之说，以通诊法旁门云耳。

　　脉之指趣，吉凶先定，更有圆机，活泼自审。从证舍脉，从脉舍证，两者画然，药无不应。

　　脉之合证，是其常也。又有不当执者，更不可不知，于伤寒尤为吃紧。如脉浮为表，治宜汗之，是其常也，而亦有宜下者焉。仲景云"若脉浮大，心下硬，有热，属脏者，攻之，不令发汗"是也。脉沉为里，治宜下之，是其常也，而亦有宜汗者焉。"少阴病，始得之，反发热，而脉沉者，麻黄附子细辛汤微汗之"是也。脉促为阳，当用葛根芩连清之矣。若脉促厥冷为虚脱，非灸非温不可，此又非促为阳盛之脉也。脉迟为寒，当用干姜附子温之矣。若阳明脉迟，不恶寒，身体濈濈汗出，则用大承气。此又非迟为阴寒之脉矣。四者皆从证不从脉也。世有切脉而不问证，其失可胜言哉！表证汗之，此其常也。仲景曰："病发热，头痛，脉反沉，身体疼痛，当救其里，用四逆汤。"此从脉之沉也。里证下之，此其常也。"日晡发热者，属阳明，脉浮虚者，发汗，用桂枝汤。"此从脉之浮也。结胸证具，当以大小陷胸下之矣。"脉浮大者，不可下，下之则死。"是宜从脉而治其表也。身疼痛者，当以桂枝、麻黄解之矣。然"尺中迟者，不可汗，以营血不足故也。"是宜从脉而调其营矣。此皆从脉不从证也。世有问证而忽脉者，得非仲景之罪人乎？

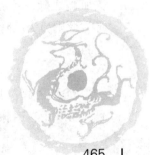

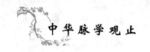

卷　六

赵郡辰山李延昰期叔父　辑著
檇李朱茂腪子若父　　参阅

小　序

奇经为十二经之总持，故云，医不知此，罔探病机，诚重之也，诚难之也。兹编洞若观火，学者能精求之，进乎技矣。倘曰，吾问病而发药，称良工焉，毋暇论脉，又何有于奇经？则非予所知者。予知有其道而已。

别有奇经，常脉之外，无与配偶，所当细察。

奇经者，在十二经脉之外，无脏腑与之配偶，故曰奇。夫脏腑之脉，寸关尺有定位，浮中沉有定体，弦钩毛石有定形，此则另为一脉，形状固异，而隧道亦殊，病证不同，而诊治自别。

奇经之数，共得其八。阴维、阳维、阴跷、阳跷，冲、任、督、带，诸脉所决。

时珍云："人身二十七气，相随上下，如泉之流，不得休息，终而复始，其流溢之气，入于奇经，转相灌溉。而奇经八脉，阴维也，阳维也，阴跷也，阳跷也，冲也，任也，督也，带也，不拘制于十二经。正经之脉隆盛，则溢于奇经，故秦越人比之天雨降下，沟渠溢满，霶霈妄行，流于湖泽。医而知乎八脉，则十二经十五络之大旨得矣。仙而知乎八脉，则虎龙升降、玄牝幽微之窍妙得矣。阴维起于诸阴之交，由内踝而上行于营分；阳维起于诸阳之会，由外踝而上行于卫分，所以为一身之纲维也。阴跷起于跟中，循内踝上行于身之左右；阳跷起于跟中，循外踝上行于身之左右，所以使机关之跷捷也。冲脉起于会阴，夹脐而行，直冲于上，为诸脉之冲要，故曰十二经脉之海。任脉起于会阴，循腹而行于身之前，为阴脉之承任，故曰阴脉之海。督脉起于会阴，循背而行于身之后，为阳脉之总督。带脉则横围于腰，状如束带，所以总约诸脉。是故阳维主一身之表，阴维主一身之里，以乾坤言也；阳跷主一身左右之阳，阴跷主一身左右之阴，以东西言也；督主身后之阳，任、冲主身前之阴，以南北言也；带脉横束诸脉，以六合言也。"

尺外斜上，至寸阴维。尺内斜上，至寸阳维。胸胁刺痛，寒热眩仆。

从右手手少阳三焦斜至寸上手厥阴心包络之位，是阴维脉也。从左手足少阴肾经斜至寸上手太阳小肠之位，是阳维脉也。斜上者，不由正位而上，斜向大指，名为尺外，斜向小指，名为尺内。阴维为病，心痛、胸腹刺筑者，以阴维维络一身之阴，阴主营、主里，不能维阴，则阴无约束，而营气因之不和，故在里则心痛。又营主血，血合心，故心痛也。其脉气所发，阴维之郄，名曰筑宾（足少阴，内踝上），与足太阴会于腹哀（足太阴，乳下），又与足太阴、厥阴会于府舍（足太阴，少腹下）、期门（足厥阴，乳下），与任脉会于天突（任脉，喉下）、廉泉。观此，则知本脉之维于胸腹诸阴，无一不到。其脉不荣，则不能维。在胸胁失所维，则动筑而刺痛矣。阳维维络一身之阳，阳主卫、主气、主表，病则不能维阳，是阳无护持，而卫气亦因之不固，故在表则生寒热。其脉气所发，别于金门（在足太阳外踝下），以阳交为郄（足少阳，外踝上），与手足太阳及跷脉会于臑俞（手太阳，肩后），与手足少阳会于阳白（足少阳，眉上），上于本神及临泣（俱在足少阳，眉上），上至正营（足少阳，目窗上）及脑空（足少阳，枕骨下），下至风池（足少阳，颞颥后），与督脉会于风府（督脉，项后发际）、哑门（督脉，风府后）。观此，则知本脉之维于头目手足颈项肩背诸阳，无一不到。其脉不荣，则不能维。在头目无维则眩，在颈项肩背无维则僵，在手足无维则仆矣。

尺左右弹，阴跷可别，阳缓阴急。寸左右弹，阳跷可决，阴缓阳急。二跷同源，病亦互见。癫痫瘛疭，寒热恍惚。

《难经·二十八难》曰："阳跷脉起于跟中，阴跷亦起于跟中，而又同终于目。"《灵枢·脉度》篇曰："跷脉者，少阴之别，起于然骨之下，上内踝之上，直上循阴股，入阴，上循胸里，入缺盆，上出人迎之前，入頄属目内眦，合于太阳、阳跷而上行。气并相还，则为濡目濡润荣养于目。"又曰："男子数其阳，女子数其阴。当数者为经，不当数者为络。"观此，则知二跷之脉，虽以男女分阴阳，而实则迭为经络，是一本也，故其为病，亦不似他经逐经分属。本文以癫痫、瘛疭、寒热、恍惚，总系二经之下，以二经均可病此。证虽云四，而病机可分为八，阴阳缓急之义，自是显然。夫人之身，背为阳，腹为阴；开为阳，阖为阴；外为阳，内为阴；热为阳，寒为阴。癫则目闭俯首，阳缓而阴急也。痫则目直僵仆，阴缓而阳急也。筋脉挛向里拘，阳缓而阴急也。筋脉纵从外弛，阴缓而阳急也。寒则气收敛，从里从阴，阳缓而阴急也。热则气散漫，从表从阳，阴缓而阳急也。《素问·缪刺论》曰："邪客于足阳跷之脉，令人目痛从内眦始。"且合太阳上行而并濡于目，病属目而从外，阳跷之病，阴缓而阳急也。惚者，胸中悾惚，若有所失。《灵枢·脉度》篇曰："跷脉者，少阴之别，起于然骨之后，循阴股，入阴，上循胸里，入缺盆。"《二十八难》曰："阴跷脉者，亦起于跟中，循内踝上行，至咽喉，交贯冲脉。"病属胸腹而从内，阴跷之病，阳缓而阴急也。二脉一为经，一为络，病在经则经急络缓，病在络则经缓络急。总之皆可言经，皆可言络，但以男女分阴阳之所属缓急，证病邪之所在，则得其义矣。

直上直下，尺寸俱牢；中央坚实，冲脉昭昭。胸中有寒，逆气里急；疝气攻心，支满溺失。

冲脉起于胞中，后行于背，前行于腹，上行于头，下行于足，以至溪谷肌肉，无处不到，诚十二经内外上下之要冲也，为经络之海，亦名血海。其浮而外者，亦循腹上行，会于咽喉，别而络唇口，强半与任脉同。《素问·骨空论》曰："冲脉者，起于气冲，并足少阴之经，挟脐上行，至胸中而散。"《难经·二十八难》则曰："起于气冲，并足阳明之经，挟脐上行，至胸中而散。"《痿论》亦曰："冲脉者，经脉之海，主渗灌溪谷，与阳明合于宗筋。"二论所并，虽有少阴、阳明之不同，要知自脐至胸，与阳明则并于前，与少阴则并于后也，故与阳明皆得称五脏六腑之海。脉来直上直下，弦长相似，尺寸俱牢，亦兼弦长。气不顺，血不和，则胸腹之气循经壅逆而里急矣。疝气攻心，正逆急也。支满者，胀也。溺失者，冲脉之

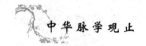

邪干肾也。按督、任、冲三脉，直行上下，发源最中，故见于脉亦皆直上直下也。直上直下者，即三部俱长透之义。若直上下而浮，则气张扬，阳象也，故属督。若直上下而紧，则势敛束，阴象也，故属任。若直上下而牢，则体坚实，有余之象也，故属冲。

寸口丸丸，紧细实长，男疝女瘕，任脉可详。

任脉总诸阴之位，其脉起于胞中，循腹里，为经络之海。其浮而外者，循腹里上行于咽喉，别而络唇口。《难经》亦云："起于中极之下，以上毛际，循腹里，上关元，至咽喉。"盖七疝之发，多起于前阴少腹之间，任脉所经之地，即或属他经，未有不以任脉为原者。瘕乃女子之病，发亦在任脉界分。此云寸口者，统寸关尺三部言也。丸丸，动貌。紧细实长，寒邪盛而实也。男疝女瘕，则苦少腹绕脐下引阴中切痛等症。

直上直下，尺寸俱浮，中央浮起，督脉可求。腰背僵痛风痫为忧。

洁古云："督者，都也，为阳脉之都纲。其脉起于少腹以下骨中央，女子入系庭孔之端，络阴器，绕篡，绕臀，至少阴。其男子循茎下至篡，与女子等。其少腹直上者，贯脐中央，上贯心，入喉，上颐环唇，上系两目之下中央。其脉之别，名曰长强，挟脊上项，散上头，下当肩脊，抵腰中，入循膂，络肾。自目内眦上额，下循膂，络肾，皆合太阳而并行者也。与太阳、少阴合入股内，贯脊，属肾。与太阳起目内眦，上额交巅，上入络脑，还出别下项，循肩膊内，夹脊左右，别走太阳，入贯臀。"《二十八难》亦曰："督脉者，起于下极之俞，并于脊里，上至风府，入属于脑。"由是观之，则督亦与太阳合行者十九，故邪客则脊强，以其贯脊也。督与太阳皆主表，而督为诸阳之总，太阳为诸阳之长，又曰巨阳。风邪从类伤阳，表必先受，故留则为癫痫疾也。癫痫时发时止，或筋脉牵引，或项背反张，虽云风伤督脉，亦太阳主筋故耳。脉来直上直下，则弦长矣。尺寸俱浮，中央亦浮，则六部皆浮，又兼弦长，故其见证皆属风家。大抵冲脉主里，督脉主表也。

带脉周回，关左右弹。带下脐痛，精失不安。

带脉起于季胁，回身如带，在人腰间，故应于关。脏腑十二经络，皆过于此。或湿热下流，或风入胞宫，带脉不任，与邪俱陷，则赤白之症见。《素问·痿论》曰："带脉起于季胁章门，前则当脐上。"故或为脐痛。《灵枢·经别》篇曰："肾足少阴当十四椎出属带脉。"盖肾主藏精，带固腰脊，虚则一不能藏，一不能固，而精有自失者矣。

喻嘉言曰："人身有经脉络脉，直行曰经，旁支曰络。络者，兜络之义，即十二经之外城也。经凡十二，手之三阴三阳、足之三阴三阳是也。络乃有十五者，因十二经各有一别络，《难经》以阳跷、阴跷及脾之大络足成之。后世遂为定名，反遗《内经》'胃之大络，名曰虚里，贯膈络肺'，吃紧一段。人知之而不敢翻越人之案，遂曰宜增为十六络，是十二经有四大络矣。尝谓《难经》以二跷为络之名原误，当是胃之一大络，脾之一大络，共指奇经八者为一大络，配为十五络，始为确耳。如十二经既各有一络，共十二络矣。此外有胃之一大络，系胃下直贯膈肓，统络诸络脉于上。复有脾之一大络，系脾外横贯胁腹，统络诸络脉于中。复有奇经之一大络，系奇经环贯诸经之络于周身上下。总之，十二络以络其经，三大络以络其络也。何以知阳跷、阴跷之不当言络也。盖尝推奇经之义，督脉督诸阳而行于背，任脉任诸阴而行于前，不相络也。冲脉直冲于胸中，带脉横束于腰际，不相络也。阳维、阴维一起于诸阳之会，一起于诸阴之交，名虽曰维，乃是阳自维其阳，阴自维其阴，非交相维络也。至于阳跷、阴跷同起于足跟，一循外踝，一循内踝，并行而斗其捷，全无相络之意。设阳跷、阴跷可言二络，则阳维、阴维何不可言二络乎？推广之，而督、任、冲、带，何不可言八络乎？况《难经》有云：'奇经之脉，如沟渠满溢，流于深湖，故圣人不能图。'细推其意，乃则以奇经明等之一大络。不然，夫岂有大经如江如湖之水，而反拟之沟渠者哉？又云：'人脉隆盛，入于八脉而不环周，故十二经亦不能拘。'此全是经盛入络，而其溢蓄者止在于络，不能环溉诸经也。合两说而通会其意，奇经乃自共为一大络，更复何疑！若时珍以任、督二络为据者，恐亦未当。"

张紫阳云："冲脉在风府穴下，督脉在脐后，任脉在脐前，带脉在腰，阴跷脉在尾闾前阴囊下，阳跷脉在尾闾后二节，阴维脉在顶前一寸三分，阳维脉在顶后一寸三分。凡人有此八脉，俱属阴神，闭而不开，唯神仙以阳气冲开，故能得道。八脉者，先天大道之根，一气之祖，采之唯在阴跷为先，此脉缱动，诸脉皆通。阴跷一脉，散在丹经，其名颇多，曰天根，曰死户，曰复命关，曰生死根，有神主之，名曰桃康，上通泥丸，下彻涌泉。倘能知此，使真气聚散，皆从此关窍，则天门常开，地户永闭，尻脉周流于一身，和气自然上朝，阳长阴消，水中火发，雪里花开，身体轻健，容衰返壮，昏昏嘿嘿，如醉如痴。要知西南之乡，在坤地尾闾之前，膀胱之后，小肠之下，灵龟之上，乃天地逐日所生气根，产铅之地也，医家不知有此。"按丹书论阳精、河车，皆以任、冲、督脉、命门、三焦为说，未有专指阴跷者，而紫阳《八脉经》所载经脉，稍与医家不同，然内景唯返观者能知，或不谬也。

脉有反关，动在臂后，别由列缺，移于外络，兄乘弟位。

反关者，非无脉也，谓寸口脉不应指，而反从尺旁过肺之列缺、大肠之阳溪，斜刺出于外络。其三部定位，九候浅深，俱与平常应见于寸口者无异，若兄固有之位，弟窃而乘之。以其不行于关上，故曰反关，在十万中仅见一二人，令人覆手诊之，方可见耳。一说男左女右，得之者贵，试之勿验也。

病脉既明，吉凶当别。常脉之外，又有真脉。真象若见，短期可决。

以上正文之论脉，首先源派，次及流行；次则左右，男女定位；次则五脏，阴阳合时。寒热则属之迟数，内外则别之浮沉，以至虚实异形，正邪各状，因脉知病，因病识脉。病则该于疮疡女幼，脉则穷于奇经反关，可谓明且详矣。然而诸脉之外，更有所谓真脉者，大关生死，故又审别于卷末焉。夫人禀五行而生，则五行原吾身之固有，外与天地通，内与谷神合，得以默运潜行，而不显然彰露。设五脏之元真败绝，谷神不将，则五行之死形各随脏而见矣，死亡之期，可计日而断。

心绝之脉，如操带钩，转豆躁疾，一日可忧。

《素问·平人气象论》曰："死心脉来，前曲后居，如操带钩，曰心死。"前曲者，谓轻取则坚强而不柔；后居者，谓重取则牢实而不动。如持革带之钩，全失冲和之气。但钩无胃，故曰心死。转豆者，即《素问·玉机真脏论》所谓"如循薏苡子累累然"，状其短实坚强，真脏脉也。又曰："心绝一日死。"又曰："壬日笃，癸日死。死于亥子时，水能克火也。"

肝绝之脉，循刀责责，新张弓弦，死在八日。

《素问·玉机真脏论》曰："真肝脉至，中外急如循刀刃。"《素问·平人气象论》曰："脉来急益劲，如新张弓弦，曰肝

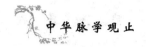

死。"又曰："肝绝八日死。"又曰："庚日笃，辛日死。死于申酉时，金能克木也。"

脾绝雀啄，又同屋漏，一似水流，又同杯覆。

《素问·平人气象论》曰："死脾脉来，锐坚如乌之喙，如屋之漏，如水之流。"谓歇歇而再至，如乌喙之啄，状其硬也。或良久一至，有如屋漏，状其不能相接。至如水流杯覆，则精气已脱，往而不返，倾而不扶，其可生乎？又曰："脾绝，四日死。"又曰："甲日笃，乙日死。死于寅卯时，木能克土也。"

肺绝维何？如风吹毛，毛羽中肤，三日而号。

《素问·平人气象论》曰："死肺脉来，如风吹毛，曰肺死。"《素问·玉机真脏论》曰："真肺脉至，如以毛羽中人肤。"皆状其散乱无绪，但毛而无胃气也。又曰："肺绝三日死。"又曰："丙日笃，丁日死。死于午未时，火能克金也。"

肾绝伊何，发如夺索，辟辟弹石，四日而作。

《素问·平人气象论》曰："死肾脉来，发如夺索，辟辟如弹石，曰肾死。"索如相夺，其劲必甚；辟辟弹石，其坚必甚。又曰："肾绝四日死。"又曰："戊日笃，己日死。死于辰戌丑未时，土能克水也。"

命脉将绝，鱼翔虾游，至如涌泉，莫可挽留。

浮时忽一沉，譬鱼翔之似有似无；沉时忽一浮，譬虾游之静中一跃；状类如泉之涌，浮数于肌肉之上，而乖违其就下之常；神已欲脱，何恃而能生乎？统而论之，使其在心，则前曲后居，柔滑全无，如转豆躁疾，则所谓累累如连珠、如循琅玕者无有也。使其在肝，则强劲弦急，按之切手，如循刀责责，则所谓软弱轻虚而滑、端直以长者无有也。使其在脾，则坚锐连属如雀啄粒，许久一滴，二脉乍数乍疏，如屋之漏，去而不返，如水之流，止而不扬，如杯之覆，所谓和柔相离，如鸡践地者无有也。使其在肺，上则微茫下则断绝，无根萧索，所谓厌厌聂聂、如落榆荚者无有也。使其在肾，解散而去，欲藏无入，去如解索弹搏而来，所藏尽出，来如弹石，则所谓喘喘累累如钩、按之而坚者无有也。在命门右肾与左肾同，但内涵相火，故其绝也，忽尔静中一跃，如虾之游，如鱼之翔，火欲绝而忽焰之象也。在膀胱泛滥不收，至如涌泉，以其藏津液而为州都之官，故绝形如此。盖脉之和柔得体者，胃气与之俱耳。胃气若少，即已成病；何况于无，则生生之根本先绝，而五脏其能持久哉！再察色证以决之，理当不爽也。见真脏之脉可决短期者是矣。而《素问·玉机真脏论》曰："急虚身中卒至，五脏绝闭，脉道不通，气不往来，譬于堕溺，不可为期。其脉绝不来，若人一息五六至，其形肉不脱，真脏虽不见，犹死也。"乃知有急病不必真脏脉见而卜其死者，可拘于时日哉！

按：《难经·十五难》所载平脉、死脉，与本经互有异同。如以厌厌聂聂，如循榆叶为春平；如鸡举足为夏病；蔼蔼如车盖，按之而益大曰秋平；按之萧索，如风吹毛曰秋死；上大下兑，濡滑如雀之啄曰冬平；啄啄连属，其中微曲曰冬病；来如解索，去如弹石，曰冬死；此皆与本经之不同者也。至于如引葛，如夺索，如乌之喙，如鸟之距，软弱招招如揭长竿末梢，喘喘累累如钩而坚之类，又皆不载。《难经》之义，原出本论，而异同若此，意者必有误欤。

医之诊脉，将决死生。辗转思维，务欲其精。穷搜博采，

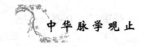

静气凝神。得心应手，泽及后昆。勉哉同志，相与有成。熟读深思，如见古人。

夫人命至重，故医者非仁爱不可托也，非聪明不可任也，非淳良不可信也。古之为医，必上通天道，使五运六气变化郁复之理，无一不精；中察人身，使十四经络，内而五脏六腑之渊涵，外而四肢百骸之贯串，无一不彻；下明物理，使昆虫草木之性情气味，无一不畅。及乎诊视之际，涤除嗜欲，虚明活泼，贯微达幽，不失细小，其智能宣畅曲解既如此，其德能仁恕博爱又如彼，而犹不敢以为是，谛察深思，务期协中，造次之际，罔敢或肆者也。学人肯虚衷求益，则承蜩运斤，许入岐黄之室矣。当共勉其志，以克底于大成也。

卷 七

赵郡辰山李延昰期叔父　辑著
古婺高胤苏香令父　参阅

小　序

　　望闻问切，古所谓四诊也。知切矣而略于三者，犹欲入户而阖门，其可得哉！扁鹊称圣医，见齐桓而却步，先得于望也。予本于经而条晰之，附以仲景之说，四诊之法始全。学人尤当熟玩而深味焉。

　　善诊察色，变化相移，得失在望，断之不疑。
　　《素问·阴阳应象大论》曰："善诊者，察色按脉。"《素问·移精变气论》曰："理色脉而通神明，变化相移，以观其妙。"《素问·玉机真脏论》曰："凡治病察其形气色泽。形气相得，谓之可治；色泽已浮，谓之易已；形气相失，谓之难治；色夭不泽，谓之难已。"大都气盛形盛，气虚形虚，是相得也，故可治。气色明润，血气相营，故易已。若形与气两不相得，色夭枯而不明润，何以图存乎？视色之道，积神属意；

往今新故，可以自必。《灵枢·五色》篇曰："积神于心，以知往今，故相气不微，不知是非，属意勿去，乃知新故。"凡已往来今新病故疾，先本乎视色，不过凝静精一，扁鹊岂有他技乎。

合色脉之法，圣神所最重，治病之权舆也。色者目之所见，脉者手之所持，而两合之，下合五行休旺，上副四时往来，要未可与中人以下者道也。合之维何？五脏之色在王时见者，春苍，夏赤，长夏黄，秋白，冬黑。五脏所主外荣之常，白当肺当皮，赤当心当脉，黄当脾当肉，青当肝当筋，黑当肾当骨。五脏之脉，春弦，夏钩，秋毛，冬石，强则为太过，弱则为不及。四时有胃曰平，胃少曰病，无胃曰死。有胃而反见所胜之脉，甚者今病，微者至其所胜之时而病，此非显明易推者乎？

五脏六腑，各有部分，额至阙庭，上属咽喉。阙循鼻端，五脏之应。内眦挟鼻，下至承浆，属于六腑。表里各别。自颧下颊，肩背所主，手之部分。牙车下颐，属股膝胫，部分在足。

《灵枢·五色》篇曰："自额而下阙庭上，属咽喉之部分也。自阙中循鼻而下鼻端，属五脏之部分也。自内眦挟鼻而下至承浆，属六腑之部分也。自颧而下颊，属肩背手之部分也。自牙车以下颐，属股膝足之部分也。"

脏腑色见，一一可征。庭者首面。阙上咽喉。阙中者肺。下极为心。直下者肝。肝左为胆。肝下属脾。方上者胃。中央大肠。挟大肠者，北方之肾。当肾者脐。面王以上，则为小肠。面王以下，膀胱子处。

《灵枢·五色》篇曰："庭者，首面也。阙上者，咽喉也。

阙中者，肺也。下极者，心也。直下者，肝也。肝左者，胆也。下者，脾也。方上者，胃也。中央者，大肠也。挟大肠者，肾也。当肾者，脐也。面王以上者，小肠也。面王以下者，膀胱、子处也。"

庭者，颜也，额也，天庭也，位最高危，见于此者，上应首面之疾，阙在眉心，眉心之上，其位亦高，故应咽喉。眉心，中部之最高者，故应肺。下极者，在两目之间，心居肺之下，故下极应心。下极之下为鼻柱，肝在心之下，故直下应肝。胆附于肝之短叶，故肝左应胆，在鼻柱左右。鼻柱之下，即准头也，是为面王，亦曰明堂。准头属土，居面之中央，故以应脾。准头两旁迎香之上，鼻隧是也。脾与胃为表里，脾居中而胃居外，故方上应胃。面肉之中央，迎香之外，颧骨之下，大肠之应也。挟大肠，颊之上也。四脏皆一，唯肾有两；四脏居腹，唯肾附脊。故四脏次于中央，而肾独应于两颊。肾与脐对，故当肾之下应脐而主鼻准也。小肠为腑，应挟两颧。故面王之上，两颧之内，小肠之应也。面王以下者，人中也，是为膀胱、子处之应。

更有肢节，还须详察。颧应乎肩。颧后为臂。臂下者手。目内眦上，属于膺乳。挟绳而上，为应乎背。循牙车下，为股之应。中央者膝。膝下为胫。当胫下者，应在于足。巨分者股。巨屈膝膑。

《灵枢·五色》篇曰："颧者，肩也。颧后者，臂也。臂下者，手也。目内眦上者，膺乳也。挟绳而上者，背也。循牙车以下者，股也。中央者，膝也。膝以下者，胫也。当胫以下者，足也。巨分者，股里也。巨屈者，膝膑也。此五脏六腑肢节之部也。"

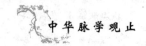

部分已精，须合色脉。五色外见，为气之华。如帛裹朱，赤色所尚。若使如赭，其凶难治。白如鹅羽，不欲如盐。青如苍璧，蓝色可憎。罗裹雄黄，中央正色。设如黄土，败绝之应。黑如重漆，所虑地苍。五色吉凶，求之勿失。

夫气由脏发，色随气华，如青、黄、赤、白、黑者，色也。如帛裹朱，如鹅羽，如苍璧，如罗裹雄黄，如重漆，或有鲜明外露，或有光润内含者，皆气也。气至而色彰，故曰欲，曰生。若赤如赭，白如盐，青如蓝，黄如土，黑如地苍，甚则青如草兹，黄如枳实，黑如炲，赤如衃血，白如枯骨，或晦黯不泽，或悴槁不荣，败色杂呈，气于何有？故曰不欲，且曰死。由此观之，则色与气固不可须臾离也。然而外露者不如内含，内含则气藏，外露则气泄。亦犹脉之弦钩毛石，欲其微，不欲其甚。故如上文所云：正取五色之微见，方是五脏之外荣。否则过于彰露，与弦钩毛石之独见而无胃气，名曰真脏者，何以异乎！

白当肺辛，赤当心苦，青当肝酸，黄当脾甘，黑当肾咸。白则当皮，赤则当脉，青则当筋，黄则当肉，黑则当骨。

此《五脏生成篇》所载，以五色分配五脏及皮、脉、筋、肉、骨也。白则当皮者，以肺色属白，肺主皮毛。余仿此。

五脏之色，皆须端满，如有别乡，非时之过。

《灵枢·五色》篇曰："青黑赤黄白，皆端满有别乡。别乡赤者，其色赤大如榆荚，在面王为不日。"此言五色之正端满合时目者，是谓无邪。有别乡者，犹言王色之外，别部又见一色也。如赤见于面王，则非其部；不当见而见，又非其时矣。

其色上锐，首空上向，下锐下向，左右如法。

《灵枢》论从色观向。凡邪随色见，各有所向，而尖锐之处，即其乘虚所进之方。故上锐者，以首面正气之空虚，而邪则乘之上向也。下锐亦然。其在左在右，皆同此法。

五脏五色，皆见于面，相应于脉，寸尺是践。

《难经·十三难》曰："色之与脉，当参相应，为之奈何？然，五脏有五色，皆见于面，亦当与寸口、尺内相应。"

假令色青，脉当弦急。如色见赤，浮大而散。色黄缓大。色白之征，浮涩而短。其色黑者，沉濡而滑。

《十三难》曰："假令色青，其脉当弦而急。色赤，其脉浮大而散。色黄，其脉中缓而大。色白，其脉浮涩而短。色黑，其脉沉涩而滑。"此言见其色而知其脉也。脏位于内，色见于面，脉见于寸口、尺内。夫医者之言诊视也，视者视其色，诊者诊其脉，二者当参相应。

色青浮涩，或大而缓，名为相胜。浮大而散，若小而滑，名为相生。

青者，肝色也。浮涩而短者，肺之脉也。大而缓者，脾之脉也。浮大而散者，心之脉也。小而滑者，肾之脉也。假令肝之色而得肺之脉，脉胜色矣；得脾之脉，色胜脉矣；得心之脉，色生脉矣；得肾之脉，脉生色矣。一脏之色，其相胜相生，有如是夫。余仿此。

沉浊为内，浮泽为外。

内为脏，外为腑，以沉浮别之。然在色上看，非心领不能得。

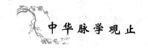

察其浮沉，以知浅深。察其泽夭，以观成败。察其散抟，以知远近。视色上下，以知病处。

浮则病浅，沉则病深。泽则成全，夭则败亡。散解者新近，抟聚者久远。上则在上，下则在下。皆以色形知病也。

色明不显，沉夭为甚；若无沉夭，其病不甚。

明泽不粗显而但见沉夭，病必甚也。若无沉夭，虽不明泽，病亦不甚。

黄赤为风，青黑为痛，白则为寒，黄则为膏，润则为脓，赤甚为血。

此以五色合病也。然《灵枢·五色》篇曰："其色散，驹驹然未有聚，其病散而气痛，聚未成也。"盖言驹为小马奔逸不定，其色散无定所，气虽聚而痛未成形。故凡诊视者，病之浅深或殊，则色之聚散靡定，万不可轻视妄言也。

面　部

面上白点，腹中虫积。如蟹爪路，一黄一白，食积何疑。两颧时赤，虚火上炎。面无血色，又无寒热，脉见沉弦，将必衄血。病患黄色，时现光泽，为有胃气，自必不死；干黄少润，凶灾立应。赤现两颧，大如拇指，病虽小愈，必将卒死。黑色出庭，拇指相似，不病卒亡。冬月面惨，伤寒已至。紫浊时病。色白而肥，气虚多痰。黑而且瘦，阴虚火旺。

目　部

目赤色者，其病在心。白病在肺。青病在肝。黄病在脾。黑病在肾。黄而难名，病在胸中。白睛黄淡，脾伤泄痢。黄而且浊，或似烟熏，湿盛黄胆。黄如橘明，则为热多。黄兼青

紫，脉来必芤，血瘀胸中。眼黑颊赤，乃系热痰。眼胞上下，
有如烟煤，亦为痰病。眼黑步艰，呻吟不已，痰已入骨，遍体
酸痛。眼黑面黄，四肢痿痹，聚沫风痰，随在皆有。目黄心
烦，脉大病进；目黄心烦，脉和病愈。目睛晕黄，衄则未止。
目睛黄者，酒疸已成。黄白及面，眼胞上下，皆觉肿者，指为
谷疸，心下必胀。明堂眼下，青色多欲，精神劳伤，不尔未
睡。面黄目青，必为伤酒。面无精光，齿黑者危。瘰疬赤脉，
贯瞳者凶；一脉一岁，死期已终。目间青脉，胆滞掣痛。瞳子
高硕，太阳不足。病人面目，俱等无疴。面黄目青，面黄目
赤，面黄目白，面黄目黑，此有胃气，理皆不死。面赤目白，
面青目黑，面黑目白，面赤目青，此无胃气，皆死何辞。眼下
青色，伤寒夹阴。目正圆者，太阳经绝，痉病不治。色青为
痛。色黑为劳。色赤为风。色黄溺难。鲜明留饮（鲜明者，俗
言水汪汪也，俱指白珠）。目睛皆钝，不能了了，鼻呼不出，
吸而不入，气促而冷，则为阴病。目睛了了，呼吸出入，能往
能来，息长而热，则为阳病。

鼻　部

鼻头微黑，为有水气。色见黄者，胸上有寒。色白亡血。
微赤非时，见之者死。

察色精微，莫先于目下之精明，鼻间之明堂。经谓"精
明五色者，气之华也"，是五脏之精华，上见为五色，变化于
精明之间，某色为善，某色为恶，可先知也。仲景更出精微，
尤要在中央鼻准，毋亦以鼻准在天为镇星，在地为中狱，木金
水火四脏，气必归并于中土耶！其谓"鼻头色青，腹中苦冷者
死"，此一语独创千古。后人每恨《卒病论》亡，莫由仰溯渊
源，不知此语正其大者。盖厥阴肝木之青色，夹肾水之寒威，
上征于鼻，下征于腹，是为暴病，顷之亡阳而卒死耳。其谓

"鼻头色微黑者,有水气",又互上句之意,见黑虽为肾阴之色,微黑且无腹病,但主水气而非暴病也。谓"色黄者,胸上有寒",寒字《伤寒论》中多指为痰,言胸有积痰也。谓"色白者亡血",白者肺之色,肺主上焦以行营卫,营不充则鼻色白,故知亡血也。谓"设微赤,非时者死",火之色归于土,何遽主死?然非其时而有其气。则火非生土之火,乃克金之火,又主脏燥而死矣。

鼻头色黄,小便必难。鼻头黄色,又主胸中有寒,寒则水谷不运,故小便难。余处无恙,鼻尖青黄,其人必淋。鼻青腹痛,舌冷者死。鼻孔忽仰,可决短期。鼻色枯槁,死亡将及。鼻冷连颐,十无一生。鼻者属土,而为肺气之所出入。肺胃之神机已绝,故枯槁而冷,顾其能活乎!

血 脉
诊血脉者,多赤多热;多青多痛;多黑久痹;赤黑青色,皆见寒热。(血脉即络脉,肌皮嫩薄者,视之可见。)臂多青脉,则曰脱血。(络中血脱,故不红而多青。)

毛 发
发枯生穗,血少火盛。毛发堕落,卫疏有风;若还眉堕,风证难愈。头毛上逆,久病必凶。(血枯不荣,如枯草不柔顺而劲直,小儿疳病多此,亦主有虫。)

形 体
大体为形,形充者气。形胜气者,必主夭亡(肥白而气不充)。气胜形者,寿考之征(修长黑色有神)。气实形实,气虚形虚。形盛脉细,气难布息,已濒于危。形瘦脉大,胸中多气，可断其死。肥人中风，形厚气虚；痰壅气塞，火冲暴厥。瘦人阴虚，血液衰少；相火易亢，故多劳嗽。病人形脱，气盛者死。（正虚则形脱，邪实则气盛。）形体充大，皮肤宽缓，定臻耄耋；形体充大，皮肤紧急，当为夭折。形盛气虚，气盛形虚，形涩脉滑，形大脉小，形小脉大，形长脉短，形短脉长，形滑脉涩，肥人脉细，羸人脉躁，俱为凶候（言反常也）。血实气虚，则体易肥；气实血虚，则体易瘦。肥者能寒（能读耐）。瘦者能热。美髯及胸，阳明有余；髯少而短，阳明不足。坐垂一脚，因有腰痛。行迟者痹，或表素强，或腰脚痛，或有麻木，渐成风疾。里实护腹，如怀卵物，心痛之证。持脉而欠，知其无病。（经云：阳引而上，阴引而下，则欠。阴阳相引，故云无病，病亦即愈。）息摇肩者，心中坚急。息引胸中，上气者咳。息而张口，必乃短气，肺痿吐沫。掌寒腹寒，掌热阴虚。诊时病人，叉手扪心，闭目不言，心虚怔忡。仓廪不藏，门户不要。水泉不止，膀胱不藏。头倾视深，精神将夺。背曲肩随，府将坏矣。腰难转摇，肾将惫矣。膝为筋府，屈伸不能，行则偻俯，筋将惫矣。骨为髓府，不能久立，行则振掉，骨将惫矣。眼胞十指，肿必久咳。

死　证

尸臭舌卷，囊缩肝绝。口闭脾绝。肌肉不滑，唇反胃绝。发直齿枯，遗尿肾绝。毛焦面黑，直视目瞑，阴气已绝。眶陷系倾，汗出如珠，阳气已绝。病后喘泻，脾脉将绝。目若正圆，手撒戴眼，太阳已绝。声如鼾睡，吐沫面赤，面黑唇青，人中肿满，唇反出外，发眉冲起，爪甲肉黑，手掌无纹，脐凸跗肿，面青欲眠，目视不见，汗出如油，肝绝之期，在于八日。眉倾胆死，手足甲青，或渐脱落，呼骂不休，筋绝之期，亦如于肝。肩息直视，心绝立死。发直如麻，不得屈伸，自汗

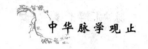

不止，小肠绝也，六日而死。口冷足肿，腹热胪胀，泄利无时，乃为脾绝，五日而死。脊痛身重，不可反覆，乃为胃绝，五日而死。耳干背肿，溺血屎赤，乃为肉绝，九日而死。口张气出，不能复返，乃为肺绝，三日而死。泄利无度，为大肠绝。齿枯面黑，目黄腰折，自汗不休，乃为肾绝，四日而死。齿黄枯落，乃为骨绝。

五脏绝证

　　五脏已夺，神明不守，故作声嘶。循衣摸床，谵语不休，阳明已绝。妄语错乱，不语失音，则为热病，犹或可生。脉浮而洪，身汗如油，喘而不休，乃为肺绝。（汗腻不流，脉洪而喘不休，真气外散。）阳反独留，形如烟熏，直视摇头，乃为心绝。（心为火脏，故阳热独存。烟熏，火极焦灼之象。）唇吻反青，黎黎汗出，乃为肝绝。（唇吻属脾，而青色属木，木乘土，故曰反。）环口黎黑，柔汗发黄，乃为脾绝。（水色凌土，冷汗身黄，脾真散越。）溲便遗失，狂言直视，乃为肾绝。（溲便，二阴肾脏所司。遗失则门户不闭，水精败绝，目背瞳仁。）阴气先绝，阳气后竭，临死之时，身面必赤，腋温心热。（阴先脱，阳绝于后，故赤色见。余阳未即尽，故腋温心热。）水浆不下，形体不仁，乍静乍乱，乃为胃绝（胃纳水谷，合肌肉故）。六腑气绝，足冷脚缩。五脏气绝，便利不禁，手足不仁。

　　手太阴绝，则皮毛焦。

　　太阴者，肺也，行气温于皮毛者也。故气不荣，则皮毛焦而津液去，津液去则皮节伤，皮节伤则皮枯毛折，毛折者则毛先死，丙日笃，丁日死。

　　手少阴绝，则脉不通。

　　手少阴，心也。心主脉，故手少阴气绝则脉不通，脉不通则血不流，血不流则色泽去，故面色黑如鰲。此血先死，壬日笃，癸日死。

足太阴绝，口唇不荣。

口唇者，肌肉之本也。脉不荣，则肌肉不滑泽，肌肉不滑泽则肉满，肉满则唇反，唇反则肉先死，甲日笃，乙日死。

足少阴绝，则骨髓枯。

少阴者，冬脉也，伏行而温于骨髓。故骨髓不温，则肉不着骨，骨肉不相亲，则肉濡而却，肉濡而却，故齿长而垢，发无润泽，无润泽者则骨先死，戊日笃，己日死。

足厥阴绝，筋缩引卵，渐及于舌。

厥阴者，肝也；肝者，筋之合也；筋者，聚于阴器而络于舌本；故脉不荣则筋缩急，筋缩急则引卵与舌，故舌卷囊缩。此筋先死，庚日笃，辛日死。

三阴俱绝，眩转矇目。

矇者为失志，失志则志先死，死则目矇也。

六阳俱绝，阴阳相离；腠理泄绝，汗出如珠；旦占夕死，夕占旦死。

诊病新久

诊其脉小，色不夺者，乃为新病。其脉不夺，其色夺者，乃为久病。脉色俱夺，乃为久病。俱不夺者，乃为新病。

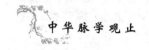

诈　病

向壁而卧，闻医惊起，而目眣视，三言三止，脉之咽唾，此为诈病。（若脉和平，当言此病须针灸数处，服吐下药，然后可愈。欲以吓其诈，使彼畏惧，不敢言病耳。）

声　诊

肝呼应角，心言应徵，脾歌应宫，肺哭应商，肾呻应羽。五脏五声，以合五音。

《素问·阴阳应象大论》曰："视喘息，听音声，而知所苦。"盖病苦于中，声发于外，有不可诬者也。故《难经·六十一难》曰："闻其五音，以别其病。"此之谓也。

大笑不止，乃为心病。喘气太息，乃为肺病。怒而骂詈，乃为肝病。气不足息，乃为脾病。欲言不言，语轻多畏，乃为肾病。前轻后重，壮厉有力，乃为外感。倦不欲言，声怯而低，内伤不足。攒眉呻吟，必苦头痛。叫喊呻吟，以手扪心，为中脘痛。呻吟身重，转即作楚，乃为腰痛。呻吟摇头，攒眉扪腮，乃为齿痛。呻吟不起，为腰脚痛。诊时呼气，为属郁结（凡人呼则气郁得以少伸也）。摇头而言，乃为里痛。喉中有声，谓之肺鸣；火来乘金，不得其平。形羸声哑，咽中有疮，肺被火囚（肺主声故耳）。声音暴哑，风痰伏火；曾系喊伤，不可断病。声嘶色败，久病不治。气促喉声，痰火哮喘。中年声浊，痰火之殃。独言独语，言谈无绪，思神他寄，思虑伤神。伤寒坏证，哑为狐惑，上唇有疮，虫食其脏；下唇有疮，虫食其肛。

风滞于气，机关不利。出言謇涩，乃为风病。气短不续，言止复言，乃为夺气。衣被不敛，骂詈亲疏，神明之乱，风狂之类;若在热病，又不必论。欲言复寂，忽又惊呼，病深入骨。

语声寂寂然者，不欲语而欲默也。则病本缄默，而何以忽又惊呼，知其专系厥阴所主，何也？静默统属之阴，而厥阴在志为惊，在声为呼，况骨节中属大筋，筋为肝合，非深入骨节之病，不如此也。

声音低渺，听不明彻，必心膈间有所阻碍。

空能传声，气无阻碍，碍则声出不扬，必其胸中大气不转，出入升降之机艰而且迟，可知病在胸膈间矣。细心静听，其情乃得。

啾然细长，头中之病。

啾啾然细而长者，谓其声自下焦阴分而上，缘足太阳主气，与足少阴为表里，所以肾邪不齐颈而还，得从太阳部分达于巅顶。肾之本病为呻吟，肾气从太阳经脉直攻于上，则肾之呻并从太阳变动而啾唧细长，为头中病也。大都湿气混其清阳之气所致耳。仲景只此三段而上中下三焦受病之处，妙义可彻。盖声者，气之从喉舌而宣于口者也。新病之人声不变，小病之人声不变，唯久病苛病其声乃变。古人闻隔垣之呻吟而知其病，岂无法乎？

息

桑榆子曰："精化为气，气化而神集焉。故曰，神能御气，则鼻不失息。"谭紫霄曰："神犹母也，气犹子也。以神召气，如以母召子。凡呼吸有声者，风也，非息也。守风则散。虽无声而鼻中涩滞者，喘也，非息也。守喘则结。不声不滞，而往来有迹者，气也，非息也。守气则劳。所谓息者，不出不入之义。绵绵密密，若存若亡，心不着境，无我无人，更有何息

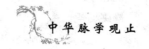

可调？至此则神自返，息自定，心息相依，水火相媾，息息归根，金丹之母。"丘长春云："息有一毫之未定，命非己有。"以此言之。息之所关于人大矣哉！故较之于声，尤所当辨也。

气来短促，不足以息，呼吸难应，乃为虚甚。素无寒热，短气难续，知其为实。

无寒热则阴阳和平，而亦短气不能布息，此中焦有碍，或痰火为害。

吸而微数，病在中焦。

中实吸不得入，还出复入，故脉来微数，亦系实证，非痰即食，可以攻下。

实则可生，虚者不治。

实则可下。中虚吸不尽入而微数者，肝肾欲绝，焉能救乎？

上焦吸促，下焦吸远，上下暌违，何以施疗？

病在上焦，气宜通下；病在下焦，气宜达上。上下交通，病斯愈矣。今上焦者吸促而不能通下，下焦者吸远而不能达上，上下不交通，病岂易治乎！至于呼吸动摇，振振而气不载形者，必死之证矣。

天积气耳，地积形耳，人气以成形耳。唯气以成形，气聚则形存，气散则形亡，气之关于形也，岂不钜哉！然而身形之中，有营气，有卫气，有宗气，有脏腑之气，有经络之气，各为区分。其所以统摄营卫脏腑经络，而令充周无间，环流不息，通体皆灵者，全赖胸中大气主持。夫脏腑大经小络，昼夜循环不息，必赖胸中大气斡旋其间。大气一衰，则出入废，升降息，神机化灭，气立孤危矣。若夫息出于鼻，其气布于膻中。膻中宗气主上焦息道，恒与肺胃关通，或清而徐，或短而促，足以占宗气之盛衰。所以《素问·平人气象论》曰："乳之下其动应衣，宗气泄也。"人顾可奔迫无度，令宗气盛喘数急，有余反成不足耶！此指呼出为息之一端也。其谓"起居如故，而息有音，此肺之络脉逆也。不得卧而息有音者，是阳明之逆也"。盖见布息之气，关通肺胃，又指呼出为息之一端也。呼出心肺主之；吸入肾肝主之；呼吸之中，脾胃主之。故唯脾胃所主中焦为呼吸之总持。设气积贲门不散，两阻其出入，则危急存亡非常之候。善养生者，使贲门之气传入幽门，幽门之气传二阴之窍而出，乃不为害。其上焦下焦，各分呼出吸入，未可以息之一字统言其病矣。此义唯仲景知之。谓"息摇肩者，心中坚。息引胸中上气者，咳。息张口短气者，肺痿唾沫"。分其息专主乎呼而不与吸并言，似乎创说。不知仲景以述为作，无不本之《内经》，即前所拟呼出为息，二端不足尽之。盖心火乘肺，呼气奔促，势有必至。呼出为心肺之阳，自不得以肝肾之阴混之耳。息摇肩者，肩随息动，唯火故动也。息引胸中上气咳者，肺金收降之令不行，上逆而咳，唯火故咳也。张口短气，肺痿唾沫，又金受火刑不治之证。均以出气之粗名为息耳。然则曷不径以呼名之耶？曰：呼中有吸，吸中有呼，剖而中分，圣神所不出也。但以息之出者主呼之病，而息之入者主吸之病，不待言矣。《素问·通评虚实论》谓："乳子中风热，喘鸣肩息。"以及息有音者不一而足，唯其不与吸并言，而吸之病转易识别。然尚恐后人未悉，复补其义云："吸而微数，其病在中焦实也，当下之即愈，虚者不治。在上焦者其吸促，在下焦者其吸远，此皆难治。呼吸动摇振振者不治。"见吸微且数，吸气之往返于中焦者速，此必实者下之，通其中焦之壅而即愈。若虚则肝肾之本不固，其气轻

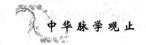

浮，脱之于阳，不可治矣。前所指贲门幽门不下通，为危急存亡非常之候者，此也。在上焦者其吸促，以心肺之道近，其真阴之虚者，则从阳火而升，不入于下，故吸促。是上焦未尝不可候其吸也。下焦者其吸远，肝肾之道远，其元阳之衰者，则因于阴邪所伏，卒难升上，故吸远。此真阴元阳受病，故皆难治。若呼吸往来振振动摇，则营卫往返之气已索，所存呼吸一线耳，尚可为哉！学人先分息之出入，以求病情。既得其情，合之不爽。若但统论呼吸，其何以分上中下三焦所主乎？意微矣。

问　诊

入国问俗，何况治病？本末之因，了然胸臆，然后投剂，百无一失。

医，仁术也。仁人笃于情，则视人犹己，问其所苦，自无不到之处。《灵枢·师传》篇曰："入国问俗，入家问讳，上堂问礼，临病人问所便。"使其受病本末，胸中洞然，而后或攻或补，何愁不中乎！

人品起居

凡诊病者，先问何人，或男或女。

男女有阴阳之殊，脉色有逆顺之别，故必辨男女而察其所合也。

或老或幼。

年长则求之于腑，年少则求之于经，年壮则求之于脏。

或为仆妾。

在人下者，动静不能自由。

寡妇师尼。
遭逢不偶，情多郁滞。

形之肥瘦。
肥人多湿，瘦人多火之类，此宜在望条。然富贵之家，多处重帏，故须详问。若不以衣帛覆手，则医者见其手，亦可得其形之大略矣。

次问得病，起于何日。
病之新者可攻，病之久者可补。

饮食胃气。
肝病好酸，心病好苦，脾病好甘，肺病好辛，肾病好咸。内热好冷，内寒好温。安谷则昌，绝谷则亡。

梦寐有无。
阴盛则梦大水恐惧，阳盛则梦大火燔灼，阴阳俱盛则梦相杀毁伤。上盛则梦飞，下盛则梦堕。甚饱则梦予，甚饥则梦取。肝气盛则梦怒，肺气盛则梦哭。短虫多则梦聚众，长虫多则梦自击毁伤。

嗜欲苦乐

问其嗜欲，以知其病。
物性不齐，各有嗜欲。声色臭味，各有相宜。

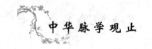

好食某味，病在某脏。当分顺逆，以辨吉凶。

清阳化气出乎天，故天以五气食人者，臊气入肝，焦气入心，香气入脾，腥气入肺，腐气入肾也。浊阴成味出乎地，故地以五味食人者，酸先入肝，苦先入心，甘先入脾，辛先入肺，咸先入肾也。凡脏虚必求助于味，如肝虚者欲食酸是也。此谓之顺应者，易治。若心病而受咸，肺病而欲苦，脾弱而喜酸，肝病而好辣，肾病而嗜甘，此谓之逆候。病轻必危，重者必死。

心喜热者，知其为寒；心喜冷者，知其为热。好静恶动，知其为虚；烦躁不宁，知其为实。伤食恶食，伤风恶风，伤寒恶寒。

此显然可证者，尤须详问。唯烦躁不宁者亦有属虚，然必脉来无神，再以他证参之。

或常纵酒。

纵酒者，不唯内有湿热，而且防其乘醉入房。

或久斋素。

清虚固保寿之道，然亦有太枯槁而致病者。或斋素而偏嗜一物，如面筋、熟栗之类，最为难化，故须详察。

始终境遇，须辨三常。

《素问·疏五过论》曰："诊有三常。"谓常贵贱、常贫富、常苦乐也。

封君败伤，及欲侯王。

封君败伤者，追悔已往。及欲侯王者，妄想将来。皆致病之因也。

常贵后贱，虽不中邪，病从内生，名曰脱营。

常贵后贱者，其心屈辱，神气不伸，虽不中邪，而病生于内。营者，阴气也。营行脉中，心之所主。心志不舒，则血无以生，脉日以竭，故为脱营。

常富后贫，名曰失精；五气流连，病有所并。

常富后贫者，忧煎日切，奉养日廉，故其五脏之精，日加消败，是谓失精。精失则气衰，气衰则不运，故为留聚而病有所并矣。

常富大伤，斩筋绝脉，身体复行，令泽不息。

大伤，谓甚劳甚苦也。故其筋如斩，脉如绝，以耗伤之故也。虽身体犹能复旧而行，然令泽不息矣。泽，精液也。息，生长也。

故伤败结，留薄归阳，脓积寒炅。

故，旧也。言旧之所伤，有所败结，血气留薄不散，则郁而成热，归于阳分，故脓血蓄积，令人寒热交作也。

暴乐暴苦，始乐后苦，皆伤精气。精气竭绝，形亦寻败。

乐则喜，喜则气缓。苦则悲，悲则气消。故苦乐失常，皆失精气，甚至竭绝而形体毁阻矣。

暴怒伤阴，暴喜伤阳。

怒伤肝，肝藏血，故伤阴。喜伤心，心藏神，故伤阳。

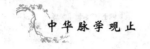

厥气上行，满脉去形。

厥气，逆气也。凡喜怒过度而伤其精气者，皆能令人气厥逆而上行。气逆于脉故满脉，精脱于中故去形。

形乐志苦，病生于脉，治以灸刺。

形乐者身无劳，志苦者心多虑。心主脉，深思过虑，则脉病矣。脉病者当治结络，故当随其宜而灸刺之。

形乐志乐，病生于肉，治以针石。

形乐者逸，志乐者闲。饱食终日，无所运动，多伤于脾。脾主肌肉，故病生焉。肉病者或为卫气留，或为脓血聚，故当用针石取之。

形苦志乐，病生于筋，治以熨引。

形苦者身多劳，志乐者心无虑。劳则伤筋，故病生于筋。熨以药熨，引谓导引。

形苦志苦，病生咽嗌，调以甘药。

形苦志苦，必多忧思。忧则伤肺，思则伤脾。脾肺气伤，则虚而不行，气必滞矣。脾肺之脉上循咽嗌，故病生焉。如人之悲忧过度，则喉咙咽哽，食饮难进；思虑过度，则上焦痞隔，咽中核塞。即其征也。《灵枢·邪气脏腑形》篇有"调以甘药"。《终始》篇曰："将以甘药，不可饮以至剂。"若《素问·血气形志》篇则曰"治之以甘药"者，误也。

形数惊恐，经络不通，病生不仁，按摩醪药。

形体劳苦，数受惊恐，则亦不乐，其经络不通，而不仁之病生，如痿重不知寒热痛痒也。当治以按摩，及饮之酒药，使血气宣畅。

起居何似？
起居，凡一切房室之燥湿，坐卧之动静，所包者广。如肺病好曲，脾病好歌，肾病好吟，肝病好叫，心病好妄言之类，当一一审之。

曾问损伤。
或饮食不当，或劳欲不时，或为庸医攻补失宜。

便利何如？
热则小便黄赤，大便硬塞；寒则小便澄白，下利清谷之类。

曾服何药？
如服寒不验，服热不灵，察证与脉，思当变计。

有无胀闷？
胸腹胀闷，或气，或血，或食，或寒，或虚，皆当以脉合之。

性情常变，一一详明。
病者大都喜怒改常。

病　证

问病不答，必系耳聋。即当询之，是素聋否？不则病久，或经汗下，过伤元气。问而懒答，唯点头者，是中气虚。昏愦不知，问是暴厥，抑是久病。妇女僵厥，多是中气，须问怒否。妇人凡病，当问月水，或前或后。师尼寡妇，气血凝滞，两尺多滑，不可言胎，室女亦同。心腹胀痛，须问旧新。产后须问，坐草难易，恶露多少，饮食迟早，生子存亡，饮食失节。若问病处，按之而痛止者为虚。按之而痛甚者为实。痛而不易，知为死血。痛无定者，知其为气。凡问百病，昼则增剧，夜则安静，气病血否；夜则增剧，昼则安静，血病气否。昼热夜静，阳气独旺，入于阳分；昼静夜热，阳气下陷，入于阴中。昼夜俱热，重阳无阴，亟泻其阳，而补其阴；昼夜俱寒，重阴无阳，亟泻其阴，而补其阳。四肢作痛，天阴转甚，必问以前，患徽疮否？

附辨舌

张三锡曰："《金镜录》载三十六舌，辨伤寒之深浅吉凶，可称详备。然细讨究，不过阴阳、表里、寒热、虚实而已。"陶节庵曰："伤寒邪在表，则舌无苔。热邪在表，则苔渐生，自白而黄，黄而黑，甚则黑裂矣。黑苔多凶。若根黑或中黑或尖黑，或属里热，全黑则热极而难治。常见白苔燥渴，虚而微热，或不得汗，或胃中少有饮而不行，宜温解。"

白滑苔　虚寒冒寒，阳气不振，宜温。

白苔起芒刺　津液不足，胃中有物，宜运动。

黄苔　微热，热渐入里，或燥渴之象，宜清解。

灰色苔　胃中有物，中气虚热，渴而不能消饮者，宜温解。

黑色苔　热入里实燥厚者，宜下。滑润者，水困火，宜温。虽黑而润，所谓水极似火也，不燥为异。

凡伤寒辨舌者，以舌属心而主火，寒为水也。水寒凌火，外感夹内伤，宿食重而结于心下者，五六日舌渐黄，或中干而边润，名中焙舌。此则里热尚浅。若全干，无论黄黑，皆属里证，分轻重下之。若曾经下或屡下不减，乃宿滞结于中宫也。询其脉之虚实，及中气何如。实者润而下之。虚人神气不足，当生津固中气，有用生脉散对解毒汤而愈者，有用附子理中汤冷服而愈者。一则阴极似阳，一则阳极似阴，不可不辨。

白苔属寒，外证烦躁，欲坐卧于泥水中，乃阴寒逼其无根失守之火而然。脉大不鼓，当从阴证治。若不大躁，呕吐者，从食阴治之。

产后辨舌者，以心主血也。经云："少阴气绝，则血不行。"故舌紫黑者，为血先死。

凡见黑舌，要问曾食酸甜咸物否？能染成黑色。凡视舌色，虽有成见，亦必细审兼证，及脉之虚实。不尔，恐有毫厘千里之谬。

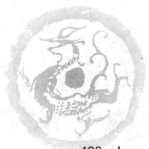

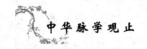

卷　八

赵郡辰山李延昰期叔父　辑著

赤城诸葛文小同父　参阅

小　序

运气之说微矣，得其指归者，不数见焉。是编撮其大纲，为初学人阶梯云耳。第曰某年为某政，执某药以治之，是守株而待兔也。呜呼！麒麟凤凰不常有，世治则见；日月薄蚀有常度，德盛则免。通于其说者，可以论运气矣。

运气之教，先立其年。干分五运，支立司天。

五运者，金木水火土也。六气者，风寒暑湿燥火也。南北二政，运有不同。上下阴阳，脉有不应。先立其年者，如甲子、乙丑之类，左右应见，乃可以言死生之逆顺也。其法合十干为五运，对十二支为六气。六气者，有主有客。天以六气动而不息，上应乎客；地以五行静而守位，下应乎主。经曰："先立其年，以明其气。"是知司天在泉，上见下临，为之始也。

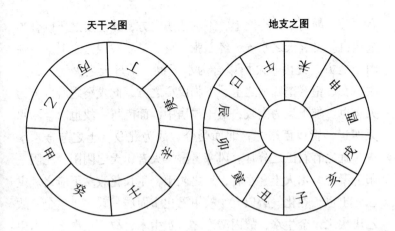

天干之图　　　　地支之图

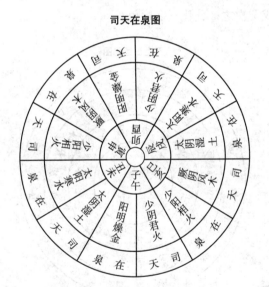

司天在泉图

土运甲己，金运乙庚，水运丙辛，木运丁壬，火运戊癸，土君余臣。

太古占天之始，察五气，纪五天，而所以立五运也。谓望气之时，见黔天之土气，经于心、尾、角、轸四宿之上，下临甲己之方，此甲己之所以合为土运也。素天之金气，经于亢、氐、昴、毕四宿之上，下临乙庚之方，此乙庚之所以合为金运也。见玄天之水气，经于张、翼、娄、胃四宿之上，下临丙辛之方，此丙辛之所以合为水运也。见丹天之火气，经于牛、女、壁、奎四宿之上，下临戊癸之方，此戊癸之所以合为火运也。唯土运为南政，盖土位居中，面南行令故也。金木水火四运，皆以臣事之，北面受令，故为北政。土之与金木水火，犹之有君臣之分耳。风寒暑湿燥火者，天之阴阳，三阴三阳上奉之。木火土金水者，地之阴阳，生长化收藏下应之。戊己，土也。然化气必以五，故甲己化土而居其首。土生金，故乙庚次之。金生水，故丙辛次之。水生木，故丁壬次之。木生火，故戊癸次之。此化气之序也。

天之五运化图

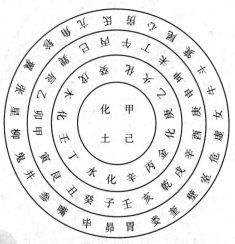

《素问·天元纪大论》曰："甲己之岁，土运统之。乙庚之岁，金运统之。丙辛之岁，水运统之。丁壬之岁，木运统之。戊癸之岁，火运统之。"

《素问·五运行大论》义亦同。

五天五运图

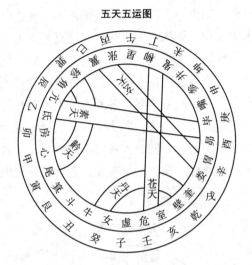

五天歌

木苍危室柳鬼宿，火丹牛女壁奎边，土黅心尾轸角度，金素亢氏昴毕前，水玄张翼娄胃是，下为运气上经天。

司天分例。六化图推。少阳之右，阳明治之。阳明之右，太阳治之。太阳之右，厥阴治之。厥阴之右，少阴治之。少阴之右，太阴治之。太阴之右，少阳治之。

此言客气阴阳之次序也。如上乃少阳司天，则下乃厥阴在泉，自南面而观之，则太阴在左，而阳明在右。余仿此。司天在泉，迭为迁转，故上下异而左右殊也。

《素问·天元纪大论》曰："夫五运阴阳者，天地之道也。"又曰："在天为气，在地成形，形气相感，而化生万物矣。"又曰："神在天为风，在地为木。在天为热，在地为火。在天为湿，在地为土。在天为燥，在地为金。在天为寒，在地为水。"夫六气之合于三阴三阳者，分而言之，则天地之化，有气有形；合而言之，则阴阳之理，标由乎本。所谓标本者，六气为本，三阴三阳为标。有本标中气图。如主气之交司于四时者，春属木为风化，夏初君火为热化，盛夏相火为暑化，长夏属土为湿化，秋属金为燥化，冬属水为寒化，此六化之常，不失其序，即所谓当其位则正也。如客气之有盛衰逆顺者，则司天主上，在泉主下，左右四间，各相专王，不时相加，以为交合，此六化之变，变有不测，即所谓非其位则邪也。故正则为德化政令，邪则为灾变眚伤，大者之至徐而常，少者之至暴而亡，而凡为淫胜邪胜、相胜相复等变，亦何莫非天地六化之气所致欤！

天地六气之图

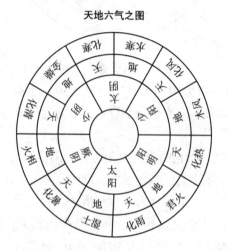

子午之上，少阴君火。丑未之上，太阴湿土。寅申之上，少阳相火。卯酉之上，阳明燥金。辰戌之上，太阳寒水。巳亥之上，厥阴风木。

如子与午对，俱为君火。丑与未对，俱为湿土。寅与申对，俱为相火。卯与酉对，俱为燥金。辰与戌对，俱为寒水。巳与亥对，俱为风木是也。运则五年一周，气则六期环会。

六气分上下左右而行天令，十二支分节令时日而司地化。

然以六气而加于十二支，则有正化对化之不同。如厥阴之所以司于巳亥者，以厥阴属木，木生于亥，故正化于亥，对化于巳也。少阴所以司于子午者，以少阴为君火，当正南离位，故正化于午，对化于子也。太阴所以司于丑未者，以太阴属土居中，王于西南，故正化于未，对化于丑也。少阳所以司于寅申者，以少阳属相火，位卑于君火，生于寅，故正化于寅，对化于申也。阳明所以司于卯酉者，以阳明属金，酉为西方金位，故正化于酉，对化于卯也。太阳所以司于辰戌者，太阳为水，辰戌属土，然水行土中，而戌居西北，为水渐王乡，是以洪范五行以戌属水，故正化于戌，对化于辰也。一曰正司化令之实，对司化令之虚。一曰正化从本生数，对化从标成数。皆以言阴阳之衰盛，合于十二辰以为动静消息者也。此说详具《玄珠》，今录之以备参考。

六气正化对化之图

少阴正化午，对化子。太阴正化未，对化丑。少阳正化寅，对化申。阳明正化酉，对化卯。太阳正化戌，对化辰。厥阴正化亥，对化巳。

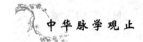
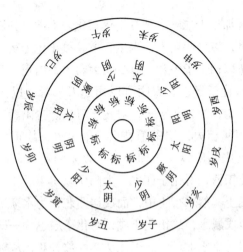

标者，犹所谓上首也。

《素问·天元纪大论》云："子午之岁，上见少阴。丑未之岁，上见太阴。寅申之岁，上见少阳。卯酉之岁，上见阳明。辰戌之岁，上见太阳。巳亥之岁，上见厥阴。少阴所谓标也，厥阴所谓终也。"标者，犹所谓上首也。

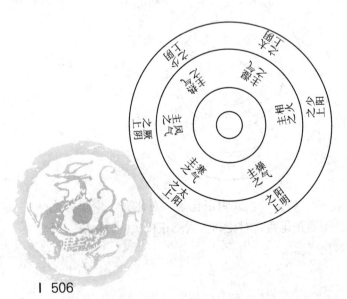

《素问·天元纪大论》曰:"厥阴之上,风气主之。少阴之上,热气主之。太阴之上,湿气主之。少阳之上,相火主之。阳明之上,燥气主之。太阳之上,寒气主之。所谓本也。是谓六元。"

南北二政,其面不同。司天在泉,移位相从。甲己之岁,是为南政。三阴司天,则寸不应。三阴在泉,则尺不应。乙庚丙辛,丁壬戊癸,斯八岁者,皆曰北政。三阴司天,则尺不应。三阴在泉,则寸不应。

南北政者,即甲己为南政,余为北政是也。《素问·至真要大论》曰:"阴之所在,寸口何如?岐伯曰:'视岁南北可知之矣。'"谓南政之年,南面行令,其气在南,所以南为上而北为下,司天在上,在泉在下。人气应之,故寸为上而尺为下,左右俱同。北面受令,其气在北,所以北为上而南为下,在泉应上,司天应下,人气亦应之,故尺应上而寸应下。司天应两尺,在泉应两寸。地之左间为右寸,右间为左寸。天之左间为左尺,右间为右尺。正与男子面南受气,女子面北受气之理同也。

南北政图

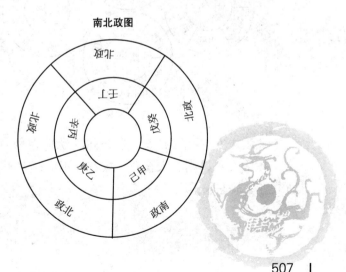

南政之岁，厥阴司天，则右不应；太阴司天，则左不应。

脉有不应者，谓阴之所在，脉乃沉细，不应本脉也。天地之间五行，金木水火土而已。经所谓二火者，君相二火也。君火以名，相火以位。君火不用事，相火代君行令者也。故南政厥阴司天，则君火在右，故右寸不应；太阴司天，则君火在左，故左寸不应。

南政年脉不应图

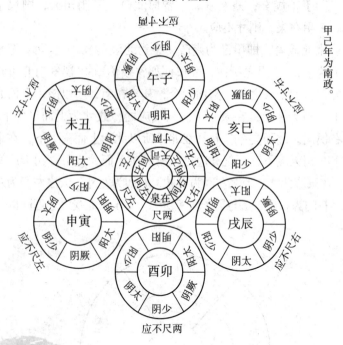

北政之岁，厥阴在泉，则右不应；太阴在泉，则左不应。

厥阴在泉，则君火在右，故右寸不应；太阴在泉，则君火在左，故左尺不应。

乙丁辛癸丙戊庚壬年为北政。

北政年脉不应图

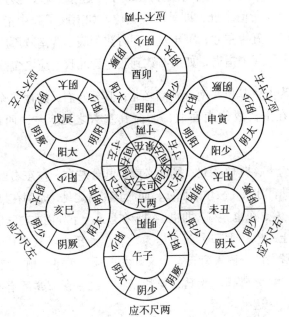

排山掌法

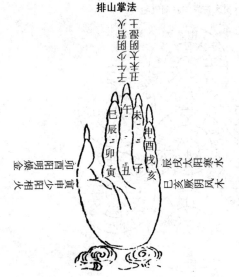

南北政指掌图

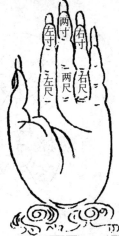

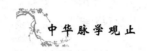

其法以南政子年起中指端，北政子年起中指根，俱逆行轮之。凡年辰所值之处，即其不应之位。如南政子起中指端，即两寸不应。丑年左寸，寅年左尺，右数到底，皆南政不应之位。北政子年起中指根，如前右数到底，皆北政不应之位。

司天为上，其位在南，则面必北；其分左右，左西右东。

司天在上，故位南面北，而命其左右之见。左，西也。右，东也。

在泉为下，其位在北，则面必南；其分左右，左东右西。

下者即言在泉，故位北面南，而命其左右之见，是为在泉之左右间也。左，东也。右，西也。司天在泉，上下异而左右殊也。

按：上二节，阴阳六气，迭为迁转。如巳亥年厥阴司天，明年子午则左间少阴来司天矣。又如初气厥阴用事，则二气少阴来相待矣。六气循环无已，此所以上下左右阴阳逆顺有异，而见气候之变迁也。

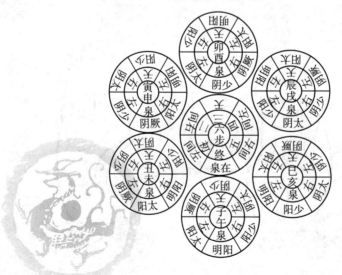

司天在泉左右间气图

司天歌

子午少阴为君火，丑未太阴临湿土，寅申少阳相火王，卯酉阳明燥金所，辰戌太阳寒水边，巳亥厥阴风木主。初气起地之左间，司天在泉对面数。

不应之位，皆少阴也。诸部不应，反诊较之。

脉来不应者，沉细而几于不可见也。不应之脉，皆在两寸两尺，一为手少阴心经，一为足少阴肾经也。凡南政之应在寸者，则北政应在尺；北政之应在寸者，则南政应在尺。反其诊者，谓南北相反而诊之，则或尺或寸之不应者，皆可见矣。或为覆病者之手而诊之则脉见，未尽其解也。值此不应之脉，乃岁运合宜，命曰天和之脉，不必求治。若误治之，反伐天和矣。

阴之所在，其脉不应。诸家之注按，谓六气以少阴为君，君象无为，故少阴所至，其脉不应。此说殊谬。夫少阴既为六气之一，又安有不主气乎？盖因《素问·至真要大论》言少阴不司气化，殊不知所言不司气化者，言君火不主五运之化，非言六气也。如子午之岁，上见少阴，则六气分主，天地各有所司，何谓不立岁气乎？且君为大主，岂寄空名于上者乎？夫三阴三阳者，天地之气也。如《素问·太阴阳明论》曰："阳者，天气也，主外；阴者，地气也，主内。故阳道实，阴道虚。"自然之道也。第以日月证之，则日为阳，其气常盈。月为阴，其光常缺，是以潮汐之盛衰，随月消长，此阴道当然之义，为可知矣。人之经脉，即天地之潮汐也。故三阳所在者，脉无不应，气之盈也。三阴所在，脉有不应者，以阳气有不及，气之虚也。而三阴之中，又唯少阴独居乎中，又阴中之阴也。所以少阴所在为不应，盖亦应天地之虚耳。

南政	少阴司天，甲子、甲午二年，两寸脉不应。
	少阴在泉，己卯、己酉二年，两寸脉不应。
	太阴司天，己丑、己未二年，左寸脉不应。
	太阴在泉，甲辰、甲戌二年，左尺脉不应。
	厥阴司天，己巳、己亥二年，右寸脉不应。
	厥阴在泉，甲寅、甲申二年，右尺脉不应。
北政	太阴司天，乙丁辛癸丑未八年，左尺脉不应。
	太阴在泉，丙戊庚壬辰戌八年，左寸脉不应。
	厥阴司天，乙丁辛癸巳亥八年，右尺脉不应。
	厥阴在泉，丙戊庚壬寅申八年，右寸脉不应。
	少阴司天，丙戊庚壬子午八年，两尺脉不应。
	少阴在泉，乙丁辛癸卯酉八年，两寸脉不应。

《灵枢·禁服》篇曰："寸口主内，人迎主外，两者相应，俱往俱来，若引绳大小齐等，春夏人迎微大，秋冬寸口微大，如是者名曰平人。"夫曰微大，则脉之和可知矣。《素问·至真要大论》曰："帝曰：阴之所在，寸口何如？"夫使阴脉来现沉而不应，则与大小齐等之义拂矣。五运以甲己土运为尊，六气以少阴君火为尊。凡脉之司天在泉不应者，皆以少阴而论之。故北政之岁，人气面北，而寸北尺南，地左间之气在右寸，右间之气在左寸；天左间之气在右尺，右间之气在左尺。故乙卯、乙酉、丁卯、丁酉、辛卯、辛酉、癸卯、癸酉乃少阴在泉也，则两寸之脉俱不应。而北政少阴在泉亦两寸不应者，乃从君不从臣也。故不以尺为主，而以寸为主耳。《运气全书》所谓依南政而诊尺寸者是也。北政之岁，丙寅、丙申、戊寅、戊申、庚寅、庚申、壬寅、壬申乃厥阴在泉，其左间则少阴，右间则太阳也，宜右寸之脉不应。北政厥阴在泉亦右寸之脉不应者，亦从君而不从臣也。故不以尺为主，而以寸为主耳。北政之岁，丙辰、丙戌、戊辰、戊戌、庚辰、庚戌、壬

辰、壬戌太阴在泉，其左间则少阳，右间则少阴也，宜左寸之脉不应。南政太阴司天，则左寸不应，北政太阴在泉而亦左寸不应者，从君而不从臣也。若使北政三阴司天而不在泉。则其不应者不在寸而在尺矣。故曰"北政之岁三阴在下，则寸不应；若三阴在上，则尺不应"者此也。南政之岁，如甲子、甲午乃少阴司天，则两寸之脉俱不应，如前所云者是也。南政之岁，如己巳、己亥乃厥阴司天，其左间则少阴，右间则太阳，宜右寸之脉不应，如前所云者是也。南政之岁，如己丑、己未乃太阴司天，其左间则少阳，右间则少阴，宜左寸之脉不应，如前所云者是也。若使南政三阴在泉而不司天，则其不应者不在寸而在尺矣。故曰"南政之岁，三阴在天，则寸不应；若三阴在泉。则尺不应"者此也。所谓诸不应者，即南北二政而相反以诊之，则南政主在寸者北政主在尺，而南政主在尺者北政主在寸，则其脉自明矣。

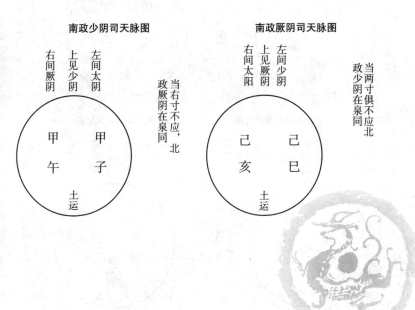

南政少阴司天脉图

右间厥阴　上见少阴　左间太阴

甲午　甲子

土运

当右寸不应，北政厥阴在泉同

南政厥阴司天脉图

右间太阳　上见厥阴　左间少阴

己亥　己巳

土运

当两寸俱不应北政少阴在泉同

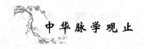

南政太阴司天脉图

右间 上见 少阴　左间 太阳 少阳

己　己
未　丑
土运

当左寸不应，北政太阴在泉同

南政少阴在泉脉图

左间 少阴 太阴　右间 厥阴 在下

己　己
酉　卯
土运

当两尺俱不应，北政少阴司天同

南政厥阴在泉脉图

左间 厥阴 少阴　右间 太阳 在下

甲　甲
申　寅
土运

当左尺不应，北政厥阴司天同

南政太阴在泉图

右间 太阴 少阴　左间 在下 少阳

甲　甲
戌　辰
土运

当左尺不应，北政太阴司天同

北政少阴司天脉图

右间 上见 厥阴 阴　左间 少阴 太阴

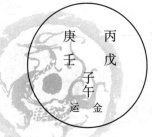

庚　丙
壬　戊
子　午
运　金

当两尺俱不应，南政少阴在泉同

北政厥阴司天脉图

右间 上见 太阳 阳　左间 少阴 厥阴

辛　乙
癸　丁
巳　亥
运　火

当左尺不应

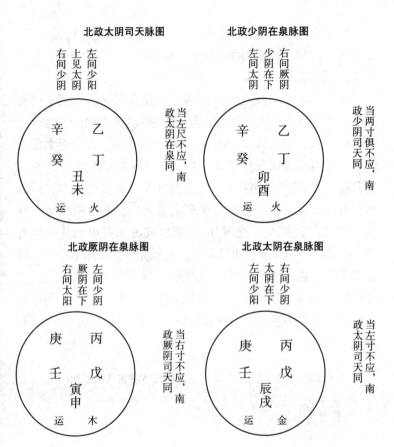

《素问·五运行大论》曰："不当其位者病，迭移其位者病止。"南政少阴司天在泉，北政少阴司天在泉，曰："失守其位者危。"论南北二政内行运法甲己为南政，余四运为北政。南政司天在泉，皆行土运。其余北政，皆以在泉行运。如北政巳亥厥阴司天，则行在泉少阳火运；又如寅申，少阳司天，则行在泉厥阴木运。余仿此。唯有北政，辰戌年太阳司天，当行在泉土运，缘北政以臣不敢行君之令，故行金运，是土之子，以足木火金水之四运焉。

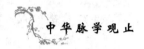
尺寸反死，阴阳交危。谓之反者，不应而应，应而不应，尺寸反也。谓之交者，隅位相交，阴当在左，交之于右；阳当在右，交之左也。

如尺当不应而反浮大，寸当浮大而反沉细；寸当不应而反浮大，尺当浮大而反沉细；是谓尺寸反。《素问·五运行大论》曰："尺寸反者死。"如右当不应而反浮大，左当浮大而反沉细；左当不应而反浮大，右当浮大而反沉细。经曰："左右交者死。"如其年少阴在左，当左脉不应，而反见于右；阳脉本在右，而反互移于左，是少阴所易之位，非少阳则太阳脉也。故曰："阴阳交，交者死。"唯辰戌丑未寅申巳亥八年有之。如其年少阴在尺，当尺不应，而反见于寸；阳本在寸，而反移于尺。故曰："尺寸反，反者死。"唯子午卯酉年有之。然必也尺寸俱反，阴阳俱交，始为危殆。若但本位当应而不应者，乃阴气之不应也，止疾而已，不在阴阳交、尺寸反之例，不可胶柱鼓瑟也。

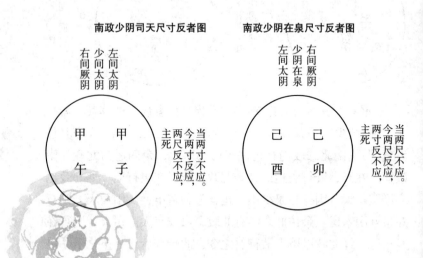

北政少阴司天尺寸反者图

右少左
间阴间
厥司太
阴天阴

庚　　丙
壬　戊
　子
　午

主死
两寸反不应，
当两尺反不应，

北政少阴在泉尺寸反者图

左少右
间阳间
太在厥
阴泉阴

辛　　乙
癸　丁
　卯
　酉

主死
两尺反不应，
当两寸反不应，

《素问·天元纪大论》曰："尺寸反者死。"止以南北二政少阴司天在泉论。

南政厥阴司天阴阳交者图

右厥左
间阴间
太司少
阳天阴

己　　己
亥　巳

太阳互交也，主死
反不应，是
右寸反应，今
当右寸不应，
，少阴左

南政厥阴在泉阴阳交者图

右厥左
间阴间
少在太
阴泉阳

甲　　甲
申　寅

主死
少阴太阳互交也，
左尺反应，
今右尺不应，
当左尺不应，是

南政太阴司天阴阳交者图

右太左
间阴间
少司少
阴天阳

己　　己
未　丑

主死
是少阳少阴互交也，左寸反应，
今右寸反不应，
当左寸不应。

南政太阴在泉阴阳交者图

左太右
间阴间
少在少
阳泉阴

甲　　甲
戌　辰

主死
是少阳少阴互交也，
左尺反应，
今右尺不应，
当左尺不应。

北政厥阴司天阴阳交者图

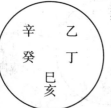

右厥左
间阴间
太司少
阳天阴

辛 乙
癸 丁
　巳亥

是少阴太阳互交也，　当左尺不应，今左尺反不应，右尺应，主死。

北政厥阴在泉阴阳交者图

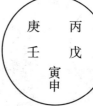

左厥右
间阴间
少在太
阴泉阳

庚 丙
壬 戊
　寅申

是少阴太阳互交也，　当右寸不应，今右寸反不应，左寸应，主死。

北政太阴司天阴阳交者图

右太左
间阴间
少司少
阴天阳

辛 乙
癸 丁
　丑未

是少阳少阴互交也，　当右尺不应，今右尺反不应，左尺应，主死。

北政太阴在泉阴阳交者图

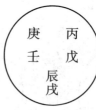

左太右
间阴间
少在少
阳泉阴

庚 丙
壬 戊
　辰戌

是少阳少阴互交也，　当左寸不应，今左寸反不应，右寸应，主死。

　　《素问·五运行大论》曰："阴阳交者死。"除少阴司天在泉，止以厥阴、太阴司天在泉论。详按后世诸图，悉宗仲景，然多不合经旨，未知果出仲景否也。若他书有图无说，其义益晦，余一以经旨为主而补之。

太过有余之岁

　　土运甲岁，水运丙岁，火运戊岁，金运庚岁，木运壬岁。

不及不足之纪

水运辛岁，火运癸岁，土运己岁，金运乙岁，木运丁岁。

天符说

天符者，假如丙戌岁，丙辛水运，岁之本位辰戌，太阳寒水司天，司天是水，又合水运，故曰天符。

岁会说

岁会者，谓运与岁相会。假如甲己化土运，而遇辰戌丑未岁是也。余仿此推之。

同天符

太过之运，加地气曰同天符。假如庚子、庚午年，运同阳明燥金。

同岁会

不及之运，加地气曰同岁会。假如辛丑、辛未年，运同太阳寒水。

顺化诀

天气生运曰顺化。假如甲子年甲己化土，子午少阴君火，火下生土运。余仿此推之。

天刑诀

天气克运曰天刑。假如庚子年乙庚化金，子午少阴君火，火下克金运。余仿此推之。

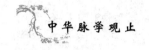

小逆诀

运生天气曰小逆。假如壬子、壬午年丁壬化木，子午少阴君火，木上生下火。余仿此推之。

不和诀

运克天气曰不和。假如丙子、丙午、丙丁，俱是三江水，子午君火，水上克下火。余仿此推之。

太乙天符

天符岁会相合曰太乙天符。戊午、乙酉、己未、己丑，六十年有此四年太乙天符。

支德符

运与四孟月同，曰支德符。假如寅属木，春孟月也，壬寅岁水运临之。巳属火，夏孟月也，癸巳年火运临之。六十年有此四年。余仿此。

干德符

运与交司日相合，曰干德符。甲与己、乙与庚之类。一年遇此二干，天地德合，则为平气之岁也。

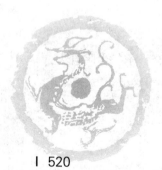

六十年气运相临之图

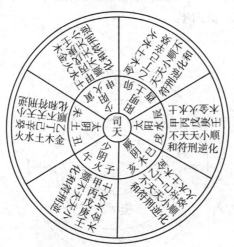

六十年中纪运歌，运克气者为不和，气如生运名顺化，
运被气克天刑多，小逆见之运生气，气运合则天符过。

天符之图

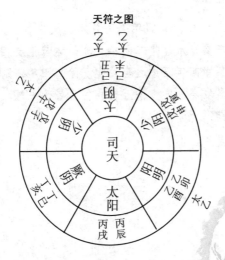

天符者，中运与司天相符也。如丁年木运，上见厥阴风
木司天，即丁巳之类共十二年。

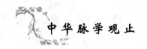
太乙天符者，如戊午年以火运火支，又见少阴君火司天三合为治也，共四年。

岁会之图

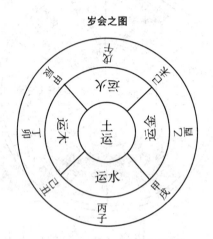

岁会者，中运与年支同其气化也。如木运临卯木，火运临午火之类共八年。

按： 八年之外，有四年壬寅皆木，庚申皆金，是二阳年，癸巳皆火，辛亥皆水，是二阴年，亦是运与年辰相会，而不为岁会者，谓不当四年正中之会故也。除二阳年，则癸巳、辛亥二阴年虽不名岁会，亦上下五行相佐，皆为平气之岁，物在脉应，皆必合期，无先后也。

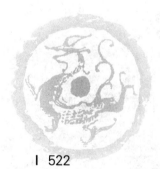

同天符同岁会图

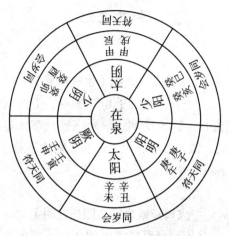

同天符同岁会者，中运与在泉合其气化也。阳年曰同天符，阴年曰同岁会。如甲辰年阳土运而太阴在泉，则为同天符；癸卯年阴火运而少阴在泉，则为同岁会；共十二年。

六气加临上下

五运六气，相摩相荡，上加下临，六十年之纪不能齐。

太过之纪有五：木曰发生，火曰赫曦，土曰敦阜，金曰坚成，水曰流衍。

不及之纪有五：木曰委和，火曰伏明，土曰卑监，金曰从革，水曰涸流。

平气之纪有五：木曰敷和，火曰升明，土曰备化，金曰审平，水曰静顺。

太过则乘己所胜而侮所不胜，侮反受邪，寡于畏也。不及则胜己者来欺之，子必为母复仇也。

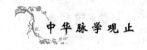

太过之纪

木曰发生之纪（生气宣发）

谓壬子、壬午、壬寅、壬申、壬辰、壬戌六年也。岁木太过，风气流行，脾土受邪，偃木飞砂，草木早生，岁星明见。民病腹痛，濡泄饮食，上走两胁，膈噎不通，胃脘当心而痛，甚则忽忽眩冒巅疾。

火曰赫曦之纪（阳光盛明）

谓戊子、戊午、戊寅、戊申四年也。岁火太过，热气流行，肺气受邪，阳焰沸腾，山川赤地，荧惑星明见。民病咳逆喘嗽，肺痿寒热，血溢血泄，甚则身热肤痛。

土曰敦阜之纪（土余高厚）

谓甲子、甲午、甲寅、甲申、甲辰、甲戌六年也。岁土太过，湿气流行，肾水受邪，淫雨水潦，田蚊土驹，镇星明见。民病七疝鹜溏，甚则腹大肿满。

金曰坚成之纪（气爽成物）

谓庚辰、庚戌二年也。岁金太过，燥气流行，肝木受邪，草木晚生，不时霜降，太白星明见。民病胁痛善恐，如人将捕之状，甚则皮肤皲揭。

水曰流衍之纪（流行洋溢）

谓丙子、丙午、丙寅、丙申、丙辰、丙戌六年也。岁水太过，寒邪流行，心火受邪，雪霜凛冽，水泽冰坚，辰星明见。民病心悬如病饥，坚痞甚痛，甚则厥逆禁固。

不及之纪

木曰委和之纪（委屈少用）

谓丁丑、丁未、丁卯、丁酉四年也。岁木不及，燥气妄行，肝反受邪，草木晚生，黄落凋陨，太白光芒。民病胁痛支满；复则火令大举，肺气受制，民病咳逆唾血。

火曰伏明之纪（阳气潜藏）

谓癸丑、癸未、癸卯、癸酉四年也。岁火不及寒气妄行，心反受邪，雪霜时降，寒气凛冽，辰星光芒。民病吐痢腥秽，食已不饥；复则温令大举，肾水受制，民病膝痛胫肿。

土曰卑监之纪（监化权弱）

谓己卯、己酉、己巳、己亥四年也。岁土不及，风气妄行，脾反受邪，雨水愆期，大风数举，肝木受制，民病胁痛。

金曰从革之纪（从顺革易）

谓乙巳、乙亥二年也。岁金不及，热气妄行，肺反受邪，草木焦黄，天暑地热，荧惑光芒。民病肺痿寒热咳血；复则寒令大举，心火受制，民病厥心痛。

水曰涸流之纪（流注干涸）

谓辛丑、辛未、辛巳、辛亥四年也。岁水不及，湿气妄行，肾反受邪，阴雨淋溃，雪霜晚降，镇星光芒。民病膝痛胫肿；复则风令大举，脾土受制，腹痛濡泄。

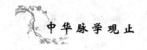

平气之纪

木曰敷和之纪（布和荣物）

谓丁巳、丁亥二年也。木本不及，上逢天符助之，得其平也。气化均，民病少。

火曰升明之纪（火气高明）

谓戊辰、戊戌二年也，火本太过，上逢天刑克之，而得其平也。癸巳、癸亥二年，火本不及，上逢顺化，天气生之，助而得其平也。气化均，民病少。

土曰备化之纪（广被化气）

谓己丑、己未二年也。上逢太乙天符助之，得其平也。气化均，民病少。

金曰审平之纪（气清平定）

谓庚子、庚午二年也，上逢君火；庚寅、庚申二年，上逢相火，天刑克之，减而得其平也。乙丑、乙未二年，上逢顺化生之；乙卯年逢天符；乙酉年逢太乙天符助之，得其平也。气化均，民病少。

水曰静顺之纪（体清顺物）

谓辛卯、辛酉二年也。上逢顺化生之，得其平也。气化均，民病少。

太过不及平运之图

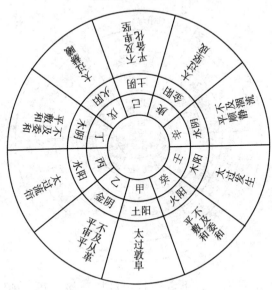

发生、委和、敷和，角；

赫曦、伏明、升明，徵；

敦阜、卑监、备化，宫；

流衍、涸流、静顺，羽；

坚成、从革、审平，商。

太过不及平气纪。

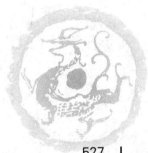

地理之应六节图

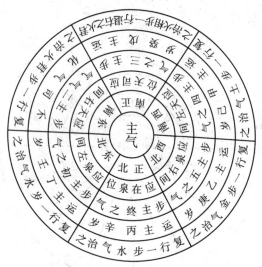

此图上者右行，下者左行，自初至终，乃为地之主气，静而守位者也。

逐年主气图

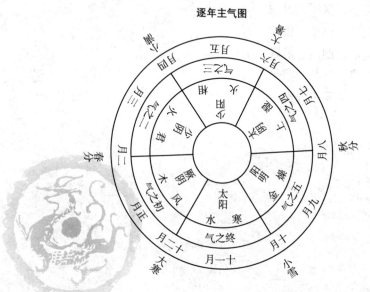

此逐年主气之位次也。六气分主四时，岁岁如常，故曰主气。

逐年客气图

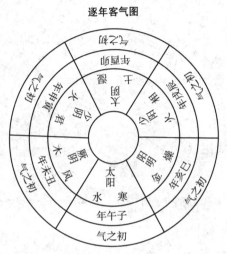

此逐年客气也。如子午年则太阳为初气，厥阴为二气，少阴为司天为三气，太阴为四气，少阳为五气，阳明为在泉为六气；丑未则厥阴为初气，以次而转。余可仿此类推也。

子午二年客气定局热化之图

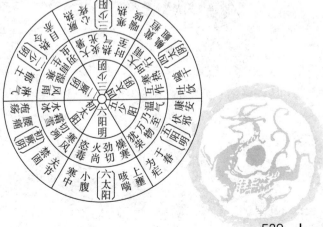

丑未二年客气定局湿化之图

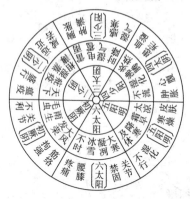

寅申二年客气定局火化之图

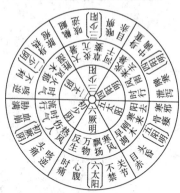

卯酉二年客气定局燥化之图

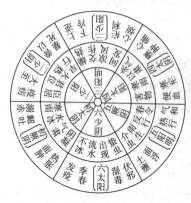

辰戌二年客气定局寒化之图

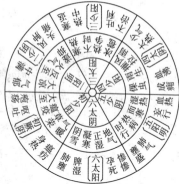

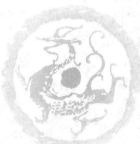

巳亥二年客气定局风化之图

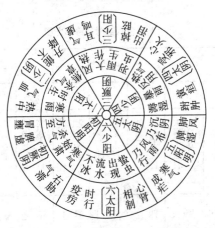

　　此六气分合六部时日诊候之图，家先生所自定者也，实具六气至理，乃古今未发之秘，须精思而熟玩之。

　　以平治之纪为例。若太过之纪，其气未至而至，从节前十三日为度。不及之纪，其气至而未至，从节后十三日为度。太过之岁，从左尺浮分起立春，不及之岁，从左关中分起立春，依次而推之，清心调息，逐部细究，则时令之病，可以前知。诊得六部俱平则已，若有独大独小，独浮独沉，独长独短，与各部不同，依图断之，无不验者。假如左关中候脉独弦大，已知雨水后惊蛰边有风热之病，盖弦主风而大主热也，且左关又为风木之令故也。如右尺沉分脉独缓滞而实大，已知芒种后夏至边有湿热之病，盖缓滞主湿，而实大主热。若缓滞而虚大，乃湿热相火为患，盖缓滞为湿，而虚大为相火也；且在沉分，沉亦主湿，又在相火之位故也。久病之人六脉俱见浊滞，唯右寸中候脉来从容和缓，清净无滞，已知霜降后冬至边必愈，盖中候而从容和缓，为胃气之佳脉；且右寸为肺金之位，土来生金故也。余仿此而精推之，百不失一矣。

六气分合六部时日诊候之图

右尺			右关			右寸		
沉	中	浮	沉	中	浮	沉	中	浮
芒种十五日 夏至五日	夏至十日 小暑五日	小暑十五日 大暑十五日	立秋十五日 处暑五日	处暑十日 白露五日	白露十五日 秋分十五日	寒露十五日 霜降五日	霜降十日 立冬五日	立冬十日 小雪十五日
三之气少阳相火			四之气太阴湿土			五之气阳明燥金		

左寸			左关			左尺		
浮	中	沉	浮	中	沉	浮	中	沉
清明十五日 谷雨五日	谷雨十日 立夏五日	立夏十五日 小满十五日	立春十五日 雨水五日	雨水十日 惊蛰五日	惊蛰十五日 春分十五日	大雪十五日 冬至五日	冬至十日 小寒五日	小寒十五日 大寒十五日
二之气少阴君火			初之气厥阴风木			终之气太阳寒水		

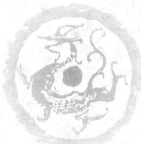

卷 九

赵郡念莪李中梓士材父　著

侄孙延昰　编

小 序

医之有案，如奕者之谱，可按而覆也。然使失之晦与冗，则胡取乎？家先生之医案等身矣，语简而意明，洵足以尽脉之变。谨取数十则殿之，由此以窥轩岐之诊法焉，千百世犹旦暮也。

新安吴文邃，眩晕者三载，战慄恶寒，居帏帐之内，数妾拥之，当五月而向火。姜、桂屡投，病势日剧。千里延余。为诊其脉，浮之细小，沉之搏坚。是郁火内伏，不得宣越也。以山栀三钱，黄连二钱，黄柏一钱五分，柴胡一钱，甘草五分，生姜五片，乘热亟饮之。移时而恶寒少减，再剂而辍去火炉，逾月而起。更以六味丸加知、柏，人参汤送，两月全安。所以知文邃病者，虽恶寒而喜饮热汤，虽脉细而按之搏指，灼然为内真热而外假寒，热极反兼胜己之化。以凉药热饮者，内

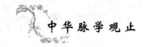

真寒而外假热之剂也。

制台张石林，胫膝肿痛，赤如涂丹。用槟榔、木通、牛膝、苡仁等药，继用苍术、黄柏，毫末无功。余诊之曰："尺大而软，责在少阴。"遂用人参、地黄各三钱，麦冬二钱，丹皮、牛膝、枸杞各三钱，沉香一钱。连服四剂瘥减，二月而康复。

苏松道尊高玄圃，神气不充，两足酸软。或与安神壮骨，或与补肾养阴，或与清热去湿，卒不效也。召余诊之。六脉冲和，独有中州涩而无力。是土虚不能制水，湿气注于下焦。以补中益气汤加苍术，旬日即愈。夫脉虚下陷之证，误服牛膝、苡仁、黄柏等下行之剂则愈陷，此前药所以无功也。

车驾郎赵讳昌期，两臂痛甚，两手灼热。诸医皆谓脾主四肢，与之清胃健脾，至三日而溺色如泔。余曰："六脉俱涩，喉有喘呼。《内经》云：'肺所生病者，上气喘满，臂痛，掌中热，溺色变。'今诸证咸显，若合符节。"遂与枳壳、桔梗各三钱，茯苓、知母各二钱，甘草一钱。一剂而痛减，再剂而溺清，三剂且霍然矣。

太常卿胡慕东，形神俱劳，十昼夜目不得瞑。自服归脾汤数剂，中夜见鬼，更服苏合丸无功。余曰："脉大而滑，痰气胶固也。"二陈汤加枳实、苏子，两日进四剂，未获痊可。更以人参汤送滚痰丸，下痰积甚多，因而瞑眩，大剂六君子汤，服一月乃安。

内臣赵荣庵，忽然昏仆，胸腹硬满，气口独强，此食厥也。以枳实、橘红二两，煎汤四碗，加食盐少许，探吐颇多。更用香砂平胃散，数剂始安。

沔阳州学宪钱长玉夫人，腹痛肠鸣，或以怒伤肝气治，或以虫积血积治。余往视之身伛偻而气喘呼，脉弦而细，此女子之疝也。青木香、广木香各一钱五分，川楝子、木通、肉桂、茴香各一钱，当归、甘草各八分。一剂知，四剂已。

新安吴声宏，荒于酒色，起立辄眩仆。余诊之，两尺如烂绵，左关弦且急。病得之立而使内，筋与骨并伤也。声宏鼓掌曰："先生胸中有镜，指下有神，古之扁仓勿是过也，幸善以救吾。"与萆薢蠲痹汤加龟板、虎骨、鹿茸，服两旬而痛若失。

维扬孝廉王伟然，喜读书，不以寒暑废。忽呕血碗许，不药而愈。偶坐谈次，乞余诊视。余曰："尊恙虽愈，元本日亏，须兢兢保任，过长夏乃安耳。"伟然不以余言为意。余谓其弟张甫曰："今长公神门欲脱，水不胜火，炎赫之令，将不禄矣。"张甫曰："尚可图否？"余曰："阳躁而不鼓，阴衰而欲绝，虽有智者，靡所适从。"果至六月十九日呕血而绝。

丹阳邑尊王维凝，染患伤寒，汗下后邪已解矣，时时灼热。或曰："汗后不为汗衰，邪气深重。"禁其饮食，且与清剂。困倦已极，求治于余。诊其脉小，按其腹濡。此邪气已尽，正气未复，谷气不加，阳明失养，非病也，饥也。病者不能言，但首肯不已。以糜粥徐徐进之，日进五六次。居五日，弗药而愈。

吴门金宪郭履台，春秋已高，少妾入房，昏倦不食。医者咸知其虚，投补中汤加姜、桂，不效。遣使迎余。兼夜而往视之，目不能瞬，口不能言，肌体如烙。或谓此人参、姜、桂之毒也。余捧腹曰："脉大而鼓，按之如无，真气欲绝，正嫌病重而药轻耳。"遂以人参三两，熟附三钱煎液，半日饮尽，目乃大开。再作剂如前，至旦日饮尽，口能言矣。数日而神气渐复，更以大剂补中，兼服八味丸计五十日而起。

相国方禹修，足疮浸淫，绵延三载。若解毒，若燥湿，若清热祛风，靡不遍尝，而势不少衰。余曰："脉大无力，气虚之候也。气虚则下陷，日与疏利，有愈趋而愈下矣。"以补中益气加萆薢、苍术服，外以当归白术膏和二妙散涂之，脓水渐干，更以六味丸加苍术、黄柏，间服一载而愈。

新安吴修予令侄，烦躁发热，肌体骨立，沉困着床，目不得瞑者已三年矣。大江以南，迎医几遍，求一刻安卧，竟不可得也。余诊其肝脉沉而坚，此怒火久伏，木郁宜达也。以柴胡五钱，白芍药、丹皮、栀子各三钱，甘草、桂枝各五分。日晡方进剂，未抵暮而熟寐，至旦日午后未寤。伊兄衷伯大为忧惧。余曰："卧则魂归于肝，三岁不归，疲劳已极，譬如久热得凉，乐而忘返，无庸虑也。"至夜分方醒，喜不自禁。遗书致谢曰："积患沉深，揣无生理，三年之疾，一剂而起之，人非木石，刻骨感衷，当与江河俱永耳。"

相国方禹修夫人，触于惊恐，身霭霭如在车船，开目则眩，起立欲仆。众议补虚化痰，屡投弗效。余为察脉，左独沉牢。是惊气入心，蓄血为祟。用大黄、穿山甲、归尾、桃仁、降真、苏木、郁金，一剂而血下，再剂而复下数升，寻愈。

邵武邑宰何金阳令郎，久耽书癖，昕夕穷神，而不自节。气暴阴伤，形瘁于劳，精摇于梦，汗出乎寐，而柴栅其中。饵药历岁，毫末无功。不远数千里，以乞刀圭，余比至而病益进矣。诊其脉，大而数，按之极软。此中气积虚，反为凉剂所苦。乃以归脾汤入桂一钱，人参五钱，当晚得熟寐。居二十日而汗敛精藏。更以还少丹与补中益气间服，数月而康。

南都许轮所孙女，十八岁，患痰喘羸弱。四月初诊之，手太阴脉搏指，足少阴脉如烂绵，水衰而火乘金也。余曰："金以火为仇，今不浮涩而反洪大，贼脉见矣。肾水不能救，秋令可忧。至八月初五日诊之，肺之洪者变而为细，肾之软者变而为大。岁在戊午，君火司天，法当两尺不应。今尺当不应而反大，寸当浮大而反细。经曰：'尺寸反者死。'况肺脉如丝，悬悬欲绝。经云：'脉至悬绝，十二日死。'予之短期，当在十六日。然安谷者逾期，不安谷者不及期，以食不断，故当逾期。况十六、十七二日皆金。助其一线之气，安得遽绝！十八日交寒露节，又值火日。经曰：'手太阴气绝，丙日笃，丁日死。'寅时乃气血注肺之时，不能注则绝，必死于十八日寅时矣。"轮所闻之，潸然泪下，以为能食，犹不肯信。果至十八日未晓而终。

闽中周东志，形羸善饭，忽胀满。众皆泥其食太多，不能运化，治以槟、枳、楂、芽、神曲、厚朴，胀势转增。余以其右手洪滑，知为胃火，用石膏、黄连、山栀、木香、陈皮、酒蒸大黄，二剂而胀止。

闽中太学张仲辉，纵饮无度，兼嗜瓜果，忽患泄泻，自中夜至黎明，洞下二十余次。先与分利，不应。继与燥剂，转见沉剧。余以其六脉俱浮，因思经云："春伤于风，夏生飧泄。"非大汗之，不能解也。麻黄、升麻、干葛、甘草、生姜煎服。原医者笑云："书生好奇，妄行险峻。麻黄为重剂，虽在伤寒，且勿轻用，斯何证也，而以杀之耶！"仲辉惑之。已而困甚，叹曰："吾命将尽，姑服此剂，以冀万一。"遂服而取汗，泄泻顿止。

白下姚越甫，乙卯秋二子俱以痨瘵毙，悲痛不已。蒸热咳嗽，两目不明，腰肢无力，口吐清涎，唇有白点。或与滋阴，或与开郁，或与补中，或与清火，药无遗用，病日益深。夜梦亡父语之曰，汝病已深，时医束手，非士材先生不能疗也。醒时漏下四鼓，张灯扣门乞治。余诊视之，左脉数大无伦，右脉沉缓无力。此为传尸，有恶虫蚀藏，若不取去，决无生理。为治加味芎归血余散加甘遂、天灵盖，共为末，以东引桃枝煎汤。于八月初二天未明时，空心调服。至辰巳时，下虫如小鼠者三枚，两头尖者数枚。以病者困顿，亟与人参一两煎服。薄暮又服参一两。明日四鼓，更以末药减半服，又下两头尖虫数枚。所下之虫，烈火煅过，雄黄末研匀，入瓶封固，埋于僻地绝人行处。另用峻补，半载渐瘥。

江右给谏晏怀泉如夫人，盛暑腹痛，自汗淋漓。治之以清火行气，俱无当也。余诊其左脉涩，右脉濡。此气弱不能营运，血因以阻耳。与参、芪、姜、桂、桃仁、归尾、苏木、延胡索、郁金，二剂而瘥。当盛暑而行姜、桂，舍时从证也。

吏部少宰蒋恬庵，目中歧视，手足麻痹。或滋阴，或补土，或化痰，汤液屡更，迄无功验。余诊其寸口独大，两尺独清，是心肾不交也。以六味地黄丸料配补心丹作煎液，计进六剂而歧视收，一月而麻痹释然。更以十全大补丸服数斤，遂不复发。

给谏章鲁斋，肌体痒且麻，逾三日乃发黑块如博棋子，大便痛楚，呕恶。一岁之中，必四五发。医者以热毒治之，绝不取效。余诊其脉，举之则大，按之则缓，湿与风俱也。荆芥、防风、羌活、独活、苍术、白术、茯苓、木通、川芎、当归、黄芪、桔梗、甘草，十剂旋效。更以酒糊为丸，人参汤送，以杜其根蒂。

襄阳郡侯于鉴如，酒后腹痛，久而痛处渐坚。余曰："脉大而长，且搏指矣，必有坚积。然两尺濡软，不敢峻攻。"先以四君子汤补完胃气，然后与攻积丸，下十数行，皆黑而韧者，腹中之痛犹未尽也。经曰："大积大聚，其可犯也，衰其半而止。"但以补中益气加蓬术为丸，服两月而霍然。

休邑吴文哉，伤寒发躁，面赤足冷，时时索水，却不能饮。伊弟日休问余决短期。手扬足掷，难以候脉。五六人制之，方得就诊。脉大而无伦，按之如无。余曰："浮大沉小，阴证似阳，谓之阴躁。与附子理中汤，当有生理。"日休骇曰："医者十辈至，不曰柴胡、承气，则曰三黄、石膏，今反用热剂，乌乎敢哉！"余曰："内真寒而外假热，服温补犹救十中之七，若用寒凉，立见败坏矣。"曰休卜之吉。遂用人参四钱，熟附一钱，白术二钱，干姜一钱，甘草八分，煎成，冰冷与饮。甫一时许，而狂躁稍定。数剂而神清气爽。

京卿须日华，暴怒伤阴，吐血甚多。余思《内经》云："大怒则血菀于上，令人薄厥。"今血厥而呕数升，金气大虚，而木寡于畏也。以人参一两，培养金宫。且木欲实，金当平之。又况血脱益气，治其母也。以沉香三钱制肝木，更以炮姜少许为向导之兵。再进而血始定。然脉法则已违度矣。经云："至如颓土，按之不得，是肌气予不足，白藟发而死。"言木克土也。及期果验。

江右袁启莘，居恒劳心，遇事沉滞。时当仲夏，溲便不通。五苓、六一，累进无功。诊其两寸洪大，知为心火刑金，故气化不及州都也。黄连、知、柏、麦冬、牛膝、茯苓、人参，两剂而小便如泉。

金陵朱修之，八年痿废，更医殆遍，卒无中病者，千里招余。诊其六脉有力，按之搏指，犹是强饭。此心阳独亢，壮火炎蒸，古称脉痿者是也。以承气下数行，右足展舒。再下之，手中可以持物。更以芩、连、山栀、酒蒸大黄蜜丸，以参汤送。一月之内，积滞尽去，四肢皆能屈伸。余曰："今积滞既祛，真元虚惫。"与三才膏十斤，尽剂而康复。如是元气之实，如是治法之峻，如是相信之专，皆得未曾有，不可以为训也。

文学顾六吉，胸中有奇痛，不吐则不安者，已历两载。偶为怒触，四十日不进浆粥，三十日不下溲便，面赤如绯，神昏如醉。终事毕备，以为旦夕死矣。余视其脉，举之则濡，按之则滑。是胃中有火，膈上有痰，浸淫不已，侵犯膻中，壅遏心窍，故迷昧乃尔。以沉香、海石、胆星、瓦楞子、牛黄、雄黄、天竺黄、朱砂、冰、麝为细末，姜汁、竹沥和沸汤调送。

初进犹吐其半，继进乃全纳矣。随服六君子加星、香、姜、沥，两日而溲便通，三日而糜饮进。调摄百余日，遂复其常。

征君陈眉公，患三日疟，浃气未瘥。素畏药饵，尤不喜人参。余诊其脉，浮之则濡，沉之则弱，营卫俱穷，故绵延不已。因固请曰："素不服参者，天畀之丰也。今不可缺者，病魔之久也。正气虚惫，脉如悬丝，而可拘以常乎？变通趋时，不得失也。"先服钱许，口有津生，腹无烦满，乃色喜云："素所胶而不化者，今日发吾覆矣。敢以性命委重，唯兄所命耳。"遂以人参一两，何首乌一两，煎成，入生姜汁一钟。甫一剂而势减七八，再进而疟遂截。

给谏许霞城，悲郁之余，陡发寒热，腹中满闷。医者谓为外感风而内夹食也。余独以为不然。举之无浮盛之象，按之无坚搏之形，安在其内伤外感乎？不过郁伤中气耳。以补中益气加木香、白蔻，十剂而复其居处之常。

别驾施笠泽，两足肿重，痛若虎啮，叫号彻于户外。自用四物汤加槟榔、木通、牛膝、苡仁，数饮之，病不少杀。余曰："阴脉细矣，按之至骨则坚，未可竟以虚责也。况两膝如绯，扪之烙手。当以黄柏五钱为君，木通四钱为佐，槟榔一钱为使，日进两剂，可使遄已。"笠泽颔余言，遂遵服之。十余剂后，竟安适如常矣。

文学朱文哉，遍体如虫螫，口舌糜烂，寅卯时必见二鬼执盘餐以献。向余恸哭曰："余年未满三十，高堂有垂白之亲，膝下无承欢之子，一旦抱疴，二鬼来侵，决无生理。倘邀如天之赐，得以不死，即今日之秦越人矣。"遂叩头流血。诊其寸脉，乍大乍小，亦意其为祟矣。细察两关，弦滑且大，遂断定为痰饮之疴。投滚痰丸一服，微有所下，而病患如故。更以小胃丹下痰及积，身痛减半，至明日而鬼亦不见矣。更以参、术煎汤送小胃丹，复下数行，病若失矣。

内侄陆文蔚之内，自上脘抵少腹奇痛欲绝，有以山栀、枳、朴为治者，痛反弥甚。余曰："脉诚数矣，独不察其沉则软乎？不第土惫，抑且火衰。"六君子加姜、桂大剂饮之，痛且应手减矣。而原医者犹曰："是火证也，复以火助之，痛得劫而暂伏，未几将不可知已。"文蔚鄙其言，竟信余勿疑。调治一月，而康复如常。

门人薛县孚之内，十五岁，腹痛异甚，面黄体瘦。幼科与之清热，女科与之通经疏气，大方与之补血养气，越一月而腹痛转剧。余察其皮肤甲错，左尺独数，是小肠有痈。今脉数，知脓已成，当以药溃之。与葵根一两，皂角刺二钱，陈皮三钱，两剂而脓血大下。更以太乙膏为丸，参芪汤送，一月而愈。

光禄卿吴玄水夫人，腹满而痛，喘急不能食。或以中满治之，无效。余诊其脉，右尺偏大，皮肤甲错。余曰："此大肠痈也。"先与黄芪、白术、陈皮、当归、白芷托里，三日而脉始数，数则脓已熟矣。用黄芪、皂刺、白芷、穿山甲加葵根五钱，连投两剂而脓溃如注，昏晕不能支。即饮独参一两，更以八珍汤补养一月始康。

邑宰夏彝仲太夫人，年届八袠。因彝仲远任闽中，忧思成疾，忽发热头疼。诸医误作伤寒，夺其饮食，恣行发散。才一剂而汗出如洗，气促而喘，神昏而倦，业已治凶具矣。始问治于余，诊其脉，大而无力。余曰："即令进食而投参芪，犹惧或失之；反夺其食而攻之，未遽绝者幸耳。"用人参、黄芪各五钱，白术三钱，橘、半各一钱五分，甘草六分，煨姜三钱。诸医皆曰："喘为气壅，参芪入口，即不可救。"余百口陈辨。赖许霞城至，力赞决之。甫一剂而喘汗遽减。倍用参、术至一两，证愈七八，唯食未强耳。此火衰不能生土，加熟附二钱，干姜一钱，服二月乃瘳。

儒者吴君明，伤寒六日，谵狂笑语，头痛有汗，大便不通，小便自利。众议承气下之。余诊其脉，浮而大；察其腹，不硬不痛。因思仲景云："伤寒不大便六七日，头疼有热，小便清，知不在里，仍在表也。"方今仲冬严寒，宜与桂枝汤。众皆咋舌云：谵狂为阳盛，桂枝入口必死。余笑曰："汗多神昏，故有妄语。虽不大便，腹无所苦，和其营卫，必自愈耳。"遂违众用之。及夜而笑语皆止，明日大便自通。故夫病变多端，不可胶执。既有谵语，而能察为表证者，百不得一也。向使病家狐疑，误行下剂，其不立毙者几希。

医者王月怀，伤寒五六日以来，下利日数十行，懊侬目胀。一时名医共议以山药、苡仁补之，且曰："不服是药，泻将脱矣。"余独曰："脉沉且数，按其腹便攒眉作楚，此协热自利，谓之旁流，非正粪也，当有燥屎。"饮以承气汤，果得结粪数枚，利乃止，懊侬乃定。

明经俞元济，背心一点痛，久而渐大。每用行气和血，绝不取效。余问之曰："遇天阴觉痛增否？"元济曰："天阴痛即甚。"余曰："脉既滑而遇阴辄甚，其为湿痰无疑。"以胃苓汤加半夏三钱，数剂而不知痛所在矣。

刑部主政徐凌如，劳与怒并，遂汗出昏倦，语言错乱，危笃殆甚。迎余视之，脉滑而软，为气大虚而痰上涌，以补中益气汤加半夏、附子，四日而稍苏。更以六君子加姜汁、熟附，几两月而病乃却。

文学张方之，久忧暴惊，遂发癫妄。或补心神，或逐痰涎，均无裨也。求治于余。余曰："六脉结而有力，非大下其痰，无由痊也。"先服宁志膏三日，遂以小胃丹下之。三月之内，服小胃丹数次，去痰积始尽。更以归脾、妙香加牛黄、龙骨为丸，剂毕而康。向使不与下之，或虽下之未必屡屡下之，以尽其痰，遂成痼疾矣。

邑侯张孟端夫人，忧愤交乘，食下辄噎，胸中隐隐痛。余诊曰："阳脉滑而阴脉搏，痰血互凝之象也。"以二陈汤加归尾、桃仁、郁金、五灵脂，连进四剂，证犹未衰。因思人参与五灵脂同剂，善于浚血。即以前剂入人参二钱，倍用五灵脂，再剂而血从大便出，十剂而噎止，弥月而竟安矣。

金元之之内患噎，胸腹有奇痛。以经阻故，诸医咸以瘀血处疗。余察其脉，细为气衰，沉为寒痼，反与攻血，岂非加霜于雪乎？况自上及下处处皆痛，明征非血矣。参、芪、术各二钱，木香、姜、桂各一钱，煎成，和醇酒进之。甫入口便快，半月而痛去如扫矣。自是岁服理中汤，数年弗辍。

顾淡之，劳神之后，躁热异甚，头角掣痛，时作时止。医者夺其食而与之解表，越四日而热不衰，议将攻里。余细视之，脉不浮紧，安得表耶？又不沉实，安得里耶？只有少阴大而无力，为劳神太过，乃虚烦类伤寒也。若禁其食，即益其疾耳。便以糜粥与之，且与大剂归脾汤，不十日安矣。

钱台石年近六袠，肢体不能转侧，昏倦不能语言，鼻窍不利，二便俱秘。是心肺俱虚，为类中风也。日伐其气，并攻其痰，已濒于危矣。比余诊之，六脉洪盛，按之搏指。此至虚有盛候，以形色验之灼然也。法当从证不从脉，补中为主，方可回生。举家惑于他言，两日不决。余曰："今日不进药，将为性命忧矣。若补之而病进，余独任其咎。"乃以补中益气加秦艽、天麻、竹沥、姜汁，再剂而神清，十日而转侧利便。珍摄半载，始获痊愈。

大宗伯董玄宰少妾，吐血喘嗽，蒸热烦心。先与清火，继进补中，药饵杂投，竟无少效，而后乞治于余。余曰："两尺沉且坚，小腹按之即痛，此有下焦瘀血，法当以峻剂行之。若与平和之剂行血，则坚血不得行也。"以四物汤加郁金、穿山甲、䗪虫、大黄，武火煎服。一剂而黑血下二碗。而痛犹未去。更与一服，又下三四碗而痛方止。遂以十全大补丸四斤，而康复如常。

文学顾明华，十年哮喘，遍治无功，始向余叩首乞哀，泪潸然下。余诊其两寸俱涩，余部俱实。涩者痰凝之象，实者气壅之征。非吐利交行，则根深蒂固之痰，何能去耶？幸其恪遵余言，半载之间，吐者五次，下者七次，更以补中之剂加鸡子、秋石，期年而永绝其根。

王邃初，老于经商，患哮喘者二十年矣。偶值舟次谈及，问余尚可治否？余曰："年望六旬，困顿日久，恐不可治。姑与诊之，喜其脉尚有神，右寸浮滑，是风痰胶固于太阴之经。"以杏仁、防风、甘、桔、白芥子、麻黄，连进三剂，而病状大减。因以丹溪治哮丸与之，仍日进六君子汤。喜其不畏药饵，连服无间，经岁而瘥。

张远公，久嗽。得药如水，委命待尽。一日以他事晤谈，自谓必不可治，姑乞诊之。余曰："饥时胸中痛否？"远公曰："大痛。"视其上唇有白点，痛发则口角流涎，此虫啮其肺，故咳嗽耳。用百部、乌梅煎膏与服。居十日而痛如失，嗽竟止矣。令其家人从净桶中索之，得寸白虫数十条，自是永不复发。

上舍宋敬夫，心腹大痛，伛偻不可以仰。日与行气和血，无益也。余诊其左寸滑而急，视其气不能以息，偶得一咳，攒眉欲绝。此为心疝无疑。亟令其以酱姜进粥。乃取小茴香、川楝子、青木香、广木香、茱萸、木通、玄胡索、归身、青皮，一服而痛减，五日而安。

先兄念山，谪官浙江按察，郁怒之余又当炎暑，小便不通，气高而喘。以自知医，频服胃苓汤不效。余曰："六脉且大且结，乃气滞也。"但以盐炒枳壳八钱，木通三钱，生姜五大片，急火煎服。一剂遂通，四剂霍然矣。

邑宰章生公，南都应试。时八月初五日，心脾痛甚，食饮皆废。诊其两寸，涩而无力。与大剂归脾汤加人参三钱，官桂二钱。生公曰："尝闻痛无补法，骤补实所不敢，得无碍场期乎？"余曰："第能信而服之，敢力保其无碍。若误投破气与寒凉，其碍也必矣。"遂煎服之，不超时而痛减；续进一剂，痛竟止，而场事获峻。

陈邃玄令郎，年十六岁，发尽脱落，无一茎存者。其脉数而大。余曰："肾之合骨也，其荣发也。多食甘则骨痛而发落，此《内经》之言也。"揣其股髀间骨，果觉大痛。遂以还少丹加生地、当归作丸，日服一两。兼进清胃汤。半载之间，发尽出矣。

孝廉俞彦直，肌肤灼热，神气昏闷，闻食即呕，强进即吐，困惫不能支。医者欲与温补，而众论挠之。彼告彦直云："必延李士材商之。"比余至，按之热处在骨间，脉亦沉而搏，此伏火也。不敢徇情面而违至理。乃以黄连一钱五分，山栀、黄柏各一钱，枳壳、陈皮各二钱，甘草五分，煎成入姜汁三匙。服之四剂而痊。更以六味丸加生脉散，调摄浃岁。

章仲舆令爱，未出阁时，困于邪祟，终日谵妄。日与安神、化痰、祛邪、辛香之剂，已无遗用，病不少间也。余曰："六脉忽大忽小，忽浮忽沉，确为祟象。"内服八毒赤丸。外以帛紧拴两臂，复以二拇指相并扎定，以小艾灸于两介甲侧肉处灼之。甫十壮而乞哀愿去。更与四壮，旦日复报七壮，而祟遂绝矣。

鞠上舍，有所抑郁，蒸热如焚，引饮不休。奄奄床褥，喃喃呓语。每言户外事，历历如见。始则指为伤寒，继则疑为鬼祟。药饵日投，病且日进，方来乞治于余。诊得肝脉浮濡，肺脉沉数。余曰："木性虽浮，肝则藏血藏魂，而隶于下焦，脉当沉长而弦。金性虽沉，肺则主气藏魄，而居乎至高，脉当浮短而涩。肺燥而失其相傅之权，则肝为将军之官，无所畏制，遂飞扬而上越，不能自藏其魂耳。尝闻魄强者魂安，今魄弱而魂不肯退藏，乃逐虚阳而放荡，此名离魂。魂既离矣，则出入无时，故户外事皆能闻且见也。当急救肺金之燥，使金气足而肝木有制，则归魂不难耳。"因以清燥汤加减，人参、黄芪、天冬、麦冬、五味子、当归以润肺养气，芍药、枣仁、栀子、甘草以摄肝归魂，橘红、沉香使九天之阳下降，升麻、柴胡使九地之阴上升。两剂而呓语顿止，十剂而烦渴皆除。摄治一月，而病魔永遁。

燕都王湛六兄，以脾泄求治，神疲色瘁。诊得促脉，或十四五至得一止，或十七八至得一止。余谓其原医者曰：法在不治。而医者争之曰："此非代脉，不过促耳，何先生之轻命耶？"余曰："是真元败坏，阴阳交穷，而促脉呈形。与稽留、凝泣而见促者，不相侔也。"医者唯唯。居一月而果殁。

善化令黄桂岩，心疼夺食，脉三动一止，良久不能自还。原医云：五脏之气不至，法当旦夕死。余曰："古人谓痛甚者脉多代。周梅屋云：'少得代脉者死，老得代脉者生。'今桂岩春秋高矣，而胸腹负痛，虽有代脉，安足虑乎？"果越两旬而桂岩起矣。故欲穷脉之变者，非博学人不能也。

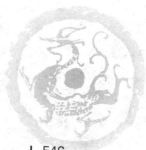

卷 十

赵郡辰山李延昰期叔父　辑著

吴兴臧恭秉仲父　参阅

小　序

经络脏象，稍关诊法者，靡不疏解于前矣。又恐初学记诵为难，乃悉摹其形于右，使一览无遗，亦古人左图右史之意也。若脏腑之轻重，悉准之经文。至人之大小不齐，未可执一而论，要不过示其大略耳。折衷前贤之说以释焉，间附臆见，唯识者鉴之。

十二经脏腑图

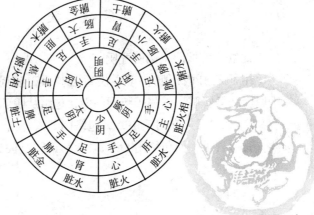

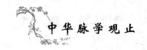

十二经歌

太阳小肠足膀胱，阳明大肠足胃当；少阳三焦足胆配，太阴手肺足脾乡；少阴心经足为肾，厥阴包络足肝方。

此歌上者为手。

十二经脏腑表里图

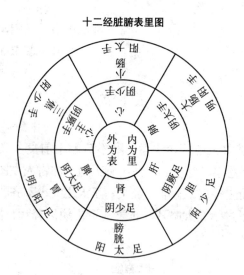

十二经纳甲歌

此歌诸腑配阳，诸脏配阴。

甲胆乙肝丙小肠，丁心戊胃己脾乡，庚属大肠辛属肺，壬属膀胱癸肾脏。三焦阳腑须归丙，包络从阴丁火旁。

旧云："三焦亦向壬中寄，包络同归入癸方。"虽三焦为决渎，犹可言壬；而包络附心主，安得云癸？且二脏表里皆相火也。今改正之。

十二经气血多少歌

多气多血唯阳明，少气太阳同厥阴，二少太阴常少血，
六经气血须分明。

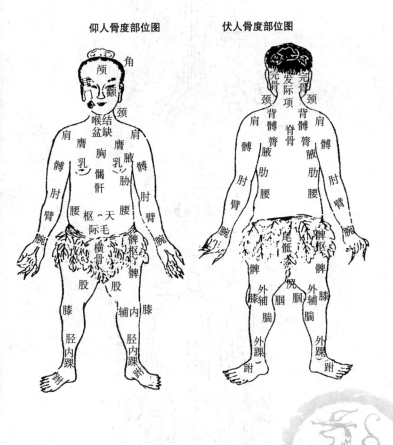

仰人骨度部位图　　　伏人骨度部位图

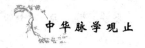

仰人全图

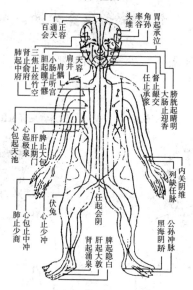

伏人全图

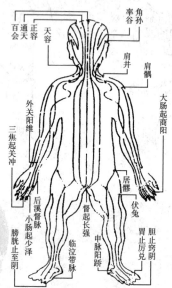

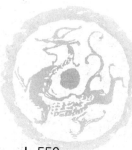

经络周流解

人身正脉，十有二经。每于平旦寅时，营气始于中焦，上注手太阴肺经，自胸中而出于中府，至于少商。以次行于手阳明大肠等十二经，终于足厥阴肝经，而复始于太阴之肺也。凡手之三阴，从脏走手；手之三阳，从手走头；足之三阳，从头走足；足之三阴，从足走腹。周流不息，如环无端。前三图者，诵后十二经营行次序逆顺歌，则其首尾一贯，按图可悉矣。

十二经营行次序逆顺歌

肺大胃脾心小肠，膀肾包焦胆肝续；手阴脏手阳手头，足阴足腹阳头足。此脏腑相传之序，及上下所行之次也。

经络次序

出《十四经发挥》

十二经络，始于手太阴。其支者，从腕后出次指端，而交于手阳明。手阳明之支者，从缺盆上挟口鼻，而交于足阳明。足阳明之支者，从跗上出大指端，而交于足太阴。足太阴之支者，从胃别上膈，注心中，而交于手少阴。手少阴无支者，直自本经少冲穴而交于手太阳。手太阳之支者，别颊上至目内眦，而交于足太阳。足太阳之支者，从髆内左右别下合腘中，下至小趾外侧端，而交于足少阴。足少阴之支者，从肺出注胸中，而交于手厥阴。手厥阴之支者，从掌中循小指次指出其端，而交于手少阳。手少阳之支者，从耳后出至目锐眦，

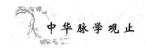

而交于足少阳。足少阳之支者，从跗上入大趾爪甲，出三毛，而交于足厥阴。足厥阴之支者，从肝别贯膈，上注肺，入喉咙之后，上额循巅，行督脉，络阴器，过毛中，行任脉，入缺盆，下注肺中，而复交于手太阴也。

十二经脉起止歌

经始太阴，而厥阴最后。穴先中府，而终则期门。原夫肺脉，胸中始生，出腋下而行于少商，络食指而接乎阳明。大肠起自商阳，终迎香于鼻外。胃历承泣而降，寻厉兑于足经。脾自足之隐白，趋大包于腋下。心由极泉而出，注小指之少冲。小肠兮起端于少泽，维肩后上络乎听宫。膀胱穴自睛明，出至阴于足外。肾以涌泉发脉，通俞府于前胸。心包起乳后之天池，络中冲于手中指。三焦始名指之外侧，从关冲而丝竹空。胆从瞳子髎穴，连窍阴于足之四趾。肝因大敦而上，至期门而复于太阴肺经。

十二经脉起止图

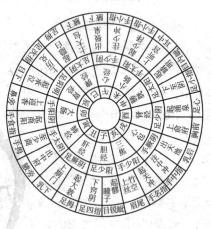

周身经络部位歌

脉络周身十四经，六经表里督和任。阴阳手足经皆六，督总诸阳任总阴。诸阳行外阴行里，四肢腹背皆如此。督由脊骨过龈交，脐腹中行任脉是。足太阳经小趾藏，从跟入腘会尻旁，上行夹脊行分四，前系睛明脉最长。少阳四趾端前起，外踝阳关、环跳里，从胁贯肩行曲鬓，耳前耳后连眦尾。大趾次趾足阳明，三里、天枢贯乳行，腹第三行通上齿，环唇挟鼻目颧迎。足有三阴行内廉，厥中少后太交前。肾出足心从内踝，挟任胸腹上廉泉。太厥两阴皆足跗，内侧外侧非相联。太阴内侧冲门去，腹四行兮挨次编。厥阴毛际循阴器，斜络期门乳肋间。手外三阳谁在上，阳明食指肩髃向，颊中钻入下牙床，相逢鼻外迎香傍。三焦名指阳明后，贴耳周回眉竹凑。太阳小指下行低，肩后盘旋耳颧遘。还有三阴行臂内，太阴大指肩前配，厥从中指腋连胸，极泉小内心经位。手足三阳俱上头，三阴穴止乳胸游；唯有厥阴由颡后，上巅会督下任流。经脉从来皆直行，络从本部络他经。经凡十四络十六，请君切记须分明。

十六络者，自十五络之外，复有胃之大络，名曰虚里也。

十二经流注时序歌

肺寅大卯胃辰宫，脾巳心午小未中，膀申肾酉心包戌，亥三胆子丑肝通。

此歌出子午流注等书及张世贤等注释。其以十二时分发十二经，似乎近理。然而经之长短，穴之多寡，大相悬绝，又安能按时分配？且失五十周于身之义。今亦录之，以俟辨正。

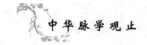

手太阴肺经

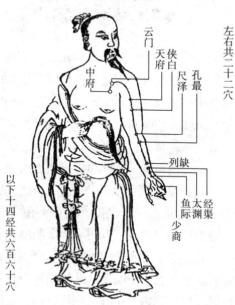

中府　天府　侠白　云门

尺泽　孔最

列缺

经渠　太渊　鱼际　少商

左右共二十二穴

以下十四经共六百六十六穴

　　肺者，相傅之官，治节出焉。其形四垂，附着于脊之第三椎中，有二十四空，行列分布，以行诸脏之气，为脏之长，为心之盖。是经常多气少血。其合皮也。其荣毛也。开窍于鼻。《难经》曰："肺重三斤三两，六叶两耳，凡八叶，主藏魄。"华元化曰："肺者，生气之原，乃五脏之华盖。"肺叶白莹，谓为华盖，以覆诸脏。虚如蜂窠，下无透窍，吸之则满，呼之则虚，一呼一吸，消息自然，司清浊之运化，为人身之橐籥。

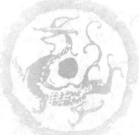

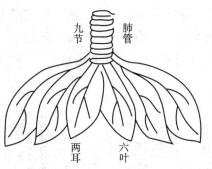

肺者，市也，凡饮食入胃，不敢自专，地道卑而上行，上朝于肺，肺乃天道，下济而光明。

水精四布，五经并行，下输膀胱，小便自利，岂以肺之他处，聚他处之物，而仍散都市，故字从肉从市。

手阳明大肠经

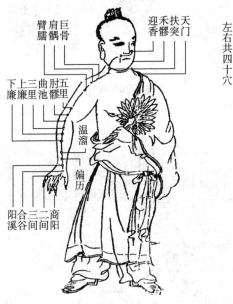

左右共四十六

大肠者，传道之官，变化出焉。回肠当脐左回十六曲，大四寸，径一寸寸之少半，长二尺一寸。受谷一斗，水七升半。广肠傅脊以受回肠，乃出滓秽之路。大八寸，径二寸寸之大半，长二尺八寸。受谷九升三合八分合之一。是经多气多血。《难经》曰:"大肠重二斤十二两,肛门重十二两。"按回肠者,以其回叠也。广肠者,即回肠之更大者。直肠者,又广肠之末节也,下连肛门,是为谷道后阴,一名魄门。总皆大肠也。

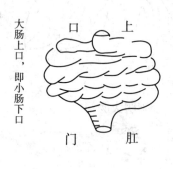

大肠上口,即小肠下口

大肠为传道之官,有变易之义,上受胃家之糟粕,下输于广肠,故字从肉从易,旧谷出而新谷可进,通畅水谷之道也。又畅也,

足阳明胃经

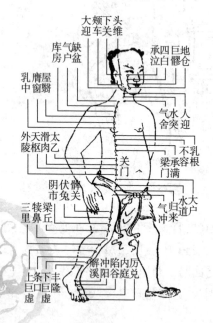

左右共九十六

脾胃者，仓廪之官，五味出焉。胃者，水谷气血之海也。胃大一尺五寸，径五寸，长二尺六寸，横屈。受水谷三斗五升。其中之谷常留二斗，水一斗五升而满。是经多气多血。《难经》曰："胃重二斤一两。"

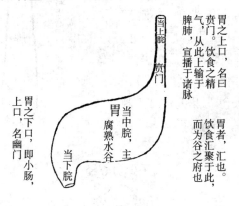

胃之上口，名曰贲门，饮食之精气，从此上输于脾肺，宣播于诸脉

胃者，汇也。饮食汇聚于此，而为谷之府也

当上脘
贲门

当中脘，主胃腐熟水谷

当下脘

胃之下口，即小肠，上口，名幽门

足太阴脾经

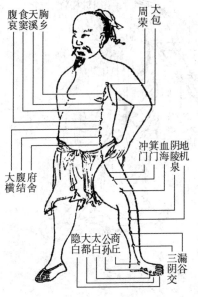

左右共四十二穴

大包
周荣

腹食天胸
哀窦溪乡

冲箕血阴地
门门海陵机
　　　泉

大腹府
横结舍

隐大太公商
白都白孙丘

三漏
阴谷
交

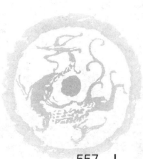

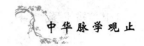

脾者，仓廪之官，五味出焉，形如刀镰，与胃同膜，而附其上之左俞，当十一椎下。闻声则动，动则磨胃而主运化。其合肉也，其荣唇也。开窍于口。是经常多气少血。《难经》曰："脾重二斤三两，广扁三寸，长五寸，有散膏半斤。主裹血，温五脏，主藏意与智。"滑氏曰："掩乎太仓。"华元化曰："脾主消磨五谷，养于四旁。"

《遗篇刺法论》曰：脾为谏议之官，知周出焉

脾者，卑也。在胃之下，裨助胃气以化谷也

脾

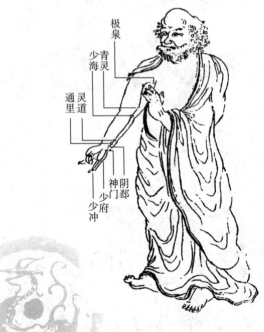

手少阴心经

左右共十八穴

极泉
少青灵
海
通灵里道
神阴门郄
少府
少冲

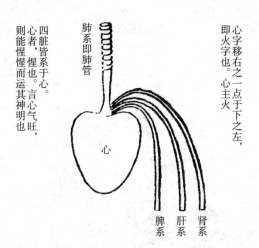

四脏皆系于心。
心者，惺也。言心气旺，
则能惺惺而运其神明也

肺系即肺管

心

脾系　肝系　肾系

心字移右之一点于下之左，
即火字也。心主火

心者，君主之官，神明出焉。心居肺管之下，膈膜之上，附着脊之第五椎。是经常少血多气。其合脉也。其荣色也。开窍于耳，又曰舌。《难经》曰："心重十二两，中有七孔三毛，盛精汁三合，主藏神。"心象尖圆，形如莲蕊，其中有窍，多寡不同，以导引天真之气；下无透窍，上通乎舌。共有四系，以通四脏。心外有赤黄裹脂，是为心包络。心下有膈膜，与脊胁周回相着，遮蔽浊气，使不得上熏心肺，所谓膻中也。

心字移右之一点于下之左，即火字也。心主火。

四脏皆系于心。心者，惺也。言心气旺，则能惺惺而运其神明也。

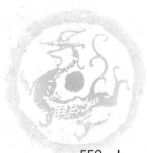

手太阳小肠经

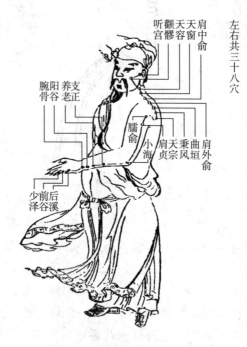

听颧天天肩
宫髎容窗中俞

左右共三十八穴

腕阳养支
骨谷老正

臑俞

小海

肩天秉曲肩
贞宗风垣外俞

少前后
泽谷溪

小肠者，受盛之官，化物出焉。小肠后附于脊，前附于脐，上左回叠积十六曲，大二寸半，径八分分之少半，长二丈二尺。受谷二斗四升，水六升三合合之大半。小肠上口在脐上二寸，近脊，水谷由此而入。复下一寸，外附于脐，为水分穴，当小肠下口，至是而泌别清浊，水液渗入膀胱，滓秽流入大肠。是经多血少气。《难经》曰："小肠重二斤十四两。"

小肠上口即胃之下口。小肠下口即大肠上口，名阑门。

口之　即上小
下胃　口肠

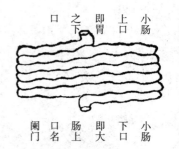

阑口肠即下小
门名上大口肠

足太阳膀胱经

左右共一百二十六穴

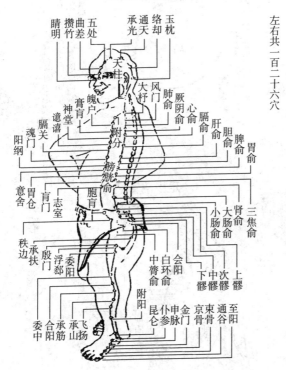

膀胱者，州都之官，津液藏焉，气化则能出矣。膀胱当十九椎，居肾之下，大肠之前，有下口无上口。当脐上一寸水分穴处，为小肠下口，乃膀胱上际，水液出此，别回肠，随气泌渗而入。其出其入，皆由气化。入气不化，则水归大肠而为泄泻；出气不化，则闭塞下窍而为癃肿。后世诸书有言其有上口无下口，有言上下俱有口者，皆非。是经多血少气。《难经》曰："膀胱重九两二铢，纵广九寸，盛溺九升九合；口广二寸半。"

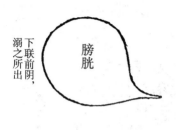

膀胱者，言其横于前阴之旁以通水也。胱者，言其质之薄而明也。合而言之，以其由虚而实，旁通水道也。

下联前阴，溺之所出

膀胱

足少阴肾经

左右共五十四穴

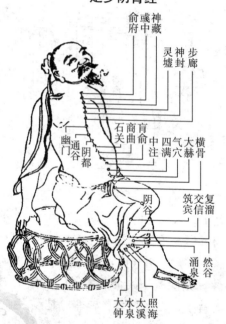

俞府 彧中 神藏
灵墟 神封 步廊
石关 商曲 肓俞
幽门 通谷 阴都
中注 四满 气穴 大赫 横骨
阴谷
筑宾 交信 复溜
然谷
涌泉
大钟 水泉 太溪 照海

肾者，作强之官，伎巧出焉。肾附于脊之十四椎下。是经常少血多气。其合骨也，其荣发也。开窍于二阴。《难经》曰："肾有两枚，重一斤二两。主藏精与志。"华元化曰："肾者。精神之舍，性命之根。"肾有两枚，形如豇豆，相并而曲附于脊之两傍，相去合一寸五分。外有黄脂包裹。各有带二条，上条系于心，下条趋脊下大骨，在脊骨之端如半手许，中有两穴，是肾带经过处，上行脊髓，至脑中，连于髓海。

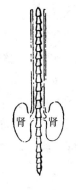

肾，任也。主骨而任周身之事。故强弱系之

手厥阴心包络经

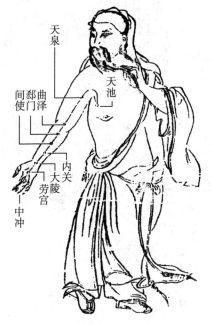

天泉

天池

间使
郄门
曲泽

内关
大陵
劳宫

中冲

左右共一十八穴

　　心包一脏，《难经》言其无形。滑伯仁曰："心包一名手心主，以脏象校之，在心下横膜之上，竖膜之下，其与横膜相黏而黄脂裹者，心也。脂漫之外，有细筋膜如丝，与心肺相连者，

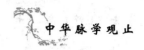

心包也。"此说为是。凡言无形者非。
又按《灵兰秘典论》有十二官，独少
心包一官，而多"膻中者，臣使之
官，喜乐出焉"一节。今考心包脏居
膈上，经始胸中，正值膻中之所；位
居相火，代君行事，实臣使也。此一
官者，其即此经之谓欤。

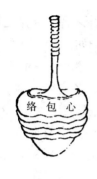

包络者，护卫心主，不使浊气干之，正由君主云有宫城也

手少阳三焦经

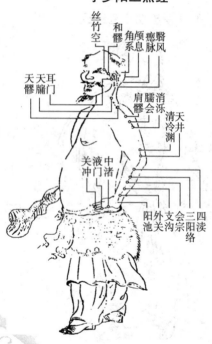

左右共四十六穴

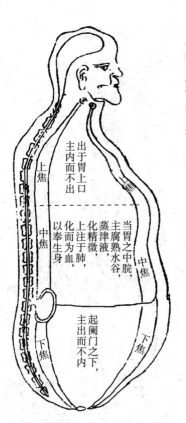

三焦者，统上中下而言，故曰焦；切近于脏腑，故曰三；

三焦者，决渎之官，水道出焉。是经少血多气

出于胃上口 主内而不出

上焦

当胃之中脘，主腐熟水谷，蒸津液，化精微，上注于肺，化而为血，以奉生身

中焦

起阑门之下，主出而不内

下焦

《中藏经》曰："三焦者，人之三元之气也，总领五脏六腑、营卫经络、内外左右上下之气。三焦通则内外左右上下皆通，其于周身灌溉，和内调外，营左养右，导上宣下，莫大于此。"

上焦出于胃上口，主内而不出。中焦当胃之中脘，主腐熟水谷，蒸津液，化精微，上注于肺，化而为血，以奉生身。下焦起阑门之下，主出而不内。

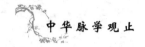
足少阳胆经

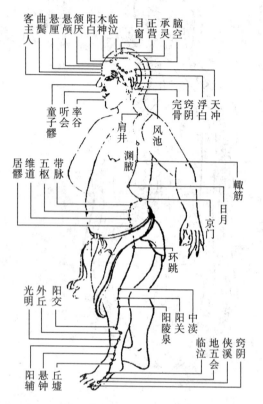

客主人 曲鬓 悬厘 悬颅 颔厌 阳白 木神 临泣 目窗 正营 承灵 脑空

左右共八十六穴

童子髎 听会 率谷 肩井 风池 窍阴 浮白 天冲 完骨

居髎 维道 五枢 带脉 渊腋 辄筋 日月 京门

环跳

光明 外丘 阳交 阳陵泉 阳关 中渎 临泣 地五会 侠溪 窍阴

阳辅 悬钟 丘墟

　　胆者，中正之官，决断出焉。《难经》曰："胆在肝之短叶间，重三两三铢，长三寸，盛精汁三合。"是经多血少气。华元化曰："胆者，中清之府，号曰将军。"主藏而不泻。

《六节脏象论》曰：凡十一脏皆取决于胆也。

胆者，担也。言其有力量，善担当者也。

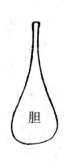

胆

足厥阴肝经

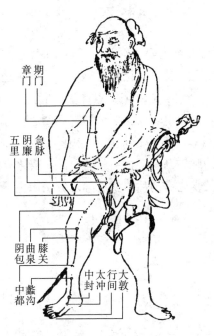

期门
章门

五里
阴廉
急脉

阴包
曲泉
膝关

中都
中封
太冲
行间
大敦

左右共二十八穴

肝者，将军之官，谋虑出焉。肝居膈下，上着脊之九椎下。是经常多血少气。其合筋也，其荣爪也。主藏魂。开窍于目。其系上络心肺，下亦无窍。《难经》曰："肝重二斤四两，左三叶，右四叶，凡七叶。"《刺禁论》曰："肝生于左。"滑氏曰："肝之为脏，其治在左；其脏在右胁，右肾之前，并胃，着脊之第九椎。"

肝

肝者，干也。其性多动而少静，好干犯他脏者也。

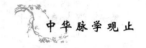

任督解

任督二脉，为人身阴阳之纲领。任行于腹，总诸阴之会，故为阴脉之海。督行于背，统诸阳之纲，故为阳脉之海。二脉皆起于会阴。启玄子曰："《针灸甲乙经》《图经》以任脉循背者，谓之督脉；自少腹上者，谓之任脉，亦谓之督脉。则是以背腹阴阳别为名目耳。然冲脉亦起于胞中，并足少阴而上行，是任脉、督脉、冲脉，乃一源而三歧者。故人身之有腹背，犹天地之有子午；任督之有前后，犹二陆之分阴阳也。"

任　脉

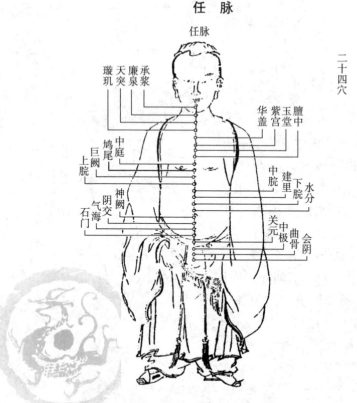

督 脉

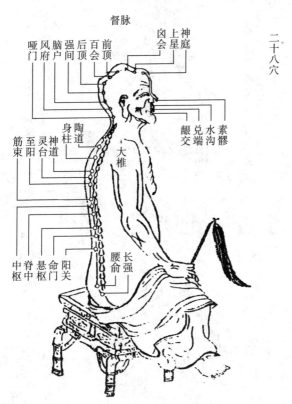

二十八穴

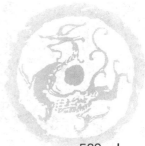

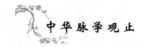
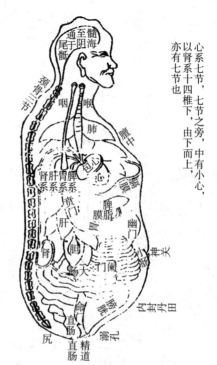

心系七节，七节之旁，中有小心，以肾系十四椎下，由下而上，亦有七节也

旧图有精道，循脊背过肛门者，甚属非理，而且无子宫，命门之象，皆大失也

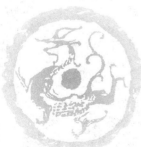

十六络穴图

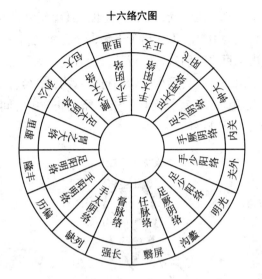

　　《经脉》篇止十五络。《平人气象论》曰："胃之大络，名曰虚里。"是共十六络也。然足太阴络曰公孙，而复有脾之大络曰大包；足阳明络曰丰隆，而复有胃之大络曰虚里；故诸经之络皆一，而唯脾胃之络皆二。

宗营卫三气解

　　宗气积于胸中，出于喉咙，以贯心脉而行呼吸。《决气》篇曰："上焦开发，宣五谷味，熏肤充身泽毛，若雾露之溉者，是谓宗气。"宗之为言大也。

　　营气者，阴气也，水谷之精气也。其精气之行于经者，为营气。营气出于中焦，并胃中，出上焦之后，上注于肺，受气取汁，化而为血，以奉生身，莫贵于此。其行始于太阴肺经，渐降而下，而终于厥阴肝经，随宗气而行于十二经隧之中。故曰："清者为营，营行脉中。"

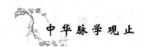
卫气者，阳气也，水谷之悍气也。其浮气之慓疾滑利而不循于经者，为卫气。卫气出于下焦，渐升而上，每日平旦阴尽，阳气出于目之睛明穴，上行于头，昼自足太阳始，行于六阳经，以下阴分；夜自足少阴始，行于六阴经，复注于肾。昼夜各二十五周，不随宗气而自行于各经皮肤分肉之间。故曰："浊者为卫，卫行脉外。"

宗荣卫三气图

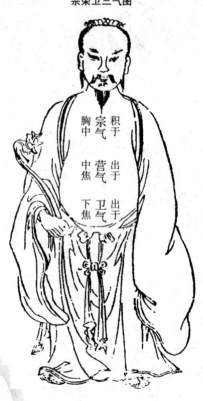

面部图

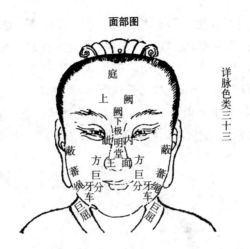

《五色》篇曰："明堂者，鼻也。阙者，眉间也。庭者，颜也。蕃者，颊侧也。蔽者，耳门也。其间欲方大，去之十步皆见于外，如是者寿必中百岁。"

明堂骨高以起，平以直，五脏次于中央，六腑挟其两侧，首面上于阙庭，王宫在于下极，五脏安于胸中。真色以致，病色不见，明堂润泽以清，五官恶得无辨乎！

脏腑色见面部图

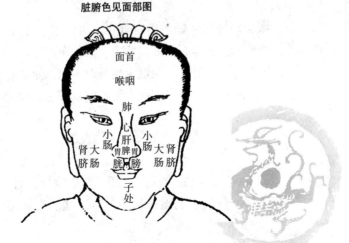

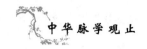

庭者，首面也。阙上者，咽喉也。阙中者，肺也。下极者，心也。直下者，肝也。肝左者，胆也。下者，脾也。方上者，胃也。中央者，大肠也。挟大肠者，肾也。当肾者，脐也。面王以上者，小肠也。面王以下者，膀胱、子处也。

男子色在于面王，为小腹痛，下为卵痛，其圆直为茎痛；在女子为膀胱、子处之病。散为痛，抟为聚。

肢节色见面部图

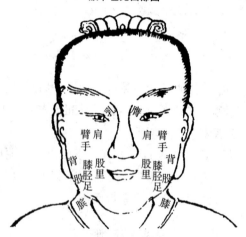

颧者，肩也。颧后者，臂也。臂下者，手也。目内眦上者，膺乳也。挟绳而上者，背也。循牙车以下者，股也。中央者，膝也。膝以下者，胫也。当胫以下者，足也。巨分者，股里也。巨屈者，膝膑也。此五脏六腑肢节之部也。

脉案图式

脉案者，窃公案之义。凡医者治病察脉，譬诸老吏断狱，一字莫移，使病家洞然信从，始可以接从上之道，塞纷纭之口。吴鹤皋向有此式，余为订定，以质之同志焉。

　　○○年○○月　书年之干支、月之春秋者，占运气也。

　　○地　书某地者，占方宜也。

　　○○岁○形○声○色　书年形声色者，用之以合脉也。

　　○苦○乐　书苦乐者，占七情也。

　　○○○日　书始验何日者，占久近也。

　　○○○药○验○　问其病证药物，内书其验否者，以斟酌
己见也。

　　昼○夜　书昼夜寒热者，辨气血也。

　　喜恶○物　书喜恶何物者，察阴阳脏腑也。

　　脉○○　书脉状者，以之合年形声色病证也。

　　经曰○○○○○○○○○○　书经旨者，如法家引律，使
不可逃也。

　　病名○○○○○　书病名者，用药如用兵，师出贵有
名也。

　　○○○○○○○○○○○○○　书标本者，识轻重也。

　　○○○○○○○○○○○○○○○○○○○○○○○
○○○○○○○○○○○○○○○○○○○○　书方药君
臣之理者，欲病人达而尝也。

　　○地○人　末书某地某人识，欲病家志之，以验己之工
拙也。

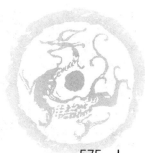

诊宗三昧

原著 清·张璐

整理 夏琰 刘秋霞

陈群

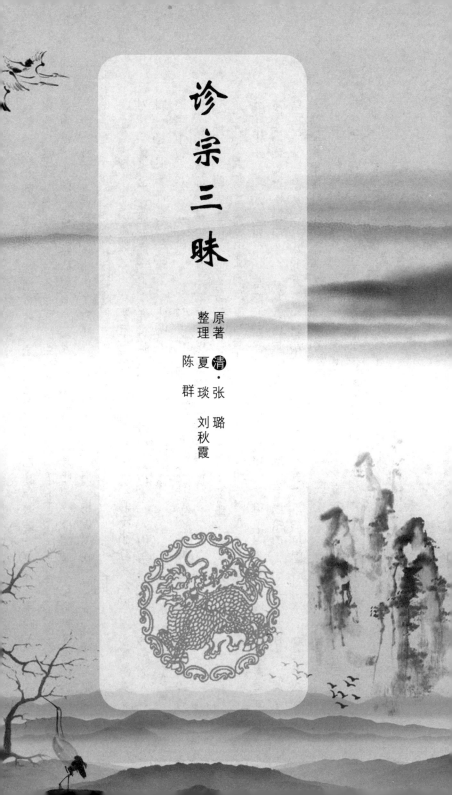

《诊宗三昧》为明末清初著名医家张璐所撰的一部脉学专著。张璐，字路玉，号石顽老人，江南长洲（江苏苏州）人，生活于公元一六一七至一六九九年，业医六十余年，与喻昌、吴谦齐名，并称为清初三大医家。张氏出身仕宦，少颖悟，习儒兼攻医，明亡后弃儒业医，隐居洞庭山中十余年。一生著述颇多，有《伤寒缵论》《伤寒绪论》《张氏医通》《千金方衍义》《本经逢原》等。

本书成书于清康熙二十八年己巳（一六八九年），系其子张登（字诞先）辑录其父对脉学的有关论述而成。书中详辨脉象，力纠时弊，指出『入门宗派不慎，未免流入异端』，并谓『吾当以三昧水，涤除尘见』。全书言简流畅，是一部颇切实用的脉学专著。但书中也有部分芜杂，如论述清脉、浊脉时，未完全摆脱太素脉之臆说。该书文辞隽永，论理透彻，是中医临床医师及诊法研究爱好者的较好参考书。

据《全国中医图书联合目录》中所记载，现存主要版本有清康熙二十八年己巳（一六八九年）金阊书业刻堂本、清康熙三十八年己卯（一六九九年）刻本、日本文化元年甲子（一八零四年）东都亦西斋刻本、日本文化元年甲子（一八零四年）思得堂刻本、清光绪二十年甲午（一八九四年）上海图书集成印书局铅印张氏医书七种本、清光绪二十五年己亥（一八九九年）浙江书局据日本刻本重印本、民国石印本、一九五八年上海卫生出版社铅印本等十六种版本。

本次点校以清康熙刻本影印本为底本，以日本文化元年甲子（一八零四年）思得堂刻本为主校本，以一九五八年上海卫生出版社铅印本和一九九九年中国中医药出版社《张璐医学全书》为参校本，并参考了一九九九年张成博、欧阳冰点校的《诊宗三昧》。

序

　　夫人身犹天地也。天地失和，则宇宙为殃。人身失和，则四体为病。所以主之者，在天地唯君，在人身唯心。故心为君主。君失其治，则宇宙灾困。心失其养，则四体疾疢。其弭灾困，唯相之调和燮理。治疾疢，亦唯医之调和燮理。故曰：不为良相，即为良医。然相失政则残民，医误治则残命。相之与医，岂易言哉？盖天地之九州，人身为九窍。天地之九野，人身为九脏。又石为之骨，土为之肉，江河为血液，草木为毫发，道路为脉络，风为气，雨为汗，雷为声。凡此则人身无不合于天者。天地有灾，莫不载闻道路。人身有疾，莫不见诸脉络，故治疾犹要于测脉也。予当治邑江城，署多奇疾，遘识张路玉先生。其察脉辨证，辅虚祛实，应如鼓桴。因问之曰：人身脉络众多，取病何独决两腕？云：两寸为心肺之关隘，一身之所主。犹君相之都邑，天下之总会。故天下灾无不肇于都邑，一身病无不形于两腕也。人之六脉，犹廷之六部，天下刑赏与罚，莫不由此。然其昂藏磊落，风论卓绝，迥越常识，其能运天时于指掌，决生死于须臾，又非泛泛可及知。无经天纬地之才者，不可与言医也。以之为良相，又谁曰不可？后以脉学一书索序，曰《诊宗三昧》。予虽不知医，观其论天地阴阳之常变，山川草木之脉理，灵机独发，无不贯通造化，予所云为良相，信然。时因取召赴都，碌碌未遑诺就，今于职务瘁劳，嗽疾复生。思良医不可得，因述数语，邮寄以志仰云。

　　　　　康熙己巳即墨通家弟郭琇撰

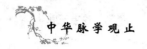

目　录

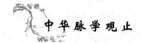中华脉学观止

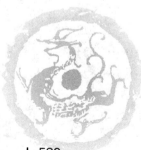

宗　旨

　　石顽老人趺坐绳床，有弟子进问医学宗旨。老人慨然叹曰：崇古圣人立一善政，后世辄增一害民之事。只今伪君子之风，良由文字。夭生民之患，咎始神丹。吾尝纵观万类，无物不有成败之机。人禀造化之灵，不能超乎万类。地水火风，常交战于一体。虽有志者，不无疾疢之厄。一有小剧，即从事于医药，往往贪生失生，深可哀悯。迨如愚下无知，罔悟前车已覆之鉴，缘是不得正命者，日以继踵。若夫未达不敢尝者，自古及今，能几人哉？当世之名于医者，有三种大病：一种藉世医之名，绝志圣学，株守家传，恣行削伐，不顾本元，斯皆未闻大道之故。一种弃儒业医，徒务博览，不卒师传，专事温补，极诋苦寒，斯皆不达权变之故。一种欺世盗名，借口给之便佞，赖声气之交通，高车衒术，曲体趋时，日杀无辜，以充食客之肠，竭厥心力，以博妻孥之笑，斯皆地狱种子，沉沦业识之故。此三种病，非药可除。吾今伏医王力，运六通智，开个教外别传，普救夭札底微妙法门，汝等若有疑团，向前执问，但须迅扫胸中积染，向白地上从新点出个指下工夫。若能顿然超悟，立正宗风，何虑不直接南阳先师一脉乎。

医　学

　　或问医药之书，汗牛充栋，当以何者为先？答曰：医林著作日繁，葛藤益甚，而识见愈卑，总皆窃取狐涎，搜罗剩语，从无片言发自己灵者。吾故曰：教外别传，不欲汝等堕诸坑堑也。近来留心斯道者，纷如泥沙，求其具凤根者，卒不可得。是不得不稍借文字，以为接引之阶梯。但此夺权造化，负荷非

轻，即有真心向道，以天下生民为己任者，入门宗派不慎，未
免流入异端，向后虽遇明师检点，头绪决不能清。头绪不清，
审证必不能确。审证不确，下手亦无辣气，安望其有转日回天
之绩乎？有志之士，务在先明《灵枢》《素问》《伤寒论》《金
匮要略》四经，为医门之正法眼藏。然皆义深辞简，质奥难
明，读者不可随人作解，以障己之悟门。或遇不能透脱处，撞
着银山铁壁相似，于挨拶不处，忽地顶门迸裂，自然洞若观
火。然后看古人注释，却不仍其纰缪。直待胸中学识坚固，随
意综览诸家，无往非受其益。即如刘张李朱，世推四大家，观
其立言之旨，各执一偏。河间之学，悉从岐伯病机十九条入
首，故其立方，一于治热。戴人专于拨乱除邪上起见，故汗吐
下法，信手合辄。要知二子道行西北，地气使然之故，不可强
也。东垣志在培土以发育万物，故常从事乎升阳。丹溪全以清
理形气为本，故独长于湿热。二子之道，虽皆行于东南，然一
当颠沛，一当安和。补泻升沉之理，不可不随时迁变也。在学
识粗浅者，不能委悉其全，即当因材教诲，指与个捷径工夫，
一般到家。唯脉学之言，自古至今，曾无一家可宗者。某不自
揣，窃谓颇得其髓，惜不能力正习俗之讹，咸归先圣一脉，是
不能无愧于心。或云：夫子之道，昭乎日月，而尚有不辨明暗
者，何也？曰：是其之机缘不契，亦众生之机缘不契也。教
乘所谓时节因缘，非可强也。吾闻佛法无边，能度一切有情，
而不能化导无缘。岂区区智力，能充牣法界，使悉归心至教
乎？今观游时师之门者，一皆羊质虎皮，问其所学，无非伪诀
药性等书。家弦户诵，不过如斯，今古相仍，莫知其谬。盖伪
诀出自高阳生，昔戴起宗尝著刊误以辟其妄。而聋聩之师，犹
视以为资生至宝者，以其编成俚语，易于习诵也。《药性赋》
不知出自何人，乃诬妄东垣所著，尤为发指。吾愿祖龙有知，
凡有二书处，请用从火，造福无涯矣。至于王氏《脉经》，杨

氏《太素》，多拾经语，溷厕杂毒于中，偶一展卷，不无金屑入眼之憾。他如紫虚《四诊》、丹溪《指掌》、撄宁《枢要》、濒湖《脉学》、士材《正眼》等，靡不称誉于时。要皆刻舟求剑，按图索骥之说。迨夫得心应手之妙，如风中鸟迹，水上月痕，苟非智能辨才，乌能测识其微于一毫端上哉？只今诸方云集，向某问个脉法大义，吾当以三昧水涤除尘见，显示个头头是道底活法悟门，不涉纤微陈迹，便可言下荐机，学者毋以余言为尚异也。要知冰即是水，别传之义，原不外乎轩岐仲景祖祖相承之心印。但较当世所言七表八里之法，趋舍殊途，宗旨迥乎角立耳。

色 脉

　　或问人身四肢百骸，脏腑经络诸病，皆取决于三部。究竟脉属何类，动是何气，而诊之之法，一如古圣所言否？答言：脉本营气所主，为气血之源，故能出入脏腑，交通经络，行于肯綮之间，随气上下鼓动。其指下发现之端，或清或浊，或小或大，或偏小偏大。虽言禀赋不同，实由性灵所发，非可一途而取。纵古圣曲为摹写形象，以推阴阳寒热之机，然亦不过立法大义。明眼之士，贵在圆机活泼，比类而推，何难见垣一方人。盖脉之显著虽微，而所关最巨。其受气在混沌未分之先，流行在胚胎方结之际，天地万物，靡不皆然。如璇玑玉衡，江海潮汐，此天地脉运之常也；白虹贯日，洪水滔天，此天地脉络之病也；穷冬闪电，九夏雹冰，此天地气交之乱也；天愁雨血，地震生毛，此天地非常之变也。至于夏暑冬寒，南暄北冽，乃天地阴阳之偏。人在气交之中，脉象岂能无异。时值天地之变，诊切安得不殊。试观草木无心，其皮干茎叶，皆有脉络贯通，以行津液。顽石无知，亦中怀脉理，以通山泽之气。适当亢燠阴霖，严寒酷暑，则木石皆为变色，况于人乎！姑以脉之常度言之，其始从中焦，循肺一经，而之三部，由中达外，为身中第一处动脉，较诸他处不同。古人虽有浮沉滑涩等辨论之法，然究其源，有形之脉，乃水谷之精所布，禀乎地也；其鼓运之象，是无形之气所激，禀乎天也；而交通天地之气，和合阴阳生生不息之机，此则禀乎气交也。况此气血之属，原不可以方圆端倪。即如人之面目，虽五官无异，及细察之，千万人中，从未有一雷同者。《经脉别论》云：诊脉之道，观人勇怯，骨肉皮肤，能知其情，以为诊法。故上古使僦贷季，理色脉而通神明。夫色者，神气之所发；脉者，血气之所凭。是以能合色脉，万举万全。得其旨，则心目昭如日月，洵非下士可得而拟议焉。《阴阳应象论》言：善诊者，察色按脉，先别阴阳。审清浊而知部分；视喘息，听声音，而知病所苦；观权衡规矩，而知病所主；按尺寸浮沉滑涩，而知病所生，以治则不失矣。此即能合色脉，万举万全之互辞。然其所重，尤在适其性情。故诊不知五过四失，终未免为粗工也。迩来病家亦有三般过差：一者匿其病情，令猜以验医之工拙；一者有隐蔽难言之病，则巧为饰词，以瞒医师；一者未脉先告以故，使医溺于成说，略不加详。虽老成名宿，未免反费推敲，多有自认错谬，喻之不省者。苟非默运内照，鲜不因误致误也。坐次一人问言：夫子每云，能合色脉，万举万全。设或深闺窈窕，密护屏帏，不能望见颜色，又当何如？曰：是何言之不聪也！尼父有云，举一隅，不以三隅反。但须验其手腕色泽之苍白肥瘠，已见一斑。至若肌之滑涩，理之疏密，肉之坚软，筋之粗细，骨之大小，爪之刚柔，指之肥瘦，掌之厚薄，尺之寒热，及乎动静之安危，气息之微盛，更合之以脉，参之以证，则气血之虚实，情性之刚柔，形体之劳逸，服食之精粗，病苦之逆顺，皆了然心目矣。复问五色之应五脏，愚所共知，余皆学人未谙，愿卒闻之，以启蒙昧。曰：某所谓色脉者，仓公五色诊也，乃玉机不刊之秘，知者绝罕。其间奥妙，全在资禀色泽，以参脉证，如影随形，守一勿失。《灵枢》所谓：粗守形上守神者，即此义也。夫神者，色也；形者，质也。假令黄属脾胃，若黄而肥盛，胃中有痰湿也；黄而枯癯，胃中有火也；黄而色淡，胃气本虚也；黄而色暗，津液久耗也。黄为中央之色，其虚实寒热之机，又当以饮食便溺消息之。色白属肺，白而淖泽，肺胃之充也。肥白而按之绵软，气虚有痰也；白而消瘦，爪甲鲜赤，气虚有火也；白而夭然不泽，爪甲色淡，肺胃虚寒也；白而微青，或臂多青脉，气虚不能统血也；若兼爪甲色青，则为阴寒之证矣。白为气虚之象，纵有失血发热，皆为虚火，断无实热之理。苍黑属肝与肾，苍而理粗，筋骨劳动也；苍而枯槁，营血之涸也；黑而肥泽，骨髓之充也；黑而瘦削，阴火内戕也。苍黑为下焦气旺，虽犯客寒，亦必蕴为邪热，绝无虚寒之候也。赤属心，主三焦。深赤色坚，素禀多火也；赤而䐃坚，营血之充也；微赤而鲜，气虚有火也；赤而索泽，血虚火旺也。赤为火炎之色，只虑津枯血竭，亦无虚寒之患。大抵火形之人，从未有肥盛多湿者，即有痰嗽，亦燥气耳。若夫肌之滑涩，以征津液之盛衰；理之疏密，以征营卫之强弱；肉之坚软，以征胃气之虚实；筋之粗细，以征肝血之充馁；骨之大小，以征肾气之勇怯；爪之刚柔，以征胆液之淳清；指之肥瘦，以征经气之荣枯；掌之厚薄，以征脏气之丰歉；尺之寒热，以征表里之阴阳。《论疾诊尺》云：尺肤热甚，脉盛躁者，病温也。其脉盛而滑者，病且出也。尺肤寒，其脉小者，泄少气。斯皆千古秘密，一旦豁然，询是临机应用，信手拈来，头头是道底第一义，稔须着眼。

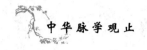
脉　位

　　或问古人以三部分别脏腑，而大小二肠之脉，或隶之于两寸，或隶之于两尺，未审孰是孰非，愿示一定之理，以解学人之惑。答曰：皆是也，皆非也，似是而非者也。缘经无显谕，所以拟议无凭。要知两手三部，咸非脏腑定位，不过假道以行诸经之气耳。观《灵枢》经脉，虽各有起止，各有支别，而实一气相通，故特借手太阴一经之动脉，以候五脏六腑十二经之有余不足。其经虽属于肺，实为胃气所主，以脏腑诸气靡不本之于胃也。《五脏别论》云：气口何以独为五脏主？胃者，水谷之海，六腑之大源也。五味入口，藏于胃，以养五脏气。气口亦太阴也。是以五脏六腑之气，皆出于胃，变见于气口。《经脉别论》云：食气入胃，经气归于肺。肺朝百脉，气归于权衡。权衡以平，气口成寸，以决死生。《营卫生会》云：人食气于谷，谷入于胃，以传于肺。五脏六腑，皆以受气，其清者为营，浊者为卫，营行脉中，卫行脉外。即此三段经文，可以默识其微矣。或言两手六部，既非脏腑脉位，何《脉要精微论》中，有逐部推之之法耶？曰：此即所谓假道以行诸经之气耳。吴草庐曰：医者以寸关尺，辄名之曰，此心脉，此肺脉，此脾脉，此肝脉，此肾脉者，非也。五脏六腑，凡十二经。两寸关尺，皆手太阴之一脉也。分其部位，以候他脏之气耳。脉行始于肺，终于肝，而后会于肺。肺为出气之门户，故名气口。而为六脉之大会，以占一身焉。李濒湖曰：两手六部，皆肺之经脉。特取以候五脏六腑之气耳，非五脏六腑所居之处也。即《内经》所指脏腑部位，乃是因五行之气而推。火旺于南，故心居左寸；木旺于东，故肝居左关；金旺于西，故肺居右寸；土旺于中，而寄位西南，故脾胃居于右关；水旺于北，故居两尺。人面南，司天地之化，则左尺为东北也。东北为天地始生之界，人在胎息之中，则两肾先生，以故肾曰先天。在五行则天一生水，水性东行，膀胱为水注之器，肾司北方之令，又居下部，则其气化，从此而推也宜矣。然肾本有二，同居七节左右。右者独非肾乎？独不主精气乎？独不司闭蛰封藏之令乎？盖人身同乎造物，凡呼吸运动，禀乎乾健；脏腑躯壳，合于坤舆。以分野言，则肾当箕尾燕冀之界，其地风高土厚，水都潜行地中，结成煤火，以司腐熟之权。人应其气，则三焦之火，从此交通。况三焦鼎峙两肾之间，以应地运而右转。是虽右尺偏属相火，为生人生物之源，因有命门之号。其实两肾皆有水火，原无分于彼此，以故岐伯于寸关二部，俱分左右，尺独不分者，一皆主乎肾也。肾为先天一气之始，故首言尺内两旁，则季胁也。尺外以候肾，尺里以候腹。腹者，大小二肠在其中矣，膀胱亦在其中矣。以经气言之，平居无病之时，则二肠之气，未尝不随经而之寸口也。以病脉言之，则二肠司传化之任。病则气化不顺，而为留滞，又必验之于尺矣。曷观长沙论中，凡正阳明腑证，必尺中有力，方用承气，此非尺里以候腹之一验乎？吾故曰：皆是也，皆非也，似是而非者也。盖尺外者，尺脉之前半部也；尺里者，尺脉之后半部也。前以候阳，后以候阴。人身背为阳，肾附于背，故外以候肾；腹为阴，故里以候腹也。东方生木，木应肝而藏于左，故借左关以候肝胆之气。土居中位，而旺于四季，独以长夏湿土气蒸之时，为之正令，故经以之分隶右关。所谓中附上，左外以候肝，内以候膈；右外以候胃，内以候脾。膈者，膈膜之谓，中焦所主，胆在中矣。中附上者，附尺之上而居于中，即关脉也。肝为阴中之阳脏，亦附近于背，故借左关之外以候肝，内以候膈；右关之前以候胃，后以候脾。脾胃皆中州之官，以脏腑言，则胃为阳，脾为阴，故外以候胃，内以候脾也。火生于木，而应乎心，合乎脉，谓之牡脏。牡者，阳也。左为阳，寸为阳中之阳，故宜候之左寸。金生于土，而应乎肺，与胃一气贯通，而主西方金气，故经以之候于右寸。所云上附上，右外以候肺，内以候胸中；左外以候心，内以候膻中。膻中者，心主之宫城，胞络之别名。胸中者，膈膜之上皆是也。上附上者，言上而又上，则寸口也。五脏之位，唯肺最高，故右寸之前以候肺，后以候胸中。心为虚灵之脏，而为君主之火，性喜上炎，又喜附木而燔，然其行令，皆属胞络。故左寸之前以候心，后以候膻中之气也。详本篇六部，但言五脏，不及六腑，而独不遗其胃者，以经络五脏，皆禀气于胃，五脏之本也。脏气不能自致于手太阴，必因胃气，乃至手太阴也。原夫两手六部，虽皆肺经之一脉，而胃气实为之总司。足阳明一经，与诸经经经交贯，为后天气血之本源，即先天之气，亦必从此而化。每见阴虚血耗之人，日服六味四物，不得阳生之力，则阴无由而长也。或问六部皆属肺经，皆主胃气，以推脏腑之病，敬闻命矣。而《灵枢》十二经，独以人迎寸口言者，何也？曰：此辨别脏腑诸经之盛衰，及外内诸邪之纲主也。夫寸口即是气口，又谓脉口，以配人迎。昔人所谓关前一分，人命之主，即此脉也。复问其后诸经之脉，又以三倍再倍一倍言者，此又何耶？曰：三阴三阳之谓也。逆其旨，则手足太阴谓之三阴，故盛者寸口大三倍于人迎。手足少阴谓之二阴，故盛者寸口大再倍于人迎。手足厥阴谓之一阴，故盛者寸口大一倍于人迎。在阳经则不然，其手足阳明谓之二阳，以二经所主津液最盛，故盛者人迎大三倍。手足太阳谓之三阳，以二经所主津液差少，故盛者人迎只大再倍。手足少阳谓之一阳，以二经所主津液最少，故盛者人迎仅大一倍也。或言人迎主表，气口主里，此言人迎主腑，气口主脏者，何也？盖人迎主表，气口主里，是主邪气而言。人迎盛坚者伤于寒，气口盛坚者伤于食也。此言人迎主腑，气口主脏，是指经气而言，原未尝指腑脏也。以人迎主在津血，津血灌注六腑，而偏丽于左。气口主在神气，神气钟于五脏，而偏丽于右。此阴阳血气流行之道。以上下言之，则寸为阳，尺为阴；以左右言之，则人迎为阳，气口为阴。须知人之血气，与流水无异。水性东行，若得风涌，即随之而逝，不可拘于南北也，人身经脉营运亦然。虽血喜归肝，气喜行脾，而有左右之属。若得其火，即随之而上炎，得其风，则随之而外扰。变幻之机，靡所不至，岂复拘于部分哉。

脉　象

　　或问人身脉位，既无一定之法，但以指下几微之象，推原脏腑诸病，益切茫无畔岸。愿得显示至教，开我迷云。答曰：汝等今日各从何来？或言某从西南平陆而来，或言某由西北渡水而来，或言某于东南仄径遇师于不期之中。因谕之曰：良由汝等识吾居处，得吾形神，故不拘所从，皆可邂逅，否则觌面错过矣。故欲识五脏诸病，须明五脏脉形。假如肝得乙木春升之令而生，其脉若草木初生，指下软弱招招，故谓之弦。然必和滑而缓，是为胃气，为肝之平脉。若弦实而滑，如循长竿，弦多胃少之脉也；若弦而急强，按之益劲，但弦无胃气也。加以发热，指下洪盛，则木槁火炎而自焚矣。所谓火生于木，焚木者原不出乎火也，若微弦而浮，或略带数，又为甲木之象矣。若弦脉见于人迎，肝气自旺也。设反见于气口，又为土败木贼之兆。或左关虽弦，而指下小弱不振，是土衰木萎之象。法当培土荣木，设投伐肝之剂，则脾土愈困矣。若弦见于一二部，或一手偏弦，犹为可治。若六脉皆弦，而少神气，为邪气混一不分之兆。《灵枢》有云：人迎与寸口气大小等者，病难已。气者，脉气也。凡脉得纯脏之气，左右六部皆然者，俱不治也。或肝病证剧，六部绝无弦脉，是脉不应病，亦不可治。举此以为诸脉之例，不独肝脏为然也。心属丙丁而应乎夏，其脉若火之燃薪，指下累累微曲而濡，故谓之钩，然必虚滑流利，是为胃气，为心之平脉。若喘喘连属，其中微曲，钩多胃少之脉也；若瞥瞥虚大，前曲后居，但钩无胃气也；若虚大浮洪，或微带数，又为丙火之象。故钩脉见于左寸，包络之火自旺也。或并见于右寸，火乘金位之兆。设关之外微曲，又为中宫有物阻碍之兆也。脾为己土，而应于四季，虽禀中央湿土，常兼四气之化而生长万物，故其脉最和缓，指下纡徐而不疾不迟，故谓之缓。然于和缓之中，又当求其软滑，是谓胃气，为脾之平脉。若缓弱无力，指下如循烂绵，缓多胃少之脉也；若缓而不能自还，代阴无胃气也；若脉虽徐缓，而按之盈实，是胃中宿滞蕴热；若缓而涩滞，指下模糊，按之不前，胃中寒食固结，气道阻塞之故耳；若缓而加之以浮，又为风乘戊土之象矣。设或诸部皆缓，而关部独盛，中宫湿热也；诸部皆缓，寸口独滑，膈上有痰气也；诸部皆缓，两尺独显弦状，岂非肝肾虚寒，不能生土之候乎？肺本辛金而应秋气，虽主收敛，而合于皮毛，是以不能沉实。但得浮弱之象于皮毛间，指下轻虚，而重按不散，故谓之毛。然必浮弱而滑，是为胃气，为肺之平脉。若但浮不滑，指下涩涩然如循鸡羽，毛多胃少之脉也。昔人以浮涩而短，为肺脏平脉，意谓多气少血，脉不能滑。不知独受营气之先，营行脉中之第一关隘。若肺不伤燥，必无短涩之理。即感秋燥之气，亦肺病耳，非肺气之本燥也。若浮而无力，按之如风吹毛，但毛无胃气也。加以关尺细数，喘嗽失血，阴虚阳扰，虽神丹不能复图也。若毛而微涩，又为庚金气予不足之象矣。若诸部皆毛，寸口独不毛者，阳虚浊阴用事，兼夹痰气于上也。诸部不毛，气口独毛者，胃虚不能纳食，及为泄泻之征也。肾主癸水而应乎冬，脉得收藏之令，而见于筋骨之间，按之沉实，而举指流利，谓之曰石。然必沉濡而滑，是谓胃气，乃肾之平脉。若指下形如引葛，按之益坚，石多胃少之脉也。若弦细而劲，如循刀刃，按之搏指，但石无胃气也。若按之虽石，举之浮紧，又为太阳壬水受邪之象矣。若诸脉不石，左寸独石者，水气凌心之象。右关独石者，沉寒伤胃之象也。可知五脉之中，必得缓滑之象，乃为胃气，方为平脉。则胃气之验，不独在于右关也。况《内经》所言，四时之脉，亦不出乎弦钩毛石。是知五脏之气，不出五行。四时之气，亦不出于五行。故其论脉，总不出五行之外也。但当察其五脉之中，偏少冲和之气，即是病脉。或反见他脏之脉，是本脏气衰，他脏之气乘之也。每见医守六部之绳墨，以求脏腑之虚实者，是欲候其人，不识声形笑貌，但认其居处之地也。若得其声形笑貌，虽遇之于殊方逆旅，暗室隔垣，未尝错认以为他人也。犹之此经之脉，见于他部，未尝错认以为他经之病也。至于临病察脉，全在活法推求。如诊富贵人之脉与贫贱者之脉，迥乎不侔。贵显之脉，常清虚流利；富厚之脉，常和滑有神；贱者之脉，常浊壅多滞；贫者之脉，常蹇涩少神。加以劳动，则粗硬倍常。至若尝富贵而后贫贱，则营卫枯槁，血气不调，脉必不能流利和滑，久按索然。且富贵之证治与贫贱之证治，亦截然两途。富贵之人，恒劳心肾，精血内戕，病脉多虚，总有表里客邪，不胜大汗大下，全以顾虑元气为主，略兼和营调胃足矣。一切苦寒伤气，皆在切禁。贫贱之人，藜藿充肠，风霜切体，内外未尝温养，筋骸素惯疲劳，脏腑经脉，一皆坚固，即有病苦忧劳，不能便伤神志，一以攻发为主。若参芪桂附等药，咸非是辈所宜。唯尝贵后贱，尝富后贫之人，素享丰腴，不安粗粝，病则中气先郁，非但药之难应，参芪或不能支，反增郁悒之患，在所必至。非特富贵之脉证与贫贱悬殊，即形体之肥瘠亦是不同。肥盛之人，肌肉丰厚，胃气沉

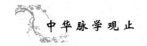

潜，纵受风寒，未得即见表脉。但须辨其声音涕唾，便知有何客邪。设鼻塞声重，涕唾稠黏，风寒所伤也。若虽鼻塞声重，而屡咳痰不即应，极力咯之，乃得一线黏痰，甚则咽腭肿胀者，乃风热也。此是肥人外感第一关键，以肥人肌气充盛，风邪急切难入，因其内多痰湿，故伤热最易，唯是酒客湿热渐渍于肉理，风邪易伤者有之。否则形盛气虚，色白肉松，肌腠不实之故，不可以此胶执也。瘦人肌肉浅薄，胃气外泄，即发热头痛，脉来浮数，多属于火。但以头之时痛时止，热之忽重忽轻，又为阴虚火扰之候也。唯发热头痛，无间昼夜，不分重轻，人迎浮盛者，方是外感之病。亦有表邪兼夹内火者，虽发热头痛，不分昼夜轻重，而烦渴躁扰，卧寐不宁，皆邪火烁阴之候，虽宜辛凉发散，又当顾虑其阴，独形瘦气虚，颜白唇鲜，卫气不固者，最易伤风，却无内火之患矣。矧吾江南之人，元气最薄，脉多不实，且偏属东方，木火最盛，治之稍过，不无热去寒起之虑。而高粱之人，豢养柔脆，调适尤难。故善治大江以南病者，不难遍行宇内也。但要识其所禀之刚柔，情性之缓急耳。西北之人，惯拒风寒，素食煤火，外内坚固，所以脉多沉实，一切表里诸邪，不伤则已，伤之必重。非大汗大下，峻用重剂，不能克应。滇粤之人，恒受瘴热，惯食槟榔，表里疏豁，所以脉多微数，按之少实，纵有风寒，只宜清解，不得轻用发散。以表药性皆上升横散，触动瘴气，发热漫无止期，不至津枯血竭不已也。经云：西北之气，散而寒之，东南之气，收而温之，所谓同病异治也。是以他方之人，必问方隅水土，旁观者以为应酬套语，曷知其为察脉审证用药之大纲。故操司命之权者，务宜外息诸缘，内心无惴。向生死机关下个竿头进步工夫，自然不落时人圈缋。当知医门学问，原无深奥难明处，但得悉其要领，活法推求，便可一肩担荷。又何必搜罗百氏，博览群书，开凿寻文解义之端，愈滋多歧之惑哉。

经　络

或问奇经诸脉，何以异于十二经，而以奇字目之。答曰：夫十二经者，经脉之常度也。其源各从脏腑而发，虽有枝别，其实一气贯通，曾无间断，其经皆直行上下，故谓之经。十五络者，经脉之联属也。其端各从经脉而发，头绪散漫不一，非若经脉之如环无端也，以其斜行左右，遂名曰络。奇经为诸经之别贯，经经自为起止，各司前后上下之阴阳血气，不主一脏一腑，随邪气之满溢而为病，故脉之发现诸部，皆乖戾不和，是古圣以奇字称之。非若经气之常升，络气之常降也。所以者何？盖缘经起中焦，恒随营气下行极而上，故其诊在寸。络起下焦，恒附营气上行极而下，故其诊在尺。虽经有明谕，而世罕究其旨者，《通评虚实论》云：经络皆实，寸脉急而尺缓，言经中所受之邪，既随经而盛于上，络气虽实，当无下陷之邪，则尺部不为之热满矣。次云：络气不足，经气有余，脉口热满，尺部寒涩。有余则热满，是指邪气而言，非经气之充实也。不足则寒涩，络气本虚之验也。又云：经虚络满者，尺部热满，脉口寒涩。络满亦指邪气，以经中之邪陷于络，故尺部为之热满也。按《金匮要略》云：极寒伤经，极热伤络。盖经受寒邪而发热，络受热邪而传次，溢入于奇经矣。然经络之脉，虽各有疆界，各有司属，各有交会，而实混然一区，全在大气鼓运营血灌注，方无偏胜竭绝之虞。经云：气主煦之，血主濡之。又言邪在气，气为是动；邪在血，血为所生病。是以十二经脉各以分隶气血之所属也。其经络二字，方书中靡不并举。曷知络脉皆不离本经之部分？虽十二经外，别有阴络、阳络、脾之大络三种，而为病亦不殊本经之血气也。盖络脉之病，虽略亚于本经，然邪伏幽隐，气难升散，不似经脉之循经

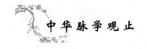

上下，易于开发也。而奇经又为十二经之约束，若脏气安和，经脉调畅，八脉之形，无从而见也。即经络受邪，不至满溢，与奇经亦无预也。唯是经络之邪热满，势必溢入于奇经，所以越人有沟渠满溢，诸经不能复拘之喻。试推伤寒之邪，皆从阳维而传次三阳，从阴维而传次三阴，未尝循十二经次第也。或有脏气内结，邪气外溢，竟从奇经受病者有之。复问八脉之形象与病苦，可得闻乎？答曰：在经有也。吾尝考诸经中，言冲脉直上直下而中央牢，病苦逆气里急；督脉直上直下而中央浮，病苦脊强不得俯仰；任脉横寸口边，丸丸紧细而长，病苦少腹切痛，男子内结七疝，女子带下瘕聚。阳维尺外斜上至寸而浮，病苦寒热，溶溶不能自收持。阴维尺内斜上至寸而沉，病苦心痛，怅然失志。阳跷寸口左右弹，浮而细绵绵，病苦阴缓而阳急。阴跷尺内左右弹，沉而细绵绵，病苦阳缓而阴急。带脉中部左右弹而横滑，病苦腹痛，腰溶溶若坐水中。《内经》所言奇经之脉象如是。凡遇五痫七疝，项痉背强，发歇不时，外内无定之证，刚劲不伦，殊异寻常之脉，便于奇经中求之。或问奇经之奇字，昔人咸以奇偶之奇为训，未审孰是。因语之曰：读书须要自立主见，切勿浮游游地随人脚跟。设泥昔人奇偶之说，不当有阴阳维跷之配偶也，坐客皆举手称善，请著玉版，以为奇恒之别鉴。

师　传（三十二则）

　　或问诊切之法，何者为宗？答曰：诊切之法，心空为宗。得其旨，言下可了；不得其旨，虽遍读五车，转增障碍。只如日月，岂不净耶？而盲者不见，是盲者过，非日月咎。客云：若尔，则古人历陈某脉某病，凿凿诸例，将有适于用乎？无适于用乎？答曰：大似向泥人祈祷，有时灵应，有时不灵应。客云：法法纰缪，安得涤除玄览，参五色之诊乎？答曰：除却胸中落索，空空地向己灵上究去。了得浮脉之义，便了得沉脉之义。触类旁通，诸脉皆了无余蕴矣。夫脉学者，大医王之心印，非大智慧、大辨才，难以语此。吾尝疾首生民，不闻炎黄之垂诲，永违仲景之至言。逮后唐进士千金方，直接长沙一脉，又以立法险峻，不易跻攀，乃致造诣日卑，风斯日下。今我不惜广长，开陈圣教，为众生运无尽灯，譬诸一灯然百千灯，冥者皆明，明终无尽，庶不没宿昔先师垂诲，吾当逐一为汝陈之。

【浮】

浮脉者，下指即显浮象，按之稍减而不空，举之泛泛而流利。不似虚脉之按之不振，芤脉之寻之中空，濡脉之绵软无力也。浮为经络肌表之应，良由邪袭三阳经中，鼓搏脉气于外，所以应指浮满，在暴病得之，皆为合脉。然必人迎浮盛，乃为确候。若气口反盛，又为痰气逆满之征，否则其人平素右手偏旺之故。有始病不浮，病久而脉反浮者，此中气亏乏，不能内守，反见虚痞之兆。若浮而按之渐衰，不能无假象发见之虞。伤寒以尺寸俱浮，为太阳受病。故凡浮脉主病，皆属于表，但须指下有力，即属有余客邪。其太阳本经风寒营卫之辨，全以浮缓浮紧，分别而为处治。其有寸关俱浮，尺中迟弱者，南阳谓之阳浮阴弱，营气不足，血少之故。见太阳一经，咸以浮为本脉，一部不逮，虚实悬殊。亦有六脉浮迟，而表热里寒，下利清谷者，虽始病有热，可验太阳，其治与少阴之虚阳发露不异。又有下后仍浮，或兼促兼弦兼紧兼数之类，总由表邪未尽，乃有结胸咽痛，胁急头疼之变端。详结胸脏结及痞之证，皆为下早，表邪内陷所致。究其脉虽变异，必有一部见浮，死生虚实之机，在关上沉细紧小之甚与不甚耳。唯阳明腑热攻脾，脉虽浮大，心下反硬者，急需下之，所谓从证不从脉也。其在三阴，都无浮脉，唯阴尽复阳，厥愈足温而脉浮者，皆为愈证。故太阴例有手足温，身体重而脉浮者。少阴例有阳微阴浮者；厥阴例有脉浮为欲愈，不浮为未愈者。须知阳病浮迟，兼见里证，合从阴治；阴病脉浮，证显阳回，合从阳治。几微消息，当不越于圣度也。近世陶尚文浮中沉三法，举世共推，虽卓立己见，究其所云，不论脉之浮沉迟数，但以按之无力，重按全无者，便是阴证。曷知按之无力者，乃虚散之脉，与浮何预哉？逮夫杂证之脉浮者，皆为风象。如类中风痱之脉浮，喘咳痞满之脉浮，烦瞑衄血之脉浮，风水皮水之脉浮，消瘅便血之脉浮，泄泻脓血之脉浮，如上种种，或与证相符，或与证乖互，咸可治疗。虽《内经》有肠澼下白沫，脉沉则生，脉浮则死之例，然风木乘脾之证，初起多有浮脉，可用升散而愈者。当知阴病见阳脉者生，非若沉细虚微之反见狂妄躁渴，难于图治也。

【沉】

沉脉者，轻取不应，重按乃得，举指减小，更按益力，纵之不即应指。不似实脉之举指逼逼，伏脉之匿于筋下也。沉为脏腑筋骨之应，盖缘阳气式微，不能统运营气于表。脉显阴象而沉者，则按久愈微。若阳气郁伏，不能浮应卫气于外，脉反伏匿而沉者，则按久不衰。阴阳寒热之机，在乎纤微之辨，伤寒以尺寸俱沉，为少阴受病，故于沉脉之中，辨别阴阳为第一关捩。若始病不发热，无头痛，而手足厥冷脉沉者，此直中阴经之寒证也。若先曾发热头痛，烦扰不宁，至五七日后，而变手足厥冷，躁不得寐而脉沉者，此厥深热深，阳邪陷阴之热证也。亦有始本阳邪，因汗下太过，而脉变沉迟，此热去寒起之虚证也。有太阳证下早，胸膈痞硬，而关上小细沉紧者，此表邪内陷阳分之结胸也。若能食自利，乃阳邪下陷阴分之脏结矣。有少阴病自利清水，口干，腹胀，不大便而脉沉者，此热邪陷于少阴也。有少阴病始得之，反发热脉沉者，麻黄附子细辛汤温之。是少阴而兼太阳，即所谓之两感也。此与病发热头痛，脉反沉，身体痛，当温之，宜四逆汤之法，似是而实不同也。有寸关俱浮，而尺中沉迟者，此阳证夹阴之脉也。若沉而实大数盛，动滑有力，皆为阳邪内伏。沉而迟细微弱，弦涩少力，皆属阴寒无疑。有冬时伏邪发于春夏，烦热躁渴，而反脉沉足冷，此少阴无气，毒邪不能发出阳分，下虚死证也。凡伤寒温热，时疫感冒，得汗后脉沉，皆为愈证，非阳病阴脉之比。有内外有热，而脉沉伏，不数不洪，指下涩小急疾，无论伤寒杂病，发于何时，皆为伏热。不可以其脉之沉伏，而误认阴寒也。至如肠澼自利而脉沉，寒疝积瘕而脉沉，历节痛痹而脉沉，伏痰留饮而脉沉，石水正水而脉沉，胸腹结痛而脉沉，霍乱呕吐而脉沉，郁结气滞而脉沉，咸为应病之脉。若反浮大虚涩，或虽沉而弦细坚疾，为胃气告匮，未可轻许以治也。

【迟】

迟脉者，呼吸定息，不及四至，而举按皆迟。不似涩脉之参伍不调，缓脉之去来徐缓也。迟为阳气不显，营气自和之象，故昔人咸以隶之虚寒。而人迎主寒湿外袭，气口主积冷内滞。又以浮迟为表寒，沉迟为里寒，迟涩为血病，迟滑为气病，此论固是。然多有热邪内结，寒气外郁，而见气口迟滑作胀者，讵可以脉迟概为之寒，而不究其滑涩之象，虚实之异哉。详仲景有阳明病脉迟，微恶寒而汗出多者，为表未解，脉迟头眩腹满者，不可下。有阳明病脉迟有力，汗出不恶寒，身重喘满，潮热便硬，手足濈然汗出者，为外欲解，可攻其里。又太阳病脉浮，因误下而变迟，膈内拒痛者，为结胸。若此皆

599

热邪内结之明验也。当知迟脉虽现表证，亦属脏气不充，不能统摄百骸，所以邪气留连不解，即有腹满而头眩脉迟，阳分之患未除，禁不可下，直待里证悉具，然后下之。圣法昭然，岂不详审慎重乎！迟为阳气失职，胸中大气不能敷布之候，详迟为在脏一语，可不顾虑脏气之病乎？

【数】

数脉者，呼吸定息六至以上，而应指急数。不似滑脉之往来流利，动脉之厥厥动摇，疾脉之过于急疾也。数为阳盛阴亏，热邪流薄于经络之象。所以脉道数盛，火性善动而躁急，故伤寒以烦躁、脉数者为传，脉静者为不传，有火无火之分也。即经尽欲解，而脉浮数，按之不芤，其人不虚。不战汗出而解，则知数而按之芤者，皆为虚矣。又阳明例云：病人脉数，数为热，当消谷引食。而反吐者，以发汗令阳气微，膈内虚，脉乃数也。数为客热，不能消谷，胃中虚冷故吐也。又胃反而寸口脉微数者，为胸中冷。又脉阳紧阴数为欲吐，阳浮阴数亦吐。胃反脉数，中气大虚，而见假数之象。人见脉数，悉以为热，不知亦有胃虚及阴盛拒阳者。若数而浮大，按之无力，寸口脉细者，虚也。经曰：脉至而从，按之不鼓，诸阳皆然。病热而脉数，按之不鼓甚者，乃阴盛拒阳于外而致病，非热也。形证似寒，按之鼓击于指下者，乃阳盛拒阴而生病，非寒也。丹溪云：脉数盛大，按之而涩，外有热证者，名曰中（平声）寒。盖寒留血脉，外证热而脉亦数也。凡乍病脉数，而按之缓者，为邪退。久病脉数，为阴虚之象，瘦人多火，其阴本虚。若形充色泽之人脉数，皆痰湿郁滞，经络不畅而蕴热，其可责之于阴乎。若无故脉数，必生痈疽。如数实而吐臭痰者为肺痈，数虚而咳涎沫者为肺痿。又历考数脉诸例，有云数则烦心者，有云滑数心下结热者，皆包络火旺而乘君主之位也。有云细数阴虚者，水不制火，真阴亏损也；有云数为在腑者，阳邪干阳，脏气无预也；有云数则为寒者，少火气衰，壮火食气也。大抵虚劳失血，喘嗽上气，多有数脉。但以数大软弱者为阳虚，细小弦数者为阴虚。非若伤寒衄血之脉浮大，为邪伏于经，合用发汗之比。诸凡失血，脉见细小微数无力者为顺，脉数有热及实大弦劲急疾者为逆。若乍疏乍数，无问何病，皆不治也。

【滑】

滑脉者，举之浮紧，按之滑石。不似实脉之逼逼应指，紧脉之往来劲急，动脉之见于一部，疾脉之过于急疾也。仲景云：翕奄沉，名曰滑。滑者，紧之浮名也。言忽浮忽沉，形容流利之状，无以过之。滑为多血少气之脉，而昔人又以滑大无力，为内伤元气。曷知滑脉，虽有浮沉之分，却无无力之象。盖血由气生，若果气虚，则鼓动之力先微，脉何由而滑耶？唯是气虚不能统摄阴火，而血热脉滑者有之。尝考诸《内经》，有脉滑曰病风，缓而滑曰热中，脉浮而滑曰新病，脉盛滑坚者曰病在外，脉弱以滑是为胃气。滑者阴气有余也，则知滑脉之病无虚寒之理。他如伤寒温热时行等病，总以浮滑而濡者为可治。故先师论脉，首言大浮数动滑为阳。而杂病以人迎浮滑为风痰，缓滑为中风，气口缓滑为热中，滑数为宿食，尺中弦滑为下焦蓄血。又呕吐而寸口迟滑，为胸中实；下利而关上迟滑，为下未尽；厥逆而脉滑，为里有实。详此则滑脉之病，可不言而喻。即经有"滑者，阴气有余"一语，是指阴邪搏阳而言，岂以阴气有余，多汗身寒之病，便可目为血多，又以滑大之脉，牵合无力，而为内伤元气乎？平人肢体丰盛，而按之绵软，六脉软滑，此痰湿渐渍于中外，终日劳役，不知倦怠，若安息则重着酸疼矣。夫脉之滑而不甚有力者，皆浮滑、缓滑、濡滑、微滑之类，终非无力之比。滑为血实气壅之脉，悉属有余。妇人身有病而脉和滑者为孕，临产脉滑疾者曰离经。若滑而急强，擘擘如弹石，谓之肾绝。滑不直手，按之不可得，为大肠气予不足，以其绝无和缓胃气，故经予之短期。

【涩】

涩脉者，指下涩滞不前，《内经》谓之参伍不调，叔和喻以轻刀刮竹，通真子譬之如雨沾沙，长沙又以泻漆之绝，比拟虽殊，其义则一。不似迟脉之指下迟缓，缓脉之脉象纡徐，濡脉之来去绵软也。良由津血亏少，不能濡润经络，所以涩涩不调，故经有脉涩曰痹，寸口诸涩亡血，涩则心痛，尺热脉涩为懈㑊，种种皆阴血消亡，阳气有余，而为身热无汗之病。亦有痰食胶固中外，脉道阻滞，而见涩数模糊者，阴受水谷之害也。《金匮要略》云：寸口脉浮大，按之反涩，尺中亦微而涩，知有宿食。有发热头痛，而见浮涩数盛者，阳中雾露之气也。雾伤皮腠，湿流关节，总皆脉涩，但兼浮数沉细之不同也。有伤寒阳明腑实，不大便而脉涩，温病大热而脉涩，吐下微喘而脉涩，水肿腹大而脉涩，消瘅大渴而脉涩，痰证喘满而脉涩，病在外而脉涩，妇人怀孕而脉涩，皆证脉相反之候。间有因胎病而脉涩者，然在二三月时有之，若四月胎息成形之后，必无虚涩之理。平人无故脉涩，为贫窘之兆。尺中蹇涩则艰于嗣，《金匮要略》云：男子脉浮弱而涩则无子，精气清冷，其有脉蹇而鼓如省客，左右旁至如交漆，按之不得如颓土，皆乖戾不和，殊异寻常之脉，故《素问》列之大奇。

【虚】

虚脉者，指下虚大而软，如循鸡羽之状，中取重按皆弱而少力，久按仍不乏根。不似芤脉之豁然中空，按久渐出；涩脉之软弱无力，举指即来；散脉之散漫无根，重按久按，绝不可得也。虚为营血不调之候，叔和以迟大而软为虚，每见气虚喘乏，往往有虚大而数者，且言血虚脉虚。独不详仲景脉虚身热，得之伤暑。东垣气口脉大而虚者，为内伤于气，若虚大而时显一涩，为内伤于血。凡血虚之病，非显涩弱，则弦细芤迟。如伤暑脉虚为气虚，弦细芤迟为血虚。虚劳脉极虚芤迟，或尺中微细小者，为亡血失精。男子平人脉虚弱微细者，善盗汗出。则气血之分了然矣。慎斋有云：脉洪大而虚者防作泻。可知虚脉多脾家气分之病，大则气虚不敛之故。经云：脉气上虚尺虚，是谓重虚。病在中，脉虚难治。仲景有脉虚者不可吐，腹满脉虚复厥者不可下，脉阴阳俱虚，热不止者死。可见病实脉虚，皆不易治，盖虚即是毛，毛为肺之平脉。若极虚而微，如风吹毛之状，极虚而数，瞥瞥如羹上肥者，皆为肺绝之兆也。唯癫疾之脉虚为可治者，以其神出舍空，可行峻补，若实大为顽痰固结，搜涤不应，所以为难耳。

【实】

实脉者，重浊滑盛，相应知参舂，而按之石坚。不似紧脉之迸急不和，滑脉之往来流利，洪脉之来盛去衰也。实为中外壅满之象。经云：邪气盛则实，非正气本充之谓。即此一语，可为实脉之总归。夫脉既实矣，谅虚证之必无也。证既实矣，谅假象之必无也。但以热邪亢极而暴绝者有之。其为病也，实在表则头痛身热，实在里则䐜胀腹满。大而实者，热由中发，细而实者，积自内生。在伤寒阳明病，不大便而脉实则宜下，下后脉实大，或暴微欲绝，热不止者死。厥阴病，下利脉实者，下之死。病脉之逆从可见矣。盖实即是石，石为肾之平脉。若石坚太过，劈劈如弹石状，为肾绝之兆矣。其消瘅鼓胀坚积等病，皆以脉实为可治。若泄而脱血，及新产骤虚，久

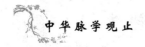

病虚羸，而得实大之脉，良不易治也。

【弦】

弦脉者，端直以长，举之应指，按之不移。不似紧脉之状如转索，革脉之劲如弓弦也。弦为风木主令之脉，故凡病脉弦，皆阳中伏阴之象。虚证误用寒凉，两尺脉必变弦。胃虚冷食停滞，气口多见弦脉。伤寒以尺寸俱弦，为少阳受病。少阳为枢，为阴阳之交界，如弦而兼浮兼细，为少阳之本脉。弦而兼数兼缓，即有入腑传阴之两途。若弦而兼之以沉涩微弱，得不谓之阴乎？经言：寸口脉弦者，胁下拘急而痛，令人啬啬恶寒。又伤寒脉弦细，头痛发热者属少阳，此阳弦头痛也，痛必见于太阳。阳脉涩，阴脉弦，法当腹中急痛，此阴弦腹痛也。痛必见于少腹，皆少阳部分耳。少阴病欲吐不吐，始得之，手足寒，脉弦迟者，此胸中实，当吐之。若膈上有寒饮干呕者，不可吐，急温之。详此，又不当以兼沉兼涩，概谓之阴。弦迟为胸中实也。审证合脉，活法在人，贵在心手之灵活耳。历诊诸病之脉，属邪盛而见弦者，十常二三，属正虚而见弦者，十常六七。其于他脉之中，兼见弦象者，尤复不少。在伤寒表邪全盛之时，中有一部见弦，或兼迟兼涩，便是夹阴之候。客邪虽盛，急需温散，汗下猛剂，咸非所宜。即非时感冒，亦宜体此。至于素有动气怔忡，寒疝脚气，种种宿病，而夹外感之邪，于浮紧数大之中，委曲搜求，弦象必隐于内。多有表邪脉紧，于紧脉之中，按之渐渐减小，纵之不甚鼓指，便当弦脉例治。于浮脉之中，按之敛直，滑脉之中，按之搏指，并当弦脉类看。于沉脉之中，按之引引，涩脉之中，按之切切，皆阴邪内伏，阳气消沉，不能调和百脉，而显弦直之状，良非客邪紧盛之兆。迨夫伤寒坏病，弦脉居多，虚劳内伤，弦常过半，所以南阳为六残贼之首推也。他如病疟寒饮，一切杂病，皆有弦脉。按《金匮要略》云：疟脉自弦，弦数多热，弦迟多寒。弦小坚者下之瘥，弦迟者可温之，弦紧者可发汗针灸也。浮大者可吐之，弦数者风发也，以饮食消息主之。饮脉皆弦，双弦者寒也，偏弦者饮也，弦数者有寒饮，沉弦者悬饮内痛。他如腹痛鼓胀，胃反胸痹，癥瘕蓄血，中暍伤风，霍乱滞下，中气郁结，寒热痞满等病，种种皆有弦脉。总由中气少权，土败木贼所致，但以弦少弦多，以证胃气之强弱；弦实弦虚，以证邪气之虚实；浮弦沉弦，以证表里之阴阳；寸弦尺弦，以证病气之升沉。无论所患何证，兼见何脉，但以和缓有神，不乏胃气，咸为可治。若弦而劲细，如循刀刃，弦而强直，如新张弓弦，如循长竿，如按横格，皆但弦无胃气也。所以虚劳之脉，多寸口数大，尺中弦细搏指者，皆为损脉。卢扁复生奚益哉！

【缓】

缓脉者，从容和缓，不疾不徐，似迟而实未为迟。不似濡脉之指下绵软，虚脉之瞥瞥虚大，微脉之微细而濡，弱脉之细软无力也。仲景云：阳脉浮大而濡，阴脉浮大而濡，阴脉与阳脉同等者，名曰缓也。伤寒以尺寸俱微缓者，为厥阴受病。厥阴为阴尽复阳之界，故凡病后得之，咸为相宜。其太阳病，发热头痛，自汗脉浮缓者，为风伤卫证，以其自汗体疏，脉自不能紧盛也。缓为脾家之本脉，然必和缓有神，为脾气之充。若缓甚而弱，为脾气不足。缓而滑利，则胃气冲和。昔人以浮缓为伤风，沉缓为寒湿，缓大为风虚，缓细为痹湿。又以浮缓为风中于阳，沉缓为湿中于阴。盖湿脉自缓，得风以播之，则兼浮缓；寒以束之，则兼沉缓。若中于阴，则沉细微缓，以厥阴内藏风木之气，故脉虽沉，而有微缓之象也。

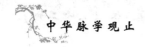

【洪】

洪脉者，既大且数，指下累累如连珠，如循琅玕，而按之稍缓。不似实脉之举按逼逼，滑脉之软滑流利，大脉之大而且长也。昔人以洪为夏脉，《内经》以钩为夏脉，遂有钩即是洪之说。以其数大而濡，按之指下委曲旁出，固可谓之曰钩。火性虚炎，所以来盛去衰，按之不实。然痰食瘀积阻碍脉道，关部常屈曲而出，此与夏脉微钩，似同而实不类也。洪为火气燔灼之候，仲景有服桂枝汤，大汗出，大烦渴不解，脉洪，为温病。温病乃冬时伏气所发，发于春者为温病，发于夏者为热病。其邪伏藏于内而发出于表，脉多浮洪而混混不清，每多盛于右手。亦有动滑不常者，越人所谓行在诸经，不知何经之动也。当此不行内夺，反与解表，不至热交营度不已也？若温热时行，证显烦渴昏热，脉反沉细小弱者，阳病阴脉也。有阳热亢极，而足冷尺弱者，为下虚之证，皆不可治。又屡下而热势不解，脉洪不减，谓之坏病，多不可救。洪为阳气满溢，阴气垂绝之脉。故蔼蔼如车盖者为阳结，脉浮而洪，身汗如油为肺绝。即杂病脉洪，皆火气亢甚之兆。若病后久虚，虚劳失血，泄泻脱元，而见洪盛之脉，尤非所宜。唯悯浊下贱脉多洪实，又不当以实热论也。

【微】

微脉者，似有若无，欲绝非绝，而按之稍有模糊之状。不似弱脉之小弱分明，细脉之纤细有力也。微为阳气衰微之脉，经言：寸口诸微亡阳。言诸微者，则轻取之微，重按之微，气口之微，尺中之微，皆属气虚。故所见诸证，在上则为恶寒、多汗、少气之患，在下则有失精、脱泻、少食之虞，总之与血无预。所以萦萦如蜘蛛丝者，仲景谓阳气之衰。尝见中风卒倒而脉微，暑风卒倒而脉微，皆为虚风之象，其脉多兼沉缓。若中寒卒倒而脉微，为阴邪暴逆，所以微细欲绝也。而伤寒尺寸俱微缓，为厥阴受病，病邪传至此经，不特正气之虚，邪亦向衰之际，是以俱虚。不似少阴之脉微细，但欲寐耳。详二经之脉，同一微也，而有阴尽复阳，阳去入阴之异。即太阳经病之脉微，而有发热恶寒，热多寒少，脉微为无阳者；有面有热色，邪未欲解而脉微者；有阴阳俱停，邪气不传，而脉反微者？若以微为虚象，不行攻发，何以通邪气之滞耶？必热除身安而脉微，方可为欲愈之机。若太阳证具，而见足冷尺微，又为下焦虚寒之验，可不建其中气，而行正发汗之例乎？

【紧】

紧脉者，状如转索，按之虽实而不坚。不似弦脉之端直如弦，牢革之强直搏指也。紧为诸寒收引之象，亦有热因寒束，而烦热拘急疼痛者，如太阳寒伤营证是也。然必人迎浮紧，乃为表证之确候。若气口紧坚，又为内伤饮食之兆。《金匮要略》所谓脉紧头痛，风寒腹中有宿食也。仲景又云：曾为人所难，紧脉从何而来。假令亡汗若吐，以肺里寒，故令脉紧也。假令咳者坐饮冷水，故令脉紧也。假令下利，以胃中寒冷，故令脉紧也。详此三下转语，可谓曲尽紧脉为病之变端。而少阴经中，又有病人脉阴阳俱紧，反汗出者，亡阳也。此属少阴，法当咽痛而复吐利，是谓紧反入里之征验。又少阴病脉紧，至七八日下利脉暴微，手足反温，脉紧反去，为欲解也。虽烦，下利必自愈，此即紧去人安之互辞。辨不可下脉证中，则有脉来阴阳俱紧，恶寒发热，则脉欲厥。厥者，脉初来大，渐渐小，更来渐渐大，是其候也，此亦紧反入里之互辞。因误下而阳邪内陷，欲出不出，有似厥逆进退之象，故言欲厥。脉虽变而紧状依然，非营卫离散，乍大乍小之比。而脉法中，复有寸口脉微，尺脉紧，其人虚损多汗，知阴常在，绝不见阳之

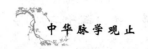

例。可见紧之所在，皆阳气不到之处，故有是象。夫脉按之紧如弦，直上下行者痉，若伏坚者为阴痉。总皆经脉拘急，故有此象。若脉至如转索，而强急不和，是但紧无胃气也，岂堪尚引日乎。

【弱】

弱脉者，沉细而软，按之乃得，举之如无。不似微脉之按之欲绝，濡脉之按之若无，细脉之浮沉皆细也。弱为阳气衰微之候，夫浮以候阳。今浮取如无，阳衰之明验也。故伤寒首言弱为阴脉，即阳经见之，亦属阳气之衰。经言：寸口脉弱而迟，虚满不能食；寸口脉弱而缓，食卒不下，气填膈上。上二条，一属胃寒，一属脾虚，故皆主乎饮食。又形作伤寒，其脉不弦紧而弱，太阳中暍，身热疼重而脉微弱。可见脉弱无阳，必无实热之理，只宜辨析真阳之虚，与胃气之虚，及夏月伤冷水，水行皮中所致耳。在阴经见之，虽为合脉，然阳气衰微已极，非峻温峻补，良难春回寒谷也。唯血痹虚劳，久嗽失血，新产及老人久虚，脉宜微弱，然必弱而和滑，可卜胃气之未艾。若少壮暴病而见脉弱，咸非所宜，即血证、虚证。脉弱而兼之以涩，为气血交败，其能荣爨下之薪乎。

【长】

长脉者，指下迢迢而过于本位，三部举按皆然。不似大脉之举之盛大，按之少力也。伤寒以尺寸俱长，为阳明受病。《内经》又以长则气治，为胃家之平脉。胃为水谷之海，其经多气多血，故显有余之象，然必长而和缓，方为无病之脉。若长而浮盛，又为经邪方盛之兆。亦有病邪向愈而脉长者，仲景云：太阴中风，四肢烦疼，阳脉微，阴脉涩而长者为欲愈。盖风本阳邪，因土虚木乘，陷于太阴之经，而长脉见于微涩之中，疼热发于诸阳之本，询为欲愈之征，殊非病进之谓。且有阴气不充，而脉反上盛者，经言：寸口脉中手长者，曰足胫痛是也。此与秦越人遂上鱼为溢，遂入尺为覆，及上部有脉，下部无脉，关格吐逆，不得小便，同脉异证，不可与尺寸俱长之脉，比例而推也。

【短】

短脉者，尺寸俱短，而不及本位。不似小脉之三部皆小弱不振，伏脉之一部独伏匿不前也。经云：短则气病。良由胃气厄塞，不能条畅百脉。或因痰气食积，阻碍气道，所以脉见短涩促结之状。亦有阳气不充而脉短者，经谓寸口脉中手短者，曰头痛是也。仲景云：汗多重发汗，亡阳谵语，脉短者死，脉自和者不死。又少阴脉不至，肾气绝，为尸厥。伤寒六七日，大下后，寸脉沉而迟，手足厥冷，下部脉不至，咽喉不利，唾脓血者难治。戴同父云：短脉只当责之于尺寸。若关中见短，是上不通寸为阳绝，下不通尺为阴绝矣。曷知关部从无见短之理，昔人有以六部分隶而言者，殊失短脉之义。

【大】

大脉者，应指满溢，倍于寻常。不似长脉之但长不大，洪脉之既大且数也。大脉有虚实阴阳之异，经云大则病进，是指实大而言。仲景以大则为虚者，乃盛大少力之谓。然又有下利脉大者为未止，是又以积滞未尽而言，非大则为虚之谓也。有六脉俱大者，阴不足，阳有余也。有偏大于左者，邪盛于经也；偏大于右者，热盛于内也。亦有诸脉皆小，中有一部独大者；诸脉皆大，中有一部独小者，便以其部断其病之虚实。且有素禀六阳，或一手偏旺偏衰者，又不当以病论也。凡大而数盛有力，皆为实热。如人迎气大紧以浮者，其病益甚在外。气口微大，名曰平人。其脉大坚以涩者胀，乳子中风热，喘鸣肩息者，脉实大而缓则生，急则死。乳子是指产后以乳哺子而言，非婴儿也。产后脉宜悬小，最忌实大。今症见喘鸣肩息，为邪气暴逆，又须实大而缓，方与证合。若实大急强，为邪胜正衰，去生远矣。此与乳子而病热，脉弦小，手足温则生，似乎相左，而实互相发明也。伤寒热病，谵语烦渴，脉来实大，虽剧可治。得汗后热不止，脉反实大躁疾者死。温病大热不得汗，脉大数急强者死，细小虚涩者亦死。厥阴病下利脉大者虚也，以其强下之也。阴证反大发热，脉虚大无力，乃脉证之变。内伤元气不足，发热脉大而虚，为脉证之常。虚劳脉大，为血虚气盛。《金匮要略》云：男子平人脉大为劳。气有余便是火也，所以瘦人胸中多气而脉大。病久气衰而脉大，总为阴阳离绝之候，孰谓大属有余，而可恣行攻伐哉？若脉见乍大乍小，为元神无主，随邪气之鼓动，可不慎而漫投汤液耶？

【小】

小脉者，三部皆小，而指下显然。不似微脉之微弱依稀，细脉之微细如发，弱脉之软弱不前，短脉之首尾不及也。夫脉之小弱，虽为元气不足，若小而按之不衰，久按有力，又为实热固结之象。总由正气不充，不能鼓搏热势于外，所以隐隐略见滑热之状于内也。设小而证见热邪亢盛，则为证脉相反之兆。亦有平人六脉皆阴，或一手偏小者，若因病而脉损小，又当随所见部分而为调适，机用不可不活也。假令小弱见于人迎，卫气衰也；见于气口，肺胃弱也；见于寸口，阳不足也；见于尺内，阴不足也。凡病后脉见小弱，正气虽虚，邪气亦退，故为向愈。设小而兼之以滑实伏匿，得非实热内蕴之征乎？经云：切其脉口滑小紧以沉者，病益甚在中。又云：温病大热，而脉反细小，手足逆者死。乳子而病热，脉悬小，手足温则生，寒则死。此条与乳子中风热互发，言脉虽实大，不至急强，脉虽悬小，四肢不逆，可卜胃气之未艾。若脉失冲和，阳竭四末，神丹奚济，非特主产后而言，即妊娠亦不出于是也。婴儿病，赤瓣飧泄，脉小手足寒，难已。脉小手足温，泄易已。腹痛，脉细小而迟者易治，坚大而急者难治。洞泄食不化，脉微小流连者生，坚急者死。谛观诸义，则病脉之逆从，可默悟矣。而显微又言，前大后小，则头痛目眩；前小后大，则胸满短气。即仲景来微去大之变辞，虚中夹实之旨，和盘托出矣。

【芤】

芤脉者，浮大弦软，按之中空，中按虽不应指，细推仍有根气。纵指却显弦大，按之减小中空。不似虚脉之瞥瞥虚大，按之豁然无力也。芤为血虚不能濡气，故虚大如芤，然其中必显弦象。刘三点以为绝类慈葱，殊失弦大而按之减小中空之义。盖虚则阳气失职，芤则经络中空，所以有虚濡无力，弦大中空之异。仲景云：脉弦而大，弦则为减，大则为芤，减则为寒，芤则为虚。虚寒相搏，此名为革。革则胃气告匮，而弦强搏指，按之无根，非芤脉中空之比。按太阳病有脉浮而紧，按之反芤，本虚战汗而解者；暑病有弦细芤迟，血分受伤者。芤为失血之本脉。经云：脉至如搏，血温身热者死。详如搏二字，即是弦大而按之则减也。又云：脉来悬钩浮为常脉，言浮而中空，按之旁至，似乎微曲之状，虽有瘀积阻滞，而指下柔和，是知尚有胃气，故为失血之常脉。若弦强搏指，而血温身热，为真阴槁竭，必死何疑。凡血脱脉芤，而有一部独弦，或带结促涩滞者，此为阳气不到，中夹阴邪之兆，是即瘀血所结处也。所以芤脉须辨一部两部，或一手两手，而与攻补，方为合法。

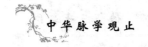

【濡】

濡脉者，虚软少力，应指虚细，如絮浮水面，轻手乍来，重手乍去。不似虚脉之虚大无力，微脉之微细如丝，弱脉之沉细软弱也。濡为胃气不充之象，故内伤虚劳，泄泻少食，自汗喘乏，精伤痿弱之人，脉虽濡软乏力，犹堪峻补峻温。不似阴虚脱血，纯见细数弦强，欲求濡弱，绝不可得也。盖濡脉之浮软，与虚脉相类，但虚则浮大，而濡则小弱也。濡脉之细小，与弱脉相类，但弱在沉分，而濡在浮分也。濡脉之软弱，与微脉相类，但微则欲绝，而濡则力微也。濡脉之无力，与散脉相类，但散则从大而按之则无，濡则从小而渐至无力也。夫从小而渐至无力，气虽不充，血犹未败，从大而按之即无，则气无所统，血已伤残，阴阳离散，将何所恃，而可望其生乎？以此言之，则濡之与散，不啻霄壤矣。

【动】

动脉者，厥厥动摇，指下滑数如珠，见于关上，不似滑脉之诸部皆滑数流利也。动为阴阳相搏之候，阳动则汗出，阴动则发热，是指人迎气口而言。然多有阴虚发热之脉，动于尺内，阳虚自汗之脉，动于寸口者，所谓虚者则动，邪之所凑，其气必虚。《金匮要略》有云：脉动而弱，动则为惊，弱则为悸。因其虚而旺气乘之。唯伤寒以大浮数动滑为阳，是专主邪热相搏而言，非虚劳体痛，便溺崩淋脉动之比。而妇人尺脉动甚，为有子之象。经云：阴搏阳别，谓之有子。又云：妇人手少阴脉动甚者，妊子也。以肾藏精，心主血，故二处脉动，皆为有子。辨之之法，昔人皆以左大顺男，右大顺女为言。然妊娠之脉，往往有素禀一手偏大偏小者，莫若以寸动为男，尺动为女，最为有据。

【伏】

伏脉者，隐于筋下，轻取不得，重按涩难，委曲求之，附着于骨。而有三部皆伏，一部独伏之异。不似短脉之尺寸短缩，而中部显然，沉脉之三部皆沉，而按之即得也。伏脉之病，最为叵测。长沙有趺阳脉不出，脾不上下，身冷肤硬，少阴脉不至，令身不仁，此为尸厥等例。详伏为阴阳潜伏之候，有邪伏幽隐而脉伏不出者，虽与短脉之象有别，而气血涩滞之义则一。故关格吐逆，不得小便之脉，非偏大倍常，即偏小隐伏，越人所谓上部有脉，下部无脉是也。凡气郁血结久痛，及疝瘕留饮，水气宿食霍乱吐利等脉，每多沉伏，皆经脉阻滞，营卫不通之故。所以妊娠恶阻，常有伏匿之脉，此又脉证之变耳。在伤寒失于表散，邪气不得发越，而六脉俱伏者，急宜发汗，而脉自复。刘元宾曰：伏脉不可发汗，谓其非表脉也。而洁古又言：当以麻黄附子细辛汤发之。临病适宜，各有权度，不可执一。若六七日烦扰不宁，邪正交并而脉伏者，又为战汗之兆。如久旱将雨，六合阴晦，雨过庶物皆苏也。不可以伏为阴脉，误投辛热，顷刻昆仑飞焰矣。

【细】

细脉者，往来如发，而指下显然，不似微脉之微弱模糊也。细为阳气衰弱之候，伤寒以尺寸俱沉细，为太阴受病。太阴职司敷化之权，今为热邪所传，营行之气，不能条畅百脉，所以尺寸皆沉细，不独太阴为然。即少阴之脉，亦多沉细，故仲景有少阴病脉沉细数，不可发汗之禁。此皆外阴内阳，非若严冬卒中暴寒，盛夏暑风卒倒，内外皆阴之比。《内经》细脉诸条，如细则少气，脉来细而附骨者，积也。尺寒脉细，谓之后泄。头痛脉细而缓为中湿。种种皆阴邪之证验。所以胃虚少食，冷涩泛逆，便泄腹痛，湿痹脚软，自汗失精，皆有细脉。

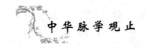

但以兼浮兼沉，在尺在寸，分别而为裁决。如平人脉来细弱，皆忧思过度，内戕真元所致。若形盛脉细，少气不足以息，及病热脉细，神昏不能自持，皆脉不应病之候，不可以寻常虚细论也。

【疾】

疾脉者，呼吸之间，脉七八至，虽急疾而不实大，不似洪脉之既大且数，却无躁疾之形也。疾脉有阴阳寒热真假之异，如疾而按之益坚，乃亢阳无制，真阴垂绝之候。若疾而按之不鼓，又为阴邪暴虐，虚阳发露之征。尝考先辈治按，有伤寒面赤目赤，烦渴引饮而不能咽，东垣以姜附人参汗之而愈。又伤寒蓄热内盛，阳厥极深，脉疾至七八至以上，人皆误认阴毒，守真以黄连解毒治之而安。斯皆证治之明验也。凡温病大热躁渴，初时脉小，至五六日后，脉来躁疾，大颧发赤者，死，谓其阴绝也。躁疾皆为火象。《内经》有云：其有躁者在手，言手少阴、厥阴二经，俱属于火也。阴毒身如被杖，六脉沉细而疾，灸之不温者死，谓其阳绝也。然亦有热毒入于阴分，而为阴毒者，脉必疾盛有力，不似阴寒之毒，虽疾而弦细乏力也。虚劳喘促声嘶，脉来数疾无伦，名曰行尸，《金匮要略》谓之厥阳独行，此真阴竭于下，孤阳亢于上也。唯疾而不躁，按之稍缓，方为热证之正脉。脉法所谓疾而洪大苦烦满，疾而沉细腹中痛，疾而不大不小，虽困可治。其有大小者，难治也。至若脉至如喘，脉至如数，得之暴厥暴惊者，待其气复自平。迨夫脉至浮合，浮合如数，一息十至以上，较之六数七疾八极更甚，得非虚阳外骛之兆乎？

【牢】

牢脉者，弦大而长，举之减小，按之实强，如弦缕之状。

不似实脉之滑实流利，伏脉之匿伏涩难，革脉之按之中空也。叔微云：牢则病气牢固，在虚证绝无此脉。唯湿痉拘急，寒疝暴逆，坚积内伏，乃有是脉。历考诸方，不出辛热开结，甘温助阳之治，庶有克敌之功。虽然固垒在前，攻守非细，设更加之以食填中土，大气不得流转，变故在于须臾，可不为之密察乎？若以牢为内实，不问所以，而妄行迅扫，能无实实虚虚之咎哉？大抵牢为坚积内着，胃气竭绝，故诸家以为危殆之象云。

【革】

革脉者，弦大而数，浮取强直，重按中空，如鼓皮之状。不似紧脉之按之劈劈，弦脉之按之不移，牢脉之按之益坚也。撄宁生曰：革乃变革之象，虽失常度，而按之中空，未为真脏。故仲景厥阴例中，有下利肠鸣脉浮革者，主以当归四逆汤。得非风行水末，扰动根株之候乎？又云：妇人则半产漏下，男子则亡血失精。《金匮要略》半产漏下，主以旋覆花汤。得非血室伤惫，中有瘀结未尽之治乎？其男子亡血失精，独无主治，云歧补以十全大补，得非极劳伤精，填补其空之谓乎？是以长沙直以寒虚相搏例之，唯其寒，故柔和之气失焉；唯其虚，故中空之象见焉。岂以革浮属表，不顾肾气之内惫乎？

【促】

促脉者，往来数疾中忽一止复来，不似结脉之迟缓中有止歇也。促为阳邪内陷之象，经云：寸口脉中手上击者，曰肩背痛。观"上击"二字，则脉来搏指，热盛于经之义，朗然心目矣。而仲景太阳例，有下之后脉促胸满者，有下之利遂不止而脉促者，有下之脉促不结胸者，有脉促手足厥冷者。上四条，一为表邪未尽，一为并入阳明，一为邪去欲解，一为传次

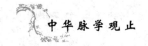

厥阴。总以促为阳盛，里不服邪之明验，虽症见厥逆，只宜用灸以通阳，不宜四逆以回阳。明非虚寒之理，具见言外，所以温热发斑，瘀血发狂，及痰食凝滞，暴怒气逆，皆令脉促。设中虚无凝，必无歇止之脉也。

【结】

结脉者，指下迟缓中，频见歇止，而少顷复来，不似代脉之动止不能自还也。结为阴邪固结之象。越人云：结甚则积甚，结微则气微。言结而少力，为正气本衰，虽有积聚，脉结亦不甚也。而仲景有伤寒汗下不解，脉结代，心动悸者；有太阳病身黄脉沉结，少腹硬满，小便不利，为无血者。一为津衰邪结，一为热结膀胱，皆虚中夹邪之候。凡寒饮死血、吐利腹痛、癫痫虫积等气郁不调之病，多有结脉暴见。即宜辛温扶正，略兼散结开痰，脉结自退。尝见二三十至内有一至接续不上，每次皆然，而指下虚微，不似结促之状，此元气骤脱之故，峻用温补自复。如补益不应，终见危殆。若久病见此，尤非合脉，夫脉之歇止不常，须详指下有力无力，结之频与不频。若十余至或二三十至一歇，而纵指续续，重按频见，前后至数不齐者，皆经脉窒碍，阴阳偏阻所致。盖阳盛则促，阴盛则结，所以仲景皆为病脉。

【代】

代脉者，动而中止，不能自还，因而复动，名曰代阴。不似促结之虽见歇止，而复来有力也。代为元气不续之象。经云：代则气衰，在病后见之，未为死候。若气血骤损，元神不续，或七情太过，或颠仆重伤，或风家痛家，脉见止代，只为病脉。伤寒家有心悸脉代者，腹痛心疼，有结涩止代不匀者。凡有痛之脉止歇，乃气血阻滞而然，不可以为准则也。若不因病而脉见止代，是一脏无气，他脏代之真危亡之兆也。即因病脉代，亦须至数不匀者，犹或可生。若不满数至一代，每次皆如数而止，此必难治。经谓五十动不一代者，以为常也。以知五脏之期，予之短期者，乍疏乍数也。又云：数动一代者，病在阳之脉也。此则阳气竭尽，无余之脉耳。所以或如雀啄，或如屋漏，或如弦绝，皆真代脉。见之生理绝矣。唯妊娠恶阻，呕逆最剧者，恒见代脉。谷入既少，气血尽并于胎息，是以脉气不能接续。然在二三月时有之，若至四月，胎已成形，当无歇止之脉矣。

【散】

散脉者，举之浮散，按之则无，去来不明，漫无根蒂，不似虚脉之重按虽虚，而不至于散漫也。散为元气离散之象。故伤寒咳逆上气，其脉散者死，谓其形损故也，可知散脉为必死之候。然形象不一，或如吹毛，或如散叶，或如悬雍，或如羹上肥，或如火薪然，皆真散脉，见之必死，非虚大之比。经曰：代散则死。若病后大邪去，而热退身安，泄利止而浆粥入胃，或有可生者，又不当以概论也。古人以代散为必死者，盖散为肾败之应，代为脾绝之兆。肾脉本沉，而散脉按之不可得见，是先天资始之根本绝也。脾脉主信，而代脉去来必愆其期，是后天资生之根本绝也。故二脉独见，均为危亡之候。而二脉交见，尤为必死之征。

【清】

清脉者，轻清缓滑，流利有神，似小弱而非微细之形。不似虚脉之不胜寻按，微脉之软弱依稀，缓脉之阿阿迟纵，弱脉之沉细软弱也。清为气血平调之候。经云：受气者清。平人脉清虚和缓，生无险阻之虞。如左手清虚和缓，定主清贵仁

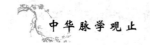

慈。若清虚流利者，有刚决权变也。清虚中有一种弦小坚实，其人必机械峻刻。右手脉清虚和缓，定然富厚安闲。若清虚流利，则富而好礼。清虚中有种枯涩少神，其人虽丰，目下必不适意。寸口清虚，洵为名裔，又主聪慧。尺脉清虚，端获良嗣，亦为寿征。若寸关俱清，而尺中蹇涩，或偏小偏大，皆主晚景不丰，及艰子嗣。似清虚而按之滑盛者，此清中带浊，外廉内贪之应也。若有病而脉清楚，虽剧无害。清虚少神，即宜温补以助真元。若其人脉素清虚，虽有客邪壮热，脉亦不能鼓盛，不可以为证实脉虚，而失于攻发也。

【浊】

浊脉者，重浊洪盛，腾涌满指，浮沉滑实有力。不似洪脉之按之软阔，实脉之举之减小，滑脉之往来流利，紧脉之转索无常也。浊为禀赋昏浊之象。经云：受谷者浊。平人脉重浊洪盛，垂老不得安闲。如左手重浊，定属污下；右手重浊，可卜庸愚；寸口重浊，家世卑微；尺脉重浊，子姓鲁莽。若重浊中有种滑利之象，家道富饶。浊而兼得蹇涩之状，或偏盛偏衰，不享安康，又主夭枉。似重浊而按之和缓，此浊中兼清，外圆内方之应也。大约力役劳动之人，动彻劳其筋骨，脉之重浊，势所必然。至于市井之徒，拱手曳裾，脉之重浊者，此非天性使然欤。若平素不甚重浊，因病鼓盛者，急宜攻发，以开泄其邪。若平昔重浊，因病而得蹇涩之脉，此气血凝滞，痰涎胶固之兆，不当以平时涩浊论也。

口　问（十二则）

问三焦命门脉

门人问曰：读师传诸义，发智慧光，如大火聚，扫却胸中无限阴霾矣。但某等根器疏陋，尚有积疑未泮，如三焦命门，各有歧说，未获定鉴。愿师垂诲真铨，以破学人之惑。答曰：夫所谓命门者，即三焦真火之别名也，以其职司腐熟之令，故谓之焦。经谓中精之府，言其所主精气也。又云上焦如雾，中焦如沤，下焦如渎者，言其气化之象也。岐伯曰：寸以射上焦，关以射中焦，尺以射下焦，此言三焦之脉位也。射者，自下而射于上，其脉即分属寸关尺。凡鼓动之机，靡不本诸三焦，则知六部之中，部部不离三焦之气也。三焦为真火之源，故有命门之号。《难经》独以右尺当之，而《脉诀》复有男女左右之分，男以精气为主，故右尺为命门；女以精血为主，故左尺为命门。是命门之诊，尤重在乎尺内也，三焦鼎峙两肾之间，为水中之火，既济阴阳。赵氏所谓：天非此火不能生物，人非此火不能有生，为性命之主宰，故曰命门。越人谓其有名无形者，以火即气，气本无形，非若精津血液之各有其质也。以气化为无形则可，以三焦为无形则不可。《灵枢·本脏》云：肾应骨，密理厚皮者，三焦膀胱厚。粗理薄皮者，三焦膀胱薄。疏腠理者，三焦膀胱急。毫毛美而粗者，三焦膀胱直。稀毫毛者，三焦膀胱结也。详此明言厚薄急结之状，讵可谓之无形乎？

问神门脉

复问神门为心经之动脉。而王氏又云：神门决断，两在关后者，是指尺中肾脉而言。其故何也？答曰：神门之脉有二，如前所言神门即是命门，命门即是三焦，属于七节之上。故于尺中求之，以尺为六脉之根也。越人云：人之有尺，譬如树之有根。水为天一之元，先天之命根也。若肾脉独败，是无根矣。此与诸脉之重按有力为有根，脉象迥异，而为肾气之所司则一也。如虚浮无根，是有表无里，孤阳岂能独存乎？若尺

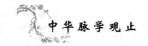

内重按无根，不独先天肾水之竭，亦为后天不足之征。仲景所谓：营气不足，血少故也。脉微所云：是指心经动脉而言。按《气交变论》中，岁水太过一节，内有神门绝者死不治，言水胜而火绝也。其穴在掌后兑骨之端，即如人迎与气口并称，皆主关前一分而言。其穴在喉之两旁，乃足阳明之动脉。能于是处求诸经之盛衰乎？可知神门二说，各有主见，各有至理，不可附会牵合而致疑殆也。

问冲阳太溪脉

问冲阳太溪，皆足之动脉，每见时师求之于垂毙之时，验乎不验乎？答曰：是即仲景趺阳少阴也。尝闻气口成寸，以决死生，未尝决之于二处也。仲景以此本属胃与肾脉，虽变其名，仍当气口尺中诊之。脉法以寸口趺阳少阴三者并列而论，是即寸关尺三部之别号，但未明言其故耳。喻嘉言释仲景平脉首条云：条中明说三部，即后面趺阳少阴，俱指关尺而言。然何以止言趺阳少阴？盖两寸主乎上焦，营卫之所司，不能偏轻重，故言寸口。两关主乎中焦，脾胃之所司，宜重在右，故言趺阳。两尺主乎下焦，宜重在左，故言少阴。此先得我心之所同然。况二处动脉，仅可求其绝与不绝，断不能推原某脉主某病也。设闺中处子，而欲按其足上之脉，殊为未便。

问反关脉

昔人所云反关之脉，但言脉位之异，未审所见之脉，与平常之人可例推乎？抑别有所异乎？答曰：凡脉之反关者，皆由脉道阻碍，故易位而见，自不能条畅如平常之脉也。其反关之因，各有不同，而反关之状，亦自不一。有胎息中惊恐颠仆而反关者，有褓褓束缚致损而反关者，有幼时跌仆动经而反关者，有龋齿疳积伐肝太过，目连劄而左手偏小，有似反关者。有大惊丧志，死绝复苏而反关者。有一手反关者，有两手反关者，有从关斜走至寸而反关者。有反于内侧，近大陵而上者，有六部原有如丝，而阳溪、列缺别有一脉大于正位者。有平时正取侧取俱无，覆手取之而得者；有因病而正取无脉，覆手诊之乃得者。总皆阴阳伏匿之象。有伤寒欲作战汗，脉伏而误认反关者。大抵反关之脉，沉细不及十常八九，坚强太过者十无二三。欲求适中之道，卒不易得也。亦有诸部皆细小不振，中有一粒如珠，此经脉阻结于其处之状。故其脉较平人细小者，为反关之常，较平人反大者绝少，不可以为指下变异，谓之怪脉也。凡遇反关殊异平常之脉，须细询。其较之平时稍大，即为邪盛。比之平时愈小，即为气衰。更以所见诸证参之。

问人迎气口脉

门人问曰：人迎主表，气口主里。东垣《内外伤辨》，言之详矣。而盛启东又以新病之死生，系乎右手之关脉；宿病之死生，主乎左手之关尺。斯意某所未达，愿闻其义云何。答言：病有新久，证有逆顺。新病谷气犹存，胃脉自应和缓。即或因邪鼓大，因虚减小，然须至数分明，按之有力，不至浊乱。再参语言清爽，饮食知味，胃气无伤，虽剧可治。如脉至浊乱，至数不明，神昏语错，病气不安，此为神识无主，苟非大邪瞑眩，岂宜见此。经云：脉浮而滑，谓之新病。脉小以涩，谓之久病。故新病而一时形脱者死，不语者亦死。口开眼合，手撒喘汗遗尿者，俱不可治。新病虽各部脉脱，中部独存者，是为胃气，治之必愈。久病而左手关尺软弱，按之有神，可卜精血之未艾，他部虽危，治之可生。若尺中弦紧急数，按之搏指，或细小脱绝者，法在不治。盖缘病久胃气向衰，又当求其尺脉，为先天之根气也。启东又云：诊得浮脉，要尺内有

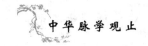

力，为先天肾水可恃，发表无虞。诊得沉脉，要右关有力，为后天脾胃可凭，攻下无虞。此与前说互相发明，言虽异而理不殊也。

问初诊久按不同说

问脉有下指浮大，按久索然者。有下指濡软，按久搏指者。有下指微弦，按久和缓者。何也？答曰：夫诊客邪暴病，应指浮象可证。若切虚羸久病，当以根气为本。如下指浮大，按久索然者，正气大虚之象，无问暴病久病，虽证显灼热烦扰，皆正衰不能自主，随虚阳发露于外也。下指濡软，久按搏指者，里病表和之象，非脏气受伤，则坚积内伏，不可以脉沉误认为虚寒也。下指微弦，按久和缓者，久病向安之象，气血虽殆，而脏气未败也。然多有证变多端，而脉渐小弱，指下微和，似有可愈之机者，此元气与病气俱脱，反无病象发现，乃脉不应病之候，非小则病退之比。大抵病人之脉，初下指虽见乏力，或弦细不和，按至十余至渐和者，必能收功。若下指似和，按久微涩不能应指，或渐觉弦硬者，必难取效。设病虽牵缠，而饮食渐进，便溺自调，又为胃气渐复之兆。经云：安谷者昌。浆粥入胃，则虚者活，此其候也。

问病同脉异等治

问有病同而脉异，病异而脉同，病同而治异，病异而治同，何也？答曰：夫所谓病同而脉异者，人在气交之中，所感六淫七情，八风九气，一时之病，大率相类。故所见之证，亦多相类。而人之所禀，各有偏旺偏衰之不同，且有内戕神志，外役肢体，种种悬殊，脉象岂能如一。如失血证，脉有浮大而芤者，有小弱而数者，伤胃及脏之不同也。气虚证有气口虚大而涩者，有气口细小而弱者，劳伤脱泄之不同也。病异而脉同者，内伤夹外感，阳证夹阴寒，虚中有实结，新邪夹旧邪，表里交错，为患不一。而脉之所现，不离阴阳寒热虚实之机，其细微见证，安得尽显于指下哉。如太阳中风，瘫痪不仁，脉皆浮缓，一为暴感之邪，一为久虚之病。虚劳骨蒸，病疟寒热，关尺皆弦紧，一为肾脏阳虚，一为少阳邪盛，可不互参脉证，一概混治乎？病同而治异者，风气之病，时气之病，疟利之病，内伤虚劳之病，初起见证，往往相似。而人之所禀，各有贞脆，且有多火多痰多气，平时之资质既殊，病中之调治自异。如《金匮要略》之短气有微饮者，从小便去之，苓桂术甘汤主之，肾气丸亦主之。消渴小便不利，蒲灰散主之，滑石白鱼散，茯苓戎盐汤并主之。若治病不求其本，不问脉证之真象假象，但见病医病，殊失逆从反正之旨矣。病异而治同者，所见之证虽异，总不外乎邪正之虚实。如伤寒尺中脉迟之营气不足，阳邪内陷之腹中痛，虚劳里急之悸衄失精，并宜小建中汤。伏气郁发之热病，太阳中热之暍病，并宜白虎汤。寒疝之腹急胁急，产后之腹中疞痛，并宜当归生姜羊肉汤。岂以一方主治一病，而不达权变之用哉？

问节庵从脉从证等治

问古人治例，有从证不从脉，从脉不从证，一病而治各不同，或愈或不愈者，其故何也？答曰：此节庵先生以南阳治例，下一注脚也。惜乎有所未尽耳，盖从证从脉，各有其方。如脉浮为表，治宜汗之，然亦有宜下者。仲景云：脉浮而大，心下反硬，有热属脏者攻之，不令发汗。脉沉为里，治宜下之，然亦有宜汗者，如少阴病始得之，反发热脉沉者，麻黄附子细辛汤汗之。脉促为阳盛，当用芩葛清之。若脉促厥冷，非灸百会以通其阳不可，此非促为阳盛也。脉迟为寒，当用姜附温之。若阳明病脉迟，不恶寒，身体濈然汗出，则用大承气，

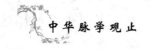

又非迟为阴寒也。此皆不从脉之治，以其证急也。又如表证汗之，乃常法也。仲景云：病发热头痛，脉反沉，身体痛，当温之，宜四逆汤。里证下之，亦其常也。日晡发热者属阳明，脉浮虚者宜发汗，用桂枝汤。结胸证具当与陷胸下之，脉浮大者不可下，当与桂枝人参汤温之。身体疼痛，当以麻桂汗之，然尺中脉迟者不可汗，当与小建中汤和之。此皆不从证治，以其脉虚也，一病而治各不同，或愈或不愈者，良由不明受病之故。尝考《内经》多有同一见证，而所受之经各别，所见之脉迥殊，其可执一例治乎？况医有工拙，病有标本，假令正气有权之人，无论治本治标，但得药力开发病气，元神自复。若正气本虚之人，反现假证假脉，而与苦寒伐根之药，变证莫测矣。故凡治邪气暴虐，正气骤脱之病，制方宜猛，盖暴邪势在急追，骤虚法当峻补。若虚邪久淹，羸弱久困之病，不但制方宜缓，稍关物议之味，咸须远之。是以巨室贵显之家，一有危疑之证，则遍邀名下相商，补泻杂陈之际，不可独出己见，而违众处方，即不获已，亦须平淡为主。倘病在危逆，慎勿贪功奏技，以招铄金之谤也。

问《内经》脉有阴阳说

客问《素问·阴阳别论》所言，二阳之病发心脾，三阳为病发寒热，一阳发病少气诸例，俱论脉法之阴阳，王太仆误作经脉注解。观其提纲，悉从脉有阴阳一句而来，次言知阳者知阴，知阴者知阳。凡阳有五，五五二十五阳，即仲景大浮数动滑为阳，以五脏之脉，各有大浮数动滑，是为五五二十五阳也。不言五五二十五阴者，先言知阳者知阴，则沉涩弱弦微之阴，可不言而喻也。答曰：读书虽要认定提纲，一气贯彻，然中间转折，尤宜活看，不可执着。盖脉有阴阳句，岐伯原是答黄帝人有四经十二从等问。所言凡阳有五，五五二十五阳，是言五脏之阳气，应时鼓动于脉，五五相乘，为二十五阳。与《玉机真脏》之故病有五，五五二十五变，异名同类。夫脉法之阴阳，原不离乎经脉之阴阳，况下文所言，三阳在头，三阴在手，得非明言经脉阴阳之确据乎？若以脉有阴阳，为通篇之提纲，皆附会于脉，未免支离牵强，殊失先圣立言之旨矣。曷知《阴阳别论》，原从《阴阳应象》《阴阳离合》，鱼贯而下，皆论经脉之阴阳，又为提纲中之挈领，可不体会其全，妄讥先辈乎？

问长沙高章纲㦊卑损脉法

旅泊苕溪，偶检嘉言先生仲景脉法解。坐有同人谓石顽曰：夫脉之显著共闻者，尚且指下难明，况乎险奥幽微，人所共昧，如高章纲㦊卑损之脉，既非恒有之象，何长沙博采古训，以眩耳目，喻子曲为释辞，以夸博识乎？答曰：此古圣至微至显之诀，不能晦藏于密，一时为之阐发，岂故为诡异以欺后世耶？其所谓纲者，诸邪有余之纲领。损者，诸虚积渐之损伤。恐人难于聆悟，乃以高章㦊卑四字，体贴营卫之盛衰，虽六者并举，而其所主，实在纲损二脉也。以其辞简义深，未由窥测，喻子独出内照，发明其义。惜乎！但知高章为高章取象，㦊卑为㦊卑措辞，不知高章为纲脉之纪，㦊卑为损脉之基耳。盖高者，自尺内上溢于寸，指下涌涌，既浮且大，而按之不衰。以卫出下焦，行胃上口，至手太阴，故寸口盛满，因以高字名之。章者，自筋骨外显于关，应指逼逼，既动且滑，而按之益坚。以营出中焦，亦并胃口而出上焦，故寸关实满，因以章字目之。纲者，高章兼该之象，故为相搏，搏则邪正交攻，脉来数盛，直以纲字揭之。㦊者，寸口微滑，而按之软弱，举指瞀瞀，似数而仍力微，以卫气主表，表虚不能胜邪，故有似乎心中怵惕之状，因以㦊字喻之。卑者，诸脉皆不应指，常兼沉涩之形，而按之隐隐，似伏而且涩难。以营气主里，里虚则阳气不振，故脉不显，有似妾妇之卑屑不能自主，故以卑字譬之。损者，慄卑交参之谓，故为相搏，搏则邪正俱殆，脉转衰微，直以损字呼之。而损脉之下，复有迟缓沉三者。言阿阿徐缓，而按之沉实，为营卫俱和，阴阳相抱之象，不过借此以显高章等脉。大都高章纲慄卑损之脉，皆从六残贼来。其浮滑之脉，气多上升而至于高。弦紧之脉，邪必外盛而至于章。沉涩之脉，阳常内陷而至于卑。非阴寒脉沉，不传他经之比。凡此六者，能为诸脉作病，故谓残贼。纵邪气盛满，而汗下克削太过，皆能致虚，虚则脉来慄慄，按之力微，速所必至。至于高章相搏，未有不数盛者；慄卑相搏，未有不弦劲者。所以沉伏之中，尺内时见弦细搏指，则为损脉来至，必难治也。详高慄之脉，往往见于寸口，章脉每多显于趺阳，卑脉恒于少阴见之。然慄卑之脉，寸口趺阳未尝不有也。高章之脉，尺内少阴从未一见耳。观后寸口趺阳少阴诸条，皆言高章慄卑之病，其阴阳死生之大端。端不出大浮数动滑为阳，沉涩弱弦微为阴之总纲，以其非专言伤寒脉法，故长沙另辑《平脉法》篇，隶诸辨脉法下。由是昔余诠释缵论，略未之及，兹因同人下问，不觉为之饶舌。

问辨声色法

或问医以声色之辨，为神圣妙用，而审切反居其次，何也？答曰：夫色者神之华，声者气之发，神气为生阳之征验。在诊察之际，不待问而阴阳虚实之机，先见于耳目间矣。予于《伤寒绪论》，言之颇详，姑以大略陈之。色贵明润，不欲沉夭，凡暴感客邪之色，不妨昏浊壅滞。病久气虚，只宜瘦削清癯。若病邪方锐，而清白少神，虚羸久困，而妩媚鲜泽，咸非正色。五色之中，青黑黯惨，无论病之新久，总属阳气不振。唯黄色见于面目，而不至索泽者，皆为向愈之候。若眼胞上下如烟煤者，寒痰也。眼黑颊赤者，热痰也。眼黑而行步艰难呻吟者，痰饮入骨也。眼黑而面带土色，四肢痿痹，屈伸不便者，风痰也。病人见黄色光泽者，为有胃气，不死。干黄者，为津液之槁，多凶。目睛黄者，非瘅即衄，目黄大烦为病进。平人黑气起于口鼻耳目者危，若赤色见于两颧，黑气出于神庭，乃大气入于心肾，暴亡之兆也。至于声者，虽出肺胃，实发丹田，其轻清重浊，虽由基始，要以不异平时为吉。如病剧而声音清朗如常者，形病气不病也。始病即气壅声浊者，邪干清道也。病未久而语声不续者，其人中气本虚也。脉之呻者，病也。言迟者，风也。多言者，火之用事也。声如从室中言者，中气之湿也。言而微，终日乃复言者，正气之夺也。衣被不敛，言语善恶不避亲疏者，神明之乱也。出言懒怯，先重后轻者，内伤元气也。出言壮厉，先轻后重者，外感客邪也。攒眉呻吟者，头痛也。噫气以手抚心者，中脘痛也。呻吟不能转身，坐而下一脚者，腰痛也。摇头以手扪腮者，齿颊痛也。呻吟不能行步者，腰脚痛也。诊时吁气者，郁结也。摇头言者，里痛也。形羸声哑者劳瘵，咽中有肺花疮也。暴哑者，风痰伏火，或怒喊哀号所致也。语言謇涩者，风痰也。诊时独言独语，不知首尾者，思虑伤神也。伤寒坏病，声哑，唇口有疮者，狐惑也。平人无寒热，短气不足以息者，痰火也。声色之诊最繁，无庸琐述，以混耳目。

问脉沉温补转剧治法

门人问曰：尝闻肥人之脉宜沉，肾肝之脉宜沉，冬月之脉宜沉。于此有人，年盛体丰，冬时腰痛不能转侧，怯然少气，足膝常逆，证脉皆寒，与肾气丸不应，转增寒热喘满，何也？答曰：不在证治也。夫肥人之脉沉者，湿伤血脉也。腰痛不能转侧者，湿滞经络也。怢然少气者，湿干肺胃也。足膝常逆者，湿遏阳气，不能旁达四末也。法当损气以助流动之势，则痛者止而逆者温，反与滋腻养营之药，则痰湿愈壅，经络不能条畅，而寒热喘满，势所必至也。昔有朔客，初至吴会，相邀诊视。时当夏月，裸坐盘餐，倍于常人，而形伟气壮，热汗淋漓于头项间。诊时不言所以，切其六部沉实，不似有病之脉，唯两寸略显微数之象。但切其左，则以右掌抵额，切其右，则易左掌抵额，知为肥盛多湿。夏暑久在舟中，时火鼓激其痰于上，而为眩晕也，询之果然，因与导痰清湿而安。设不察所苦，但以脉沉，求其病之所属，失之远矣。医之手眼，可不临机活泼乎。

逆　顺

诊切之要，逆顺为宝，若逆顺不明，阴阳虚实死生不别也。故南阳先师，首言伤寒阴病见阳脉者生，阳病见阴脉者死。即此一语，可以推卒病之逆顺，亦可广诸病之死生。一着先机，至微至显。奈何先辈专守王氏之绳墨，不达至圣之璇玑，以至脉学之言，愈阐愈昧，求脉之道，愈趋愈蹶，良由不解活法推源之故。因是汇辑逆顺诸例，庶学者披卷晓然，虽以死生并列，而逆证尤不可忽。如伤寒未得汗，脉浮大为阳，易已；沉小为阴，难已。伤寒已得汗，脉沉小安静为顺，浮大躁疾者逆。然多有发热头痛，而足冷阳缩，尺中迟弱，可用建中和之者。亦有得汗不解，脉浮而大，心下反硬，合用承气攻之者。更有阴尽复阳，厥愈足温，而脉续浮者，苟非深入南阳之室，恶能及此。迨夫温病热病，热邪亢盛虽同，绝无浮紧之脉。观《内经》所云：热病已得汗，而脉尚盛躁，此阴脉之极也，死；其得汗而脉静者，生。热病脉尚盛躁而不得汗者，此阳脉之极也，死;脉盛躁，得汗静者，生。他如温病穰穰大热，脉数盛者生，细小者死。热病汗下后脉不衰，反躁疾，名阴阳交者死。历参温热诸病，总以数盛有力为顺，细小无力为逆。得汗后脉不衰，反盛躁，尤逆也。至于时行疫疠，天行大头，咸以脉数盛滑利为顺，沉细虚涩为逆。然湿土之邪内伏，每多左手弦小，右手数盛者，总以辛凉内夺为顺，辛热外散为逆。当知温热时疫，皆热邪内蕴而发，若与表散，如炉冶得鼓铸之力耳。然疫疠虽多，人迎不振，设加之以下利足冷，又未可轻许以治也。故昔人有阴阳俱紧，头痛身热，而下利足冷者死，谓其下虚也。至若温毒发斑、谵语发狂等症，总以脉实便秘为可治，脉虚便滑者难治。若斑色紫黑如果实𪾢，虽便秘能食，便通即随之而逝矣。其狂妄躁渴，昏不知人，下后加呃逆者，此阳去入阴，终不可救。卒中风口噤，脉缓弱为顺，急实大数者逆。中风不仁，痿躄不遂，脉虚濡缓为顺，坚急疾者逆。中风遗尿盗汗，脉缓弱为顺，数盛者逆。中风便溺阻涩，脉滑实为顺，虚涩者逆。中寒卒倒，脉沉伏为顺，虚大者逆。中暑自汗喘乏，腹满遗尿，脉虚弱为顺，躁疾者逆。暑风卒倒，脉微弱为顺，散大者逆。大抵卒中天地之气，无论中风中寒，中暑中暍，总以细小流连为顺，数实坚大为逆。散大涩艰，尤非所宜，不独六淫为然，即气厥痰厥食痰蛔厥，不外乎此。盖卒中暴厥，皆真阳素亏，故脉皆宜小弱，不宜数盛。中恶腹满，则宜紧细微滑，不宜虚大急数。中百药毒，则宜浮大数疾，不宜微细虚涩。详中风中暑，一切暴中，俱有喘乏遗尿。如中风中寒，则为肾气之绝。中暑中暍，则为热伤气化。痰食等厥，又为气道壅遏所致，死生逆顺悬殊，可不辨而混治乎？凡内伤劳倦，气口虚大者为气虚，弦细或涩者为血虚。若躁疾坚搏，大汗出，发热不止者死，以里虚不宜复见表气开泄也。内伤饮食，脉来滑盛有力者，为宿食停胃;涩伏模糊者，为寒冷伤脾，非温消不能克应。霍乱脉伏，为冷食停滞，胃气不行，不可便断为逆。搏大者逆，既吐且利，不宜复见实大也。霍乱止而脉代，为元气暴虚，不能接续，不可便断为逆。厥冷迟微者逆，阳气本虚，加以暴脱，非温补不能救疗。噎膈呕吐，脉浮滑大便润者顺。痰气阻逆，胃气未艾也。弦数紧涩，涎如鸡清，大便燥结者逆，气血枯竭，痰火蕴结也。腹胀，关部浮大有力为顺，虚小无神者逆。水肿，脉浮大软弱为顺，涩细虚小者逆。又沉细滑利者，虽危可治，虚小散涩者不治。鼓胀，滑实流利为顺，虚微短涩者逆。肿胀之脉，虽有浮沉之不同，总以软滑为顺，短涩为逆。咳嗽，浮软和滑者易已，沉细数坚者难已。久嗽缓弱为顺，弦急实大者逆。劳嗽骨蒸，虚小缓弱为顺，坚大涩数者逆，弦细数疾者尤逆。上气喘咳，脉虚宁宁伏匿为顺，坚强搏指者逆，加泻尤甚。上气喘息低昂，脉浮滑，手足温为顺，脉短涩，四肢寒者逆，上气脉数者死，谓其形损故也。历陈上气喘咳诸例，皆以软弱缓滑为顺，涩数坚大者逆。盖缓滑为胃气尚存，坚涩则胃气告匮之脉也。肺痿，脉虚数为顺，短涩者逆，数大实者，亦不易治。肺痈初起，微数为顺，洪大者逆。已溃，缓滑为顺，短涩者逆。气病而见短涩之脉，气血交败，安可望其生乎？吐血衄血下血，芤而小弱为顺，弦急实大者逆。汗出若衄，沉滑细小为顺，实大坚疾者逆。吐血，沉小为顺，坚强者逆。吐血而咳逆上气，芤软为顺，细数者逆，弦劲者亦为不治。阴血既亡，阳无所附，故脉来芤软。若细数则阴虚火炎，加以身热不得卧，不久必死。弦劲为胃气之竭，亦无生理。蓄血，脉弦大可攻为顺，沉涩者逆。从高顿仆，内有血积，腹胀满，脉坚强可攻为顺，小弱者逆。金疮出血太多，虚微细小为顺，数盛急实者逆。破伤，发热头痛，浮大滑为顺，沉小涩者逆。肠澼下白沫，脉沉则生，脉浮则死。肠澼下脓血，沉小留连者生，数疾坚大身热者死。久利，沉细和滑为顺，浮大弦急者逆。虽沉细小弱，按之无神者不治。肠澼下利，《内经》虽言脉浮身热者死，然初病而兼表邪，常有发热脉浮，可用建中而愈者。非利久虚阳发露，反见脉浮身热，口噤不食之比。泄泻，脉微小为顺，急疾大数者逆。肠澼泄泻，为肠胃受病，不当复见疾大数坚之脉也。小便淋秘，脉滑疾者易已，涩小者难已。消瘅脉实大，病久可治，脉悬小坚，病久不可治。消渴，脉数大软滑为顺，细小浮短者逆；又沉小滑为顺，实大坚者逆。头痛目痛，卒视无所见者死，清阳失守，邪火僭逆于上也。其脉浮滑，为风痰上盛，可治；短涩为血虚火逆，不治。心腹痛，痛不得息，脉沉细迟小为顺，弦长坚实者逆。癥瘕脉沉实者可治，虚弱者死。疝瘕脉弦者生，虚疾者死。心腹积聚，脉实强和滑为顺，虚弱沉涩者逆。癫疾，脉搏大滑，久自已；小坚急，死不治。又癫疾脉虚滑为顺，涩小者逆。狂疾，脉大实为顺，沉涩者逆。痿痹，脉虚涩为顺，紧急者逆。蟨蚀阴肛，虚小为顺，坚急者逆。痈疽初起，脉微数缓滑为顺，沉涩坚劲者逆。未遗，洪大为顺，虚涩者逆。溃后，虚迟为顺，数实者逆。肠痈，软滑微数为顺，沉细虚涩者逆。病疮，脉弦强小急，腰脊强，瘈疭，皆不可治。溃后被风，多此痉病，脉浮弦为阳，沉紧为阴，若牢细坚劲搏指者不治。妊娠，脉宜和滑流利，忌虚涩不调。临月，脉宜滑数离经，忌虚迟小弱，牢革尤非所宜。新产，脉宜缓弱，忌弦紧。带下，脉宜小弱，忌急疾。崩漏，脉宜微弱，忌实大。乳子而病热，脉悬小，手足温则生，寒则死。凡崩漏胎产久病，脉以迟小缓滑为顺，急疾大数者逆。以上诸例，或采经论，或撦名言，咸以病脉相符为顺，病脉相反为逆。举此为例，余可类推，颖悟之士，自能闻一知十，无烦余之屑屑也。

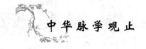

异　脉

异脉者，乖戾不和，索然无气，不与寻常诸脉相类。《大奇论》，贯列诸脉，摹写最微，苟非逐一稽研，乌能心领神会。如心脉满大，痫瘈筋挛；肝脉小急，痫瘈筋挛。二条见证皆同，而脉象迥异，受病各别，其同病异治等法，良有见乎此也。若肝脉惊暴，有所惊骇，脉不至，若喑，皆惊气失常，所以肝脉驰骤，气平自已，毋治也。肾脉小急，肝脉小急，心脉小急，不鼓，皆为瘕。言诸经之脉，皆有小急，但以按之不鼓者为瘕。若纵之鼓指，又为火伏之象，非瘕也。肾肝并沉为石水，并浮为风水，并虚为死，并小弦欲惊。并者，六位皆然，非见一二部也。水脉当沉，以风势鼓激则浮，浮则重按不乏，虚则按之即空。以水气内蓄，不当并见虚脉，故死。并小弦欲惊者，以少阳生气，为阴邪所埋，故惕惕如惊，而实非惊也。肾脉大急沉，肝脉大急沉，皆为疝。心脉搏滑急为心疝，肺脉沉搏为肺疝，疝脉无不弦急者。观下文三阳急为瘕，三阴急为疝，则疝瘕之阴阳辨治，可了然矣。二阴急为痫厥，厥属肾，而痫属心包也。二阳急为惊，闻水音则惕然而惊也。脾脉外鼓沉，为肠澼，久自已。肝脉小缓为肠澼，易治。肾脉小搏沉，为肠澼下血，血温身热者死。心肝澼亦下血，二脏同病者可治。其脉小沉涩为肠澼，其身热者死，热见七日死。肠澼之脉，总以缓小为易治，坚搏为难治。外鼓沉者，言虽浮大而根气不乏也。小搏沉者，阴邪内注而脉显阴象，不当复见虚阳外扰也。心肝二脏，水火同气，故同病者易治。脾肾同病，为土崩水竭，故死不治。胃脉沉鼓涩，胃外鼓大，心脉小坚急，皆膈，偏枯，男子发左，女子发右。不喑，舌转可治，三十日起；其从者喑，三岁起，年不满二十者，三岁死。言胃脉重按则涩,浮取则大,阴血受伤,而阳气失守也。心脉小坚急,阴邪胜而上侮君主也。胃气既伤,血脉又病,故心下痞膈,而半体偏枯也。偏枯以男子发左,女子发右为逆,然虽逆而非不治也。如不喑舌转,非脏受病,见证虽逆,治亦易起。若喑不能言,肾气内亏,证虽不逆,治亦难痊。若年不满二十,气血方盛之时,而见偏废之疾,此根气之夭,不出三年必死也。脉至而搏,血衄身热者死。脉来悬钩浮为常脉。血衄身热,而脉来搏指,虚阳外脱,阴血内亡,安得不死?脉来悬钩浮,言浮而中空之状,隐然言外。脉至如喘,名暴厥。暴厥者,不知与人言。言暴逆气浮,故脉喘喘乏力,肾气不能下守可知。脉至如数,使人暴惊,三四日自已。言暴惊气乱,故脉至如数,而实未常数,故不须治。脉至浮合,浮合如数。言一息十至以上,如浮波之合,后至凌前。虚疾而动无常候,是经气予不足也。脉至如火薪然。言浮数而散,瞥瞥如羹上肥,是心精之予夺也。脉至如散叶,言飘忽无根,是肝气予虚也。脉至如省客,省客者,言如省问之客。乍见欲言而迟疑不吐,故以脉塞而鼓四字体贴之,是肾气予不足也。脉至如丸泥,言指下动滑如循薏苡子,是胃精予不足也。脉至如横格,言坚强如横木之拒于指下,是胆气予不足也。脉至如弦缕,言弦急而强,如转索之状,是胞精予不足也。脉至如交漆,交漆者,左右傍至也,言指下艰涩不前,重按则不由正道而出,或前大后细,与绵绵如泻漆之绝互发。脉至如涌泉,言寸口洪盛,如泉出穴之涌,而按之散漫,浮鼓肌中,太阳气予不足也。脉至如颓土之状,言涩大模糊,如雨中颓土,按之不得,是肌气予不足也。脉至如悬雍,悬雍者,浮揣切之益大,重按即无,故以腭间下垂之肉喻之,是十二俞之予不足也。脉至如偃刀,偃刀者,浮之小急,按之坚大急,五脏蕴热,寒热独并于肾也。脉至如丸,滑不直手,按之不可得,是大肠气予不足也。脉至如华者,言如花之虚浮，令人善恐，不欲坐卧，行立常听，是小肠气予不足也。如上诸脉，古圣目之大奇，洵非寻常可拟。余尝反复互参，始得其旨。前九条，咸以脉证异同，究其病之所属，如脾脉外鼓沉，及胃脉沉鼓涩，胃外鼓大之脉皆仿佛，而为病迥殊。后十四条，又以指下乖异，辨诸经之气予不足，而悉予之短期。近世但知弹石解索，雀啄屋漏，鱼翔虾游，谓之六绝。若浮合等脉，真脏七诊，茫然不知何义，而漫治取谤者有之。多有病本濒危，药之不应，而显绝脉绝证。如病人身热脉大，服药后，忽然微细欲绝，厥冷下利，呃逆不止者死，脉转躁疾亦死。病人厥逆下利，脉微欲绝，服药后，脉暴出者死。与厥逆下利，本不能食，今骤能食，为除中者死同义。又脉来忽沉忽浮，乍疏乍数，来去无次，皆不可治。经谓不大不小，病犹可治，其有大小者，为难治也。真脏者，独弦独钩，独毛独石独代，而指下坚强，绝无和缓之象，脏气病气，打成一片，故曰真脏，见之必死。七诊者，独小独大，独疾独迟，诸部皆然，非一部两部见病脉也。独热者，尺炬然热。独寒者，尺肤寒是也。独陷下者，诸部皆陷伏不应也。真脏悉为死候，七诊犹为病脉，其所重全在胃气。胃主肌肉，故言形肉已脱，九候虽调犹死。七诊虽见，九候皆从者不死。胃为五脏之本也，若有七诊之病，其脉候亦败者死矣。前篇汇次逆顺，此篇专辑异脉，欲人贯彻其旨，庶无轻诺许治之失。

妇　人

问妇人脉法与男子何异？答曰：女子二七天癸通，月事以时下，故其所重，全在冲任。冲任为精血之海，其脉常随肝肾而行，故以左尺为命门。《阴阳应象论》云：阴阳者，血气之男女也。左右者，阴阳之道路也。盖天道左旋而主阳气，地道右转而主阴血。阴常从阳，为阳之守，故左尺反有命门之号。然阴禀多暴，脉多随气上章，阴性多郁，脉亦随气内慄。古人虽有女子右脉常盛，及女脉在关下之说，要非定论。其病唯经候胎产，异于男子，他无所殊也。若肾脉微涩，或左手关后尺内脉浮，或肝脉沉而急，或尺脉滑而断绝不匀，皆经闭不调之候。如体弱之妇，脉常微弱，但尺内按之不绝，便是有子。月断呕逆不食，六脉不病，亦为有子。所以然者，体弱而脉难显也。《脉经》曰：妇人脉三部浮沉正等，按之不绝，无他病而不月者，妊子也，尺数而旺者亦然。经曰：何以知怀子之且生，身有病而无邪脉也。又云：阴搏阳别，谓之有子。言尺内阴脉搏指，与寸口阳脉迥别，其中有阳象也。阴阳相鹙，故能有子。阴虚阳搏谓之崩，言尺内虚大弦数，皆内崩而血下。若消瘦喘息，月事不来者，二阳之病发心脾也。妇人不月，脉来滑疾，重手按之散者，胎已三月也。和滑而代者，此二月余之胎息也。重手按之，滑疾而不散者，五月也。妊娠四月，欲知男女法，古人悉以左尺滑大为男，右尺滑大为女，两尺俱滑大为双胎。然往往有左寸动滑为男者，以经行血泻，阴常不满，故尺常不足，不可执于尺内滑大，方为胎脉之例。经云：妇人手少阴脉动甚者，妊子也。寸为阳位，故见动滑，则为血充而显阳象。左叶熊罴，右应鸾凤之兆，可预卜而无疑也。凡妇人经水三月不来，诊其脉两寸浮大，两关滑利，两尺滑实而带数，此胎脉也。若有形而不动，或当脐下翕翕微动，如抱瓮之状，按之水冷。又两尺乍大乍小，乍有乍无，或浮或沉，或动或止，早暮不同者，乃鬼胎也，须连视二三日乃见。宜补气活血，温养脾胃，则水行经自通矣。若脉来疾如风雨乱点，忽然而去，久之复来如初者，是夜叉胎也。亦有左关之脉，指下见两歧，而产夜叉者。总与平常之脉不类也。妊娠脉弱，防其胎堕，以气血无养也，急宜补养。若弦急亦堕，是

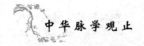

火盛也。孕妇脉沉细弦急，憎寒壮热，唇口俱青黑，是胎气损也。当问胎动否，若不动，反觉上抢心闷绝，按之水冷者，当作死胎治之。妇人经断有躯，其脉弦者，后必大下，不成胎也。然有因病脉弦，又当保胎为务，气旺则弦自退矣。妇人尺脉微迟为居经，月事三月一下，血气不足故也。妇人尺脉微弱而涩，少腹恶寒，年少得之为无子，年大得之为绝孕。若因病而脉涩者，孕多难保。凡妊娠外感风邪，脉宜缓滑流利，最忌虚涩躁急。虚涩则不固，躁急则热盛伤胎，多难治也。胎前下利，脉宜滑小，不宜洪数。洪数则防其胎堕，堕后七日多凶。治疗之法，攻积必死，兜涩亦死，急宜伏龙肝汤，煎温养脾胃药，多有生者。凡妊娠之脉，宜实大有力，忌沉细弦急虚涩。半产漏下，宜细小流连，忌急实断绝不匀。临产宜滑数离经，忌虚迟弦细短涩。产后宜沉小微弱，忌急实洪数不调。新产伤阴，出血不止，尺脉不能上关者死。新产中风热病，脉宜浮弱和缓，忌小急悬绝。崩漏不止，脉宜细小芤迟，忌虚涩数实。凡诊妇人室女伤寒热病，须问经事若何，产后须问恶露多少，及少腹中有无结块，此大法也。

婴　儿

问婴儿三岁以下，看虎口三关纹色，其义云何？答曰：婴儿气血未盛，经脉未充，无以辨其脉象，故以食指络脉形色之彰于外者察之。其络即三部之所发，其色以紫为风热，红为伤寒，青为惊恐，白为疳积。唯黄色隐隐，或淡红隐隐为常候，至见黑色危矣。若虎口三关多乱纹为内钓，腹痛气不和，脉乱身热不食，食即吐而上唇有珠状者，为变蒸也。其间纹色，在风关为轻，气关为重，命关尤重也。此言次指上三关，近虎口一节为风关，中节为气关，爪甲上节为命关。然纹直而细者，为虚寒少气，多难愈。粗而色显者，为邪干正气，多易治。纹中有断续如流珠形者为有宿食，其纹自外向里者为风寒，自内向外者为食积也。岐伯曰：阴络之色应其经，阳络之色变无常，随四时而行也。寒多则凝泣，凝泣则青黑，热多则淖泽，淖泽则黄赤，此皆常也。至三岁以上，乃以一指按三关，此言寸关尺三部也，其脉常以六至为则。添则为热，减则为寒，浮弦为乳痫，弦紧为风痫，虚涩为慢惊，沉弦为腹痛，弦实为气不和，牢实为便秘，沉细为冷乳不消，沉滑为宿食不化，或小或涩，或沉或细，皆为宿食停滞。浮大为伤风，伏结为物聚，弦细为疳劳，沉数为骨蒸有热也。婴儿病，赤瓣飧泄，脉小手足寒，难已；脉小手足温，泄，易已。小儿见其腮赤目赤，呵欠顿闷，乍凉乍热，或四末独冷，鼓栗恶寒，面赤气涌，涕泪交至，及耳后有红丝纹缕，脉来数盛者，皆是痘疹之候，汤药之所当忌者最多，慎勿漫投以贻其咎也。

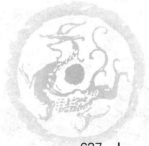

脉理求真

原著 清·黄宫绣

整理 王丽 何强

李琼超

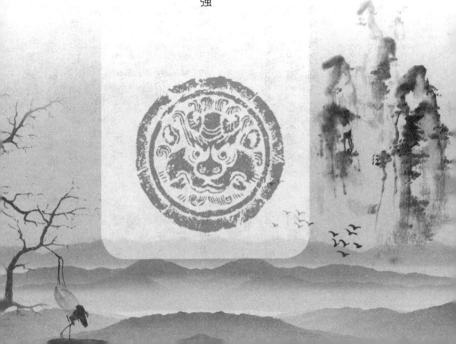

《脉理求真》为清·黄宫绣所撰，共三卷。卷一为「新著脉法心要」，介绍诊脉部位、各种脉象及主病等内容，并引证各家学说以说明之；卷二「新增四言脉要」，是对南宋崔嘉彦「四言脉要」增删、注释而成，注文中多有作者临证心得；卷三为「汪昂订十二经脉歌」「汪昂奇经脉歌」。末附「新增脉要简易便知」，综合各家论述，参以个人心得，联系临床实际叙述脉理，并对脉法中一些重要问题进行扼要的阐述。本书简明易懂、实用性强，可作为学习和研究中医脉学的参考书。

《脉理求真》作者黄宫绣，江西宜黄县棠阴镇君山乡人，字锦芳，号绿圃，清雍正九年（公元一七三一年）生，嘉庆二十三年（公元一八一八年）卒，享年八十八岁。并有《医学求真录》《脉理求真》《本草求真》和《锦芳医案》四种医著行世，其中《脉理求真》《本草求真》两书流传最广。

黄宫绣研究医学重视脉理，他强调「认病必先明脉理」。在《脉理求真》一书中，黄宫绣十分注重临床实用性，认为正确鉴别各种脉象是诊断疾病的关键，采用「对待」「比类」「纲目」等方法将脉象进行归类；他认为持脉之道贵在变通，指出「持脉之道，贵乎活泼。若拘泥不通，病难以测」。《脉理求真》结合临床实际，简明易懂，实用性强，是学习和研究中医脉诊的重要的参考书。

《脉理求真》现存几种清刻本，一九四九年后有排印本。本次校注以清乾隆三十九年甲午（一七七四年）昆明务本堂刻本为底本，清文奎堂刻本为校本。

目 录

卷 一

卷　二

卷 三

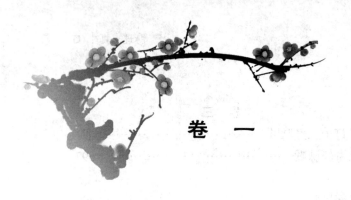

卷　一

新著脉法心要

绣按：脉为血脉，一身筋骨，皆于是宗；一身疾痛，皆于是征。考诸先哲遗论，固多精义独标，旨归若揭，以为后世章程。然有牵引时令，巧借生死刻应，敷衍满幅；与夫就脉就症，分断考求，毫无变换，似非临证要语。是篇缀精聚华，僭为鄙句，既以去乎肤廓，复更化裁尽变，推行尽通，洵医中之活泼，脉法之吃紧至要处也。用是另为篇帙，聊赘数言，以弁其首。又按：篇中所论脉要，前半止就脉象部位，闲闲叙入，各就要处指明。至后始将诊脉大要，层层剥进，不令诊法稍有遗义，如中庸所论极致之功，反求其本，以至声色俱泯而后已。读者慎毋取其脉象部位，而置后幅变活要义于不审也。晦菴朱子曰：古人察脉非一道，今世唯守寸关尺之法，所谓关者多不明。独俗传脉诀，词最鄙浅，非叔和本书，乃能直指高骨为关。然世之高医，以其书贵，遂委去而羞言之。云间钱溥曰：晋太医令王叔和著《脉经》，其言可守而不可变。及托叔和脉诀行，而医经之理遂微。盖叔和为世所信重，故假其名而得行耳。然医道之日浅，未必不由此而误之也。张璐《诊宗三昧》云："王氏《脉经》、全氏《太素》，多拾经语，溷厕杂毒于中。偶一展卷，不无金屑入眼之憾。至于紫虚《四诊》、丹溪《指掌》、撄宁《枢要》、濒湖《脉学》、士材《正眼》等书，靡不称誉于时，要皆刻舟求剑，按图索骥之说，而非诊要切语矣。"

部　位

持脉之道，贵乎活泼。脉，按《内经》谓之经隧，后人谓之经脉，林之翰指为肌肉空松之处，包藏营气，而为昼夜运行不息之道路，所以载脉者也。若拘泥不通，病难以测。姑以部位论之：如左寸心部也，其候在心与膻中；右寸肺部也，其候在肺与胸中；左关肝部也，其候在肝胆，右关脾部也，其候在脾胃；左尺肾部也，其候在肾部膀胱小肠；右尺三焦部也，其候在肾与三焦命门大肠；寸上为鱼际，尺下为尺泽；故察两寸而知头面咽喉口齿头痛肩背之疾，察关而知胁肋腹背之疾，察尺而知腰腹阴道脚膝之疾，此皆就上以候上，中以候中，下以候下之谓也。《内经》曰："尺内两旁，则季胁也。尺外以候肾，尺里以候腹中。附上左外以候肝，内以候膈；右外以候胃，内以候脾。上附上右外以候胸，内以候胸中；左外以候心，内以候膻中。前以候前，后以候后。上竟上者，胸喉中事也；下竟下者，少腹腰股膝胫中事也。"张景岳曰："小肠大肠，皆下部之腑，自当应于两尺。而二肠又连于胃，气本一贯，故《内经》亦不言其定处，而但曰大肠小肠，皆属于胃，是又于胃气中察二肠之气。"自叔和以心与小肠，合于左寸；肺与大肠，合于右寸。其谬甚矣。绣按：论脉经络贯接，则大小肠自当诊于两寸；论脉上下位置，则大小肠又当诊于两尺。而乌程林之翰专推王氏《脉经》，本以经络贯注当诊于寸之说，著为管窥附余，其理虽属不易；但将诸家大小肠诊尺之说，借为诋毁，以表独得，不唯理与《内经》相违，且更生其上下倒置之弊矣。然五脏六腑，其脉靡不悉统于肺。肺虽五脏之一，而实为气之大会，故于右关之前一分号为气口，候之以占终身焉。

吴草庐曰："脉行始于肺，终于肝，而复会于肺。肺为气所出之门户，故名曰气口，而为脉之大会，以占终身。"且诸气不能自致于肺，又必借胃水谷以为输将，以为灌溉；故胃又为先天之气化，后天之本源，而为诸气之统司焉。每见阴虚血耗之人，日服六味四物而不得阴长之力，其故实基此耳。岂尽于六部是求，而不归于气口胃气是诊乎。提出胃气为诊脉之要。胃气者，谷气也。谷气减少，即为胃气将绝，血何从生。今人好用四物，而不顾瞻谷食多寡，以阻生血之源者，比比皆是。《经脉别论》云："食气入胃，经气归于肺，肺朝百脉，气归于权衡，权衡以平，气口成寸，以决死生。"《营卫生会》云："人食气于谷，谷入于胃，以传于肺，五脏六腑，皆以受气。其清者为营，浊者为卫，营行脉中，卫行脉外。"命门相火，虽寄在右，肾水虽寄在左；然肾同居七节，一阴一阳，精气皆主，闭蛰封藏，令各得司，岂肾独归于左，而不于右可诊乎。至于三部并取而为九候，则在表在里在中，又各见于六部之浮中沉。是盖外以候外，里以候里，中以候中。岂尽寸阳尺阴，所能统其表里者乎。头痛在上，本应寸见。而少阳阳明头痛，则又在于两关；邪传足少阳胆经，头痛在左关；邪传足阳明胃经，头痛在右关。太阳膀胱头痛，则又在于左尺。是痛在于上者，又不可以上拘矣。淋遗在下，本应尺求。而气虚不摄，则病偏在右寸；神衰不固，则病偏在左寸。是淋遗在下者，又不可以下拘矣。中气虚而吐泻作，则吐似在于寸，泻亦应在于尺；如何偏于关求以固脾胃。二气混而中道塞，则治应在两关；如何偏宜升清以从阳，苦降以求阴。则病在于上中下者，又不可尽以所见之部拘之矣。部位难拘如此。绣按：六部之浮，皆可以候心肺；六部之沉，皆可以候两肾；六部之中，皆可以候肝脾。且两肾之脉，有时偏以浮见寸见；心肺之脉，有时偏以沉见尺见；肝脾之脉，有时偏以浮沉见尺寸见。王宗正曰："诊脉当从心肺俱浮，肝肾俱沉，脾在中州之说。若王叔和独守寸关尺部位以测病，甚非。"

胃 脉

再以脉象论之，如肝脉宜弦，弦属本脏。然必和滑而缓，则弦乃生；若使中外坚搏强急之极，则弦其必死矣。心脉宜洪，洪属本脏。然必虚滑流利，则洪乃生；若使洪大至极，甚至四倍以上，则洪其必死矣。脾脉宜缓，缓属本脏。然必软滑不禁，则缓乃平；若使缓而涩滞，及或细软无力，与乍数乍疏，则缓其必死矣。肺脉宜浮，浮即肺候。然必脉弱而滑，是为正脉；若使虚如鸡羽。加以关尺细数，喘嗽失血，则浮其见毙矣。肾脉沉实，实即肾候。然必沉濡而滑，方为正脉；若使弦细而劲，如循刀刃，按之搏指，则实其莫救矣。说脏脉只好如斯，不可搬演过甚，以致要处反略。景岳曰："凡肝脉但弦，肾脉但石，名为真脏者，以无胃气也。"盖元气之来，脉来和缓；邪气之至，脉来劲急。必得脉如阿阿，软若阳春柳，方为脾气胃脉气象耳。胃气脉象，不过如是。更须察其谷食是否减少，是否消化。若谷食日少，速当于此审治，不得于此混进濡滞等药。夫胃气中和，旺于四季。其在于春，脉宜微弦而和，说时令脉，只好如斯，多则便涉支蔓矣。独怪世人专以时令生克，强记满腹；其脉如何形象，如何变换，如何真假，全不体会。夏宜微洪而和，秋宜微浮而和，冬宜微实而和。使于四季，而不见有和缓之气，则为真脏脉见，而为不治之症矣。胃脉宜审如此，故六脉皆可察胃有无，岂必在于右关之胃，而始定其吉凶哉。扫尽时令生克肤辞，独标和缓、微弦、微洪等语，以名胃脉，真得诊家要诀。绣按：《四诊抉微》《脉诀归正》诸书，所论时令脉体，多以生死刻应敷衍，理虽不易，然非临证切脉确论。

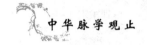

浮　脉

其有所云浮者，下指即显浮象，举之泛泛而流利，按之稍减而不空。凡芤大洪革，虚濡微散，皆属浮类。不似虚脉按之不振，芤脉按之减小，濡脉绵软无力也。语出张璐。又濒湖体状诗曰："浮脉唯从肉上行，如循榆荚似毛轻；三秋得令知无恙，久病逢之却可惊。"又相类诗曰："浮如木在水中浮，浮大中空乃是芤；拍拍而浮是洪脉，来时虽盛去悠悠。浮脉轻平如捻葱，虚来迟大豁然空；浮而柔细方为濡，散似杨花无定踪。"浮为虚损不足。凡风暑胀满不食，表热喘急等症，皆有上浮之义。若使浮而兼大，则为伤风；浮而兼紧，则为伤寒。张璐曰："外感暴得，多见人迎浮盛。"浮而兼滑，则为宿食；浮而兼缓，则为湿滞；浮而兼芤，则为失血；浮而兼数，则为风热；浮而兼洪，则为狂躁。然总不越有力无力，有神无神，以为区别。若使神力俱有，是为有余，或为火发，或为气壅，或为热越，可类推也。神力俱无，是为不足，或为精衰，或为气损，可因明也。岂可概指为表为热乎。张景岳曰："凡浮大弦硬之极，甚至四倍以上者，《内经》谓之关格，此非有神之谓，乃真阴虚极，而阳亢无根，大凶兆也。"林之翰曰："浮脉须知主里。凡内虚之证，无不兼浮。如浮芤失血，浮革亡血；内伤感冒，而见虚浮无力；痨瘵阴虚，而见浮大兼疾；火衰阳虚，而见浑浑革至，浮大有力。又如真阴竭于下，孤阳浮于上，脉必浮大而无力，按之微细欲绝者，当益火之源。岂可以脉浮不审虚实，而妄用发表之剂乎？"

沉　脉

沉则轻取不应，重按乃得。凡细小实伏牢弱，皆属沉类。不似实脉之举指逼逼，伏脉之隐于筋骨也。语出张璐。又濒湖体状诗曰："水行润下脉来沉，筋骨之间软滑匀；女子寸兮男子尺，四时号此为和平。"相类诗曰："沉帮筋骨自调匀，伏则推筋着骨寻；沉细如绵真弱脉，弦长实大是牢形。"沉为痰寒不振，水气内伏，停饮不化，宿食不消，气逆不通，洞泄不闭，故见内沉。若使沉而兼细，则为少气；沉而兼迟，则为痼冷；沉而兼滑，则为宿食；沉而兼伏，则为霍乱绞痛；沉而兼数，则为内热；沉弦而紧，则为心腹疼痛。然总不越有力无力，以为辨别。盖沉实有力，宜消宜攻；沉虚无力，宜温宜补。然亦有有力宜温，无力宜攻，另有义详于后，当细互参。若使沉紧而数，又兼头痛发热恶寒，虽曰脉沉，仍属寒蔽，当作表治。岂可概认为里，而不用以升发乎。张璐曰："脉显阴象而沉者，则按久愈微。若阳气郁伏，不能浮应卫气于外，脉反伏匿而沉者，则按久不衰。阴阳寒热之机，在乎纤微之辨。伤寒以尺寸俱沉，为少阴受病。故于沉脉之中，辨别阴阳为第一关捩。"林之翰曰："沉脉须知主表。如寒闭腠理，卫气不通，经气涩滞，脉不见浮而沉；气郁脉闭，下手便见，而脉亦沉；真阴久虚，真阳衰惫，外邪乘虚直入，而脉亦沉；是沉仍属表证。"

数 脉

数则呼吸定息每见五至六至，应指甚速。凡滑动紧促四脉皆属数类。不似滑脉之往来流利，动脉之厥厥动摇，疾脉之过于急疾也。语出张璐。又濒湖体状诗曰："数脉息间常六至，阴微阳盛必狂烦；浮沉表里分虚实，唯有童儿作吉看。"又相类诗曰："数比平人多一至，紧来如数似弹绳；数而时止名为促，数见关中动脉形。"又曰："七至为极为疾，八至为脱，九至为绝。"数为寒热内搏，风火冲激。是以人见数脉，多作热治。讵知脉有真假，数有虚实，仍须察其兼症兼脉眼意周到，及脉有力无力，以为分耳。若使数兼洪滑，且极有力，或者内热蒸腾，伏火发动，当作实看。如系细小强滑细数绵软，纵有

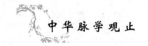

身热，须宜温治。或引阳归阴，其数自平；或补精化气，其数自除；或温中发表，其气自舒；或宣壅去滞，其数自消。矧有并无热候，证有虚寒，脉见虚数，温补尚恐不及，其可以数为热，妄用苦寒之味乎？景岳曰："里数为热，而真热者未必数。凡虚损之症，阴阳俱困，气血张皇，多有是候。"林之翰曰："数脉须知主寒。如脉浮数大而无力，按之豁然而空，此阴盛逼阳外浮，是寒焰也。医家竟不审病新久，有力无力，鼓与不鼓，一概混投寒剂，遂绝胃气，可不畏哉！"

迟 脉

迟则呼吸定息不及四至，举按皆迟。凡代涩结伏，皆属迟类。不似涩脉之三五不调，缓脉之去来徐缓也。语出张璐。又濒湖诗曰："迟来一息至唯三，阳不胜阴气血寒；但把浮沉分表里，消阴须益火之原。"又相类诗曰："脉来三至号为迟，少快于迟作缓持；迟细而难知是涩，浮而迟大以虚推。"又曰："二至为败。"迟为虚寒不振，阳气不舒，故见迟滞。若迟而见浮，则为表寒；迟而见沉，则为里寒；迟而见涩，则为血病；迟而见滑，则为气病；迟兼滑大，则多风痰头痹；迟兼细小，则为真阳亏弱；或阴寒留蓄而为泄泻，或元气不营于表而寒栗拘挛，总皆元气亏损，不可妄施攻击。然亦有热邪内结，寒气外郁，而见气口脉迟者；又有阳明腑症悉具，而见脉迟有力者；又有太阳脉浮。因误下结胸，而见脉迟者；又有余热未清，而脉多迟滞。总在知脉起止，及察证候以分虚实，讵可一见脉迟，便认为寒，而不究其滑涩虚实之异哉。景岳曰："迟虽为寒。凡伤寒初退，余热未清，脉多迟滑，见迟不可以概言寒。"林之翰曰："迟脉须知主热。如热邪壅结，隧道不利，失其常度，脉反变迟。"又云："辨脉必须合症审察。如举按无力，是主寒之迟脉；举按有力，症兼胸膈饱满，便闭溺赤，是主热之迟脉。涩滞正是热邪蕴结于内，致经脉涩滞而行迟也。"

长 脉

长则指下迢迢，上溢鱼际，下通赤泽，过于本位，三部举按皆然。凡实牢弦紧，皆属长类。不似大脉举之盛大，按之少力也。语出张璐。又濒湖体状相类诗曰："过于本位脉名长，弦则非然但满张；弦脉与长争较远，良工尺度自能量。"李士材曰："状如长竿，直上直下，首尾相应，非若他脉上下参差首尾不匀者也。"长为气治无病之象，经曰："长则气治。"然必长而和缓方为无病。若使长而浮盛，其在外感，则为经邪方张；内损，则为阴气不足而脉上盛。至于风邪陷阴，脉应微涩；乃于阴脉微细之中，而忽兼有长脉，是为热邪外发，而有将愈之兆矣，又岂可作病进之象乎。仲景曰："太阴中风，四肢烦疼，阳脉微阴脉涩而长者为欲愈。"

短 脉

短则寸上尺下，低于寸尺。凡微涩动结，皆属短类。不但小脉之三部皆小弱不振，伏脉之独伏匿不前也。语出张璐。又濒湖体状相类诗曰："两头缩缩名为短，涩短迟迟细且难；短涩而浮秋喜见，三春为贼有邪干。"短则止见尺寸。若关中见短，则上不通寸为阳绝，下不通尺为阴绝矣，故关从无见短之理。盛同文云："关不见短。"李士材曰："短脉只见于尺寸。然尺寸可短，依然落于阴绝阳绝矣；殊不知短脉非两头断绝也，特两头俯而沉下，中间突而浮起，仍自贯通者也。"短为阳气不接，或中有痰气食积而成。然痰气食积阻碍气道，亦由阳气不力，始见阻塞。故凡见有阻塞之症者，当于通豁之内加以扶气之品，使气治而豁自见矣。若使中无阻塞而脉见短隔，急当

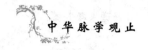

用大温补以救垂绝，否则便尔不治矣。

大 脉

大则应指满溢，既大且长，按似少力。凡浮芤洪长，皆属大类。不似长脉但长不大，洪脉既大且数也。张璐大有虚实阴阳之异，不可一律。如见大而有力，则为阳气有余，其病则进；大而无力，则为正气不足。大偏于左，则为邪盛于经；大偏于右，则为热盛于阴。大而兼涩兼芤，则为血不内营；大而兼实兼沉，则为实热内炽。大而浮紧，则为病甚于外；大而沉短，则为痞塞于内。大实而缓，虽剧且生；大实而迫，虽静即死。故凡脉大，必得症与脉应，方云无碍。若使久虚而见脉大，利后而见脉大，喘止而见脉大，产后而见脉大，皆为不治之症矣。张璐曰："诸脉皆小，中有一部独大者，诸脉皆大，中有一部独小者，便以其部断其病之虚实。"

小 脉

小则三部皆小，而指下显然。凡微细短弱，皆属小类。不似微脉之微弱依稀，细脉之微细如发，弱脉之软弱不前按之乃得，短脉之首尾不及也张璐。小为元气不足，及病已退之势，如因病损小，其脉兼弱，见于人迎，则为胃气衰也；见于气口，则为肺气弱也；见于寸口，则为阳不足也；见于尺内，则为阴不足也；此皆无力之象。若使小而有力，脉兼滑实，则为实热固结。然脉不至急强，四肢不逆，犹云胃气之未绝。若胃气既无，生气已失，其奚济乎。经曰："切其脉口滑小紧益沉者，病益甚在中。"又曰："温病大热而脉反细小，手足逆者死。"显微曰："前大后小，则头痛目眩；前小后大，则胸满短气。"

洪 脉

洪则既大且数，累累珠联，如循琅玕。来则极盛，去则稍衰。凡浮芤实大，皆属洪类。不似实脉之举按逼逼，滑脉之软滑流利，大脉之大而且长也。语出张璐。又濒湖体状诗曰："脉来洪盛去还衰，满指滔滔应夏时；若在春秋冬月分，升阳散火莫狐疑。"相类诗曰："洪脉来时拍拍然，去衰来盛似波澜；欲知实脉参差处，举按弦长愊愊坚。"《诊家正眼》云："洪脉只是根脚阔大，却非硬坚。若使大而坚硬，则为实脉，而非洪脉矣。"洪为火气燔灼。凡烦渴、狂躁、斑疹、腹胀、头疼、面热、咽干、口疮、痈肿等症，靡不由此曲形。如见脉洪而浮，则为表热；脉洪而沉，则为里热；脉洪而滑，则为兼痰。至于阳亢之极而足冷尺弱，屡下而热势不除，洪数不减，与脉浮而洪，身汗如油，泄泻虚脱，脉见洪盛者，皆为难治，不可强也。经曰："形瘦脉多气者死。"景岳曰："若洪大至极，甚至四倍以上者，是即阴阳离绝关格之脉也。"林之翰曰："凡久嗽久病之人，及失血下痢者，俱忌洪脉。"

微 脉

微则似有若无，欲绝不绝，指下按之，稍有模糊之象。凡细小虚涩，皆属微类。不似弱脉之小弱分明，细脉之纤细有力也。语出张璐。又濒湖体状相类诗曰："微脉轻微瞥瞥乎，按之欲绝有如无；微为阳弱细阴弱，细比于微略较粗。"微为阳气衰微之候。凡种种畏寒、虚怯、胀满、呕吐、泄泻、眩晕、厥逆并伤精失血等症，皆于微脉是形，治当概作虚治。语出景岳。又李士材曰："仲景云：瞥瞥如羹上肥状，其软而无力也。萦萦如蜘蛛丝状，其细而难见也。轻取之而如无，故曰阳气衰；重按之而欲绝，故曰阴气竭。长病得之死，谓正气将次灭绝也；卒病得之生，谓邪气不至深重也。"然有痛极脉闭，脉见沉伏，与面有热色，邪未欲解，并阴阳俱停，邪气不传，而脉俱见微者。若以微为虚象，不行攻发，何以通邪气之滞耶？必热除身安，方为欲愈之兆耳。李时珍曰："轻诊即见，重按如欲绝者，微也。往来如线而常有者，细也。"

实 脉

实则举按皆强，举指逼逼。凡弦洪紧滑，皆属实类。不似紧脉之迸急不和，滑脉之往来流利，洪脉之来盛去衰也。语出张璐。又濒湖体状诗曰："浮沉皆得大而长，应指无虚愊愊强；热蕴三焦成壮火，通肠发汗始安康。"相类诗曰："实脉浮沉有力强，紧如弹索动无常；须知牢脉帮筋骨，实大微弦更带长。"实为中外壅满之象。其在外感而见脉实而浮，则有头痛、发热、恶寒、鼻塞、头肿、肢体疼痛、痈毒等症可察；脉实而沉，则有腹满硬痛等症可察。内伤脉实洪滑，则有诸火、潮热、癥瘕、血瘀、痰饮、腹痛、喘逆等症可察；脉实沉弦，则有诸寒壅滞等症可察。更以气血诸实等症兼观，则病情在我，而无可遁之病矣。但脉云实，尚有何虚；既有虚象，便不云实。总在医人诊其脉气果实不实耳。实脉有寒实热实之分。但今人止知病有热实，而不知有寒实，殊为可惜。景岳云："火邪实者，洪滑有力，为诸实热等症；寒邪实者，沉弦有力，为诸痛滞等症。"又曰："实脉有真假，真实者易知，假实者易误，故必问其所因，而兼察形症，方是高手。"

虚 脉

虚则豁然浮大而软，按之不振，如寻鸡羽，久按根底不乏不散。凡芤濡迟涩，皆属虚类。不似芤脉之豁然中空，按之渐出；涩脉之软弱无力，举指即来；散脉之散漫无根，重按久按，绝不可得也。语出张璐。又濒湖体状相类诗曰："举之迟大按之松，脉状无涯类谷空；莫把芤虚为一例，芤来迟大如慈葱。"虚为气血空虚之候。故浮而虚者为气衰，沉而虚者为火微，虚而迟者为虚寒，虚而数者为水涸，虚而涩者为血亏，虚而弦者为土衰木盛，虚而尺中微细小为亡血失精，虚而大者为气虚不敛。要皆分别施治，无有差错，斯为之善。然总不可用吐用下，以致益见其虚矣。仲景云："脉虚者不可吐，腹满脉虚复厥者不可下，脉阴阳俱虚热不止者死。"

紧 脉

紧则往来劲急，状如转索，虽实不坚。脉紧有力，左右弹人，如绞转索，如切紧绳。凡弦数之属，皆属紧类。不似弦脉之端直如弦，牢革之强直搏指也。语出张璐。又濒湖体状诗曰："举如转索切如绳，脉象因之得紧名；总是寒邪来作寇，内为腹痛外身疼。"《汇辨》云："紧较于弦，更加挺劲之异。丹溪云：紧如二股三股纠合为绳，必旋绞而转，始得紧而成绳。可见紧之为义，不独纵有挺急，抑且横有转侧也。"紧为阴邪内闭。如脉见浮紧，则必见有头痛、发热、恶寒、咳嗽、鼻塞、身痛不眠表证。脉见沉紧，则必见有胀满、厥逆、呕吐、泻利、心胁疼痛、风痫、痃癖里证。然总皆是阳气不到，以至如是耳。仲景云："曾为人所难，紧脉从何来？假令亡汗若吐，以肺里寒，故令脉紧也。假令咳者，坐饮冷水，故令脉紧也。假令下利，以胃中虚冷，故令脉紧也。"

缓 脉

缓则来去和缓，不疾不徐。凡虚濡微细，皆属缓类。不似濡脉之指下绵软，虚脉之瞥瞥虚大，微脉之微细而濡，弱脉之细软无力也。语出张璐。又濒湖体状诗曰："缓脉阿阿四至通，柳梢袅袅飐轻风；欲从脉里求神气，只在从容和缓中。"

李士材曰："缓以脉形宽缓得名，迟以至数不及为义。"蔡氏曰："缓而和匀，不浮不沉，不大不小，不疾不徐，意思欣欣，悠悠扬扬，难以名状者，此真胃气脉也。若纯缓不兼，犹经所谓但弦无胃气则死。"缓为平人正脉，无事医治。若使缓而兼大，则为伤风；缓而兼细，则为湿痹；缓而兼涩，则为血伤；缓而兼滑，则为痰滞。尤必察其有力无力，以为区别。如使缓大有力，则为有余，其症必见燥热；缓软无力，则为不足，其症必见虚寒。岂可一见是缓，便指属虚，而不合症为之分别乎。景岳曰："缓脉有阴有阳，其义有三：凡从容和缓，浮沉得中者，此自平人正脉。若缓而滑大者多实热，如《内经》所言者是也。缓而迟细者多虚寒，即诸家所言者是也。"林之翰曰："缓脉须知主热。如脉长大而软，来去宽纵不前，即张太素所谓如丝在经，不卷其轴之谓，是曰纵缓，主于热也。"

芤　脉

芤则如指着葱，浮取得上面之葱皮，却显弦大，中取减小空中，按之又着下面之葱皮而有根据。凡浮革弦洪，皆属芤类。不似虚脉之瞥瞥虚大，按之豁然无力也。语出张璐。又濒湖体状诗曰："芤形浮大软如葱，按之旁有中央空。火犯阳经血上溢，热侵阴络下流红。"相类诗曰："中空旁实乃为芤，浮大而迟虚脉呼；芤更带弦名曰革，芤为亡血革寒虚。"芤为血虚不能濡气。其症必见发热、头昏、目眩、惊悸、怔忡、喘急、盗汗、失血、脱血。然或芤见微曲，则芤必夹瘀积阻滞。芤兼弦强搏指，症见血溢身热，则芤又为真阴槁竭。所以芤夹瘀积阻滞，止属一部两部独见。若至左右皆芤，或兼弦搏，定为必死之候，无足异也。戴同父云："营行脉中，脉以血为形，芤脉中空，脱血之象也。"

濡 脉

濡则虚软少力，应指虚细，如絮浮水，轻手乍来，重手乍去。凡虚微细弱，皆属濡类。不似虚脉之脉大无力，微脉之微细如丝，弱脉之沉细软弱也。语出张璐。又濒湖体状诗曰："濡形浮脉按须轻，水面浮绵力不禁；病后产中犹有药，平人若见是无根。"相类诗曰："浮而柔细知是濡，沉细而柔作弱持；微则浮微如欲绝，细来沉细近于微。"注曰："浮细如绵曰濡，浮而极细如绝曰微，沉细如绵曰弱，沉而极细不断曰细。"濡为胃气不充。凡内伤泄泻自汗喘乏，多有是脉。张璐、士材论极精明，谓其治宜峻补。不似阴虚脱血，纯见细数弦强，欲求濡弱，绝不可得也。盖濡脉之浮软，与虚脉相类；但虚则浮大，而濡则弱小也。濡脉之细小，与弱脉相类；但弱在沉分，濡在浮分也。濡脉之软弱，与微脉相类；但微则欲绝，而濡则力微也。濡脉之无力，与散脉相似；但散则从大而按之则无，濡则从小而渐至无力也。夫从小而渐至无力，气虽不充，血犹未败；从大而按之即无，则气无所统，血已伤残，阴阳离散，将何所恃而可望其生乎。由斯言之，则濡与散，不啻天渊矣。所以濡脉多责胃气不充，或外感阴湿。故治宜温补而不可用伤残之药耳。李士材曰："濡脉者，浮小而软也。"

弦 脉

弦则端直而长，举之应指，按之不移。凡滑大坚搏之属，皆属弦类。不似紧脉之紧急有力，状如转索弹手，革脉之弦大而数也。语出张璐。又濒湖体状诗曰："弦脉迢迢端直长，肝经木旺土应伤；怒气满胸常欲叫，翳蒙瞳子泪淋浪。"相类诗曰："弦脉端直如丝弦，紧则如绳左右弹；紧言其力弦言象，牢脉弦长沉伏间。"蔡西山曰："阳搏阴为弦，阴搏阳为紧，阴阳相搏为动，虚寒相搏为革，阴阳分体为散，阴阳不续为代。"弦为血气不和，气逆邪胜，积聚胀满，寒热胁痛，疟痢疝痹等症（景岳）。然总由于木盛土衰水亏而成。但以弦多弦少以证胃气之强弱，弦实弦虚以证邪气之虚实，浮弦沉弦以证表里之阴阳，寸弦尺弦以证病气之升沉。无论所患何症，兼见何脉，但以和缓有神，不乏胃气，虽弦无碍（张璐）。若弦而劲细强直，是无胃气，岂能治乎。戴同父曰："弦而软，其病轻；弦而硬，其病重。"李时珍曰："浮弦支饮外溢，沉弦悬饮内痛，疟脉自弦，弦数多热，弦迟多寒，弦大主虚，弦细拘急，阳弦头痛，阴弦腹痛，单弦饮癖，双弦寒痼。若不食者，木来克土，必难治矣。"

弱 脉

弱则沉细软弱，举之如无，按之乃得，小弱分明。凡微濡细小，皆属弱类。不似微脉按之欲绝，濡脉按之若无，细脉之浮沉皆细也。语出张璐。又濒湖体状诗曰："弱来无力按之柔，柔细而沉不见浮；阳陷入阴精血弱，白头尤可少年愁。"弱为阳气衰微。凡见是脉，必须用温补以固其阳，以补胃气。然必兼滑而和，可卜胃气之未艾。若弱更兼之以涩，并少壮暴病忽见是脉，则为气血交败，多致难治。《素问》曰："脉弱以滑，是有胃气；脉弱以涩，是谓久病。病后老弱见之顺，平人少年见之逆。"仲景曰："阳陷入阴故恶寒发热。"又云："弱主筋，沉主骨。阳浮阴弱，血虚筋急。"柳氏曰："气虚则脉弱，寸弱阳虚，尺弱阴虚，关弱胃虚。"

滑 脉

滑则往来流利，举之浮紧，按之滑石。凡洪大芤实，皆属滑类。不似实脉之逼逼应指，紧脉之往来劲急，动脉之见于一部，疾脉之过于急疾也，语出张璐。又濒湖体状诗曰："滑脉如珠替替然，往来流利却还前；莫将滑数为同类，数脉唯看至数间。"滑为痰逆食滞，呕吐上逆，痞满痈肿满闷之象。然亦以有力无力分辨。如系滑大兼数，其脉当作有余；若止轻浮和缓不甚有力，当不仅作有余治也。或以气虚不能统摄阴火，脉见滑利者有之；或以痰湿内积，而见脉滑者有之。至于平人脉滑而和，则为无病。妇人经断而见滑数，则为有孕；临产而见滑疾，则为离经。泄痢而见弦滑，则为脾肾受伤；久病而弦滑，则为阴虚。岂可概作实治乎？李时珍曰："滑为阴气有余，故脉来流利如水，脉者，血之府也。血盛则脉滑，故肾脉宜之；气盛则脉涩，故肺脉宜之。"

涩 脉

涩则往来艰涩，动不流利，如雨沾沙，及刀刮竹。凡虚细微迟，皆属涩类。不似迟脉之指下迟缓，缓脉之脉象纡徐，濡脉之去来绵软也。语出张璐。又濒湖体状诗曰："细迟短涩往来难，散止依稀应指间；如雨沾沙容易散，病蚕食叶慢而艰。"又相类诗曰："参伍不调名曰涩，轻如刮竹短而难；微似秒芒微软甚，浮沉不别有无间。"涩为气血俱虚之候。故症多见拘挛麻木、忧郁、失血伤精、厥逆少食等症。然亦须分寒涩枯涩热涩之殊耳。若涩见呕吐泄泻，则为属虚属寒；涩见伤精失血，拘挛麻木，则为枯涩不和；涩见便结不解，则为热邪内闭，或寒滞不通。总在因症考求，岂可概指血虚，而不分别审顾乎？提出寒涩、热涩、枯涩三种，则看病施治自有主脑。

动 脉

动则厥厥动摇，滑数如珠，见于关上。凡浮大浮数，皆属动类。不似滑脉之诸部皆见滑数流利也。语出张璐。又濒湖诗曰："动脉摇摇数在关，无头无尾豆形团；其原本是阴阳搏，

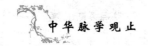

虚者摇兮胜者安。"动为阴阳相搏之候。王宇泰曰:"阳升阴
降,二者交通,安有动见。唯夫阳欲降而阴逆之,阴欲升而阳
逆之,两者相搏,不得上下,鼓击之势,陇然高起,而动脉之
形著矣。此言不啻与动脉传神。"如动在于阳,则有汗出为痛
为惊之症;动在于阴,则有发热失血之症;动兼滑数浮大,则
为邪气相搏而热宜除。至于阳虚自汗而见动寸,阴虚发热而见
动尺,与女人动尺而云有孕,皆不宜作热治矣。仲景曰:"动
则为痛为惊。"《素问》曰:"阴虚阳搏谓之崩。"又曰:"妇人手
少阴心动甚者,妊子也。"

伏 脉

伏则匿于筋下,轻取不得,重按涩难,委曲求之,或三
部皆伏,一部独伏,附着于骨而始得。凡沉微细短,皆属伏
类。不似短脉之尺寸短缩而中部显然,沉脉之三部皆沉而按之
即得也。语出张璐。又濒湖体状诗曰:"伏脉推筋着骨寻,指
间裁动隐然深,伤寒欲汗阳将解,厥逆脐疼证属阴。"伏为阻
隔闭塞之候。或火闭而伏,寒闭而伏,气闭而伏。其症或见痛
极疝瘕,闭结气逆,食滞忿怒,厥逆水气。仍须详其所因,分
其为寒为火,是气是痰,是新是旧,而甄别之。盖有火者升火
为先,有寒者疏寒为急,有气者调气为顺,有痰者开痰为妥。
新则止属暴闭,可以疏通;久则恐其延绵,防其渐脱。岂可
一见脉伏。而即妄用疏导乎。时珍曰:"伤寒一手脉伏曰单伏,
两手脉伏曰双伏,不可以阳证见阴为诊。乃火邪内郁,不得发
越,阳极似阴,故脉伏,必有大汗乃解。正如久旱将雨,六合
阴晦,雨后庶物皆苏之义。又有夹阴伤寒,先有伏阴在内,外
复感寒,阴盛阳衰,四脉厥逆,六脉沉伏,须投姜附及灸关
元,脉乃复出也。若太溪、冲阳皆无脉者死。"

促　脉

促则往来数疾，中忽一止，复来有力。凡疾数代结，皆属促类。不似结脉之迟缓中有止歇也。语出张璐。又濒湖体状诗曰："促脉数而时一止，此为阳极欲亡阴；三焦郁火炎炎盛，进必无生退可生。"促为阳邪内陷之象。凡表邪未尽，邪并阳明，暨里邪欲解，并传厥阴者，多有是脉，故病必见胸满下利厥逆。且有血瘀发狂，痰食凝滞，暴怒气逆，亦令脉促。若中虚无凝，脉自舒长，曷为而有止歇之象乎。李士材曰："数而有止曰促，岂非阳盛者欤。肺痈热毒，皆火极所致者。"

结　脉

结为指下迟缓中有歇止，少顷复来。凡迟缓代涩，皆属结类。不似代脉之动止不能自还也。语出张璐。又濒湖体状诗曰："结脉缓而时一止，独阴偏盛欲亡阳；浮为气滞沉为积，汗下分明在主张。"结是气血渐衰，精力不继，所以断而复续，续而复断。凡虚劳久病，多有是症，然亦有阴虚阳虚之别。故结而兼缓，其虚在阳；结而兼数，其虚在阴。仍须察结之微甚，以观元气之消长。若使其结过甚，脉甚有力，多属有热，或气郁不调。治宜辛温扶正，略兼散结开痰，其结自退。至有一生而见结脉者，此是平素异常，不可竟作病治耳。结脉有虚有实。虚如景岳所谓血气渐衰，精力不继，所以断而复续，续而复断者是也。实如越人所谓结甚则积甚者是也。

革　脉

革则弦大而数，浮取强直，而按则中空。凡芤牢紧脉，皆属此类。不似紧脉按之劈劈，弦脉按之不移，牢脉按之益坚也。语出张璐。又濒湖体状诗曰："革脉形如按鼓皮，芤弦相合脉寒虚；女人半产并崩漏，男子营虚或梦遗。"革为变革之象。凡亡血失精，肾气内惫，或虚寒相搏，故脉少和柔，而有中空之状。若不固肾补精，舒木除寒，而以革浮属表，妄用升发，其不真阴告绝者鲜矣。仲景曰："弦则为寒，芤则为虚，寒虚相搏，此名曰革，男子亡血失精，妇人半产漏下。"经曰："三部脉革，长病得之死，卒病得之生。"

牢　脉

牢则弦大而长，按之强直搏指，状如弦缕。凡实伏弦涩，皆属此类。不似实脉之滑实流利，伏脉之匿伏涩难。革脉之按之中空也。语出张璐。又濒湖诗曰："弦长实大脉来坚，牢位常居沉伏间；革脉芤弦自浮起，革虚牢实要详看。"沈氏曰："似沉似伏，牢之位也；实大弦长，牢之体也。牢脉不可混于沉脉伏脉，须细辨耳。沉脉如绵裹沙，内刚外柔，然不必兼大弦也。伏脉非推筋至骨不见其形。在于牢脉既实大弦长，才重按之，便满指有力，以为别耳。"牢为坚积内着，胃气将绝之候。吴草庐曰："牢为寒实，革为虚寒。"故或见为湿痉拘急，寒疝暴逆，坚积内伏，治甚非易。倘不审其所因，而谓牢为内实，用以苦寒，或因思食而以濡滞恣啖，则其病益固矣。李时珍曰："牢主寒实之病，木实则为痛。扁鹊云：软为虚，牢为实。失血者脉宜沉细，反浮大而牢者死，虚病见实脉也。"张仲景曰："寒则牢固。有坚固之义。"

疾　脉

疾则呼吸之间脉七八至。凡动滑洪数，皆属疾类。不似洪脉之既大且数，却无躁疾之形也。疾似亢阳无制，亦有寒热阴阳真假之异。若果疾兼洪大而坚，是明真阴垂绝，阳极难遏。如系按之不鼓，又为阴邪暴虐阳发露之征。然要皆属难治，盖疾而洪大者苦烦满，疾而沉数者苦腹痛，皆为阴阳告绝。唯暴厥暴惊脉见急数，俟平稍愈为无碍耳。其有脉唯见疾而不大不细，则病虽困可治。东垣治伤寒脉疾、面赤目赤、烦渴引饮而不能咽，用姜附人参汗之而愈。守真治伤寒蓄热阳厥，脉疾至七八至以上，用黄连解毒治之而安。

细 脉

细则往来如发，而指下显然。凡弱小微濡，皆属细类。不似微脉之微弱模糊也。语出张璐。又濒湖体状诗曰："细来累累细如丝，应指沉沉无绝期；春夏少年俱不利，秋冬老弱却相宜。"细为阳气衰弱之候。然细亦有分别，如细而兼浮，则为阳气衰弱；细而兼沉，则为寒气内中，或热传三阴；细而兼缓，则为湿中于内。皆当求其所因，不可混同施治。但脉既细如发，便属气虚，纵有内热，亦当兼固中气，不可纯用解热，以致其细益甚耳。况有内热全无，真元素亏，神气不持，而致脉见细象者乎。李士材曰："尝见虚损之人脉细身热，医不究原，而以凉剂投之，使真阳散败，饮食不进，上呕下泄，是速其毙耳。"经曰："少火生气。"人非此火，无以营运三焦，熟腐水谷。未彻乎此者，乌可以言医哉？然虚劳之脉，细数不可并见，并见者必死。细则气衰，数则血败，气血交穷，短期将至。

代 脉

代则动而中止，不能自还，因而复动，名曰代阴。凡促结等脉，皆属此类。不似促结之虽见歇止，而复来有力也。语出张璐。又濒湖体状诗曰："动而中止不能还，复动因而作代看；病者得之犹可疗，平人却与寿相关。"相类诗曰："数而时止名为促，缓止须将结脉呼；止不能回方为代，结代生死自殊途。"代为元气垂绝之候。戴同父曰："代为脾绝之征，脾主信，故止歇有时。"故无病而见脉代，最为可危。即或血气骤损，元神不续，或七情太过，或颠仆重伤，并形体赋时经隧有阻，流行塞涩，而见脉代者，亦必止歇不匀，或云可治。若使歇止有常，则生气已绝，安望其有再生之日乎。唯妊娠恶阻呕吐最剧者，恒见代脉，谷入既少，血气尽并于胎，是以脉气不能接续。然在初时或有，若至四月胎已成形，当无歇止之脉矣。李时珍曰："脉一息五至，五脏之气皆足。故五十动而一息，合大衍之数，谓之平脉；反此则止乃见焉。肾气不能至，则四十动一止；肝气不能至，则三十动一止。盖一脏之气衰，则他脏之气代至也。"

散　脉

散则举之散漫，按之无有，或如吹毛，或如散叶，或如悬雍，或如羹上肥，或如火薪然，来去不明，根蒂无有。不似虚脉之重按虽虚，而不至于散漫也。李濒湖体状诗曰："散似杨花散漫飞，去来无定至难齐；产为生兆胎为堕，久病逢之不必医。"《难经》曰："散脉独见则危。"散为元气离散之象，肾绝之应。盖肾脉本沉，而脉按之反见浮散，是先天之根本已绝，如伤寒咳逆上气，脉见散象必死，与经言代散则死之意。即书有言热退而身安，泄利止而浆粥入，云或可生，亦非必定之辞耳。散为死脉，故不主病。

奇经八脉

至于奇经八脉，又为十二经之约束。若脏气安和，经脉调畅，八脉不形，即经络受邪，不致满溢奇经。唯是正经邪溢，转入于奇。故《内经》有言：冲则直上直下（弦长）而中央牢（坚实），病苦逆气里急（属寒实）。督则直上直下（弦长）而中央浮（中央同尺寸浮起，非中央独浮意也），病苦脊强不能俯仰（属风）。任则脉横寸口（寸口统寸关尺三部而言），边丸丸（形如豆粒）紧细而长，病苦少腹切痛，男子内结七疝，女子带下积聚（属寒实）。阳维则尺内斜上至寸而浮，（从左尺斜向小指，至寸而浮，曰尺内。）病则寒热溶溶不能自收持（属阳）。阴维则尺外斜上至寸而沉，（从右尺斜向大指，至寸而沉，故曰尺外。）病苦心痛怅然失志（属阴）。阳跷（主阳络）寸口左右弹浮而细绵绵（两寸浮紧而细），病苦阴缓而阳急。（邪在阳络主表，如腰背苦痛之类。）阴跷（主阴络）尺内左右弹沉而细绵绵（两尺沉紧而细），病苦阳缓而阴急。（邪在阴络主里，如少腹痛阴疝漏下之类。）带脉中部左右弹而横滑（两关滑紧），病苦腹痛腰溶溶若坐水中（邪在中）。

凡此八脉，每遇五痫七疝，项瘛背强，发歇不时，内外无定之症，刚劲不伦，殊异寻常之脉，当于奇经中求之。经脉直行上下，络脉斜行左右；经脉常升主气，络脉常降主血。经起中焦，随营气下行而上，故诊在寸；络起下焦，随营气上行极而下，故诊在尺。正经邪溢满奇，越人比之天雨降下，沟渠溢满，滂霈妄行，流于湖泽，诚哉是言也。

冲阳等脉

外此冲阳、太溪、太冲，皆足动脉。冲阳者，胃脉也。在足面上五寸骨间动脉上去陷谷三寸。盖土者，万物之母。冲阳脉见不衰，胃气尚存，病虽危而犹可生也。然亦忌弦急，恐其肝旺克土耳。太溪者，肾脉也，在足跗后两旁圆骨上动脉陷中。盖水者，天一之元，诊此不衰，尚可治也。太冲者，肝脉也，在足大趾本节后二寸陷中。肝为东方生物之始，不衰则病可治。然此三脉，止可诊此以定生死。若云可推某病，则无是也。至于高章纲卑慄损之脉，止是就其脉象而名。盖以高章纲为脉上行上浮满溢搏指，卑慄损为脉下行下沉卑屑隐涩不振，

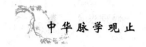

仍是一阴一阳之意而别其名。至于太素一脉，古人传而不言，言而不传，皆有义存。以其语涉荒唐，而不轻语以欺世耳。今之江湖术士，多借此法取钱。

五脏死脉

若使诊心而见前曲后居，如操带钩，是为心死；诊肺而见如物浮水，如风吹毛，是为肺死；诊肝而见急益劲如新张弓弦，是为肝死；诊脾而见锐坚如乌之喙，如鸟之距，如屋之漏，如水之流，是为脾死；诊肾而见发如夺索，辟辟如弹石，是为肾死；与诊命门而见鱼翔虾游涌泉，是为命死；此五脏必死之脉也。脉象如此。诸脉形象止是。

对 待

然究众脉而论，则浮与沉，一升一降之谓也；数与迟，一急一慢之谓也；疾则较数而更甚矣。滑与涩，一通一滞之谓也；实与虚，一刚一柔之谓也。长与短，一盈一缩之谓也；大与小，一粗一嫩之谓也；细则较小而愈极矣。紧与缓，一张一弛之谓也；革与牢，一空一实之谓也；动与伏，一出一处之谓也；洪与微，一盛一衰之谓也；促与结，一阴一阳之谓也。至于弦与芤比，则脉之盛衰见矣；濡与弱比，则脉之进退见矣；代与散比，则死之久暂卜矣。脉之对待如斯。对待既明，则病阴阳表里虚实可知。

比 类

洪与虚虽属皆浮，而有有力无力之分；沉与伏虽应重按，而有着筋着骨之异。数以六至为名；紧则六至不及；疾则六至更过；弦则左右双弹，状如切紧绳也。迟以三至为名，缓则仍有四至而徐徐不迫。实与牢本兼弦与长，而实则浮中沉俱有，牢则止于沉候见矣。洪与实皆为有力，然洪则重按少衰，实则按之益强矣。革与牢皆大而弦，而革以浮见，牢以沉见矣。濡与弱微，皆细而软，然濡以浮见，弱以沉见，而微则以浮沉俱见矣。细与微，皆属无力，而细则指下分明，微则模糊不清。短与动，皆无头尾，而短为阴脉，其来迟滞；动为阳脉，其来滑数矣。促结涩代，皆有一止，而促则数时一止，结则缓时一止。涩则往来迟滞似歇，代则止有定数矣。脉形比类，又属如斯。比类既明，则诸疑脉可辨。

纲　目

以脉大纲小目而论：凡脉有言形体，曰洪、曰散、曰弦、曰革、曰肥、曰横，是即大脉之属也。有言形体，曰细、曰微、曰弱、曰瘦、曰萦萦如蜘蛛，是即小脉之属也。有言至数，曰疾、曰急、曰动、曰促、曰击、曰搏、曰躁、曰喘、曰奔越无伦者，是即数脉之属也。有言至数，曰缓、曰代、曰结、曰脱、曰少气、曰不前、曰止、曰歇、曰如泻漆之绝者，是即迟脉之属也。有言往来之象，曰利、曰营、曰啄、曰翕、曰章、曰连珠、曰替替然，是即滑脉之目也。有言往来之象，曰紧、曰滞、曰行迟、曰脉不应指、曰参伍不齐、曰难而且散、曰如雨沾沙、曰如轻刀刮竹，是即涩脉之目也。有言部位之则，曰高、曰慄、曰涌、曰端直、曰条达、曰上鱼为溢，是皆长脉之目矣。有言部位之则，曰抑、曰卑、曰不及指、曰入尺为复，是皆短脉之目矣。有言举按之则，曰芤、曰毛、曰泛、曰盛、曰肉上行、曰时一浮、曰如水漂木、曰如循榆荚、曰瞥瞥如羹上肥，是皆浮脉之目矣。有言举按之则，曰伏、曰潜、曰坚、曰过、曰减、曰陷、曰独沉、曰时一沉、曰如绵裹砂、曰如石投水，是皆沉脉之目矣。且纲之大者，曰大、曰数、曰长、曰浮，阳之属也。纲之小者，曰迟、曰涩、曰短、

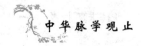

曰沉，阴之属也（卢子由）。脉之纲目如斯。（纲目既明，则脉自有所归。）

以脉主病

以脉主病而论：则浮为风，紧为寒，虚为暑，濡为湿，数为燥，而脉火，此六淫应见之脉也。

喜伤心而脉散，怒伤肝而脉急，恐伤肾而脉沉，惊伤胆而脉动，思伤脾而脉短，忧伤肺而脉涩，悲伤心而脉促，此七情受伤之脉也。脉之主病如是。主病既明，则治自有定断。

脉真从脉

然总不越阴阳虚实为之条贯。盖脉之实者，其证必实（有寒实、热实之分）；脉之虚者，其症必虚仍有火衰、水衰之别。若使脉实而证不实，非其所假在症，即其所假在脉也；脉虚而证不虚，非其所假在脉，即其所假在症也。如外虽烦热而脉见微弱者，必火虚也。腹虽胀满而脉见微弱者，必胃虚也。虚火虚胀，其堪取乎。此宜从脉之虚，不宜从证之实也。证即外寒而脉见滑数者，必假寒也。利即清水而脉见沉实者，必假利也。假寒假利，其堪取乎。此宜从脉之实，不宜从证之虚也。然证实有假，而证虚无假。假实者病症莫测，必须旁求他症，及以脉候，其假始出。若使证属虚候，其症即知。纵有假寒假利，貌若虚象难明。然仔细考求，其寒止属外见，而内必有烦躁等症。利即清水，而内必有燥粪，其水止从旁流，脉必滑数有力，仍与实脉实证相似，宁曰证有假虚，而脉可不深信哉。

症真从症

凡此脉真无假，可以症应。若使专以脉求，而症竟不察识，则脉尚有难言者耳。何则？仲景云：伤寒脉浮大，邪在表，为可汗。若脉浮大，心下硬，有热属脏者攻之，不令发汗。此又非浮为表邪可汗之脉也。又云：脉促为阳盛，宜用干葛黄芩黄连汤。若脉促厥冷为虚脱，非灸非温不可。此又非促为阳盛之脉也。又曰：脉迟为寒，脉沉为里，若阳明脉迟不恶寒身体濈濈汗出，则用大承气汤。此又非诸迟为寒之脉矣。少阴病始得之反发热而脉沉，宜麻黄附子细辛汤微汗之。此又非沉为在里之脉矣。

脉见有力无力难凭

即书有言病症虚实，止在脉之有力无力，以为辨别。有力即属有根。《难经》曰："上部有脉，下部无脉，其人当吐，不吐者死。上部无脉，下部有脉，虽困不害。所以然者，人之有尺犹树之有根。"有根则不死，无力即属无根。《难经》曰："寸口脉平而死者，生气独绝于内也。"平即中馁不能创建之象，故曰死。然试问其脉与症异，脉见坚劲有力，症见腹痛喜按，呕逆战栗，其脉可作有余而用苦寒泻实之药乎。脉见虚软无力，症见腹满喘急痰鸣，其脉可作不足而用附桂理中之药乎。且脉所鼓在气，而气动而不守，保无气自寒生，而气因寒而始振乎。脉之虚软在湿，而湿滞而不动，保无热夹湿至，而脉因痰因湿而始软乎。有力多因寒气热气内鼓，但今人仅知热气内结为实，而不知有寒气内结为实也。无力多因寒湿热湿内软，但今人仅知寒湿为痰为虚，而不知热湿为痰为实也。凡此当以望闻问数字并参。

脉兼望闻问同察

夫望闻问切，乃属医家要事。若仅以脉为诊，而致以寒为热，以热为寒，以表为里，以里为表，颠倒错乱，未有不伤人性命者矣。况经所云脉浮为风，为虚，为气，为呕，为厥，为痞，为胀，为满不食，为热内结，类皆数十余症。假使诊脉得浮，而不兼以望闻问以究其真，其将何以断病乎。是以善诊脉者，于人禀赋厚薄，或禀厚而纯阳，或禀薄而纯阴，或禀不厚不薄而平。形体肥瘦，《汇辨》云："肥盛之人气居于表，六脉常带浮洪；瘦小之人气敛于中，六脉常带沉数。身长之人下指宜疏，身短之人下指宜密。北方之人常见强实，南方之人常见软弱。少壮之人脉多大，老年之人脉多虚。"醉后之脉常数，饮后之人常洪。室女尼姑多濡弱，婴儿之脉常七至。又曰："此道形气之常，然形气之中，又必随地转移，方能尽言外之妙也。"颜色枯润，或枯而竭，或润而和。声音低昂，或音低小而微，知其体阴病阴；或声高昂而壮，知其体阳病阳。性情刚柔，或刚主阳，或柔主阴。《汇辨》云：性急之人，五至方为平脉；性缓之人，四至便作热医。饮食嗜好，或喜气厚之物，而知阳虚；或喜味厚之物，而知阴弱。及平日脉象偏纯，或脉体偏静而见六阴之脉，或脉体偏动而见六阳之脉。或脉体不动不静而见至平之脉。仁斋曰："阳脉虽病在寒，常见浮洪；阴脉虽病在热，常见微细。"与今所患病证，是新是旧，或新由于外感，其脉疾数洪大；或旧由于内伤，其脉细小短涩。是内是外，或在外感属表易治，或在内伤属里难治。是阴是阳，或阳主表、主上、主气、主火，或阴主里、主下、主血、主水。并经医士是否药坏，或假寒而用热药以坏，假热而用寒药以坏；或标病而用本药以坏，本病而用标药以坏之类。靡不细为详审。要法真在此处。但今病家多不由医细察。宗奭曰："《素问》言凡治病，察其形气色泽。观人勇怯骨肉皮肤，能知其情，以为诊法。若患人脉病不相应，既不得见其形，医止据脉供药，其可得乎。今豪富之家，妇人居帏幔之内，复以帛蒙手臂。既无望色之神，听声之圣，又不能尽切脉之巧，未免详问。病家厌繁，以为术疏，往往得药不服。是四诊之术，不得其一矣，可谓难也。呜呼！”然后合于所诊脉象，以断病情，以定吉凶。断要通盘会计，又要得其主脑。切勿头痛断头，脚痛断脚。如果病属有余，其脉应见浮洪紧数；若使其脉无神，或反见沉微细弱，便非吉矣。病属不足，其脉应见沉微细弱；若使其脉鲜胃，或反见洪大数急，则非吉矣。推之暴病脉应见阳，久病脉应见阴，亦何莫不应与病相符，而始可言顺矣。《灵枢·动输》篇云："阳病而阳脉小者为逆，阴病而阴脉大者为逆。"

脉以独见为真

但持脉之道，既在下指灵活，令其脉脊与手指目相对。卢氏曰："诊法多端，全凭指法捷取。盖人之中指上两节长，无名食指上两节短，参差不齐。若按举排指疏，则移越一寸九分之定位；排指密，又不及寸关尺之界分。齐截三指，斯中指翘出，而节节相对，节无不转，转无不活，以别左右，分表里，推内外，悉五脏，候浮中沉，此三指定位法也。及其位定，专指举按，固得其真，不若独指之无牵带，别有低昂也。第唯食指肉薄而灵，中指则厚，无名指更厚且木。是必指端棱起如线者名曰指目，以按脉中之脊。无论洪大弦革，即小细丝微，咸有脊焉。真如目之视物，妍丑毕具，故古人称诊脉曰看脉，可想见其取用矣。每见惜指甲之修长，用指厚肉分，或指节之下，以凭诊视者，真不啻目生颈腋胸胁间矣。"尤须得要以求病根。在未诊时，谁不自认精明，谓其何部何脉，何脉何象。及至临证就诊，则既以浮为风，而又若浮非浮而非风也。以紧为寒，而又若紧非紧而非寒也。以洪为火，而又若洪非洪而非火也。以数为燥，而又若数非数而非燥也。以虚为暑，以濡为湿，而又若虚非虚，若濡非濡，而不可以暑湿名也。诸如此类，既莫能分，复以六部六脉，分断考求，毫不相贯。分断考求，最为诊家大弊，窃叹今时犯此甚多。如张璐谓人诊脉，大似向泥人祈祷，有时灵应，有时不灵应。讵知病属一理，脉自无二，得其一而脉斯可断矣。得其脉之独有所见，而脉又可断矣。从独字洗出脉要精义。盖独之义不一。如有以诸部无乖，或以一部稍乖者，是其受病在此，而可以独名也。有以五脏五脉各应互见，而六部六脉偏见一脏之脉者，是其病根伏是，而更可以独名也。独义无过如斯。故内经三部九候论，则有独大独小独疾独迟独热独寒之谓耳。如独而强者，则为病属有余；独而弱者，即为病属不足。独而有力有神，其脉虽强而不为过。有力尤须有神。李东垣曰："脉病当求其神之有与无，如六数七极热也，脉中有力即有神也；三迟二败寒也，脉中有力即有神也。热而有神，当泄其热，则神在焉；寒而有神，当去其寒，则神在矣。寒热之脉，无力无神，将何恃而泄热去寒乎。"林之翰曰："按东垣此论，深达至理。但以有力二字言有神，恐不足尽有神之妙。"王执中曰："有力中带光泽润滑也。于解进矣。"萧子颙歌云："轻清稳厚肌肉里，不离中部象自然。则又有进焉。"独而和缓柔弱，其脉虽弱，而不为害。盖假独者易知，而真独者难明。得其要以求其独，则独无不在；失其要以求其独，则独其莫得矣。又从要字一层，剥出精义。故善言独者，早以阴阳之原，肾水为阴之原，肾火为阳之原。气血之本，肾水为血之本，肾火为气之本，脾胃仓廪又为生气生血之本。以求独之根。知其根，则知其要；知其要，则知其独。继以顺逆之理，《约注》云："春夏洪大为顺，沉细为逆；秋冬沉细为顺，洪大为逆。男子左大为顺，女子右大为顺。凡外感证：阳病见阳脉为顺，见阴脉为逆；阴病见阳脉亦为顺。内伤证，阳病见阳脉为顺，见阴脉为逆；阴病见阴脉为顺，见阳脉为逆也。"取舍之道。顺之则取，如有根有神有胃之类；

逆之则舍，如残贼败脱离绝之类。并脉上下来去至止，晓然于胸，以识独之宜。滑氏曰："上者为阳，来者为阳，至者为阳；下者为阴，去者为阴，止者为阴也。上者，自尺部上于寸口，阳生于阴也。下者，自寸口下于尺部，阴生于阴也。来者，自骨肉之分而出于皮肤之际，气之升也。去者，自皮肤之际而还于骨肉之分，气之降也。应曰至，息曰止也。"然后临证施诊，以求独之所在独在取舍明，轻重晓，则独存；以明独之所至独至根蒂知，真假识，则独出矣。故有见上为独，而其独偏在下也；见左为独，而其独偏在右也；见腑为独，而其独偏在脏也；见表为独，而其独偏在里也。此其独可以意会独有左右逢源之趣，而不可以言传；独有难以尽言之妙。此其独可以独知独有化裁尽变之义，而不可以共觉矣独有独觉难与时师共言之理。苟无独知之明，仅读《医方捷径》《叔和脉诀》，何能独知？独见之真，仅见一时之病，一方之病，何能独见？独守之固，仅守时师耳听之说，蔓衍汤方之书，何能独守？而曰唯我为独，又从独字推进一层，妙义旋生。独固是也，而恐则为独夫之独矣；独亦是也，而恐则为毒人之独矣。绣尝谓医有四失：一曰字句不晓，二曰涉猎汤方，三曰株守一书，四曰剿袭糟粕。凡此四失，必能毒人。其尚得谓真正之独，与因应化裁之独哉。故曰持脉之道，贵乎活泼（一语括尽）。若局守不变，则所向辄迷，又安能审独求真，而得病之所归者乎。

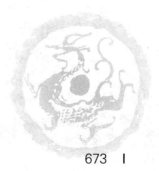

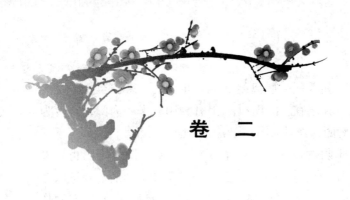

卷 二

新增四言脉要

绣按四言脉要，始于宋南康紫虚隐君崔嘉彦希范所著。盖以初学脉理未谙，得此可为诵习。故后靳州李言闻、云间李士材、海盐冯楚瞻，皆于己著集内，将此删改，附刻篇末，业已行世。独惜尚有驳杂未清之处，爰取士材改本，加意增删，俾文义简明，脉症悉赅，庶读者一览而知。而不致有繁多缺略之憾耳。

脉为血脉，百骸贯通。大会之地，寸口朝宗。

脉者，血脉也。血脉附气，周于一身，循环无间，故百骸皆资贯通，而寸口为各经诸脉大会之地。肺处至高，形如华盖，凡诸脏腑各经之气，无不上蒸于肺，而于寸口之地宗而朝之耳。

诊人之脉，令仰其掌。掌后高骨，是名关上。

医者覆手大指，着于病人高骨之处，随以中指对抵以定关部。至于尺寸，则以前后二指着定。如病人长，则下指宜疏；病人短，则下指宜密。

关前为阳，关后为阴。阳寸阴尺，先后推寻。

鱼际至高骨止有一寸，故以寸名；尺泽至高骨却有一尺，故以尺名；关界尺寸之间，故以关名。经曰："身半之上，同天之阳；身半之下，同地之阴。故以关前之寸为阳以候上焦，关后之尺为阴以候下焦，关处前后之中以候中焦。凡诊必先从寸至关，从关至尺，定其先后，以推其理而寻其象也。"

胞络与心，左寸之应。唯胆与肝，左关所认。膀胱及肾，左尺为定。胸中及肺，右寸昭彰，胃与脾脉，属在右关。大肠并肾，右尺班班。男子之脉，左大为顺。女人之脉，右大为顺。男尺恒虚，女尺恒盛。

按古脏腑脉配两手，皆以《内经》所立脉法为定，而不敢易。左为阳，故男左脉宜大；右为阴，故女右脉宜大。寸为阳，故男所盛在阳而尺恒虚；尺为阴，故女所盛在阴而尺恒盛。

人迎气口，上下对待。一肺一胃，经语莫悖。神门属肾，在两关后。

人迎脉在挟喉两旁一寸五分，胃脉循于咽喉而入缺盆。凡胃脘之阳，是即人迎之气之所从出。故诊人迎之脉，亦在右关胃腑胃阳之处，而可以卜在上头项外感之疾也。气口在于鱼际之后一寸，肺朝百脉，肺主气，故诊气口之脉，即在右寸肺脏肺阴之部，而可以卜在中在胸内伤之疾也。统论皆可以候脏腑之气，《灵枢》《素问》言之甚明，并无左右分诊之说。叔和悖而更之，议之者多矣。人之精神，寄于两肾。故两肾脉无，则其神已灭，而无必生之候矣。

脉有七诊，曰浮中沉，上下左右，七法推寻。

浮于皮毛之间轻取而得曰浮，以候腑气。中于肌肉之间略取而得曰中，以候胃气。沉于筋骨之间重取而得曰沉，以候脏气。上于寸前一分取之曰上，以候咽喉中事。下于尺后一分取之曰下，以候少腹腰股胫膝之事。合之左右两手共为七诊，以尽其推寻之力焉。

又有九候，曰浮中沉。三部各三，合而为名。每部五十，方合于经。

五脏之气各足，则五十动而一息，故候必以五十为准。

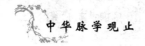

每手三部各三，共为九候，合之应得四百五十之数，两手共得九百之数。

五脏不同，各有本脉。左寸之心，浮大而散。右寸之肺，浮涩而短。肝在左关，沉而弦长。肾在左尺，沉石而濡。右关属脾，脉象和缓。右尺相火，与心同断。

五脏各有平脉，平脉即本脉。知其本脉无乖，而后知病脉之故也。

四时百病，胃气为本。

胃为水谷之海，资生之本也。凡病诊得脉缓和匀，不浮不沉，不大不小，不疾不徐，意思悠悠，便为胃气。不拘四季，得食则生，不得则死。今人混将时令克应推循过极，殊失胃气之本矣。

凡诊病脉，平旦为准。虚静凝神，调息细审。

平旦饮食未进，经脉未动，络脉调匀，气血未乱，可诊有过之脉。至于医家亦须先无思虑，以静以虚，调其息气，凝神指下，精细详察，以求病之所归耳。

一呼一吸，合为一息。脉来四至，平和之则。五至无疴，闰以太息。三至为迟，迟则为冷。六至为数，数即热病。转迟转冷，转数转热。

医以己之呼吸调匀定息。如一呼吸，得脉四至，是即和平之准则也。五至何以无疴，盖以人之气息长短不定，每于三息五息之候，必有一息之长，故曰太息。如医一息而见脉来五至，此非病脉之急，是医气息之长也，故五至不为有疴。唯脉一息三至，即为迟慢不及；六至，即为急数太过。若至一至二至，则为转迟转冷；七至八至，则为转数转热；而非寿生之脉矣。

迟数既明，浮沉须别。浮沉迟数，辨内外因。外因于天，内因于人。天有阴阳，风雨晦明。人喜怒忧，思悲恐惊。

　　天之六气淫人，如风淫则病在末，阴淫则病在寒，明淫则病在暑，雨淫则病在湿，晦淫则病在燥，阳淫则病在火，是外因也。人之七情伤人，如喜伤心，怒伤肝，忧伤肺，思伤脾，恐伤肾，惊伤胆，悲伤心，是内因也。

　　浮表沉里，迟寒数热。沉数里热，浮数表热。浮迟表寒，沉迟冷结。

　　此提浮沉迟数四脉之纲，以分在表在里寒热各见之症也。

　　浮脉法天，轻手可得。泛泛在上，如水漂木。有力为洪，来盛去悠。无力为芤，有边无中。迟大为虚，仔细推求。虚极则散，涣漫不收。浮小为濡，如绵浮水。濡甚则微，若有若无。更有革脉，芤弦合看。共是七脉，皆于浮候。

　　此以浮脉提纲，而取洪芤虚散濡微革七脉之兼乎浮者统汇于下也。浮脉应于肉分肌表，故轻手取之即见，正如木漂水面之意。洪脉来极盛大，按之有力，去则稍衰，正如波涛汹涌，来盛而去则悠耳。芤则浮沉易见，而中豁然空虚，故有着葱之喻，亦非中候绝无，但比之浮沉二候，则觉无力。虚则虽浮且大，而按之无力，且更迟缓。散则虚浮无力，按之则无，正如杨花飘散，比于虚脉则甚。濡则浮小而软，如绵浮水。微则浮取欲绝不绝，若有若无，较之濡脉软小更极。革则浮多沉少，外急内虚，正仲景所谓弦则为寒，芤则为虚，虚寒相搏，其名曰革之意。

　　沉脉法地，如石在水。沉极则伏，推筋至骨。有力为牢，大而弦长。牢甚则实，愊愊而强。无力为弱，状如细绵。细极为细，如蛛丝然。共是五脉，皆于沉看。

　　此以沉脉提纲，而取伏牢实弱细五脉之兼乎沉者汇于下也。沉脉应于筋骨，故必重按乃得，正如石之坠于水里之意。伏则沉之至极，故必推之筋骨始见。牢则沉大弦长，按之有力，不似革脉浮取强直，而中则空。实则三部皆坚，而力更甚于牢。弱则沉极细软，却极分明。细则沉细直软更甚于弱，故比状如蛛丝。

迟脉属阴，一息三至。有力为缓，少驶于迟。往来和匀，春柳相似。迟细为涩，往来极滞。迟有一止，其名曰结。迟止有常，应作代看。共是四脉，皆于迟测。

此以迟脉提纲，而取缓涩结代四脉之兼乎迟者统汇于下也。迟为往来迟慢，故一息而见三至。缓则往来和匀，软若春柳，即是胃气之脉。涩则迟滞不利，状如轻刀刮竹。代则迟而中止，不能自还，但止有定数，而不愆期。

数脉属阳，一息六至。往来流利，滑脉可识。有力为紧，切绳极似。数时一止，其名为促。数如豆粒，动脉无惑。共为四脉，皆于数得。

此以数脉提纲，而取滑紧促动四脉之兼乎数者统汇于下也。数则往来急数，故一息而见脉有六至。滑则往来无滞，有如珠之走盘。紧则紧急有力，状如弦紧弹手，故有切绳之喻。数时一止为促，状如疾行而蹶。数而两头俱俯，中间高起，有似豆粒厥厥动摇。是谓之动。

别脉有三，长短与弦。不及本位，短脉可原。过于本位，长脉绵绵。长而端直，状似弓弦。

此长短与弦三脉，非浮沉迟数可括，故别列于此。短者，上不通于鱼际，下不通于尺泽，有短缩不伸之意。长者，通尺泽鱼际，上下皆引，有迢迢过于本位之情。若弦则劲直不挠，有似弓弦，不似紧脉弦急弹人。

一脉一形，各有主病。脉有相兼，还须细订。

有一脉之形象，必有一脉所主之病。有兼见之脉象，即有兼见之症，可细就其兼见之脉。以例其症耳。

浮脉主表，腑病所居。有力为风，无力血虚。浮迟表冷，浮数风热。浮紧风寒，浮缓风湿。浮虚伤暑，浮芤失血。浮洪虚火，浮微劳极。浮濡阴虚，浮散虚剧。浮弦痰饮，浮滑痰热。

浮虽属阳，主表主腑，但浮而见洪、数、弦、滑、有力之脉，固属主热主火主痰主风；若浮而见迟、缓、芤、虚、微涩与散无力之脉，又为主虚、主湿、主冷、主暑、主危之象矣。故脉当视所兼以为辨别。下文仿此。

沉脉主里，为寒为积。有力痰食，无力气郁。沉迟虚寒，沉数热伏。沉紧冷痛，沉缓水蓄。沉牢痼冷，沉实热极。沉弱阴虚，沉细虚湿。沉弦饮痛，沉滑食滞。沉伏吐利，阴毒积聚。

沉虽属阴属里，然沉而见迟、紧、牢、缓、细、弱诸脉，方谓属虚、属寒、属积、属聚；若沉而见实、数诸脉，则沉更不谓属阴，又当自阴以制其火以除其热也。

迟脉主脏，阴冷相干。有力为痛，无力虚寒。

迟虽属阴，仍当以有力无力分其寒实寒虚。盖寒实则为滞为痛，而寒虚则止见其空虚也。

数脉主腑，主吐主狂。有力实热，无力虚疮。

数虽属阳，仍当以有力无力分其热实热虚。盖热实则必为狂为躁，而热虚则止见其虚疮耳。

滑司痰饮，右关主食。尺为蓄血，寸必吐逆。涩脉少血，亦主寒湿。反胃结肠，自汗可测。

滑司痰饮，而亦有主食主血主吐之分。涩本血少，而亦有寒涩湿涩之别。但血枯则上必见反胃，而下必见肠结；肠结胃反，则水液自尔不行，而有上逆为汗之势矣。

长则气治，短则气病。浮长风痫，沉短痞塞。

长为肝经平脉，故未病脉长，是为气治。短即肺之平脉，若非右寸及于秋见，则必有气损之病矣。至长独于浮见，则为风火相搏而痫以生；短以沉见，则为虚寒相合而痞以成。

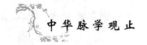

细则气衰，大则病进。涩小阴虚，弱小阳竭。

脉以和平为贵。凡脉细如蛛丝之状，其气自属衰弱；大而满溢应指有力，是为病势方张。至于三部皆小，较细显极而脉涩不快，是为精血虚损。既小而脉不大，又脉痿弱不起，是为阳气衰弱。皆当分别审视。

洪为热极，其伤在阴。微为气衰，其损在阳。浮洪表实，沉洪里实。阳微恶寒，阴微发热。

洪为热极，其伤在阴，但须分其表里。微为气衰，其损在阳，亦须分其阳分阴分，以别恶寒发热之治也。

紧主寒痛，有表有里。缓主平和，兼见须虑。缓滑痰湿，缓大风虚。缓涩血伤，缓细湿痹。

浮紧则为寒闭于表，必有身痛头痛恶寒等症可察。沉紧则为寒束于里，必有肚腹胀满逆痛等症可察。缓为虚，大为风，缓大脉见则为风虚。缓为食停，细为气滞，缓细脉见，其痹必生。缓为气衰，涩为血损，缓而见涩，其损必甚。缓则湿滞不消，滑则痰饮内蓄，缓与滑见，则湿必停而痰益甚。

阳盛则促，肺痈热毒。阴盛即结，疝瘕积郁。

数而有止为促，非阳盛乎，故有肺痈热毒之症；迟而有止为结，非阴盛乎，故有疝瘕积郁之症。

弦脉主饮，木侮脾经。阳弦头痛，阴弦腹疼。动主搏击，阴阳不调。阳动汗出，为痛为惊。阴动则热，崩中失血。

脉弦而土必虚，则湿自无土制而痰以生。故弦而在于寸，寸主上焦，其痛必在于头；弦在于尺，尺主下焦，其痛必在于腹。动为阴阳不和，动见于寸，则心肺受累而惊痛与汗自至；动见于尺，则肾水受累，而崩中失血自生。

虚寒相搏，其名曰革。男子失精，女子漏血。若见脉代，真气衰绝。脓血症见，大命必折。伤寒霍乱，跌打闷绝。疮疽痛甚，女胎三月。

革脉由于精血亏损，故尔脉空不实，而见男子失精女子漏血之症。至于脉代而绝，或脓血症见，未有不死。唯有伤寒霍乱，跌仆疮疽，痛甚胎产见之，以其暴伤暴闭，勿作死治也。

脉之主病，有宜不宜。阴阳顺逆，吉凶可推。

病有阴阳，脉亦阴阳，顺应则吉，逆见则凶。下言脉症相应顺逆，总不出乎此理以为之贯通也。

中风之脉，却喜浮迟。坚大急疾，其凶可知。类中因气，身凉脉虚。类中因痰，脉滑形肥。类中因火，脉数面赤。

风有真中类中之各别。真中虽属实证，而亦由虚所招，故脉喜其浮迟，而忌坚急，恐其正虚邪胜，决无生也。类中本非风中，特症相似而名，故症与脉各以类见。而不能以一致耳。

伤寒热病，脉喜浮洪。沉微涩小，症反必凶。汗后脉静，身凉则安。汗后脉躁，热盛必难。始自太阳，浮紧而涩。及传而变，名状难悉。阳明则长，少阳则弦。太阴入里，沉迟必兼。及入少阴，其脉遂沉。厥阴热深，脉伏厥冷。阳证见阴，命必危殆。阴证见阳，虽困无害。中寒紧涩，阴阳俱紧。法当无汗，有汗伤命。

病阳脉宜见阳，病阴脉宜见阴。故伤寒热病之症，宜见洪数之脉，与伤寒汗后不宜见脉躁之象耳。即云寒邪传变，名状莫悉。与阴寒直中，阴阳俱紧，脉不一端。然大要阳得阴脉，脉与症反，命必危殆。若阴证而见浮大数动洪滑之阳，其脉虽与症反，在他证切忌，而伤寒邪气初解，病虽危困，亦未有害。唯伤寒汗出证虚，而脉反见阴阳俱紧，是其元气已脱，脉气不和，非吉兆也。

伤风在阳，脉浮而滑。伤风在阴，脉濡而弱。六经皆伤，或弦而数。阳不浮数，反濡而弱。阴不濡弱，反浮而滑。此

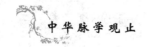

非风寒，乃属温湿。若止濡缓，或兼细涩。此非风湿，更属湿着。

风为阳邪，风伤则脉自有浮滑弦数之象。但风有伤于阴，则浮与滑自不克见，以阳为阴所闭也。反是多因风为湿阻，故又名为风湿。如至浮数俱无，独见濡缓细涩，定知为湿所淫，所当分别以视也。

阴阳俱盛，热病之征。浮则脉滑，沉则数涩。中暑伤气，所以脉虚。或弦或细，或芤或迟。脉虽不一，总皆虚类。

凡脉而见阴阳俱盛者，未有不因热邪充溢之故。所以脉浮而滑，其热必夹有饮。脉沉数涩，其热必伤于阴。若暑则多气虚不固，以致暑得内袭，而脉亦虚不振。即或体有不同，脉见芤弦细迟。然要皆属虚类，而不可实攻耳。

瘟脉无名，变见诸经。脉随病见，不可指定。

疫邪伏于募原，时出时没，其脉变换不定，故但随其所见以为指耳。

疟则自弦，弦即疟候。兼迟则寒，兼数则热。代散脉见，其体则折。

疟因风木邪盛凌土而湿不化，致夹停痰积饮而成，故脉始见自弦；再于兼见之中，别其寒热酌治，则病自愈。唯代散脉见，则命其必绝矣。

风寒湿气，合为五痹。浮涩与紧，三脉乃备，脚气之脉，其状有四。浮弦为风，濡弱为湿。迟涩为寒，洪数为热。痛非外因，当于尺取。滑缓沉弱，随脉酌治。

五痹脚气等症，总不越乎风寒及湿三者以为之害。即或内淫为热，亦不越乎四者以为之伏。唯有痛非外因，而脉或于尺部而见，或滑、或缓、或沉、或弱，则又在于随脉酌施。而不可以风寒湿治也。

劳倦内伤，脾脉虚弱。汗出脉躁，治勿有药。劳极诸虚，浮软微弱。土败双弦，火炎则数。

虚证而见虚脉，此顺候也。若汗出而脉反躁，是为大逆，尚有何药可治乎。故弦数最为虚证切忌。

痞满滑大，痰火作孽。弦伏中虚，微涩衰薄。胀满之脉，浮大洪实。细而沉微，岐黄无术。水肿之症，有阴有阳。阴脉沉迟，阳脉洪数。浮大则生，沉细勿药。五脏为积，六腑为聚。实强可生，沉细难愈。黄疸湿热，洪数偏宜。不妨浮大，微涩难医。

痞胀水肿积聚黄疸，虽其病因不同，形症各别；然终宜见有余之脉，则真气未绝，而治尚可愈矣。若至细小沉涩，形实气馁，将何有药可施乎，故皆为逆。

郁脉皆沉，甚则伏结。或代或促，知是郁极。胃气不失，尚可调治。气痛脉沉，下手便知。沉极则伏，涩弱难治。亦有沉滑，是气兼痰。心痛在寸，腹痛在关。心腹之痛，其类有九。细迟速愈，浮大延久。两胁疼痛，脉必双弦。紧细而弦，多怒气偏。沉涩而急，痰瘀之愆。疝属肝病，脉必弦急。牢急者生，弱急者死。腰痛之脉，必弦而沉。沉为气滞，弦损肾元。兼浮者风，兼紧者寒。濡细则湿，寒则闪挫。头痛之病，六经皆有。风寒暑湿，气郁皆侵。脉宜浮滑，不宜短涩。

弦急弦沉伏涩紧细，皆是痛症气症郁症本领。但痛极者，则脉必沉必伏。有瘀者，则脉必涩。因湿者，则脉必濡。因痰者，则脉必滑。因风者，则脉必浮必弦。因寒者，则脉必紧。因湿者，则脉必滞必弱。因热者，则脉必数。因于痛极阴阳告绝者，则脉必疾。因于积极而痛者，其脉必牢，须以胃气不失为要。故痛症而见其脉浮大，最属不宜；短涩弱急，亦属不利；唯得沉紧迟缓乃治。但头痛外感，非属内伤，其脉又宜浮大，最忌短涩，所当分别而异视也。

呕吐反胃，浮滑者昌。弦数紧涩，结肠者亡。饱逆甚危，

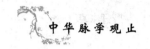

浮缓乃宜。弦急必死，代结促微。吐泻脉滑，往来不匀。泻脉必沉，沉迟寒侵。沉数火热，沉虚滑脱。夏月泄泻，暑湿为殃。脉与病应，缓弱是形。微小则生，浮弦则死。霍乱之脉，代则勿讶。迟微厥逆，是则可嗟。泄泻下痢，沉小滑弱。实大浮数，发热则恶。

　　吐宜浮缓浮滑，泻宜沉小沉滑，吐泻交作，则脉必见往来不匀，虽暴见代勿虑。如其吐见弦急，泻见浮弦，并吐泻交作而见迟微厥逆，皆属不治，故以必死为断也。

　　嘈杂嗳气，审右寸关。紧滑可治，弦急则难。吞酸之脉，多弦而滑。沉迟是寒，洪数是热。痰脉多滑，浮滑兼风。沉滑兼寒，数滑兼热。弦滑为饮，微滑多虚。滑而兼实，痰在胸膈。结芤涩伏，痰固中脘。

　　嘈杂嗳气本属脾气不运，故切忌脉弦急，恐木克土故也。吞酸有寒有热，随症所见以为分别，故以沉迟洪数分之。痰脉因不一端，滑是本象。唯有风则浮，有寒则沉，有热则数，有饮则弦、虚弱则微，结于胸膈为实，固于中脘，则见结芤涩伏之为异耳。

　　小便淋秘，鼻色必黄。实大可疗，涩小知亡。遗精白浊，当验于尺。结芤动紧，二症之的。微数精伤，洪数火逼。亦有心虚，寸左短小。脉迟可生，急疾便夭。便结之脉，迟伏勿疑。热结沉数，虚结沉迟。若是风燥，右尺浮起。

　　淋秘脉见涩小，精血已败，死亡至矣，此脉见不及者之必死也。遗浊虽有微数洪数短小之分，然急疾脉至，又非所宜，故曰便夭，此脉见太过者之必死也。若在便闭，里气不通，固应迟伏；然风寒湿热，当于脉迟脉数脉浮分辨，不可混同而囫治也。

　　咳嗽多浮，浮濡易治。沉伏而紧，死期将至。喘息抬肩，浮滑是顺。沉涩肢寒，均为逆证。

咳嗽肺疾，脉浮为宜，兼濡亦为病气将退。若使沉伏与紧，便与病反，故曰必死。喘症无非风痰内涌，当以浮滑为顺。若至肢寒沉涩，亦非吉兆，故曰为逆。

火热之脉，洪数为宜。微弱无神，根本脱离。三消之脉，数大者生。细微短涩，应手堪惊。骨蒸发热，脉数为虚。热而涩小，必损其躯。痿因肺燥，必见浮弱。寸口若沉，发汗则错。

火症应见火脉，故三消骨蒸，须以数大为生。反是而见短涩微弱，岂其宜乎。痿症本因肺燥血亏，脉浮尚不宜汗，岂有宜于寸口脉沉之候乎。

诸症失血，皆见芤脉。随其上下，以验所出。脉贵沉细，浮大难治。蓄血在中，牢大则宜。沉细而微，速愈者稀。

失血脉宜见芤，以芤主空故也。故脉最宜沉涩而忌浮大，反是则逆矣。若至蓄血，最宜牢实而忌沉细，以血未损故也。反是峻剂莫投，故曰难愈。

心中惊悸，脉必代结。饮食之悸，沉伏动滑，癫乃重阴，狂乃重阳。浮洪吉象，沉急凶殃。痫宜虚缓，沉小急实。若但弦急，必死不失。

惊悸非属心气亏损，即属有物阻滞，故脉必见代结。若因饮食致悸，则有沉伏动滑之象，所当审也。癫狂二证为病尚浅，故宜浮洪而恶沉急，反是则为病气入骨。痫宜虚缓，以其中有痰沫之故。弦急独见，是为真脏脉出，安望其再生耶。

耳病肾虚，其脉迟濡。浮大为风，洪动为火。沉濡为气，数实为热。若久聋者，端于肾责。暴病浮洪，两尺相同。或两尺数，阴虚上冲。齿痛肾虚，尺脉濡大。齿痛动摇，尺洪火炎。右寸关数，或洪而弦。非属肾虚，肠胃风热。口舌生疮，脉洪疾速。若见虚脉，中气不足。喉痹之脉，两寸洪盛。上盛下虚，脉忌微伏。

耳病当责于肾，以其肾窍开于耳者故耳。然亦须以浮风、洪火、濡气、数热、久聋为辨。如其是暴非久，又以两尺浮弦相同为验耳。齿虽属肾，而齿龈则属于胃，故辨齿痛脉象，须以尺濡、尺洪断其虚实，寸关洪数与弦，断其肠胃风热，未可尽以肾求也。口舌生疮，必与洪疾为实，虚则多属中气不足。喉痹症属上实，脉以寸盛为顺。若见微伏，真气已绝，故曰大忌。

中恶腹胀，紧细乃生。浮大为何，邪气已深。鬼祟之脉，左右不齐。乍大乍小，乍数乍迟。中毒洪大，脉与病符。稍或微细，必倾其身。虫伤之脉，尺沉而滑。紧急莫治，虚小可怯。

中恶宜于紧细，以其邪气未深之故；反是则邪盛正衰，非其宜也。鬼祟出没不定，故脉有难追求。中毒脉见洪大，是与病应，以毒主阳故也。稍见微细，真气绝矣，岂其宜乎。虫伤脉多沉滑，以其虫伏于内者故耳。紧急固见伤甚而阴阳离隔，虚小亦恐真气已损，皆为有虑。

妇人之脉，尺宜常盛。右手脉大，亦属顺候。尺脉微迟，经闭三月。气血不足，法当温补。妇人尺脉，微弱而濡。年少得之，无子之兆。长大得之，绝孕之征。因病脉涩，有孕难保。

妇人以血为主，故尺宜常盛，而右脉宜大。故尺迟则经必闭，微弱而涩，在有孕固不克保，况无孕乎。

崩漏不止，脉多浮动。虚迟者生，实数者死。疝瘕之脉，肝肾弦紧。小便淋闭，少阴弦紧。

崩漏不止，已属血动不归，再见实数，则肾真气已绝，所以不宜见也。疝瘕主于肝肾，故肝肾弦紧，是即疝瘕之征也。淋闭主于少阴，故少阴弦紧，亦是淋闭之见也。

妇人有子，阴搏阳别。少阴动甚，其胎已结。滑疾不散，

胎必三月。但疾不散，五月可别。阳疾为男，阴疾为女。女腹
如箕，男腹如斧。

寸为阳，尺为阴，阴脉既已搏指而与阳寸之脉迥然各别，
是即有子之征。心为手少阴经，心主血，若胎已内结，则少阴
之脉，势必往来流利，厥厥如豆之动。疾即数类，滑而且数，
按之不散，是其精血已聚，故有三月之胎。滑诊不见，而但疾
而不散，是其骨肉已成，脉无滑气，故有五月之胎。阳疾为
男，阴疾为女，以阳主男阴主女故耳。女胎如箕，男胎如斧，
以箕圆象地象阴，斧方象天象阳故耳。阳疾阴疾，统上下表里
左右而言，不拘于左右分也。

妊娠之脉，实大为宜。沉细弦急，虚涩最忌。半产漏下，
脉宜细小。急实断绝，不祥之兆。凡有妊娠，外感风寒。缓滑
流利，其脉自佳。虚涩燥急，其胎必堕。胎前下利，脉宜滑
小。若见疾涩，其寿必夭。

妊娠脉宜实大，以其内实故也。沉细弦急，皆为真损胎
堕之兆，最为切忌。半产漏下，脉见细小，是与病应。若胎
漏既绝，脉又急实，真气已离，岂能生乎。妊娠感冒，脉宜流
利，以其胎气未损故耳。虚涩燥急，是于胎气有损，故不宜
见。有胎下利，脉宜滑小，而忌疾涩，以疾则气已离，以涩则
血已伤故也，故以滑小为正。

临产之脉，又宜数滑。弦细短数，最属不利。产后沉小，
微弱最宜。急实洪数，岐黄莫治。新产伤阴，血出不止。尺不
上关，其命即丧。新产中风，热邪为殃。浮弱和缓，与病相
当。小急弦涩，顷刻身亡。

临产脉乱滑数，是即胎动之应。若弦细短数，则于胎中
有损，最为不利。产后胎儿已下，肚腹空虚，实数不与症应，
故曰不治。新产出血不止，尺不上关，元气下脱，不死何待。
至于中风脉见和缓，内气未动，故曰相当。如至小急弦涩，则

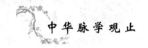

内气已绝，无复生矣。

男子久病，当诊于气。脉强则生，脉弱则死。女子久病，当诊于血。脉弱则死，脉强则生。

久病则真气多损，故诊强弱以辨生死。但男子则当以气为诊，以男主于气也。女人则当以血为诊，以女主于血故也。右寸脉强，则气未损，故曰可生。左寸脉旺，则血未竭，故曰不死。

斑疹之脉，沉而且伏。火盛于表，阳脉浮数。热盛于里，阴脉实大。痘疹弦直，或沉细迟。汗后欲解，脉泼如蛇。伏坚尚可，伏弦堪嗟。

斑疹脉见沉伏，以毒本未伸泄故耳，仍须以脉数实辨其属表属里。痘疹最宜外出，不宜内伏，故弦直细迟犹可升托，即伏不弦，犹可内解。若至伏弦，则毒内入已深，不能外出，所以堪嗟。

痈疽未溃，脉宜洪大。及其已溃，洪大始戒。肺痈已成，寸数而实。肺痿之脉，数而无力。肺痈色白，脉宜短涩。浮大相逢，气损无失。肠痈实热，滑数可必。沉细无根，其死可测。

未溃属实，洪大宜矣。溃后则虚，而脉犹见洪大，岂其宜乎。肺痈已成，寸实无虑，以脓在肺未除故也。肺痿则肺叶焦痿，脉数无力，亦所应见。唯肺痈几作，肺气虚损，其色应白，则脉亦当短涩，方与症应。若见浮大，知是气损血失，贼邪乘金，最非吉兆。肠痈本属实热，必得滑数，方云无事。若见沉细，是谓无根，丧期在即。

奇经八脉，不可不察。直上直下，尺寸俱牢。中央坚实，冲脉昭昭，胸中有寒，逆气里急。疝气攻心，支满溺失。

奇经者，不在十二正经之列，故以奇名。直上直下，弦长相似，尺寸俱牢，亦兼弦长，中央坚实，是明胸中有寒，故见逆气里急之症。如疝气攻心，正逆急也。支满，胀也。溺失者，冲脉之邪干于肾也。

直上直下，尺寸俱浮。中央浮起，督脉可求。腰背强痛，风痫为忧。

直上直下，则弦长矣；尺寸俱浮，中央亦浮，则六部皆浮，又兼弦长矣；故其见症皆属风象。大抵风伤卫，故于督表见之；寒伤营，故于冲里见之。

寸口丸丸，紧细实长。男疝女瘕，任脉可详。

寸口者，统寸关尺三部而言，非专指寸一部也。丸丸，动貌。紧细实长，因寒实于其内而见也。男疝女瘕，即所谓苦少腹绕脐，下引阴中切痛也。

寸左右弹，阳跷可决。或痫或疢，病苦在阳。尺左右弹，阴跷可别。或痫或瘈，病苦在阴。关左右弹，带脉之讯。病主带下，腹胀腰冷。

左右弹，紧脉之象也。阳跷主阳络，故应于寸而见浮紧而细。阴跷主阴络，故应于尺而见沉紧。带脉状如束带，在人腰间，故应于关而见浮紧。紧主寒，故三脉皆见寒证。如阳跷则或见为厥仆倒地身软作声而痫，或筋缓而伸为疢，盖痫动而属阳，阳脉主之。阴跷则或见为语言颠倒举止错动而癫，或筋急而缩为瘈，盖癫静而属阴，阴脉主之。带则病发腰腹，而有腹胀腰冷带下之症矣。

尺外斜上，至寸阴维。其病在里，故苦心痛。尺内斜上，至寸阳维。其病在表，故苦寒热。

从右尺手少阳三焦，斜至寸上手厥阴心包络之位，是阴维脉也。从左尺足少阴肾经，斜至寸上手太阳小肠之位，是阳维脉也。二脉皆载九道图中。斜上不由正位而上，斜向大指，名为尺外；斜向小指，名为尺内。二脉一表一里，在阴维主里，则见心痛；阳维主表，则见寒热是也。

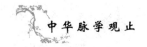

脉有反关，动在臂后。别由列缺，不干证候。

反关本于有生之初，非病脉也，故曰不干证候。其脉不行寸口，由列缺络入臂后手阳明大肠之经。以其不顺行于关，故曰反关。凡见关上无脉，须令病人覆手以取方见。

经脉病脉，业已昭详。将绝之形，更当度量。心绝之脉，如操带钩。转豆躁疾，一日可忧。

经曰："脉来前曲后居，如操带钩，曰心死。"前曲者，谓轻取则坚强而不柔。后居者，谓重取则牢实而不动。如持革带之钩，全失冲和之气。但钩无胃，故曰心死。转豆者，即经所谓如循薏苡子累累然，状其短实坚强，真脏脉也。又曰："心绝，一日死。"

肝绝之脉，循刀责责。新张弓弦，死在八日。

经曰："真肝脉至，中外急如循刀刃。"又曰："脉来急益劲，如新张弓弦，曰肝死。"又曰："肝绝，八日死。"

脾绝雀啄，又同屋漏。一似流水，还如杯覆。

旧诀曰："雀啄连来四五啄，屋漏少刻一点落。"若流水，若杯覆，皆脾绝也。经曰："脾绝，四日死。"

肺绝维何，如风吹毛。毛羽中肤，三日而号。

经曰：如风吹毛，曰肺死。又曰：真肺脉至，如以毛羽中人肤。皆状其但毛而无胃气也。又曰：肺绝，三日死。

肾绝如何，发如夺索。辟辟弹石，四日而作。

经曰："脉来如夺索，辟辟如弹石，曰肾死"。又曰："肾绝，四日死"。旧诀云："弹石硬来寻即散，搭指散乱如解索。"正谓此也。

命脉将绝，鱼翔虾游。至如涌泉，莫可挽留。

旧诀云："鱼翔似有又似无，虾游静中忽一跃。"经云："浑浑革至如泉涌，绵绵其去如弦绝。"皆死脉也。

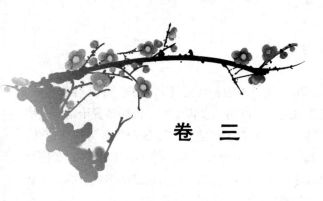

卷　三

汪昂订十二经脉歌

　　绣按：十二经络，皆为人身通气活血之具。其脉周流岐别，不可不为辨论，以究病情之起端，邪气之胜复，气血之盈亏，则临证索病，自有其枢，而不为其所惑矣，此经络歌义之不容忽也。玩书有言，直行为经，旁行为络。一似经络之义，业已尽是。讵知人身经络，其理推究靡穷，有可分论而见其端者，有可合论而得其意者。其分论而见，盖以经起中焦，常随营气下行而上。络起下焦，恒附营气上行而下。经起中焦，则经气之上升，实有过于其络。络起下焦，则络气之下降，实有越其经。故经多以气主，而络多以血主也。经主于气，故凡外邪之入，多于经受，而络常处于后；络主于血，故凡经邪之满，转溢于络，而络始得以受。是以经常处实，络常处虚。络得由经而实，而络亦不得以虚名也。经因受邪最早，故症多以寒见，而脉亦寸浮而紧；络因受邪稍缓，故症多因热成，而脉常见尺数而涩。经则随行上下，邪本易受，而开发最易；络则邪伏隐僻，邪即难入，而升散维艰。即经有言络处经外，邪入先自络始；然既由络入经，而经流连不散，则邪又溢于络，而见缠绵不已，故经与络又各自病。是其各别之势，有不相混如此。以经络通同而论，则经与络，虽各本于脏气之受，然究不越人身大气以为鼓运，故能流行不悖。设非大气磅礴，则彼盛

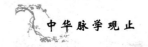

此衰，生气有阻，其何以为长养元气之自乎。此其会通之妙，又有不容或忽如此。是以初病多责于经，久病多责于络。久病而再流连不解，则又多责于经之奇。以故仲景著为伤寒论法，多以经传立解。孙思邈著为《千金》等书，多以络病久病立说。即今姑苏叶天士，祖孙思邈，作为临症指南集，亦以久病活络为要，皆与经络不悖。第其经穴众多，其中错综分行，自非纂诵，难以记忆。因阅汪昂《本草备要》所订古本歌诀，颇有便世，用是附载以为采择，非唯初学得此，可以诵习；即老医得此，亦可以为临证之一助也。

手太阴肺经　手太阴肺（脉）中焦起，下络大肠（肺与大肠相表里）胃口行（胃之上脘即贲门）。上膈属肺，从肺系（即喉管）横从腋下臑内萦（膊下对腋处名）。前于心与心包脉（行少阴心主之前），下肘循臂骨上廉（臑尽处为肘，肘以下为臂），遂入寸口上鱼际，（关前动脉为寸口，大指后肉隆起处名为鱼，鱼际，其间穴名。）大指内侧爪甲根（少商穴止）。支络还从腕后出（臂骨尽处为腕），接次指交阳明经（大肠）。此经多气而少血，是动则为喘满咳（肺主气）。膨膨肺胀缺盆痛（肩下横骨陷中名缺盆，阳明胃经穴），两手交瞀为臂厥。肺所生病咳上气，喘渴（金不生水）烦心（心脉上肺）胸满结（脉布胸中）。臑臂之内前廉痛，为厥或为掌中热。（脉行少阴心主之前，掌心劳宫穴，属心包。）肩背痛是气（盛）有余，（络脉交于手，上肩背。）小便数（而）欠（便频而短）或汗出（肺主皮毛）。气虚亦痛（肩背寒痛）溺色变（母病及子），少气不足以报息（肺虚）。

手阳明大肠经　手阳明经大肠脉，次指内侧起商阳（本经穴名）。循指上廉出合谷（俗名虎口穴），两骨（两指岐骨间）两筋中间行。（手背外侧，两筋陷中，阳溪穴。）循臂入肘（外廉）行臑外（廉），肩髃（肩端两骨）前廉柱骨旁。（上出膀胱经之天柱骨，会于督脉之大椎。）会此（六阳经皆会于大椎。故经文云上出于柱骨之会上。）下入缺盆内（肩下横骨陷中），络肺下膈属大肠（相为表里）。支从缺盆上入颈，斜贯两颊下齿当。挟口人中（鼻下沟溜）交左右，上挟鼻孔尽迎香。（本经穴终，交足阳明。）此经血盛气亦盛，是动齿痛颈亦肿。是主津液病所生（大肠主津），目黄（大肠内热）口干（无津）鼽衄动，（鼽，鼻水。衄，鼻血。）喉痹（金燥）痛在肩前臑，大指次指痛不用。（不随人用，皆经脉所过。）

足阳明胃经　足阳明胃（脉）鼻颊起（山根），下循鼻外入上齿。环唇挟口交承浆（下唇陷中），颐后大迎颊车里。（腮下为颔，颔下为颐，耳下为颊车。大迎，颔下穴名。）耳前发际至额颅，支循喉咙缺盆人。下膈属胃络脾宫（相为表里），直者下乳挟脐中。支（者）起胃口循腹里，下行直合气街逢（即气冲）。遂由髀关（抵伏兔）下膝膑（挟膝两筋为膑，一曰膝盖）循胫（外廉下）足跗（足面）中趾通。支从中趾入大趾，厉兑之厉经尽矣（交足太阴）。此经多气复多血，振寒呻欠（呻吟，呵欠）而颜黑。病至恶见火与人（血气盛而热甚），忌闻木声心惕惕（阳明土恶木也）。闭户塞牖欲独处，甚则登高（而歌）弃衣（而）走。贲（奔）响腹胀（脉循腹里，水火相激而作声）为骭厥（足胫为骭），狂疟温淫及汗出（阳明法多汗），鼽衄口㖞并唇胗，（唇疡。脉挟口环唇。）颈肿喉痹（循颐循喉）腹水肿（土不制水）。膺乳（膺窗、乳中、乳根，皆本经乳间穴）膝膑股伏兔（膝上六寸肉起处），骭外足跗上皆痛。气盛热在身以前（阳明行身之前），有余消谷（善饥）溺黄甚。不足身以前皆寒，胃中寒而腹胀壅。

足太阴脾经　太阴脾（脉）起足大趾，循趾内侧白肉际。过核骨后（孤拐骨。张景岳曰：非也，即大趾后圆骨。）内踝前（胫旁曰踝），上腨（音善，足肚也。一作踹，音短，足跟也。然经中二字通用。）循胫膝股里。股内兼廉入腹中，属脾络胃（相为表里）上膈通。挟咽连舌（本，舌根也。）散舌下，支者从胃（上膈）注心宫。此经血少而气旺，是动即病舌本强（上声）。食则呕出胃脘痛，心中善噫（即嗳）而腹胀。得后与气（大便嗳气）快然衰（病衰），脾病身重（脾主肌肉）不能（动）摇。瘕泄（瘕积泄泻）水闭及黄疸（脾湿），烦心心痛（即胃脘痛）食难消（食不下）。强立股膝内多肿（脾主四肢），不能卧因胃不和。

手少阴心经　手少阴心（脉）起心经，下膈直络小肠承（相为表里）。支者挟咽系目系，直者（从）心系上肺腾。下腋循臑后廉出，太阴（脉）心主（心包）之后行（行二脉之后）。下肘循臂（内后廉）抵掌后，锐骨之端（掌后尖骨）小指停（少冲穴，交手太阳）。此经少血而多气，是动咽干（少阴火，脉挟咽）心痛应。目黄胁痛（系目出胁）渴欲饮，臂臑内（后廉）痛掌热蒸。

手太阳小肠经　手太阳经小肠脉，小指之端起少泽（本经穴）。循手（外侧）上腕（臂骨尽处为腕）出踝中（掌侧腕下锐骨为踝），上臂骨（下廉）出肘内侧。两筋之间臑（外）后廉，出肩解（脊旁为膂，膂上两角为肩解。）而绕肩胛（肩下成片骨）。交肩之上入缺盆（肩下横骨陷中），直络心中循嗌咽。下膈抵胃属小肠（小肠与心为表里）。支从缺盆上颈颊，至目锐眦入耳中（至本经听宫穴）。支者别颊复上䪼（音拙，目下），抵鼻至于目内眦（内角），络颧交足太阳接。嗌痛颔肿（循咽循颈）头难回（不可以顾），肩似拔兮臑似折（出肩循臑），耳聋目黄肿颊间（入耳至眦上颊）。是所生病为主液（小肠主液），颈颌肩臑肘臂（外廉）痛。此经少气而多血。

足太阳膀胱经　足太阳经膀胱脉，目内眦上额交巅。支者从巅入耳（上）角，直者从巅络脑间。还出下项循肩膊

（肩后之下为髆），挟脊（去脊各一寸五分，行十二俞等穴。）抵腰循膂旋（脊旁为膂）。络胃正属膀胱腑（相为表里），一支贯臀入腘传。（从腰中下挟脊，行上中次下髎等穴，入腘委中穴，膝后曲处为腘。）一支从髆别贯胛（膂肉为胛），挟脊（去脊各三寸行附分魄户膏肓等穴）循髀（髀枢，股外为髀）合腘行（与前入腘者合）。贯腨（足肚）出踝（胫旁曰踝）循京骨（本经穴，足外侧赤白肉际），小趾外侧至阴（穴）全（交足少阴）。此经少气而多血，头痛脊痛腰如折。目似脱兮项似拔，腘如结兮腨如裂。痔（脉入肛）疟（太阳疟）狂癫疾并生（《癫狂》篇亦有刺太阳经者），衄（太阳经气不能循经下行，上冲于脑而为衄。）目黄而泪出。囟项背腰尻腘腨（尻，苦高切），病若动时皆痛彻（以上病皆经脉所过）。

　　足少阴肾经　足肾经脉属少阴，斜从小趾趋足心（涌泉穴）。出于然骨（一作谷，足内踝骨陷中）循内踝，入跟（足后跟）上腨腘内（廉）寻。上股（内）后廉直贯脊（会于督脉长强穴），属肾下络膀胱深（相为表里）。直者从肾贯肝膈，入肺挟舌（本）循喉咙。支者从肺络心上，注于胸（膻中）交手厥阴（心包经）。此经多气而少血，是动病饥不欲食（腹内饥而不嗜食），咳唾有血（脉入肺故咳。肾主唾，肾损故见血。）喝喝喘（肾气上奔），目眩（瞳子属肾）心悬（脉络心，水不制火）坐起辄（坐而欲起，阴虚不宁），善恐（心惕惕）如人将捕之（肾志恐），咽肿舌干兼口热（少阴火），上气（肾水溢而为肿）心痛或心烦（脉络心），黄疸（肾水乘脾，或为女劳疸）肠澼（肾移热于脾胃大肠，或痢或便血。）及痿（骨痿）厥（下不足则上厥），脊股后廉之内痛，嗜卧（少阴病，但欲寐）足下热痛切。

　　手厥阴心包经　手厥阴经心主标，心包下膈络三焦（心包与三焦为表里）。起自胸中（膻中）支（者）出胁，下腋三寸循臑（内）迢。太阴（肺）少阴（心）中间走，入肘下臂两筋超（掌后两筋横纹陷中），行掌心（劳宫穴）从中指出（中冲穴），支从小指次指交。（小指内之次指，交三焦经。）是经少气原多血，是动则病手心热，（肘臂挛急，腋下肿，甚则支满在胸胁；心中憺憺时大动，面赤目黄笑不歇。）是主脉所生病者（心主脉），掌热心烦心痛掣（皆经脉所过）。

手少阳三焦经　手少阳经三焦脉，起手小指次指间（无名指关冲穴）。循腕（表手背）出臂（外）之两骨（天井穴），贯肘循臑外上肩。交出足少阳（胆）之后，入缺盆布膻中传（两乳中间）。散络心包而下膈，循属三焦表里联（三焦与心包为表里），支从膻中缺盆出，上项出耳上角巅。以屈下颊而至䪼，支从耳后入耳（中）缘。出走耳前（过胆经客主人穴）交两颊，至目锐眦（外角）胆经连（交足少阳）。是经少血还多气，耳聋嗌肿及喉痹（少阳相火）。气所生病（气分三焦心包皆主相火）汗出多（火蒸为汗），颊肿痛及目锐眦，耳后肩臑肘臂外，皆痛废及小次指（小指次指不用）。

足少阳胆经　足少阳脉胆之经，起于两目锐眦边。上抵头角下耳后，循颈行手少阳前（三焦）。至肩却出少阳后，入缺盆中支者分。耳后入耳（中）耳前走，支别锐眦下大迎。（胃经穴，在颔前一寸三分动脉陷中。）合手少阳抵于䪼（目下），下加颊车下颈连。复合缺盆下胸（贯）膈，络肝属胆表里萦（相为表里）。循胁里向气街出（挟脐四寸动脉），绕毛际入髀厌横（横入髀厌，即髀枢）。直者从缺盆下腋，循胸季胁过章门（胁骨下为季胁，即肝经章门穴）。下合髀厌（即髀枢）髀阳外（循髀外行太阳阳明之间），出膝外廉外辅（骨，即膝下两旁高骨）缘。下抵绝骨出外踝（外踝以上为绝骨，少阳行身侧，故每言外），循跗（足面）入小次趾间。支者别跗入大趾，循趾岐骨出其端（足大趾本节后为岐骨交肝经）。此经多气而少血，是动口苦（胆汁上溢）善太息（木气不舒）。心胁疼痛转侧难，足热（足外反热）面尘体无泽（木郁不能生荣）。头痛颔痛锐眦痛，缺盆肿痛亦肿胁。马刀侠瘿颈腋生（少阳疮疡坚而不溃），汗出（少阳相火）振寒多疟疾。（少阳居半表半里，故疟发寒热，多属少阳。）胸胁髀膝（外）胫绝骨，外踝皆痛及诸节（皆经脉所过）。

足厥阴肝经　足厥阴肝脉所终，大趾之端毛际丛（起大敦穴）。循足跗上（廉）上内踝（中封穴），出太阴后（脾脉之后）入腘中（内廉）。循股（阴）入毛（中）绕阴器，上抵小腹挟胃通。属肝络胆（相为表里）上贯膈，布于胁肋循喉咙（之后）。上入颃颡（咽颡，本篇后又云络舌本。）连目系，出额会督顶巅逢（与督脉会于巅百会穴）。支者复从目系出，下行颊里交环唇。支者从肝别贯膈，上注于肺乃交宫（交于肺经）。是经血多而气少，腰痛俯仰难为工（不可俯仰）。妇少腹痛男㿗疝（脉抵小腹环阴器），嗌干（脉络喉咙）脱色面尘蒙（木郁）。胸满呕逆及飧泄（木克土），狐疝遗尿（肝虚）或闭癃（肝火）。

汪昂奇经脉歌

绣按：奇经八脉，前人论之详矣。考诸时珍有言，八脉阳维起于诸阳之会，由外踝而上行于卫分；阴维起于诸阴之交，由内踝而上行于营分；所以为一身之纲维也。阳跷起于跟中，由外踝上行于身之左右；阴跷起于跟中，循内踝上行于身之左右；所以使机关之跷捷也。督脉起于会阴，循背而行于身之后，为阳脉之总督，故曰阳脉之海。任脉起于会阴，循腹而行于身之前，为阴脉之承任，故曰阴脉之海。冲脉起于会阴，夹脐而行，直冲于上，为诸脉之冲要，故曰十二经之海。带脉则横围于腰，状如束带，所以总约诸脉者也。是故阳维主一身之表，阴维主一身之里，以乾坤言也。阳跷主一身左右之阳，阴跷主一身左右之阴，以东西言也。督主身后之阳，任冲主身前之阴，以南北言也。带脉横束诸脉，以六合言也。又考张洁古有云："跷者，捷疾也。"二脉起于足，使人跷捷也。阳跷在肌肉之上，阳脉所行，通贯六腑，主持诸表，故名为阳跷之络。阴跷在肌肉之下，阴脉所行，贯通五脏，主持诸里，故名为阴跷之络。观诸所论八脉，虽在十二经络之外，因别其名为奇，然亦可为正经正络之辅。盖正经犹于地道之沟渠，奇经犹于沟渠外之湖泽。正经之沟渠不涸，则奇经之湖泽不致甚竭；正经之沟水既满，则奇经之湖泽必溉。所以昔人有云："脏气安和，经脉调畅，八脉之形无从而见，即经络受邪不致满溢，与奇经无预。若经络之邪热既满，势必溢于奇经。如天雨降下，沟渠满溢，滂霈妄行，流于湖泽之意，正自相符。且诸经皆为脏腑所配，此则自为起止，不与正经之例相同，故奇经又为十二经之约束。是以伤寒之邪，有从阳维而始传次三阳，有从阴维而始传次三阴。并脏气内结，邪气外溢，竟从奇经先受。然此由邪入内，而不于奇是留，非若十二经热满之必见有溢奇之日也。"时珍云："医而知乎八脉，则十二经十五络之大旨得；仙而知乎八脉；则龙虎升降玄牝幽微之窍妙得"。又曰："医不知此，罔探病机；仙不知此，难安炉鼎。"旨哉斯言，录此以为医之一助。

任脉起于中极底，（脐下四寸，穴名中极。任脉起于其下二阴之交会阴之穴。任由会阴而行腹，督由会阴而行背。）以上毛际循腹里（行中极穴），上于关元（脐下三寸穴名）至咽喉；上颐循面入目是（络于承泣）。冲（脉）起气街并少阴（肾脉），挟脐上行胸中至（任脉当脐中而上，冲脉挟脐旁而上。以上并出《素问·骨空论》）。冲为五脏六腑海（冲为血海，）五脏六腑所禀气。上渗诸阳（经）灌诸精（上出颃颡），从下冲上取兹义（故名冲）。亦有并肾下行者，注少阴络气街出。阴股内廉入腘中（膝后曲处），伏行骭骨内踝际。下渗三阴（肝脾肾）灌诸络，以温肌肉至跗趾。（循足面下涌泉入足大趾。此段出《灵枢·逆顺肥瘦》篇。）督（脉）起少腹骨中央，入系廷孔（女人阴廷溺孔之端，即窈漏穴。）络阴器。合篡（二阴之交名篡）至后别绕臀，与臣阳络（太阳中络）少阴比（与膀胱、肾二脉相合）。上股（内后廉）贯脊属肾行，上同太阳起（目）内眦。上额交巅络脑间，下项循肩（膊内）仍挟脊。抵腰络肾（此督脉并太阳而行）循男茎（男子阴茎），下篡亦与女子类。又从少腹贯脐中（央），贯心入喉颐及唇（环唇）。上系目下中央际，此为并任（此督脉并任脉而行者）亦同冲（脉）。大抵三脉同一本，（冲任督三脉皆起于会阴之下，一源而三歧，异名而同体。）《灵》《素》言之每错综。（《灵枢·五音五味》篇："冲脉、任脉，皆起于胞中，上循背里。"是又言冲任行背。故经亦有谓冲脉为督脉者。古图经有以任脉循背者谓之督。自少腹直上者谓之任，亦谓之督。今人大率以行身背者为督，行身前者为任，从中起者为冲。然考任督二经所行穴道，一在身前，一在身后；而冲脉居中，则无穴道。似当以此说为正。）督病少腹（上）冲心痛，不得前后（二便不通）冲疝攻（此督脉为病同于冲脉者）。其在女子为不孕（冲为血海，任主胞络），嗌干（脉循咽喉）遗尿及痔癃（络阴器，合篡间。此督脉为病同于冲任者）。任病男疝（内结七疝）女瘕带（带下瘕聚即妇人之疝），冲病里急气逆冲。（血不足故急，气有余故逆。此段出《素问·骨空论》。督者，督领诸经之脉也。冲者，其气上冲也。任者，女子得之以任养也。）跷（阴跷脉）乃少阴（肾）之别脉，起然骨后（足内踝大骨之下，照海穴）至内踝。直上阴股入阴间，上循胸入缺盆过。出人迎前（胃经，颈旁动脉）入顺（颧）眦（目内眦，晴明穴），合于太阳阳跷和，（阳跷脉始于膀胱经之申脉穴，足外踝下陷中。此段出《灵枢·脉度》篇。）此皆《灵》《素》说奇经，带及二维未说破。

附：新增脉要简易便知

浮　如水漂木。主表实，亦主里实虚。

沉　重按乃得（在筋骨间）。主里实，亦主里虚。

数　一息六至。主实热，亦主虚寒。

迟　一息三至。主虚寒，亦主实热。

长　指下迢迢（上至鱼际，下至尺泽）。主气治，亦主阳盛阴虚。

短　两头缩缩（寸不通鱼际，尺不通尺泽）。主气损，亦主中室。

大　应指满溢（长而无力）。主邪盛，亦主正虚。

小　三部皆小（指下显然）。主气虚，亦主内实。

洪　来盛去悠（既大且数）。主热极，亦主内虚。

微　按之模糊（若有若无，浮中沉皆是）。主阴阳气绝，亦主邪实。

实　举指逼逼（举按皆强）。主热实，亦主寒实。

虚　豁然浮大（浮见）。主气血空虚。

紧　劲急弹手（弹如转索）。主寒闭，亦主表虚。

缓　来去和缓。主无病，亦主实热虚寒。

濡　如絮浮水（浮见）。主气衰，亦主外湿。

弱　小弱分明（沉见）。主气虚，亦分阴阳胃气。

芤　按之减小（浮沉皆有，中取减小）。主血虚。

弦　端直而长（浮沉皆见）。主木盛土衰，亦看兼脉。

滑　往来流利（数见）。主痰饮，亦主气虚不统。

涩　往来艰涩（迟见）。主血虚，亦主寒湿热闭。

动　两关滑数如珠。主阴阳相搏。

伏　着骨始得（较沉更甚）。主邪闭，亦分痰火寒气。

促　数时一止。主阳邪内陷。

结　迟时一止。主气血渐衰，亦主邪结。

革　浮取强直，按之中空。主精血虚损。

牢　沉取强直搏指（沉伏之间）。主寒实。

疾　一息七八至。主阳亢，亦主阳浮。

细　细如蛛丝。主气虚，亦主热结里虚。

代　止歇有时。主气绝，亦主经隧有阻。

散　来去不明。主气散。

督　轻取弦长而浮（六脉皆见）。主风伤身后总摄之阳，故脊强不能俯仰。

冲　按之弦长坚实（六脉皆是）。主寒伤身前冲要之阴，故气逆里急。

任　紧细而长（六脉形如豆粒）。主寒伤身前承任之阴，故少腹切痛。

阳维　右尺内斜至寸而浮。主邪伤一身之表，故寒热不能自持。

阴维　左尺外斜至寸而沉。主邪伤一身之里，故心痛失志。

阳跷　两寸左右弹浮紧细。主邪伤左右之阳，故腰背苦痛。

阴跷　两尺左右弹沉紧细。主邪伤左右之阴，故少腹切痛。

带脉　两关左右弹滑而紧。主邪伤中腰带束之处，故腰腹痛。

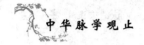

有力　久按根底不绝（非坚劲搏指）。主病无害，亦防气逆。

有神　光泽润滑（稳厚肉里，不离中部）。主病治，亦防痰蓄。

胃气　脉缓和匀（意思悠悠）。主病愈，亦忌谷食减少，寸口脉平。

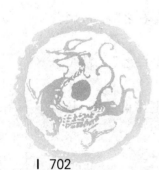

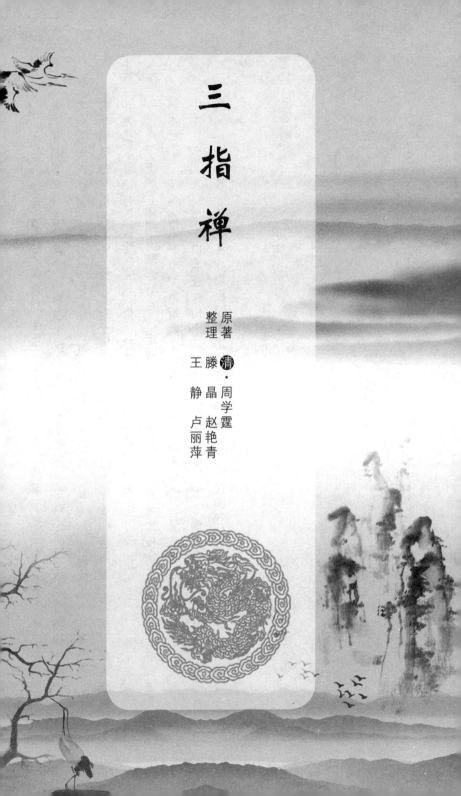

三指禅

原著 清·周学霆

整理 滕晶 赵艳青

王静 卢丽萍

《三指禅》是清代医学家周学霆（生卒年待考）所著。全书分三卷，论脉以缓脉为准，暗藏以浮、沉、迟、数为四大纲，共列二十七脉，用对比的方法分析各种脉象不同之点。周氏认为「医理无穷，脉学难晓。会心人一旦豁然，全凭禅悟」「全身脉症」于瞬息间尽归三指之下」，故名《三指禅》。论述各病能以脉诊结合病因、证候，决定治法和方药，理论与实践相结合，是一部不可多得的脉学专著。

据《全国中医图书联合书目》记载，《三指禅》一书的版本多达三十四个，清代道光刻本七个，咸丰刻本一个，同治刻本三个，光绪刻本五个，清末私家刻本若干，民国石印本六个，人民卫生出版社铅印本一个。本次点校以光绪乙未冬（一八九五年）澹雅书局刊《三指禅》为底本，以民国上海广益书局石印本、民国锦章书局石印本为对校本。

凡例八则

一、叔和《脉经》兵燹之余，无复睹其全本，五代迄今，千有余年，脉诀迭出，尽失《灵》《素》《难经》原文。是编取缓字为平脉，以定病脉，根柢《内经》以平人定病脉之谛。其余阴阳对待，恰好安置二十七脉。一奇一偶，配合天成。

一、《灵》《素》《难经》，词旨深邃，非后学所能蠡测管窥，是编一字一句，悉宗经文。编中相为表里，六部脉位，三焦包络，极力将经文阐发明晰，以辨宋明改撺之非。

一、生人性发为情，情莫著于欣戚，而修仙修佛之基，以身为本，即皆寓于膻中、丹田中，从未有疏明其义，如数掌上罗纹者。是编畅发《内经》未发之旨，透写世人难写之情，而金液还丹之说，可知其非自外来。

一、论证首列男女异尺，剖别阴阳之蕴，即《周易》上卷首乾坤，下卷首咸恒之义。

一、论证自痨至咳嗽篇，溯源先天主宰，以通元之妙手，写济世之婆心。语语自圣经出，却语语从心坎中出，医见之为医，元见之为元。

一、论证自泄至哮喘篇，发挥后天功用，饮食劳役，病有四百四种，立论难于悉备，而大端却已檃括无遗。

一、论证自春温至瘟疫篇，所有外感诸症，率根据于四序乘除，五行衰旺之理，经经纬史，抉汉分章。是儒家吐属，是医家经论，是草元家作用，令人把玩不尽。

一、论证自室女以后，凡杂症亦略见一斑，可引申而触

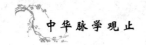
类，无得以挂漏议之。其所著之方，皆道人四十余年中之经验，因统名之曰"经验方"。

以上八则，实道人得手应心，有功世道之作，特为表出，用公诸同志云。

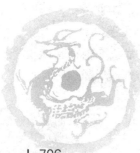

目　录

卷　一

卷 二

卷 三

卷 一

总 论

医理无穷，脉学难晓，会心人一旦豁然，全凭禅悟。余未及冠，因病弃儒，留心医学，研究诸书，并无一字之师，独于脉，稍得异人指示，提一缓字，而融会之，全身脉症，于瞬息间，尽归三指之下。距今四十余年，所过通都大邑，探取病情，无一不验。今不敢以自私，立为主脑，对以阴阳，注释多本古人体裁，实非臆造，就正同学，幸其教我。

脉学源流

轩辕使伶伦截嶰谷之竹，作黄钟律管，以候天地之节气；使岐伯取气口作脉，以候人之动气。黄钟之数九分，气口之数亦九分，律管具而寸之数始形。故脉之动也，阳浮九分，阴得一寸，合于黄钟。黄钟者，气之先兆，能测天地之节候；气口者，脉之要会，能知人命之死生。本律管以定脉，轩岐之微蕴，诚有未易窥测者。越人著《难经》，推明十变；叔和撰《脉经》，演成十卷，而脉始得灿明于世。迄五代高阳生《脉诀》出，士大夫多议之，由是才人杰士，咸驰骤于笔墨之间，各据其理，各抒其见，而真诀几几乎晦矣。齐褚澄论脉，女子阴逆，自上生下，左寸为受命之根，心肺脉诊于两尺，倒装五脏，谬妄已极。赵维宗论脉，心肺在上，为浮为阳。肝肾在下，为沉为阴。脾居中州，半浮半沉，半阴半阳。意义肤浅，更属无稽。吴草庐宗《内经》，取之于气口，未尽《内经》之奥。朱考亭推《内经》，求之于遍身，未达《内经》之专。若二李者（濒湖、士材）将前人所流传之脉，依样画葫芦，演成诗句，字字晓畅。叔和而后，幸有传人，究未得平脉诀，医无权度，殊失《内经》以平人定脉之旨。是编撰之前哲，虽则别开生面，实亦不过发明《内经》及《难经》《脉经》之义云尔。

定脉部位

晦庵朱子跋郭长阳医书云："予尝谓古人之于脉，其察之固非一道矣。然今世通行，唯寸、关、尺之法为最要，且其说具于《难经》之首篇，则亦非凭空结撰也。故郭公此书，备载其语，而并取丁德用密排三指之法以释之。夫《难经》蔓乎尚已，至于丁德用之法则，予窃意诊者之指有肥瘠，病者之臂有长短，以是相求，或未为定论也。盖尝考经之所以分尺寸者，皆自关而前却是。则所谓关者，必有一定之处，亦若鱼际，尺泽之可以外见而先识也。然考诸书，皆无的论，唯《千金方》内，以为寸口之处，其骨自高，而关尺由是而却取焉。则其言之先后，位之进退，若与经文相合。独俗间所传《脉诀》，五七韵语，其词浅陋，非叔和本书明甚，乃能直指高骨为关，而分其前后，以为尺寸阴阳之位，似得《难经》本旨。余非精于道者，不能有以正也，姑附于此，以俟明者而折衷焉。"按《内经》十八卷，即三坟古书，既未经孔子删之，复未经朱子集注，医喙争鸣，互相排诋，分门别户，莫知适从。独指高骨为关，以定尺寸，得朱子之跋，而脉之部位始得其准。

寸关尺解

高骨为关，从关至鱼际得一寸（脉浮九分），而寸以名；

从关至尺泽得一尺（脉见一寸），而尺以名。以关为间隔，而尺寸不得混为一家。合寸、关、尺为三部，其解最为直捷，不得曲为分晰。

六部脉解

六部之脉，候之寸、关、尺，出于《脉要精微篇》。左寸以候心，左关以候肝，左尺以候肾；右寸以候肺，右关以候脾，右尺以候命门，以明六部各有所属。究之候脉，分而不分，不分而分，则得诀矣。《脉经》曰："春弦夏洪秋似毛，冬石依经分节气。姻姻缓若春杨柳，此是脾家居四季。"假如春脉弦，岂有肝脉弦而余脉不弦之理乎？弦则俱弦，不过言春乃肝气主事，非谓独候之左关。但得浮洪，即属心火，不必定拘左寸；但得短涩，即属肺金，不必定拘右寸；但得沉细，即属肾水，不必定拘左尺；但得和缓，即属脾土，不必定拘右关。五脏之脉分，五脏之部不分也。是以伤寒之脉，仲景一书曰浮、曰紧、曰长、曰弦、曰沉、曰微、曰伏、曰代，但统分脉之浮、紧、长、弦、沉、微、伏、代，并未专指何经。内伤之脉，叔和一书，失血宜沉细，不宜浮紧；水证宜浮大，不宜沉伏；上气宜浮滑，不宜沉数；腹痛宜沉伏，不宜浮洪；消渴宜数大，不宜虚细；咳嗽宜浮缓，不宜细数。但分脉之宜与不宜，亦不必辨其何脏，此其明白可证者也。要须知先天一点真阳之火，潜于水中，寄居两尺，在右火用事，水为之涵。火生土，是为脾土，居右关；土生金，是为肺金，居右寸。在左水用事，火为之温。水生木，是为肝木，居左关；木生火，是为心火，居左寸。自无而生有，由下而生上，各有其位而不可易者。《难经》曰："取寸口以决五脏六腑之死生吉凶。"寸口者，手太阴之动脉。《内经》曰："心脉满大，痫瘈筋挛；肝脉小急，痫瘈筋挛；肾脉小急，肝脉小急，心脉小急，不鼓皆为瘕；肾

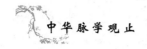

肝并沉为石水，并浮为风水。"此又于部分之间，而别有会心者。分而不分，不分而分，神而明之，存乎其人。

左心膻中肝胆肾小肠
右肺胸中脾胃命大肠
辨

天下之理，有不必辨者，有必欲辨者。不必辨而辨，则其理晦；必欲辨而不辨，则其理亦晦。心与小肠相表里，肝与胆相表里，肾与膀胱相表里，肺与大肠相表里，脾与胃相表里，形质既已相配，气脉自然相通。而以为大小肠之在下，不得候之于上，相为表里则可，同居其部则不可。易为左心膻中肝胆肾小肠，右肺胸中脾胃命大肠。亦思气类相感，有不见其端倪者。琥珀拾芥，悬空亦起；磁石吸铁，隔碍潜通。而何论大小肠之在下，心肺之在上也乎？且胸中膻中，间不能寸，小肠丙火，何得与肾水同居，大肠庚金，何得与命门同宿乎？此则不必为之穿凿而辨者也。而有不得不辨者，左肾以藏水，右肾以藏火，既已力辨其非，何以两肾俱藏水，列诸左右，独候之左尺，有是理乎？不知两肾皆藏水，即皆藏火，不过左以水为主，右以火为主耳。吾为之正其名曰：左心小肠肝胆肾膀胱，右肺大肠脾胃肾命门。

定至数

持脉之初，先看至数。欲知至数，先平己之呼吸，以己之呼吸，定人之呼吸，未尝不同。盖人之五脏不可见，所可见者，脉而已。呼出于心肺，心一至，肺一至；吸入于肝肾，肝一至，肾一至。一呼一吸，脉来四至，名一息。脾脉不见者，以土旺四季也。是为平脉。唯是邪扰于中，斯脉不得其正耳。亦有平人脉来五至而无病者。

二十七脉名目

微、细、弦、弱、濡、牢、浮、沉、虚、实、滑、涩、洪、伏、缓、迟、数、长、短、芤、革、结、促、紧、散、动、代。诀以缓为极平脉，余二十六为病脉。定清缓脉，方可定诸病脉；精熟缓脉，即可以知诸病脉。脉之有缓，犹权度之有定平星也。缓（和缓也。张太素曰："应指和缓，往来甚匀。"杨元操曰："如初春杨柳舞风之象。"）四至调和百脉通，浑涵元气此身中。消融宿疾千般苦，保合先天一点红。露颗圆匀宜夜月，柳条摇曳趁春风。欲求极好为权度，缓字医家第一功。不浮不沉，恰在中取；不迟不数，正好四至。欣欣然、悠悠然、洋洋然，从容柔顺，圆净分明。微于缓者，即为微；细于缓者，即为细。虚实长短、弦弱滑涩，无不皆然。至于芤革紧散、濡牢洪伏、促结动代，以缓为权度，尤其显而易见者也。

有胃气者生

四时之脉，和缓为宗，缓即为有胃气也。万物皆生于土，久病而稍带一缓字，是为有胃气，其生可预卜耳。（统六脉而言，不得独诊右关。）

脉贵有神

无病之脉，不求神而神在，缓即为有神也。方书乃以有力训之，岂知有力，未必遂为有神，而有神正不定在有力。精熟缓字，自知所别裁。

读缓字法

焚香趺坐，静气凝神，将缓字口诵之，心维之，手摩之，反复而详玩之，久之，缓归指上。以此权度诸脉，了如指掌。

四时平脉

天地之气，分寄四时，化生万物。故春木、夏火、秋金、冬水，皆乘其令以分司，独土则通旺于四季。分阴分阳，迭用柔刚，盖言平也。人得天地之气以生，而脉即与之为比附。春为肝木，脉弦；夏为心火，脉洪；秋为肺金，脉毛；冬为肾水，脉石。唯胃气属土，其脉从容和缓，散布于弦洪毛石，以默运于春夏秋冬，浑沦元气，流畅贯通，生生不已，平孰甚焉。如春肝宜弦，弦而缓者，若风飐柳梢，抑扬宛转。夏心宜洪，洪而缓者，若活火烹茶，熏灼舒徐。秋肺宜毛，毛而缓者，若拣金砂砾，渐次披搜。冬肾宜石，石而缓者，若水泽腹坚，徐形绉透。四季脾胃用事，厥脉宜缓，不问可知，此平脉所以获生也。盖平者，和也，所以和其脉，使无急躁也；平者，准也，所以准其脉，使无偏胜也。以缓平之，而后四时之脉，得其平耳。夫缓即胃气，原秉天生地成，与诸脉互相主辅，而不可须臾离焉者，经所云：春弦、夏洪、秋毛、冬石，皆以胃气为本，诚得诊脉之大宗也。惜医不知察，囫囵读过，毫无心得。未知有胃气者。为平为生；无胃气者，为病为死。遂使一成不易之理，徒蓄千载莫破之疑。余因揭而论定，以著是编。

浮、沉、迟、数四大纲

立缓为标，言平脉，即统该乎弦、洪、毛、石；提病脉，先分著于浮、数、迟、沉。而二十二脉之旁见侧出者，无不寓于其中，举其纲而目自见。

浮

(《脉经曰》："举之有余，按之不足。"崔氏曰："如水上漂木，主表。")浮从水面悟轻舟，总被风寒先痛头。里病而浮精血脱，药非无效病难瘳。浮紧伤寒，浮虚伤暑，浮数伤风，浮迟伤湿。亦有里病脉浮者。浮而云腾蜃起，多属阴虚；浮而绵软葱空，半由失血；浮而月荡星摇，预知精败；浮而羽铩毛散，可卜神消。

沉

（《脉经》曰："重手按至筋骨乃得。"杨氏曰："如石沉水底，主里。"）沉居筋骨有无痾，著骨推筋仔细摩。有病而沉兼别脉，沉而无病世人多。沉迟痼冷，沉数内热，沉滑痰积，沉紧冷痛。多有无病脉沉者。沉居命脉悠长，足征寿考；沉居肾脉恬静，咸颂仁人；沉居关脉调匀，允称秀士；沉居寸脉圆活，定是名姝。

迟

（《脉经》曰："一息三至，去来极慢。"迟为阳不胜阴，脉来不及。）迟唯三至欲亡阳，好与医家仔细详。总是沉寒侵脏腑，只宜温药不宜凉。浮迟表寒，沉迟里寒，有力积寒，无力虚寒，未有无寒脉迟者。迟为内病壅瘀，温养阳刚；迟为外病侵凌，温消阴翳；迟为缓病缠绵，温补元气；迟为急病驰骤，温散客邪。

数

（《脉经》曰："一息常六至。"《素问》曰："脉流薄疾。"数为阴不胜阳。）数脉为阳至倍三，脉中数脉实难谙。而今始识诸般数，嘱咐医人莫乱探。五行之中，金木水土，各居其一，唯火则有二。而推其火之类，不特本经之火。海枯被火，则为肾火；榆能生火，则为肝火；石可取火，则为肺火；壤内藏火，则为脾火。不止有二，而有六矣。而充其火之尽，不特当时之火。风热而炽，则为风火；寒郁而热，则为寒火；暑伤而温，则为暑火；湿积而蒸，则为湿火；燥过而枯，则为燥火。是内有六，外亦有六矣。而穷其火之变，不独五运六气之火，又有无根之火，痰结之火，血燥之火，莫可名状、莫可纪极之火。综此以观，无病不有火，无火不脉数，无药不可以治数。君火而数，芩连固为折火之正敌；相火而数，桂附亦为归火之灵丹。脾倦生火，数非参芪莫疗；肝盛生火，数唯柴芍可除。数缘肾虚，两地滋阴，不必降火；数由肺损，二冬泄热，即以清金。解痰火之数，唯恃法夏；润血燥之数，须用当归。伤风发热，可以去风，即可以治数，防风、羌活；伤寒发热，于焉去寒，即于焉治数，麻黄、桂枝。疗暑热之数脉，焦术、川乌，极为妙品；调湿热之数脉，苍术、黄柏，实有神功。阿胶养秋燥之金，脉数自减，玄参泄无根之火，脉数以除。区别内外，分析经络，以脉证病，以病证脉，斯得之矣。安得有心人，与之谈数脉哉！

对待总论

人之一身，不离阴阳；而见之于脉，亦不离阴阳。浮、沉、迟、数，阴阳相配之大者也，举其余而对待训之。事以相形而易明，理以对勘而互见。

微与细对

微为阳弱欲绝，细乃阴虚至极，二脉实医家剖别阴阳关键，最宜分晓，故继浮、沉、迟、数后，举以为对，以冠诸脉。

微

微脉有如无，难容一吸呼。阳微将欲绝，峻补莫踟蹰。（轻诊犹见，重按全无。黄芪、白术，益气归元；附片、干姜，回阳反本。）

细

细脉一丝牵，余音不绝然。真阴将失守，加数断难痊。
（举之极微，按之不绝。天麦二冬，清金生水；生熟两地，滋
阴养阳。）

虚与实对

二脉举按皆得，而刚柔异质。实为邪气实，虚乃本气虚。

虚

虚脉大而松，迟柔力少充。多因伤暑毒，亦或血虚空。
（迟大而软，按之无力。按《脉经》言"隐指豁空"，非是。诸
脉中，唯芤、革二脉言空，以虚脉而言空，能别乎革，难别乎
芤。濒湖曰：脉虚身热，为伤暑，亦主血虚。）

实

实脉大而圆，依稀隐带弦。三焦由热郁，夜静语犹颠。
（浮沉皆得，长大带弦。按《脉经》言："应指幅幅然。"非是。
幅幅，坚实貌，乃牢紧脉，非实脉也。伤寒胃实谵语，或伤食
气痛。）

长与短对

寸、关、尺为脉本位，长则过乎本位，短则不及本位。
欲辨长短，先明本位。

长

长脉怕绳牵，柔和乃十全。迢迢过本位，气理病将痊。

（按：长而牵绳，阳明热郁；长而柔和，病将解矣。朱氏曰："不大不小，迢迢自若。"言平脉也。经曰："心脉长，神强气壮；肾脉长，蒂固根深。"）

短

短脉部无余，犹疑动宛如。酒伤神欲散，食宿气难舒。（按：短与动为邻，形与动实别。动则圆转如豆，短则濡滞而艰。濒湖曰："短而滑数酒伤神。"杨氏曰："短脉为阴中伏阳，三焦气壅，宿食不消。"）

弦与弱对

脉而弦，脉之有力者也，雄姿猛态，可以举百钧；脉而弱，脉之无力者也，纤质柔容，不能举一羽。

弦

（同一弦也，在肝经则泻之、攻之；在胆经则和之、解之。）

弦脉似张弓，肝经并胆宫。疝痛入骨癫（注：此古字为"颓"）癥瘕疟，象与伤寒同。（《素问》曰："脉端直以长。"《刊误》曰："从中直过，挺然指下。"按弦属肝胆经，疝癫癥瘕疟，肝胆经病。肝胆经有泄无补。）

弱

弱脉按来柔，柔沉不见浮。形枯精日减，急治可全瘳。（《脉经》曰："极软而沉，按之乃得，举手无有。"弱宜分滑涩。脉弱以滑，是有胃气，清秀人多有此脉；脉弱而涩，是为病脉。）

滑与涩对

脉之往来，一则流利，一则艰滞，滑涩形状，对面看来便见。

滑

滑脉走如珠，往来极流利。气虚多生痰，女得反为吉。（沈薇垣曰："滑主痰饮，浮滑风痰，沉滑食痰，滑数痰火。亦有呕吐、蓄血、宿食而脉滑者。"万氏云："脉尺数关滑而寸盛，为有胎。"）

涩

涩脉往来艰，参差应指端。只缘精血少，时热或纯寒。（《脉经》云："涩脉细而迟，往来艰，短且散，或一止复来。"《素问》云："参伍不调。"按：血不流通，故脉来艰滞。）

芤与革对

同一中空，而虚实分焉。虚而空者为芤，实而空者为革。悟透实与虚，旁通芤与革。

芤

芤字训慈葱，中央总是空。医家持拟脉，血脱满江红。（戴同父曰："营行脉中，脉以血为形。芤脉中空，血脱之象也。"）

革

革脉唯旁实，形同按鼓皮。劳伤神恍惚，梦破五更遗。（按：革主亡精，芤主亡血。《脉经》言均为失血之候，混淆莫别。不过革亦有亡血者。）

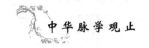

紧与散对

松紧聚散，物理之常。散即松之极者也，紧即聚之极者也。紧如转索，散似飞花。紧散相反，形容如生。

紧

紧脉弹人手，形如转索然。热为寒所束，温散药居先。（诸紧为寒为痛。人迎紧盛，伤于寒；气口紧盛，伤于食。腹痛尺紧，中恶浮紧，咳嗽沉紧，皆主死症。按：浮紧宜散，沉紧宜温。）

散

散脉最难医，本离少所依。往来至无定，一片杨花飞。（柳氏云："无统纪，无拘束，至数不齐，或来多去少，或去多来少，涣散不收。"）

濡与牢对

浮之轻者为濡，平沙面雨霏千点；沉之重者为牢，锦匣里绵裹一针。

濡

濡脉按须轻，萍浮水面生。平人多损寿，莫作病人评。（《脉经》曰："濡脉极软而浮，如帛在水中，轻手乃得，按之无有。"按：濡主血虚之病，又主伤湿，平人不宜见此脉。濒湖曰："平人若见似无根。"）

牢

牢脉实而坚，常居沉伏边。疝癥犹可治，失血命难延。（《脉经》曰："似沉似伏，实大弦长。"仲景曰："寒则牢坚，有牢固之象。"按：牢长属肝，疝癥肝病，实病见实脉，可治。扁鹊曰："失血脉，脉宜沉细，反浮大而牢者，死。"虚病见实脉也。）

洪与伏对

浮之最著者为洪，水面上波翻浪涌；沉之至隐者为伏，石脚下迹遁踪潜。

洪

洪脉胀兼呕，阴虚火上浮。应时唯夏月，来盛去悠悠。（经曰："诸腹胀大，皆属于热。"呕，初起为寒，郁则为热。经曰："诸逆上冲，皆属于火。"阴虚阳盛，脉多洪，唯夏日应时。濒湖曰："拍拍而浮是洪脉。"《素问》曰："来盛去衰。"）

伏

伏脉症宜分，伤寒酿汗深。浮沉俱不得，着骨始能寻。（伤寒一手伏，曰单伏；两手伏，曰双伏。乃火邪内郁，不得发越，阳极似阴，故脉伏，必大汗而解。又有夹阴伤寒，先有伏阴在内，外复感寒，阴盛阳衰，四肢厥逆，六脉沉伏，须投姜、附，灸关元，脉乃出。按：二症极宜分。）

结与促对

迟而一止为结，数而一止为促。迟为寒结，则寒之极矣；数为热促，则热之至矣。

结

结脉迟中止，阳微一片寒。诸般阴积症，温补或平安。

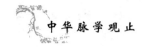

（越人曰："结甚则积甚，结微则积微。浮结内有积病，沉结内有积聚。"）

促

促脉形同数，须从一止看。阴衰阳独甚，泄热只宜寒。（濒湖曰："三焦郁火炎炎盛，进必无生退有生。"按：促只宜泄热除蒸，误用温补，立见危殆。）

动与代对

动则独胜为阳，代则中止为阴。动代变迁，阴阳迭见。

动

动脉阴阳搏，专司痛与惊。当关一豆转，尺寸不分明。（《脉经》曰："动乃数脉见于关，上下无头无尾，如豆大，厥厥动摇。"仲景曰："阴阳相搏名曰动。阳动则汗出，阴动则发热。"濒湖曰："动脉专司痛与惊，汗因阳动热因阴。"）

代

代脉动中看，迟迟止复还。平人多不利，唯有养胎间。（结促止无常数，或二动一止，或三五动一止即来。代脉之止有常数，必依数而止，还入尺中，良久方来。滑伯仁曰："若无病羸瘦，脉代者危。"有病而气不能续者，代为病脉。伤寒心悸脉代者，复脉汤主之。妊娠脉代者，其胎百日。代之生死，不可不辨。）

奇经八脉

本来督任一身中，寻得仙源有路通。剖别阴阳维跷界，调冲运带鼎炉红。八脉者，督脉、任脉、阳维、阴维、阳跷、阴跷、冲脉、带脉是也。以其不拘于经，故曰奇。督、任、冲起于会阴穴，一源而三脉。督脉由长强穴贯脊上行，过巅顶，至龈交而止，为阳脉之总督，故曰阳脉之海。任脉上行脐腹，过咽喉，至承浆而止，为阴脉之承任，故曰阴脉之海。阳维起于诸阳之会，由外踝之金门穴，而上行于卫分。阴维起于诸阴之会，由内踝之筑宾穴，而上行于营分。夫人身之经络繁密，二脉能于阴交阳会之间，加一紧缚，举纲齐目，而阴阳斯得维持之力。阳跷之脉，起于足跟，循外踝上行于身之左右。阴跷之脉，起于足跟，循内踝上行于身之左右，所以使机关之跷捷也。冲脉前行于腹，后行于背，上行于头，下行于足，凡筋骨脾肉，无处不到，十二经络上下之冲要，故曰十二经络之海。带脉横围于腰，状如束带，所以总束诸脉。医家知乎八脉，则十二经、十五络之旨得矣；修炼家知夫八脉，则龙虎升降、元牝幽微之窍妙，于此入其门矣。养生者无事之暇，撮起督脉，循尾闾夹脊双关，上行脑顶，下通乎任，循环无端，终而复始，久久调息，二脉贯通如一脉矣。人身元阳之气，自下而生者，亦自下而竭。督任相联，转运不已，有其生之，断难竭之，而寿有不稳固者乎？！鹿顾尾闾，能通督脉；龟纳鼻息，能通任脉。二物俱得长寿，有明征矣。提督而上行也，阴阳维跷，随督而升；通任而下行也，阴阳维跷，随任而降。一升一降，阴阳维跷，亦得为之疏畅。由是从会阴穴起，上至天，下至渊，所以运其冲也；从季肋穴起，左转三十六，右回三十六，所以运其带也。第见营卫和，而颜色日以滋润，机关利而手足日以轻捷。三百六十骨节，节节光莹；八万四千毛窍，窍窍亨通。血不壅涩，气不停滞，六淫不得而干之，七情不得而伤之。却病延年之方，未有过于此者。何必采商山之芝，贮铜盘之露，而后永其寿乎！从知紫府长生诀，尽在奇经八脉中。（《参同契》曰："北方河车，即此法也。循而习之，

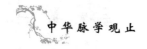

疏经畅脉，可以养生；进而求之，还精摄气，可以延年；神而明之，进火退符，可以夺丹。"仙经所传，抽铅添汞，降龙伏虎，擒鸟捉兔，霏雪产莲，无不寓于其中。浅者得之为浅，深者得之为深。）

脏腑说

人身一太极也。静而生阴，则为五脏；动而生阳，则为五腑。一动一静，互为其根。吸门内气管所系，手太阴肺、手少阴心，居于膈上；足太阴脾、足厥阴肝、足少阴肾，居于腹下。脏数五，其形象地，静而得方。食管所系，足阳明胃，手太阳小肠、手阳明大肠，一路贯通。足太阳膀胱（有下口而无上口）、足少阳胆（有上口而无下口），两腑对照。腑数五，其气象天，动而行健。手少阳三焦、手厥阴心包络，有经无形。以五脏位置言：离为心火，居南；坎为肾水，居北；坤为脾土，居中；肝不全居左，而震为肝木，居左，气自行于左；肺本不居右，而兑为肺金，居右，气自行于右。以五腑位置言：初以胃，统纳水谷；次以小肠，分清水谷；于是大肠消其谷，膀胱渗其水，胆则司其事。以阴阳匹配言：心与小肠合，丁丙共宗；肺与大肠合，辛庚一本；脾与胃合，己戊伴居；肝与胆合，乙甲同体；肾与膀胱合，癸壬并源；包络与三焦合，营卫相亲。以阴阳交媾言：三阴从天降，手太阴肺、手少阴心、手厥阴心包络，列之于上；三阳从地升，手阳明大肠、手太阳小肠、手少阳三焦，列之于下。其中脾阴胃阳、肝阴胆阳、肾阴膀胱阳，更迭相济。以脏腑经络言：手之三阴，从胸走手；（手太阴肺，从中府而走手大指之少商；手少阴心，从极泉而走小指之少冲；手厥阴心包络，从天泉而走手中指之中冲。）手之三阳，从手走头。（手阳明大肠，从手大指商阳，而走头之迎香；手太阳小肠，从手小指而走头之听宫；手少阳三焦，从手四指关冲，而走头之丝竹。）所以肺、心、包络、大小肠、三焦，皆称之曰手。足之三阳，从头走足；（足太阳膀胱，从头睛明，而走足小趾之至阴；足阳明胃，从头头维而走足次趾之厉兑；足少阳胆，从头瞳子髎而走足四趾之窍阴。）足之三阴，从足走腹。（足太阴脾，从足大趾隐白，而走腹之大包；足少阴肾，从足心涌泉，而走腹之俞府；足厥阴肝，从足大趾大敦，而走腹之期门。）所以膀胱、胃、胆、脾、肾、肝，皆称之曰足。以阴阳多少言：太阴、太阳为正，少阴、少阳次之，厥阴（阴尽也）、阳明（并左右之阳，两阳合明也）又次之（本王启元《内经注》）。肺、脾得正阴之气，以太阴称，心、肾属少阴，包络与肝，则厥阴矣。受阴气，以是为差。膀胱、小肠，得正阳之气，以太阳称，三焦与胆，属少阳，胃与大肠，则阳明矣。受阳气，以是为差。以脏腑功用言：主宰一身者心，而小肠为受盛之官；宣布万事者肺，而大肠为传导之官；谋胜千里者肝，而胆为决断之官；颐养四体者脾，而胃为仓廪之官；精贯百骸者肾，而膀胱为津液之官，三焦为气之父，包络为血之母。夫一脏一腑，五脏而称六腑者，以三焦属腑，故言六腑。然三焦属腑，而称六腑，包络属脏，宜亦可称六脏。由斯而论，言六腑，必言六脏；言五脏，只可言五腑，以合天地之数。何必参差其说，而言五脏六腑哉！缕陈脏腑，灿然可考，而有不离乎脏腑，亦不杂乎脏腑，非形象之可绘，言语之可传者，妙在元关一窍。

命门提要

（详后论中）人身以命门为本，而论命门者，不一其处。为此坎为水，一言尽之。盖坎阴包乎阳，一言水而火在其中，如必象坎之形，两边一画为阴，中间一画为阳，则拘矣。独不闻画前原有易乎！

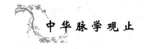

三焦辨

《难经》注三焦，一则曰：有名无形，与手厥阴相表里。再则曰：有名无形，其经属手少阳。词旨极为明白。叔和定《脉经》，因之以立论，可谓善于祖述矣。辨《脉诀》者，不求甚解，以为明有其经，又曰无其形，自相矛盾，为此不经之谈。而有为之原者，《脉诀》出于六朝高阳生假名伪撰，叔和《脉经》中决不为此语。不知叔和实根于《难经》，《脉诀》亦未背乎叔和，辨之者愦愦而辨，原之者亦冥冥而原。读《难经》者，将三焦对诸脏腑读之，涣然冰释矣。肾之形如豇豆，而三焦之形何似？脾之形如马蹄，而三焦之形何类？心之形如莲苞，而三焦之形何若？肺六叶而形如华盖，肝七叶而形如甲折，三焦亦有叶可数，形可拟乎？五脏无不皆然。经则起于关冲，终于丝竹，凡二十三穴，左右四十六穴，岂不有名无形，而行经于上、中、下乎？究其源，滥觞于宋儒，将高阳生一辟，庞安常倡其端而指其瑕，戴同父和其说而辨其谬。厥后一派名流，俱以耳读书而不以心读书，凡《脉诀》之本于《灵》《素》《难经》，微词奥旨，有难晓者，概归于高阳生之僭拟。高阳生阳受其贬，阴实受其褒。夫高阳生立七表、八里、九道之目，而遗数脉，其罪实无可逃。其余不过文不雅训，荐绅先生难言之，而乃于词之晓畅者，亦谓高阳生杜撰，高阳生不应受如是之诬。学未深造而轻议古人，多见其不知量也。考三焦之功用，乃人身最关要之腑，如天地之三元，总领五脏、六腑、营卫、经络之气，而为诸气之宗。以其资生于肾，与肾合气，肾为元气之正，三焦为原气之别，并命门而居，候脉者，亦候之右尺，可谓深知经脉者。余谓不然，上焦主内而不出，其治在膻中；中焦主腐熟水谷，其治在脐旁；下焦主出而不内，其治在脐下一寸。既平列上、中、下三焦，候脉自宜候寸、关、尺三部。

心包络辨

《灵兰秘典》称心为君主，《二十五难》称包络为心主。盖心主有形之君，包络是无形之主。柱下史云：常有欲以观其徼，常无欲以观其妙（徼，如游徼之徼。中边洞彻，无所不周。唯朕兆甫萌，端倪乍露，乃能灼见其真，故必于常有时观之。妙，如元妙之妙。宇宙洪荒，无所不包，唯机关未启，意念未兴，始可洞观其质，故必于常无时观之。亦仿佛无名天地之始，有名万物之母之言。后世梁王份对高祖曰："陛下应万物为有体，至理为无。"盖暗合此意耳）是也。宋元《脉诀》，不知仿自何人，因包络动则喜笑不止，与十二官内，膻中喜乐出焉相吻合。遂以包络即膻中。亦思膻中为臣使之官，君臣大义，名分森然，何以只知读下一句而不知读上一句乎？且将包络绘其图于简编，独不闻心主与三焦相表里，俱有名无形，何以能知著《脉诀》，而不知读《难经》乎？包络之经，虽起膻中，以无职统众职，尊卑原是攸分。心有形，心主无形，天下唯无形者，其用最神。所以君主无为，心主用事，空空洞洞之中，（天至地，八万四千里，空空洞洞；人心至肾，八寸四分，空空洞洞。）总视心主何如耳。心主泰然，志气日以清明，义理日以昭著。仰无所跼于天之高，俯无所蹐于地之厚。率性而行，梦寐亦形其畅适于以想见。箪瓢陋巷之回，春风沂水之点焉。心主愦然，物欲莫辞其憧扰，精神莫定其从违。未尝临深，而若临渊将陨；未尝登高，而若登山将崩。任情而动，宴安亦露其张皇于以想见。因石据藜之象，噍杀啴缓之音焉。余用是而知天地之道，其犹橐籥乎，无底曰橐，有窍曰籥，中间一窍，无人摸着，指心包络也。解悟此窍璇玑，立跻天仙地位。其候脉也，菩提本无树，明镜亦非台。（《传灯录》：五祖宏忍大师欲求法嗣，令寺僧各述一偈，时有上座神秀者，众所宗仰，于壁上书曰："身是菩提树，心如明镜台。时时勤拂拭，莫使惹尘埃。"六祖慧能，时为行者，闻之曰："美则美矣，了则未了。"至夜潜书一偈于秀偈旁曰："菩提本无树，明镜亦非台。本来无一物，何处惹尘埃。"五祖见之，嗣遂定。）有非《灵》《素》《难经》之所及者，请读无字之经（《梵典》：南土遣使诣西竺取经，国王将经秘函给使者，还至中途开视，书中并无一字，因复至西竺，国王笑曰："吾念南土至诚，不惮跋涉，故将上乘无字经给发，岂知只知读有字之经，不知读无字之经。"故南土所传，皆有字下乘经）。

反关脉解

寸口为脉之大会，诊家于此候吉凶死生。间有脉不行于寸口，由肺列缺穴斜刺臂侧，入大肠阳溪穴而上食指者，名曰"反关"，非绝无仅有之脉也。人，一小天地也，盍观于天乎？日至为天之大经，七政为纬。（七政，日月五星也。二十八宿，左转为经，七政右旋而行，为纬。）周行于天而迟留伏逆，凌犯交食，（五星与日三合，会则迟；与日对冲或与日隔宫，遇则留；与日同度，则伏，逆亦在对冲隔宫。凡星不循常度乱入次舍，为凌犯。交食即日月蚀也。）甘石氏（古之掌天文之官，如周礼冯相保章之类）可得而推之。若夫数应谪见，偏无侵蚀之愆；（《礼记》："阳教不修，谪见于天，日为之食；阴教不修，谪见于天，月为之食。"食即相侵相蚀也。数应然，而竟不然者，或有他善之举，以宥其小惩；或有悔祸之机，以俟其速改。抑势之巧中其偶耳。）官设眂祲，果验宿离之忒。（《周礼》眂祲掌十辉之法，以观妖祥，辨吉凶。若阴阳变为祲，赤乌成象，镌而横刺，监而抱珥，蔽而昼阍，蒙而光瞢，白虹弥贯，云气叙列，朝隮日上，杂气可想。《月令》宿离不贷，宿星躔次，离星过舍，贷与忒同。设官如是，而天象果如是者，抑势之会逢其适耳。）与夫景客孛彗。（景星，德星也。太平之世，则景星见。又《天官书》：天晴则景星见。客星无常次。《汉书》：子陵与光武共卧，以足加帝腹。次日，太史奏客星犯御座。孛彗，妖星也。《春秋》：昭十七年冬，有孛星入于大辰。注，孛，彗星也。《尔雅》：彗星为欃枪，注亦谓之孛。又《汉书》文颖注："孛星光芒短，其光四出，蓬蓬孛孛也；彗星光芒长，参参如扫彗也。"二星似少异。）征休征咎应时而见，则势之适然者。甘石氏虽能洞悉其微，而究莫能弥缝其阙。又不观于地乎，东向为水之大汇，决汝汉而排淮泗，顺其性而导之，因其壅而疏之，禹之行其所无事也。至若弱水入于流沙，反为导水之始；黑水入于南海，实居东流之先，虽禹亦不能强之使东。但得安澜有庆，亦不必定归之于东矣。人得天地之气以生，脉会于寸口者，得天地之正者也；脉反其关者，得天地之偏者也。然偏也，非病也，均之得气以生也。其三部定位，于寸口无异。

七表八里九道三余脉辨

浮、沉、迟、数，脉之纲领，《素问》《脉经》皆为正脉。《脉诀》立七表、八里、九道之目，而遗数脉，不辨而知其不可宗。然体裁既变乎古而明其谬，意义自当分析于今，而折其衷。天地未辟，老阴、老阳用事；天地既辟，少阳、少阴用事。少阳之数七，七主天，天有七政，居地之表；少阴之数八，八主地，地有八极。（《淮南子》："九州之外，乃有八寅；八寅之外，乃有八纮；八纮之外，乃有八极。"）居天之里。阳常有余，阴常不足。（天包乎地，男强于女；牡健于牝，雄矫于雌。）经曰：能知七损八益，则足以治病者，此也。天地之数，始于一而终于九，故天有九天、九星、九道之名，（九星：贪狼、且门、禄存、文曲、廉贞、武曲、破军、左辅、右弼。九道：青道二、白道二、赤道二、黑道二、合黄道而为九也。九天：

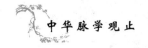

《周子》：一为宗动天，二为恒星天，以下七政各一重天。又
《太元经》：一中天、二羡天、三从天、四更天、五晬天、六廓
天、七减天、八沉天、九成天。）地则有九州、九野、九河之
号。黄帝因天之象以画地之形，广轮错综，无少畸零。《易》
曰："地道无成而代有终。"其是之谓乎？期三百，有六旬，有
六日，合气盈朔虚以置闰，而后岁功成焉。人一小天地也，七
表以法天，八里以法地，九道以法天地之九数，补三脉以象归
奇之闰。《脉诀》分类之义，想当然耳。今举为对待，配以阴
阳，岂不显背乎《脉诀》，究之万物不离乎阴阳。一物不离乎
阴阳，以阴阳该之，而七表、八里、九道、余三，无不寓于其
中，以俟千秋百岁，自有论定之者。

七诊辨

　　《脉经》曰：七诊者，一静其心，存其神也；二忘外意，
无思虑也；三均呼吸，定其气也；四轻指于皮肤之间，探其腑
脉也；五稍重指于肌肉之际，取其胃气也；六再重指于骨上，
取其脏脉也；七详察脉之往来也。据《脉经》所说，指临时言。
以余诀之，用功不在临时，而在平时。平居一室之中，内以养
己，恬静虚无，一存其神，二忘其虑，三均其呼吸。沉潜于脉
理之场，从容于脉理之圃。将心所存之神，意所忘之虑，鼻所
出入之呼吸，尽附指头。不以心所存之神为存；而以指所存之
神为存；不以意所忘之虑为忘，而以指所忘之虑为忘；不以鼻
所出入之呼吸为呼吸，而以指所出入之呼吸为呼吸。以之探脏
腑，取胃气，察脉之往来，无论燕居间暇，即造次之时，颠沛
之际，得之于手，应之于心矣！盖手中有脉，而后可以诊他人
之脉。若平时未及揣摩，徒事口耳之学，临时从七诊分晰，心
中了了，指下难明。况医常仓卒，病值危急，又何以尽七诊之
法，而一无遗漏也乎？！

九候解

寸、关、尺为三部，一部各有浮、中、沉三候。轻手得之曰举，候浮脉也；重手取之曰按，候沉脉也；不轻不重，委曲求之曰寻，候中脉也。三而三之为九也。浮以候表，头面皮毛外感之病也；沉以候里，脏腑骨髓内伤之病也；中以候中。中者，无过不及，非表非里，至数从容，无病可议。古帝王传心之要，所为以一中括天地之道而立斯人身心性命之宗者，此也。古人以之为心传，吾人亦以之征心得。盖中与和通，谓其和缓而不邻于躁也；中与庸近，谓其平庸，而不涉于偏也。其见诸脉，胃气居中，则生机之应也。定之以中，而浮沉朗若观火，三部九候无不了然。

膻中解

两乳中间，气聚之海，名曰膻中，无经络而有其官。经曰："膻中者，臣使之官，喜乐出焉。"余读经文而穆然思、恍然悟，人自坠地以来，未逢笑口，先试啼声。知识甫开，端倪迸露，渐渐客气侵淫，本来流动充满之气，无复中存。百岁光阴，总是牵愁之岁月；半生阅历，哪寻极乐之寰区。所以生、病、老、死、苦，不能脱其轮回矣。如是，我闻观自在菩萨，心平气和，理直气壮。慈灯普照；（王勃《普悲寺碑》：宣佛镜于无方，演慈灯于已绝。）统五蕴以俱空；（《涅槃经》："五蕴皆空。"即六入之类。）智炬长明，（梁简文帝《菩提树颂序》：智灯智炬之光，照虚空于莫限。）驭十方而胥静，（唐太宗《圣教序》："宏济万品，典御十方。"）破烦恼网以慧剑，（《维摩经》："以智慧剑，破烦恼网。"）生安稳想于化城。（《法华经》："法华道师于险道中化作一城，疲极之众，生安稳想。"）广大乾坤，逍遥世界；舒长日月，容纳须弥。（《维摩诘经》"以须弥之高广，纳芥子中而不迫窄"。昆仑山西方曰须弥山。）若夫情

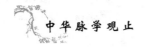

根不断，蘖种难翻。荆棘丛中，无非苦戚；葛藟藤里，绝少安闲。鼻观窒木樨之香（《罗湖野录》黄鲁直从晦堂和尚游，时暑退凉生，秋香满院。晦堂曰闻木樨香乎？公曰：闻。晦堂曰：吾无隐乎尔。公欣然领解），心期迷梅子之熟，（《传灯录》大梅和尚曰："任汝非心非佛，我只管即心即佛。"马祖曰："梅子熟也。"）杏无妙叶（梁简文帝《元圃讲颂》：树葳蕤于妙叶），哪发空花（叶昭明太子诗：意树发空花）。然则涤偏气于往来，高悬明镜；涵元气于夙夜，永保灵犀（义山诗：心有灵犀一点通）。云蕊函开，便为清福之地；月苗杯举，别有浩洞之天。（陆龟蒙《道室诗》：月苗杯举有三洞，云蕊函开叩九章。）克效臣使之司，允称喜乐之国。

丹田解

脐下为丹田，有活见之处，而不可以分寸计。人之动气，根于两肾，生于丹田。气足内藏，鼻息微细；气虚上奔，鼻息喘促。无气有气，有气无气，以此为辨。而名为丹田者，则非医家所能通晓。余与梯云道人、（姓谢，字际洛，新化人。甫八岁，病染狂，所言皆蓬莱海岛之事，十四岁方瘳。十五岁发蒙，越明年，游泮。一动一静，无不以圣贤自规。）了悟山人（姓刘，讳宗因，字群占，号济南，邵阳人。天生一种慈详恺恻之性，日以普度众生为念。鬓发雪白，满面红光。梦觉道人游湘，寄书未至，预对家人白之。有"可知息息相通处，未见瑶函先见形"之句。）同考道于梅城雷公洞。（在城南九十里，洞窈而深，巨石摩霄塞口，一水冲破。梦觉道人循口壁凿开，为新邵通衢，约一里许。正居洞中间，傍溪献一大岩，生成考道之所。基砥而垲爽，顶锅而风藏。门面奇花异草，四时醲馪。壁脚方床圆几，百窍玲珑。不暑不寒，常在二八月天气；有炉有灶，包含亿万劫金光。）忽一朝，谢子微笑曰："吾今知脐下为丹田，乃藏丹之所也。昨宵漏永，宝鼎浓浓。（采药于坤炉，升于乾鼎，浓浓药苗熏蒸之象。）光透帘帏（精光彻透帘帏），夺得金精一点。恍兮惚兮，活见于脐下矣。"余曰："水中之铅，经火一炼，化而为丹。些子机关，只可自知，余亦将有得，不堪持赠君尔。"时刘子犹未悟也。谢子灵根夙植，仙骨珊珊，雅有逸鹤闲鸥之致，闻道独早，三人参究元理，得益于谢者居多，厥后刘亦勇于上进。一痕晓月东方露，（坎戊，月精。晓月露者，药苗生也。）穷取生身未有时。（天地未有时，先有贞元会合之真气，而后有天地；生身未有时，先有贞元会合之真气，而后有生身。晓月露，追取先有之真气，归于生身。）其所得更有过于余与谢者。桃花夙有约，同泛武陵槎。（陶渊明《桃花源记》：武陵人，捕鱼为业。缘溪而行，忘路之远近。忽逢桃花夹岸，数百步中无杂树，行到源头，山有小口，仿佛若有光。舍船从口入，其中往来种作，男女衣裳，悉如外人，黄发垂髫，怡然自乐。自云先世避秦人乱，来此绝境，不复出焉，遂与外人间隔。）

人迎气口解

左手关前一分为人迎，右手关前一分为气口。《脉经》曰："人迎紧盛伤于风寒，气口紧盛伤于饮食。"夫关前一分，即左右寸也。左寸本以候心，心非受风寒之所，而以为紧盛伤于风寒；右寸本以候肺，肺非积饮食之区，而以为紧盛伤于饮食。辗转思维，不得其解。乃今于天地运行而知之矣。天左旋，风寒为天之邪，人迎之而病，邪氛胁逼，畏风恶寒，亦见于左之上部；地无旋，地之气右旋，人身之气亦从右始，是以右之上部不名寸口而名气口。一部各分天、地、人三候，上部之地属阳明胃经，主消纳五谷，内伤饮食亦先见于右之上部。以其本位而言，则曰心与肺；以其受邪而言，则曰人迎气口。

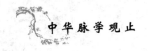

冲阳太冲太溪解

人之两手为见脉之所，而不知两足尤为树脉之根。冲阳动脉在足跗上五寸陷中，属阳明胃经；太冲动脉在足大趾本节后三寸陷中，属厥阴肝经；太溪动脉在足踝后跟骨间，属少阴肾经。病当危殆，寸、关、尺三部俱无，须向三脉诊之。如往来息均，尚有可生之路。试观小儿二三岁时，喜赤足，八岁好趋，十岁好走，阳气从下而生也；五十足渐畏冷，六十步履维艰，阳气从下而耗也。两足无脉，纵两手无恙，其命不能久留；两手无脉，而两足有脉，调治得宜，亦可挽转生机。一心应变，宏敷济众之仁；万象回春，允副好生之德。

卷 二

男女尺脉异论

男女异质，尺脉攸分。卜寿夭于目前，温犀易辨；(《晋书》：温峤过牛渚矶，深不可测，遂燃犀角照之。须臾见水族，奇形异状，或乘车马着赤衣者。峤至夜梦人谓：日与君幽明相隔，何若乃尔。)定荣枯于指下，秦镜难逃。(《西京杂记》：秦始皇有方镜，照见心胆。)男脉尺藏，抱朴守真，德寿之考；归神敛气，福禄之翁。若浮洪而短，其祸有不可胜言者。碌碌蓬庐，终日待株林之兔；(《列子》：野人有遇一兔走触株林而死，辄拾以归，其后尝守株以待兔。)悠悠岁月，无路看长安之花。(孟郊诗：春风得意马蹄疾，一日看尽长安花。)而且每多斯疾之呼，膏肓莫治；定有夫人之恸，命数难延。女脉尺盛，雅秀彬彬，芝香玉砌，精光炯炯，桃熟瑶池。若隐伏而微，其祸又不可胜言者。郊禖无灵，空履大人之迹；螟蛉有子，徒闻象我之声。而且狮子吼于河东，乞怜处士；(《东坡集》：陈季常佞佛，妻柳氏性悍，客至常闻诟声。东坡戏之曰：龙邱居士亦可怜，谈空说法夜不眠，忽闻河东狮子吼，拄杖落手心茫然。"按：狮子吼，梵书名，佛声震，小说自息，犹狮子吼，群兽皆藏。)犊车乘于洛邑，见戏相臣。(《妒记》：洛中王导，妻曹夫人性妒，导惮之，乃别营馆居妾。夫人知之，率婢持刀寻讨，导恐，飞辔出门，左手攀车栏，右手提麈尾，以柄打牛。司徒蔡谟戏曰："朝廷欲加公九锡。"导弗之觉，但谦退而已。

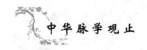

谟曰："不闻余物，唯有短辕、犊车、长柄麈尾。"导大怒。）

痨症脉数论

病症最苦者，莫如痨。《脉经》注："脉数不治。"而未注明所以脉数，所以不可治之故。天一生水，天一奇数阳也，而生水则为阴矣。阴阳同宫，是一是二，解人当自分明。《难经》注"左肾以藏水，右肾以藏命门"，固为传写之讹；即方书谓"两肾一般无二样，中间一点是元阳，亦是隔膜之谈。盖阴生于阳，阳藏于阴，诚有分之而无可分者。人自团地一声以来，有此水即隐此火，而穷通寿夭，皆决之于此。《入药镜》云（崔公希范著）："唯有水乡一味铅是也（乾坤交媾罢，破干为离，破坤为坎。铅为金丹之母，八石之祖，先天一点乾金，走入坎水中，化而为铅。由乾阳来，是为真火）。水足而火之藏于水中者，韬光匿彩，而六脉得以平和；水虚而火之见于水中者。焕彩闪光，而六脉何能安静？水之包含乎火，夫固有一滴之不可亏者。病而名痨，痨者，牢也，牢固难解之辞也。或曰取其劳苦、劳役、劳顿之义。吾则曰：劳字从火，相火一煽，君火随之而炽，二火争焰而痨焉。盖一勺之水，煎熬殆尽，火无所附丽，飞越于上。犯营则逼血妄行，克金则咳嗽不已，灼津液则饮食变为痰涎，蚀肌肉则形骸为之骨立。一身之内。纯是火为之猖獗，脉之所以数也；精竭神枯，脉之所以细而数也。夫性命之理，至为微妙。性藏于心，命藏于肾，命即指此火也。有水，火可引之归元；无水火亦无所归宿，（龙雷之火，潜于水中，得温暖则藏。水冷则火升，咽痛、唇裂、口渴、面赤，投以桂附，温其窟宅而招之；火自归乎原位。《本草》所以有能此引火归原之语，世医不察，概施之无水并邪火之证。人之死于非命者，无冤可诉。撲厥由来，祸肇于景岳、《医贯》《薛氏医案》诸书，流毒两百余年。天心仁爱斯民，亦有悔祸之机，自《慎疾刍言》《医学汇参》书出，而吴越之风息。自如是，我闻唤醒世人书出，而燕赵之风息，唯荆楚何辜，此风犹自盛行。）直至焰消灰尽，命亦于此尽失。其可治乎？其不可治乎？唯愿同学君子，遇症之自内出者，稍见脉过其止，即以醇静甘寒之品养之，（百合、熟地、枇杷叶、梨汁、童便、麦冬、桑皮、地骨皮之类。经验加味地黄汤：熟地、怀药、枣皮、泽泻、云苓、生地黄、麦冬、丹皮。百合固金汤：生地、熟地、百合、麦冬、芍药、秦归、贝母、玄参、桔梗、甘草。）无使至于数焉，诚济世之慈航也。然则，问此火离乎本位，出没无端，隐显莫测，可确指其侨寓于何处乎？余应之曰：分明香在梅花上，寻到梅花香又无（拈花示众）。（余着是篇，殊触当日隐憾也。年十三应童子试，见赏宗士，曾拔前茅。旅馆风霜，归患水肿，误服桂附，几濒于危。忽江西来一老医，姓聂，名广达，以乳蒸黄连服之而愈。究中桂附伤，随即吐血、咳嗽、潮热等症作矣。一室之中，调养五载，博采医书，折衷一是，唯日服甘寒之品，身体渐次复元，医亦稍得门径。本欲理吾旧业，以绍箕裘，而日夜求治者，接踵搅心，因将手泽庋之高阁。迨寻五十年前梦，云散天空一道人。）

噎膈反胃脉缓论

余得一缓字诀，以决病之死生吉凶。凡遇噎膈反胃脉，未有不缓者，其将何以决之？余用是三思焉。因其脉之缓，而知其脾无恙焉，肾无恙焉，心、肝、肺无恙焉。唯是一昔之累，居于要地，遂积成莫疗之。即其脉以思其症，绳以理而溯其源，经曰：金木者，生成之终始。（《河图》：天一生水，地二生火，即乾元大生，坤元广生之纲领，故水火之功用，亦足以维系乎天象地舆。至土以五十居中，寄旺于四时。尤其彰明较着者，唯天三生甲木，地八乙成之，乃滋生之始事。所谓一

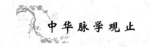

生二,二生三,三生万物者,此也。地四生辛金,天九庚成之,乃集成之终事,所谓战乎乾、劳乎坎、成言乎艮者,此也。故木气司权,丰草绿缛而争茂、佳术葱茏而可悦。金气司权,草拂之而色变,木遭之而叶脱。)物之化,从乎生,物之成,从乎杀。生杀之机犹权衡之不可轻重也。人生百年,一大春秋耳。年当杖乡杖国,正值秋月之天,由是阳明之庚金,其气化为燥,由下冲上,冲于阑门、幽门,谓之反胃,朝食暮吐,或隔宿方吐;冲于贲门,谓之膈,即食即吐;冲于吸门,谓之噎,食难下咽。燥之所冲,门遂为之枯槁,叶黄禾熟之候,纵日暄风动,露滋雨润,而欲转其青焉,抑已难矣。经曰:"三阳结(手阳明大肠、足太阳膀胱、手太阳小肠),谓之膈。"不独指阳明经。亦思三阳同居下位,岂有一阳结(阳明金燥),而二阳不随而结者乎(膀胱与小肠之津液,随之而枯)?所以吐沫、刺痛、羊粪,总由于燥结然耳。东垣通幽汤(秦归身、升麻、桃仁、红花、炙草一钱,生地、熟地五分)其理最为深邃,存其方可矣。丹溪禁辛燥(丁香、白蔻、砂仁、半夏、陈皮之类),虽其义极为晓畅,存其语可矣。若喻嘉言、李士材于是症,一则商其补脾补肾,未悟其脉;一则酌其下气坠痰,未达其症。然则,此症无可治乎?曰:非也。年未登五十,燥非其时,或为醇酒所伤,或为煎熬所中,以润燥为主,(牛羊乳、童便、芦根、韭菜汁、陈酒、茅根之类。经验方:酒大黄、桃仁、归尾,炼蜜为丸,茅根汁汤送下。)兼用四子之书,多有得愈者。悟到秋来金恋木,翻然方见艳阳天。(后天坎离用事,升居乾坤之位,于是八卦各易其位。震木居离火之位,震为苍龙,龙从火里出;兑金居坎水之位,兑为白虎,虎向水中生。龙跃虎腾,金木交并,木之欣欣向荣者,不畏金而反爱金,虽历夏而秋,常在春三二月之天。)(司马石渭中,端方正直,同砚两载,来往数十年如一日也。年近五旬,酷嗜厚味鱼腥,胸间隐隐作痛，食入即吐。人到知心，刻期取效。心转疑惑，觉古所传之方，一无可用，乃会丹溪之意，日服芦根汤而愈。游湘未悟，于今三年，是夜援笔成论，顿兴我以暮云春树之感。）

体肥脉虚中症论

气为阳，血为阴，阴阳配偶不参差，五脏调和脉斯正。唯是体格丰隆，一线之微阳，不足以敌硕肤之阴躯。居恒服温补性味，殊觉相宜。寒凉性味，一滴逆口，由是气虚，是以脉虚耳。盖尝论之，气，无形者也；血，有形者也。有形者，全赖无形者为之运用，而后足得以行，手得以握，耳得以聪，目得以明，鼻得以闻其香臭，口得以知其五味。虽然，尤有进无形者，能运有形，而不知更有无形者，为之主宰，无形者，方得宣布于四肢，充塞于五脏六腑。无形者何？真气是也。（以其所运而言，曰真气；以其所居而言，曰谷神。《道德经》："谷神不死，是谓元牝；元牝之门，是为天地之根。"手足耳目口鼻，皆根窍于元牝。元窍一闭，耳非不孔窍玲珑，而不能听；目非不黑白分明，而不能视；鼻非不呼吸出入，而不闻香臭；口非不咀嚼珍蔬，而不知五味；手足非不血光红润，而不握不行。）今为阴血所压，无形者馁矣；无形者馁，则有形者亦馁矣。古今卒中之症，大半患于体肥之人，职是故耳。方书所载中症，许多言说，徒事喧哗。一言以蔽之曰："气脱。"其卒然而毙者，真气脱也；其毙复苏者，真气犹存。凡气一时不足以胜形体之任，其手足不用不仁者，元窍闭也。元窍闭，调治得宜，（脉虚、脉芤脉迟经验方：黄芪、人参、焦术、附片、秦归、川芎、苡米、姜枣引。脉洪、脉数、脉细经验方：熟地、人参、枸杞、秦归、苡米、丹皮、麦冬、五味。如初中半身不遂，不省人事，筋急拘挛，口角㖞斜，语言謇涩，脉弦而数，则以风论，小续命汤：防风一钱二分、桂枝、麻黄、杏仁、川芎、白芍、人参、甘草、黄芩、防己八分，附片。）轻者亦有痊愈，重者或苟延岁月。调治失宜，真气亦不能久留，知几之士，见其体肥脉虚，时常培养元阳，（经验方：附片、干姜、人参、黄芪、焦术、肉桂、秦归、炙草、姜枣引。鹿茸桂附丸：附片、肉桂、鹿茸、熟地、怀药、丹皮、枣皮、泽泻、茯苓。）庶有裨焉。有形四大皆假合，（潜确《内书》，四大，地、水、火、风也。地无坚性，水性不住，风性无碍，火假缘生。《释典》：骨肉为地，涕唾津液为水，暖气为火，骨节转运为风。达者谓之幻身。古佛偈假借四大以为身。）无形中有主人翁。（《性命圭旨》：主人翁，姓金，号元晶，自虚无中来，居杳冥之乡。）岐伯曰："中风大法有四：一曰偏枯，半身不遂也；二曰风痱，身无疼痛，四肢不收也；三曰风懿，奄忽不知人也；四曰风痹，诸痹类风状也。"夫曰风痹，真风也。所谓偏枯、风痱、风懿者，以其舌强口喑，卒倒无知，形似乎风，因以风名。详究其义，实与风毫不相涉。就其症而言之，手撒，脾气绝矣；口开，心气绝矣；鼻鼾，肺气绝矣；目闭，肝气绝矣；遗溺，肾气绝矣。汗出如珠，发直如麻，面赤如妆，真阳鼓散于外矣。抉其精而穷其奥，总归宿于肾元。盖肾为性命之根，如止见一二经，尚未伤及于肾，急相其肾之水亏、火亏，培之补之，而受伤之脏，自复其初。朱丹溪以为痰则生火，火则生风，固属捕风捉影；李东垣以为本气自病，将风字涂抹，其于是症，亦似有得，究未窥其底蕴；河间以为将息失宜，心火暴甚，而着地黄引子（熟地、枣皮、巴戟、附片、肉桂、苁蓉、茯苓、麦冬、五味、石斛、菖蒲、远志），可谓抉出疾源矣。顾肾水火同宫，有痰涎上涌，水不足者；有面赤烦渴，火不足者。地黄引子，仅足补其火，赵养葵又补明水不足者，用地黄汤滋其水。庶岐伯不言之蕴，得以阐明于世。治是症者，慎勿存一风字于胸中，斯得之矣。

喘急脉论

《脉经》曰："上气喘急候何经，手足温暖脉滑生。若得沉涩肢逆冷，必然归死命须倾。"试申论之，人之所赖以生者，元气、宗气，而其所以生者，则真气也。统一身而言，则为元气。元气充足，呼吸自循常度，如涉虚怯，阴阳之气乱矣。经曰："阴争于内，阳扰于外，魄汗未藏，四逆而起，起则熏肺，使人喘息。"体犹温暖，脉多虚滑，人参能回元气于无何有之乡，（独参汤。经验方：黄一两，秦归三钱，姜枣引。）喘息自止。据中焦而言，则为宗气，宗气转运升降，自无窒碍，如沾痰滞，阳明之气郁矣。经曰："邪客于阳阴之络，令人气满，胸中喘息。"体虽温暖，脉则弦滑，法夏和胃而燥痰（四七汤：人参、肉桂、法夏、炙草、姜枣引），喘急随除。至于先天一点真元之气，是为真气，至无而含至有，至虚而统至实。鼓荡于太虚者，雷也；而其所以默运乎鼓荡者，非雷也，真气也。吹嘘乎万物者，风也；而其所以驱使乎吹嘘者，非风也，真气也。外护于表，内行于里，周流一身者，气也；而所为主宰以周流者，非气也，真气也。释氏调气以悟空，调此气也；老氏炼气以归真，炼此气也；儒者养气以为圣为贤，养此气也。释氏谓之真如，（钱起赠怀素诗："醉里得真如。"刘禹锡诗：心会真如不读经。）老氏谓之绵绵（《道德经》：绵绵若存）；儒者谓之浩然。其为气也，天地得之，万古不老；生人守之，寿算常存。人而以酒为浆，以妄为常，醉以入房，真气散矣。真气散，一身之元气、宗气，以致营气、卫气、中气、胃气，一齐奔上，为喘为急，肢之所以逆冷，脉之所以沉涩也，而命有不倾焉者乎？彼水肿之喘，以水肿论；风寒之喘，以风寒论；哮症之喘，以哮症论。热病之喘，以热病论。经中言喘，层见叠出，各有其本，单言喘者，止有数条。撇开各症方言喘，寻到源头始见医。

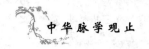

气鼓脉弦数论

医学中，刘、李、朱、张而下，瓣香敬祝者，汪子讱庵，独于气鼓症，列之湿门中，殊不谓然，究其源，方书俱然，不自讱庵始。余考其症，是气也，当列于气门。气以类而方明，病虽难而易治。夫气之功用，全赖脾土为之转运。（气分气与，土分有无形。脾属土，有形者也，有形之土运气。脾藏意，意亦属土，无形者也。无形之土运。有形之土，以药补之；无形之土，以心养之。二者得兼，而土斯健矣。）土旺而气乃周流四体，土衰而气遂停滞中州，贯注躯壳，充盈腠理，郁而为热，气鼓成焉。经曰"诸胀腹大，皆属于热"是也。其为症也，四肢日见瘦羸，肚腹日见胀满，任人揉按，痛痒不关。稍进馐粮，饱闷难受。脾愈虚，肝益肆其侮；气愈积，热益张其威。脉之弦且数，其所由来者，有明征矣。治是症者，当青筋未大见，脐心未大突，缺盆未大满之时，重用黄连，以解其热。清金以制肝盛，培土不受肝邪（经验方：人参、黄连、焦术、麦冬、青皮、肉桂、炙草）。药固有维持之力，尤宜却咸味，断妄想，存神静虑，以养无形之土，不治气而气自宣通，多有得安者。其名不一，曰单胀，以其独胀于腹也；曰鼓胀，以其中空无物也；曰蛊胀，若虫食物而中空也；曰热胀，由热而胀也；曰气胀，由气而胀也。统名之曰气鼓也。彼水胀、寒胀，列于湿门，宜也，原与此症毫不相涉。东垣一代伟人，中满分消丸，（厚朴一两，枳实、黄连、黄芩、法夏五钱，陈皮、知母、泽泻三钱，茯苓、砂仁、干姜二钱，人参、白术、甘草、猪苓一钱，蒸饼为丸。）亦尚未分晰也。

血症有不必诊脉、有必须诊脉论

失血之症有四：从齿失者，曰齿衄；从鼻失者，曰鼻衄；从咽失者，曰呕血；从喉失者，曰咳血、曰咯血、曰吐血、曰唾血。失血则一，而轻重攸分。最轻者齿衄，足阳明胃脉，循鼻入上齿，手阳明脉，上颈贯颊，入下齿，二经热盛，其循经之血从齿溢出。血路一通，即无热，亦时常而来，于体无伤，不必以药治者也。稍轻者鼻衄。凡经之上于头者，皆下通于鼻，少阳之脉，上抵头角，太阳之脉上额交巅，阳明之脉上至额颅。其血之循于经者，随气周流，走而不守，三经为热所逼，血即从鼻而漏。以童便引热下行，茅根清胃降火，其血立止。至于漏血过多，而无休者，则不责之血热，而责之气虚。有形之血，一时所不能滋；几希之气，速当挽回，急用参芪补气以督血（经验方：黄芪一两，秦归三钱，姜枣引），补气以摄血，补气以生血。虽气息奄奄，亦可回生。彼伤寒鼻衄，名曰红汗，热随血解，不必止血，亦不必再发汗；瘟疫鼻衄，名曰外溃，毒从血减，不必止血，亦不必再议下。经络分明，见其症，即可以用其药也。稍重者呕血，即在胃腑矣。贮积日久，逆而上呕，多则盈盆盈碗，聚则成块成堆。或一月一呕，或间月一呕，或周年一呕。未呕之先，郁闷难安；已呕之后，神清气爽，但得血路通利，有呕至耄耋，而无伤者。以恐血阻吸门，（急备方：用纸捻刺鼻中，得嚏则通。）登刻至毙，方书积案，从未有发明其义者。盖胃为五脏六腑之海，血易为之聚，人而饮食煎熬，停留瘀血，结成窠臼，久则相生相养，习以为常，如蚁之有穴，鱼之有渊，生生不已。补之，愈足以滋其党；凉之徒足以塞其路。辗转图维，唯三七、郁金，以破负固之城；怀膝、大黄，以开下行之路。（悬拟方：三七、郁金、牛膝、大黄、归尾、桃仁、枳实，炼蜜为丸。）扫除而荡涤之，庶有瘳焉。常见山居之民，采草药以治血，遇是症得愈者居多，草药之性，无非破血之品，有明征矣。最重者吐血、咳血、咯血、唾血。致病之衅，原不一端；发病之源，总归五脏。脏者，藏也，所以藏其血以养神、养魂、养魄、养意、养精与志也。心不主血，则神为之消散，脾不统血，则意为之惝恍，肝肺不归血，则魂魄为之飘荡，肾不贮血，则精志为之梏亡。一滴之血，性命随之，全凭脉息以决吉凶。脉而虚弱，火犹未发，归脾汤（人参、白术、茯神、枣仁、龙眼肉、黄芪、秦归、远志、木香、炙草、姜枣引）、养营汤（人参、白术、黄芪、炙草、陈皮、肉桂、秦归、熟地、五味、茯苓、远志、酒芍、姜枣引），俱能奏效；脉而洪数则内火炽矣，火愈炽而血愈亡，血愈亡而阴愈虚，故曰阳邪之甚，害必归阴。当此之时，寒凉适足以伐五脏之生气，温补又足以伤两肾之真阴，唯以寒滋其阴，而养其阳（同痨伤论），血或归其位耳。又有一种，五脏为内寒所侵，血不安位，而妄行者，脉虚而迟，非附子、干姜，不足以祛其寒，而温其经（经验方：附片、干姜、黄芪、白术、秦归、炙草、建元、南枣引），此百中仅见一二者。至于外寒犯乎五脏，扰血逆上者。脉浮而紧，唯麻黄人参芍药汤（桂枝五分，麻黄、黄芪、甘草、白芍一钱，人参、麦冬三钱，五味五粒，当归五分），可以攻其寒而安其血。此亦血症之常事，甚无足怪。所以五脏之血，必诊脉而后能决也。综而计之，譬诸军伍，齿衄、鼻衄，巡哨之士卒也；呕血，护卫之士卒也；咳、吐、咯、唾之血，则守营之士卒也。巡哨之士卒可失，即护卫之士卒可失，而守营之士卒，断不可失者也。经四十载之推求，而血症了解，阅千百人之性命，而血路敢详。（司马刘芹藻，忽患失血，气喘，脉虚而迟，重用附子、干姜、黄芪，立愈。由是留心医学，讲解《灵》《素》《难经》。）

咳嗽脉论

痨症咳嗽，以痨为本，不在咳嗽论。其余咳嗽，但得病源缕晰，无脉不可以治。欲达病源，先分内外。外感咳嗽，专责之于肺。风寒之来，先入皮毛，皮毛者，肺之合也，风寒郁于肺则咳嗽，肺窍得通，则咳嗽止焉，故古有外感咳嗽则轻之语。其脉浮而大，散之以葱白，通之以紫苏（参苏饮：人参、紫苏、葛根、前胡、法夏、茯苓、陈皮、甘草、枳壳、桔梗、木香、葱白）。至于内伤，经曰："五脏皆令人咳，不独肺然也。"而要不离乎肺，其本经咳嗽也，金生在巳，形寒金冷，伤其生气，喘息有音，甚则唾血，其脉短而迟，补之以波蔻，温之以砂仁（经验方：人参、焦术、云苓、法夏、陈皮、波蔻、砂仁、炙草，姜枣引）；其心脏咳嗽也，火甚克金，喉中隐隐如梗状，甚则咽肿喉痹，其脉浮而洪，凉之以黄芩，泻之以山栀（经验方：生地、赤茯苓、山栀、生甘草、黄芩、桔梗、麦冬，灯心引），其脾脏咳嗽也，土不生金，阴阴痛引肩背，甚则不可动，其脉濡而弱，培之以黄芪，燥之以白术（经验方：人参、秦归、黄芪、焦术、法夏、陈皮、云苓、炙草，大姜枣引）；其肝脏咳嗽也，木燥火发，金被火伤，两胁下痛，甚则不可以转，其脉沉而弦，制之以鳖甲，和之以柴胡（熟地、鳖甲、秦归、柴胡、酒芍、炙草）；其肾脏咳嗽也，火动水亏，金少水涵，腰背相引而痛，甚则咳涎，其脉沉而细，滋之以熟地，坚之以黄柏（知柏地黄汤：熟地、怀药、枣皮、知母、丹皮、泽泻、茯苓、黄柏）。久咳不已，移于五腑，病则缠绵难愈，治法仍归五脏。彼无痰干咳，火郁于肺，一言尽之，升提肺气（甘桔汤：桔梗、甘草），生其津液（八仙长寿丹：熟地、怀药、枣皮、麦冬、泽泻、茯苓、丹皮、五味子），斯得之矣。据经分症，即症分脉，凭脉用药，夫固有历历不爽者。经曰：秋伤于湿，冬必咳嗽。经之所言者，主气也，四之气土，正在秋初当权。喻嘉言以为湿字，疑燥字之误，只知岁气之燥，而不知主气之湿。经曰"脾苦湿"，未闻心、肺、肝、肾苦湿。河间《咳嗽》之篇，以为湿在脾，可也，而必分

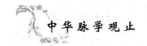

其湿在心、在肺、在肝、在肾，何也？丹溪论咳嗽，有风、有寒、有痰、有火、有痨、有虚、有郁、有肺胀，庶乎近之。降至景岳所论，外感咳嗽，大半内伤之方居多，所谈内伤咳嗽，止知阴虚一语，虽所重者肾元，四脏亦在内伤之列，何以曾不之及？内伤外感四字，尚未解透耶。（自内而出者，喜、怒、忧、思、悲、恐、惊及房劳、饮食所伤，为内伤；自外而入者，风、寒、暑、湿、燥、火及瘟疫、痢病所感，为外感。）夫无痰不作咳，无嗽不有痰，一言咳嗽，而痰在其中，《内经》所以有饮无痰，饮留肠胃，不咳不嗽者。自汉儒添一痰字，方书遂将咳嗽与痰，别为两门。究竟扯东拽西，两无分别，书之所以日益支离也。

泄症脉论

《难经》训泄有五：胃泄，饮食不化；脾泄，腹胀呕吐，所谓大肠泄者，食已窘迫，可该脾泄论；所谓小肠泄者，便血腹痛；大瘕泄者，数至圊而不便，宜以痢门论。则泄止可言脾胃二经。诊其脉数，而邪之自外来者，属胃，其气化而为热，轻则黄连厚肠，佐以利水和胃之品（经验方：焦术、云苓、桂枝、黄连、泽泻、猪苓、车前、苡米）。至于完谷不化，则泄之甚者也，须芒硝、大黄（经验方：芒硝、大黄、银花、炙草，姜枣引），涤其邪而泄自止；诊其脉迟，而虚之由内生者，属脾，其气积而为寒，轻则焦术和中，佐以燥湿补脾之味（经验方：黄芪、白术、云苓、莲肉、法夏、诃子、陈皮、苡米，姜枣引）。至于胀满呕逆，则泄之剧者也，必附片、干姜，（经验方：黄芪、附片、干姜、焦术、肉桂、莲肉、炙甘草，生姜大枣引，尝与道人分别是症，知其随手辄验者，有由来矣。）温其寒而泄乃除。夫泄，显而小者也，以其泄天妙趣而言，则为水先；（混沌之初，冲漠无朕，先天一团氤氲之气，降而为水，犹未见其昭着，渐至昭着而生火；犹未有其形质，渐有形质而生木；犹未至于坚实，渐至坚实而生金，土则随行而生。郭璞《葬经》：泄天妙趣水居先。《河图》之数，天一生水。）以其承天时行而言，则土为重。（坤承天之施，奉以行之，时未至，不敢先时以立始；时既至，不敢后时以堕功。坤道之所以顺也，然载万物者坤，含万物者坤，非有坤以承天，则天亦将虚于所施。故曰厚德至静，无成有终，可知配天之功用者唯坤土独也。正许氏《说文》，重字从土，是以土为重之义。）脾为己土，胃为戊土，一动一静，一阴一阳，互相为用，所以十二官中，各司一职，独脾胃统司仓廪之官。以其物之资始而论，唯恃动气；（战乎乾，战即鼓荡之意，谓资始也。杨子云："太初者，气之始；太素者，质之始。禀乾之始，出而为动。"）以其物之资生而论，全仗谷气（致役于坤，役即孳字之意，谓资生也。《淮南子》云："毛虫则横生，倮虫则纵生。"萃坤之生养而归谷）。脾主消谷，胃主纳谷，一表一里，一刚一柔，还相为质。所以五行宝内，但养一脏，唯脾胃实养性命之宝。至哉坤元，厥唯脾胃。拟七斗以摩霄（上顶心，心有七窍）高悬西北；断六鳌以立极（下临六腑），美尽东南。富媪（《汉书》后上富媪）敷文，宅中叶裳元之吉；媒婆（方书脾为媒婆）践约，婚媾迨冰至之辰。卜操柄之有归（《说卦传》：坤为柄），应差竖亥（《史记·天宫书》：竖亥步经大章行纬）；占括囊之无咎，稳塞夷庚。（《左传》："以塞夷庚。"谓要道也。）象推吝啬，义取含章，后得无患乎先迷，方外必根诸直内。以故胃与脾合，马之所以称牝也；脾与胃分，龙之所以战野也。调理得宜，百体从兹而安；调理失宜，百病从兹而起。夫泄，显而小者也。

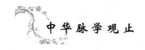

水肿脉浮大沉细论

《脉经》曰："水肿之脉，浮大易愈，沉细难痊。"余谓医不细揣脉与症，斯已难矣。果脉清症确，浮大固可十全，沉细未必难痊。余少时，曾患水肿而回生者，欲知水肿幽明路，说法何妨我现身。人生饮入于胃，气化之妙，全凭脾、肺、肾三经。脾专运用之职，肺擅通调之官，肾司熏蒸之用，而后云兴雨施，渗入膀胱。三经失权，其气不化，蓄诸中州，横流四肢，泛溢皮肤，一身之中，无非水为之灌注矣。以其脉之沉细者言之，脉而沉细，病愈深而侵入脏矣。即脉之沉细，分症之阴阳，其为阴水肿也，形寒伤肺，湿寒侵脾，虚寒埋肾，大便溏泻，小便清利，脉则沉细而迟，补土以温金，实脾汤（焦术、茯苓、炙草、厚朴、肉桂、草蔻、木瓜、木香、附片、干姜，大枣引），实开斯世之福；壮水兼补火，肾气汤（熟地、茯苓、山药、丹皮、枣皮、怀膝、车前子、附子、肉桂、泽泻），能挽造化之穷。其为阳水肿也，火盛克金，热郁侮土，燥过枯水，大便坚硬，小便黄赤，脉则沉细而数，石膏友麦冬（经验方：石膏、麦冬、粳米、炙草、大枣、生姜），本草中足称治水之橇；（《史记·夏纪》，禹治水，泥行乘橇，山行乘樏。橇，履器之有齿者，今之木屐仿之。）黄连伴黄柏（经验方：黄连、苡米、黄柏、车前、肉桂三分，知母、炙草），医方内大是分水之犀。（《抱朴子》：犀角一尺以上者，刻为鱼形，衔以入水，水即分开。）余尝阅是症，阴阳俱厥，有令人不可测度。阳水之厥，更有十倍于阴水者。阴水误以阳治，先或声哑而死；阳水误以阴治，定是吐血而亡。至于脉之浮大，邪犹在表，病之最浅者也。水蓄膀胱，五皮饮（五加皮、地骨皮、茯苓皮、大腹皮、生姜皮），可洁清净之府；水行肌表，越婢汤（石膏八钱，麻黄六钱，大枣一二枚，炙草三钱，生姜三钱），足开鬼门之关。其朝宽暮急，暮宽朝急者，水随气之升降也，何必曰阴虚阳亏；上气喘促，夜卧难安者，水淫肺之叶孔也，何必曰子胎母宫。曰风水，曰石水，曰皮水，多其水名；曰湿肿，曰血肿，曰风肿，总是水肿。揣摩脉症，辨别脏腑，沉细浮大，有何难易之分？酌理准情，无非从前所有之语；披肝沥胆，尽是劫后余生之言。其于是症，煞吃苦辛矣。愁成白发三千丈，历尽洪涛十八滩。人但知浮大为阳，沉细为阴，而不知沉细中有迟数，即有阴阳。治之之法，相去甚悬。世之患是症者，多为药饵所误，惜不早得是而读之也。

偏正头痛不问脉论

医有不知其病，而不能治者；亦有明知其病，而不能治者；有莫解其病，而莫能疗者；亦有了解其病，而仍莫能疗者。与哮痫相颉颃而深藏之固，更甚于哮痫者，正头风一症。或数日一发，或数月一发，其发也，突如其来，不因邪触；其止也，讪然而止，非藉药医。揣其痛之根，不越风毒之客于髓海焉。六经皆有头痛，三阳之经上于头，随其经而医之，药到而痛自除。痛居经络不到之处，羌活、防风，无所施其勇；升麻、干葛，无所竭其力；柴胡、黄芩，不能消其事而逐其邪。三阴亦令人头痛，或痰壅于胸膈（太阴）；或气逆于脑顶（少阴）；或冷逼乎督脉（厥阴）。而痛不关于痰气与风，南星、半夏燥其痰；麻黄、附片温其经；吴萸、干姜去其寒。燥者自燥，温者自温，去者自去，而痛者自痛也。本草胪陈，空对神农而数典；万书案积，莫向仲景而问建。抑又闻之剑阁之危险，四面拒敌，而偏以缒入之；（邓艾破蜀至阴平，山势险绝，军士不得过，以缒入之。）逼阳之深，固万夫莫当，而偏以老克之。（《左传》逼阳城小而固，晋荀偃、均伐逼阳，人于逼阳请于荀罃曰："水潦将降，惧不能归，请班师。"荀罃曰："牵帅老夫，以至于此，七日不克，必尔乎，取之五月庚寅。"荀偃、

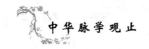

均帅卒攻逼阳，亲受矢石，甲午灭之。）阅方书鼻渊，称为脑漏，脑可漏之出，亦可注之入，以口服药而经不通者，以鼻注药而窍自通。在拣其解毒去风性味之平正者，淡淡注之，（白菊、陈茶煎汤冷注。一方，皂角、细辛，研细末，吹鼻得嚏则解。）而痛自渐渐减矣。以鼻代口，休防郢人之垩（《庄子》郢人鼻端有垩，使匠石斫之，匠石运斤成风，垩去而鼻不伤，郢人立不改容）；追风拔毒，何假华佗之刀。（华佗字元化，汉末沛国谯人。通五经，精方脉，能刳骨疗疾，为外科之祖。有《青囊》书，惜乎无存。）然此法肇自前人莱菔汁注鼻之方，特取而变化之者。至于偏头风痛，丹溪以为左属风、属火，多血虚；右属热、属痰，多气虚，用之未必大验。究其根，亦是风毒傍于脑海之旁，病之去路，多从目出而解。同邑石光南所传淡婆婆一方，（淡婆婆根为君，天麻、蔓荆子为臣，川芎、白芷为佐，菊花、当归、木贼为使，黑豆百粒为引。）初起者用之屡效，殊不可解，录之以备急用。一种手三阳之脉受风寒，伏留而不去者，名厥头痛；入连在脑者，名真头痛。其受邪与正头风无异，而其来也速，其死也速，更有甚于偏正头风者，古无救方，质诸海内名公，不知家亦藏有秘方否？石光南家累千金，广为结纳，高人异士，过其地者，辄馆于书斋，所得多医书未传之秘方。淡婆婆，又名淡亲家母，未考其性，但尝其味，亦属平淡，草药肆购之。

心痛脉论

古传心痛有九，循其名而责其实，纤毫难溷（混）。一曰虫，凡痛脉多伏，今反洪数者，虫也。厥名曰蛔，长寸许，首尾通红，踞于心窝子，吮血吸精，伤心之患，莫惨于是。以雄黄、槟榔、白矾为丸，杀之而痛自除。二曰疰，疰者，自上注下也，令人沉沉默默，心中隐隐作痛，甚有疰至灭门户而莫名

其病者。脉则乍短乍长，乍涩乍细，非寻常药饵所能疗，唯
苏合丸、[麝香、沉香、丁香、檀香、香附、荜茇、白术、诃
子、朱砂、青木香、乌犀角（水牛角代）各二两，薰陆香、龙
脑各一两，安息香二两，另为末，用无灰酒熬膏，上为末，用
安息香膏加炼蜜为丸，每两十丸，蜡包裹，温水化服。]阿魏
膏，（楂肉、胆星、法夏、麦芽、神曲、黄连、连翘、阿魏、
蒌仁、贝母、风化硝、枯碱、莱菔子、胡黄连，上为末，姜汤
浸，蒸饼为丸。相其本体之强弱寒热，体强而热，阿魏丸；体
弱而寒，苏合丸。）庶可以治。三曰风，风得火而益炽，火得
风而愈威。风而入于心，则痛之猝者也。其脉浮紧而数，以
白菊、白矾为君，侯氏黑风散，（白菊五钱，白矾钱半，防
风、白术、桔梗八分，人参、茯苓、秦归、川芎、干姜、细
辛、牡蛎三分，共为末，温酒调。）可采也。四曰悸，有触而
惊曰惊，无触而惊曰悸，悸而至于痛，则悸之甚者也。其脉
虚而滑，加乳香、没药为使，李氏养心汤，（黄芪、茯苓、秦
归、川芎、法夏、甘草、柏子仁、枣仁、远志、五味、人参、
肉桂、乳香、没药，姜枣引。）盍用之。五曰食，食入于胃，
停滞未化，攻冲作痛，其脉短而涩，平胃散（苍术、厚朴、陈
皮、炙草），洵为对症之方。六曰饮，饮入于胃，攻注无常，
激射作痛，其脉濡而迟，五苓散（猪苓、茯苓、焦术、泽泻、
肉桂）实为导水之剂。七曰冷，寒气犯于绛宫，脉则或迟或
结，吴萸、川椒、砂仁、木香止痛，书，何难共证。（经验
方：木香、砂仁、肉桂，等分为末，每服五分。）八曰热，火
气郁于胸膈，脉则或数或促，生地、栀子、黄连、苦楝、除痛
药，确有明文（经验方：黑栀仁一两，干姜一钱五分，炙草一
钱五分）。九曰去来痛，经脉周流，有碍则痛，过其所碍而旋
止，巡至所碍而复发。气充血足，何碍之有，不必诊脉，补之
可也。（经验方：黄芪、焦术、肉桂、秦归、法夏、陈皮、茯

苓、炙草，姜枣引。）顾同是心气痛也，以虫之伤人最酷者，居首；以疰之伤人最隐者，居二；以风之伤人最速者，居三；以悸之介在可以伤，可以无伤者，居四；以饮食之不轻伤人者，居五六；以寒、热之恒有者，居七八；以去来痛之人，皆知而能治者，居九。想古人位置之宜，亦大费踌躇矣。然名则列之有九，而义实本之于经。曰虫痛者，经言蛔心腹痛也；曰疰痛者，如飞尸、遁尸之类也；曰风痛者，经言肝心痛也；曰悸痛者，手少阴之脉，起于心中也；曰食痛、饮痛者，足太阴之脉，其支上膈注心中也；曰冷痛者，寒气客于背俞，注于心也；曰热痛者，寒气客于经脉，与热相搏也；曰去来痛者，经言气不宣通也。要皆非真心痛也，若真心痛，手足冷至节，且发夕死，夕发朝亡，彼医家所传之方，大半言止冷痛；本草所注之性，间有止热痛之语。夫冷热之痛，病之最浅而最易辨者，诸书尚且聚讼，何况痛之至隐而至僻者乎。领会《灵》《素》微词，才是医家学问；变化本草训语，方知用药权衡。

腰痛脉论

《脉要精微论》曰："腰者，肾之府，转移不能，肾将惫矣。"《经脉》篇曰："足少阴之别，名曰大钟，实则闭癃，虚则腰痛。"《刺腰痛》篇曰：足太阳脉，令人腰痛。《刺疟论》曰："足太阳之疟，令人腰痛。"细考《内景传图》，腰为肾经所居之地，膀胱经所过之区，腰痛止此二经。彼足厥阴、足阳明、足少阳经，本不行腰，而言腰痛者，牵引而痛也。方书所辨，未尝分别其经；世医所治也，止及肾虚一语。夫肾与膀胱，一表一里，邪之自外来者，尽属太阳之腑；痛之自内生者，总归少阴一经。诊其脉之沉细者，而知其痛在少阴焉。时痛时止者，房劳耗其精也（熟地、怀药、枣皮、泽泻、粉丹、茯苓、杜仲、牛膝）枕衾灿烂，心迷解语之花，（唐《天宝遗事》，大液池千叶莲盛开，帝与妃子共赏，谓左右曰：争似此解语花。）
云雨苍茫，神醉游仙之梦。（《高唐赋：昔者，先王尝游高唐，
怠而昼寝，梦见一妇人曰：妾巫山之女也，为高唐之客，闻君
游高唐，愿荐枕席。）时痛时热者，厚味熬其水也（熟地、怀
药、枣皮、茯苓、泽泻、丹皮、黄柏、知母），山笋湖蒲，总
无下箸之处（《晋书》何曾日食万钱，对案尚无下箸处）；脍鲤
剐鳖，翻为适口之资。痛着不移者，闪挫竭其力也（经验方：
熟地、丹皮、秦归、杜仲、续断、怀膝、桃仁）。重举千钧，
自诩扛鼎之力（《汉书》项羽力能扛鼎）；奇经百验，空传刮骨
之文（见华佗注）。填骨髓而补真阴，为少阴之主药，厥唯地
黄，调和补泻，燮理阴阳，实为护国之臣。诊其脉之浮紧者，
而知其痛在太阳焉。刺痛背肉者，风淫于肾俞穴也（经验方：
麻黄、独活、细辛、防风、秦归、酒芍、生地）。伛偻而行，
偏铭考父之鼎；（《左传》正考父之鼎铭曰：一命而伛，再命而
偻，三命而俯，循墙而走。）痀瘘在望，也承丈人之蜩。（《庄
子》仲尼适楚，出于林中，见痀瘘者，承蜩犹掇之也，顾谓弟
子曰："用志不分，乃凝于神，其痀瘘丈人之谓乎。"注：痀瘘，
曲背；承蜩，以竿黏蜩。）郁痛畏冷者，寒客于气海俞也（经
验方：麻黄、附子、细辛、秦归、炙草）。闲坐凄凉，滥厕楚
宫之女；（楚王爱细腰，宫女多有不食以求瘦其腰者。）幽居滓
冷，空披齐国之纨。（梁简文帝启鲁缟齐纨，藉新香而受彩。
梁元帝谢赉锦，启鲜洁齐纨，声高赵毅。）病重难移者，湿着
于藏精所也（经验方：麻黄、苍术、杜仲、怀膝、焦术、秦归、
茯苓、苡米、炙草）。举止维艰，已作支离之态。《庄子》支离
疏者，颐隐于齐（脐），肩高于项，会撮指天，五管（官）在
上，两脾在胁。注：支离，驼子；疏，人名，会撮，发髻；屈
伸莫遂，且无辗转之嫌。调血脉而通关窍，为太阳之主药，实
为麻黄，驱逐客邪，通行经络，允推先锋之将。少阴不轻痛，

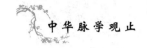

太阳之痛居多，所以《内经》麻黄之症特详。今人所治，动曰地黄症，盍取《内经》而细玩之也乎？

脚气痛脉论

诸痛忌补，脚气痛尤甚。名曰壅疾，壅者，湿气堵截经络之谓，顾其名可以思其义。有为寒湿壅者，人迹板桥，（温庭筠诗：鸡声茅店月，人迹板桥霜。）身历冰霜之惨；江深草阁（杜甫诗：五月江深草阁寒），泥多滑涩之侵。冷凄之气，下注为湿，浸淫筋骨，昼夜憎寒作痛，其脉濡而迟。非苍术、加皮，不足以燥劳筋之湿；非干姜、附子，不足以祛切骨之寒（经验方：苍术、加皮、羌活、防风、防己、附片、干姜、秦归、苡米、木瓜、炙草、大枣）。有为湿热壅者，餐瓜嗜果，唯贪口腹之甘，旨酒佳肴，不顾肺肠之腐。熏蒸之气，下流为湿，煎熬阴血，临夜发热而痛，其脉濡而数。唯怀通、苏梗，庶可以疏闭塞之经；唯黄柏、麦冬，庶可以清蕴隆之热（经验方：怀通、苏梗、黄柏、麦冬、生赤皮、秦归、羌活、防风、苡米、木瓜、炙草）。有为风湿壅者，湿郁为热，热则生风。其痛也，走注无常，辄肆其毒，中于踝，肿则载涂若跣；（《书·说命》：若跣，弗视地，厥足用伤。）中于胫，伸则刲痛如刀；中于膝，形则盖大如鹤。其脉濡浮而数。必也大黄芒硝退其火，而风斯息；防风、羌活散其风，而湿乃除。（经验方：大黄、芒硝、羌活、防风、秦归、生地、牛膝、怀通、炙草，姜枣引。）斯三者，本非废疾，而多致成废疾者，补误之也。跛倚以为容（《礼记》有司跛倚以临祭），许多书斋秀士；蹒跚不自便，（《史记》："子苦蹒跚。"言足欲进而趑趄也。）偏及绣阁名姝。究其受害之由，无非流俗所尚温补医者之所为也。外有一种蜷缩枯细，不肿而痛，名曰干脚气痛，有润血清燥之方。又有一种足跟作痛，焮肿而红，名曰阴虚脚痛，有补肾养营之剂。验其症，或肿或痛；审其脉，为涩为细，可考而知，与湿有大不相侔者。治是症者，勿藉口斯二症而任意补之也可。

消渴从脉分症论

经曰："二阳结（足阳明胃、手阳明大肠），谓之消。"同一结也，而气分、血分判焉。（病在气分则渴，病在血分则不渴。消渴以渴为主而判气血，血分亦有渴者。）气分结者，病发于阳；血分结者，病发于阴。二症相反，如同冰炭。其发于阳也，阳明被火煎熬，时引冷水自救，脉浮洪而数；其发于阴也，阳明无水涵濡，时引热水自救，脉沉弱而迟。发于阳者，石膏、黄连，可以折狂妄之火（石膏、知母、炙草、黄连、粳米），人所共知；发于阴者，其理最为微妙，非三折其肱，殊难领会。人之灌溉一身，全赖两肾中之水火，（津液发源于华池，涌于廉泉，为甘露、为琼浆，以养百骸。华池，两肾中先天之祖窍，水火朕兆处。廉泉，舌下二穴名。）犹之甑乘于釜，釜中水足，釜底火盛，而甑自水气交流，倘水涸火熄，而甑反干枯缝裂，血分之渴，作如是观。当此舌黑肠枯之时，非重用熟地，不足以滋其水；非重用附桂，不足以益其火（八味汤：肉桂、附子、熟地、山药、枣皮、泽泻、丹皮、云苓），火炽水腾，而渴自止。余尝治是症，发于阳者，十居二三，发于阴者，十居七八，用桂附多至数斤而愈者。彼本草所注，无非治气分之品，而治血分之药性，不注于本草，方实始于仲景，至喻嘉言而昌明其说。上消如是，中下消可类推矣。（胃热多食善饥为中消，肾热渴而小便有膏为下消。治法仍分气血。下消小便甜者难治，水生于甘而死于咸，小便本咸而反甘，是脾气下陷肾中，土克水而生气泄也。）昔汉武帝患是症，仲景进桂附八味汤，服之而愈，因赐相如服之不效。或

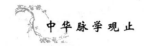

曰，相如之渴，发于气分。或曰，相如为房劳所伤，非草木之精华所能疗。武帝不赐方而赐以金茎露一杯，（李商隐诗：侍臣最有相如渴，不赐金茎露一杯。）庶几愈焉，未可知也。

呕吐脉论

呕吐之症，一曰寒，一曰热，一曰虚。寒则脉迟，热则脉数，虚则脉虚，即其脉可以分其症。最易治者，寒，阳明为消磨五谷之所，喜温而恶寒，一自寒犯于内，两相龃龉，食入即吐，不食亦呕。彼法夏、丁香、白蔻、砂仁，本草所注一派止呕定吐之品，非不神效，不如一碗生姜汤，而其效更速者，经所谓寒气客于肠胃，厥逆上出，故痛而呕是也。最误治者，热。（寒凉燥烈之性，功过参半焉者也。丹溪滋肾水而清湿热，原补前贤所未备，乃效颦者，肆行寒凉，人之死于寒凉者，非丹溪之罪，实不善读书者之罪。有明诸儒救寒凉之弊，多为过激之言，两百年中，寒凉之风，一变为燥烈之火，人之死于燥烈者，什倍于寒凉。遇是证，彼曰宜热，此曰宜热，且曰某书某书，凿凿有凭，又安知证属热乎哉。）寒之不已，郁而为热，医不知其热，仍以辛热治其寒，愈呕愈热，愈热愈吐，彼麦冬、芦根，止呕定吐，书有明文，尚不知用，何况石膏之大凉大寒乎（经验方：石膏、麦冬、粳米、炙草）？不知石膏为止呕定吐之上品，本草未注其性，《内经》实有其文。经曰"诸逆上冲，皆属于火；诸呕吐酸，暴注下迫，皆属于热"是也。最好治者，虚，不专责之胃，而兼责之脾，脾具坤静之德，而有乾健之运。虚难转输，逆而呕吐，调理脾胃，乃医家之长策，理中汤（人参、焦术、干姜、附子、炙草、大枣）、六君子汤（人参、焦术、法半夏、茯苓、陈皮、炙草），皆能奏效。经曰：足太阴之脉，挟咽连舌本，是动则病舌本强，食则呕是也。夫呕吐，病之最浅者也；噎膈，病之至深者也，极为易辨。呕吐，其来也猝；噎膈，其来也缓。呕吐，得食则吐，不食亦有欲呕之状；噎膈，食入方吐，不食不呕。呕吐，或寒或热或虚，外见寒热与虚之形；噎膈，不食亦与平人一般。呕吐不论年之老幼，噎膈多得之老人。呕吐，脉有迟、有数、有虚；噎膈，脉缓。方书所论呕吐，牵扯噎膈之文，噎膈半是呕吐之方，有何疑似之难辨而茫无定见也。昔在湘中，壶碟会友，一老医曰："吾治噎膈，得愈数人。"核其药，曰附子理中汤，考其症，乃脾虚之呕吐者。又一老医曰："吾治噎膈，得愈数人。"核其药，曰黄连法夏汤，考其症，乃胃热之呕吐者。谚云"药能医假病，人多得假名"，其即二老之谓欤！至于老人气梗，时尝呕吐，不可概以呕吐论，亦不可遽以噎膈论，盖津少气虚，难以传送，古人刻鸠于杖，祝其无噎者，此也。孕妇呕吐，法夏不犯禁例，且能安胎，《准绳》已详言之。更有妇人，天癸来时，为风寒所袭，传送肺经，血凝于肺，食入即呕，一载有余，医家以寻常治呕吐之法治之，或寒或热，俱不见效，只以桔梗、红花诸药，去瘀生新，数剂而愈，此又不可不知也。

痿症脉论

《内经》痿论与痹论、风论，分为三篇，病源不同，治法亦异。方书多杂见于风痹论中，将经文混淆，后学迷离莫辨。按四体纵驰曰痿，（经曰：肺热叶焦，则皮毛虚竭急薄，着则生躄。又曰：带脉不引，故足不用。经之所言者，止痿于足耳，而分筋、肉、骨、脉痿。道人治之而愈者，则不止于足，而有头痿、腰痿、手痿、一身俱痿。其论形体枯泽，亦与经论稍有差池，而其治法，仍不外乎经义，不过于润燥活血队中，少加桂为之向导。篇中所论，以所见言。）与风相近而实相远，不仁不用，究非痿非瘫（《正字通》："瘫痪，四体麻痹，筋脉拘急。"按诸医书，发于左为瘫，发于右为痪，男多发左，女多发右），不痛不肿，实非瘫非痪。（筋急而缩为瘫，筋驰而缓为痪，伸缩不已为瘫痪。按：痪，驰之痪，外见风症。）有即发即愈者，有历一二日方愈而复发者，有周年半载而不愈者。语言依然爽朗，神气依然清明，饮食形体依然不变不减，令医有莫知所适从者。考本草所注，黄柏、苍术为治痿之要药，医多不解，不敢轻用，而以为脾主四肢，纯以补脾温脾之品治之，致痿成终身者比比矣。间亦有幸用而获效者，第知病之愈而不知病之所以愈，盍读《内经》而恍然焉。经曰："治痿独取阳明。"阳明主润宗筋，为湿热所伤，宗筋不润，弛而不能束骨，发而为痿。苍术陡健阳明经，黄柏清热而坚骨，药到病除，而后叹古人，名为二妙，实有妙不可言者。夫病源不清，见其方而不敢用其药；病源既清，推其类可以尽其余。麦冬能治痿者（经验方：麦冬、粳米煮粥），湿热蒸肺，肺叶焦而难以宣布。干地能治痿者经验方：干地黄四两，黄柏一两，知母一两，肉桂一钱，炼蜜为丸，湿热伤血，血脉涸而不能养筋。本草所注，可以清热而凉血者，皆可以治痿也。病自我识，方自我立。（书传古方，为后人之法程。明君臣之义，补泻之理，非谓即以其方治病，南北之水土不同，古今之时势不同，年齿之老幼不同，冬夏之寒燠不同，赋禀之厚薄不同，气质之清浊不同，境遇之顺逆不同，是在为医者运用之妙，存乎一心，有是症必有是方。）即不用黄柏、苍术可，即倍黄柏、苍术亦可。其或兼风、兼痹、兼虚，杂用治风、治痹、补虚，有何不可？至于脉，置之勿论可也。

风痹脉论

病有明医能治，草医能治，而大医不能治者，风痹也。痹者，闭也，谓兼寒湿闭塞经络而痛也。《内经》所以有风胜、寒胜、湿胜之分，而有行痹、痛痹、着痹之语。诊其脉浮紧而弦，要归于风，病发肝经，殃及肢体。中于骨则伸而不屈，中于筋则屈而不伸，中于血则凝涩而不流通。治之之法，羌活、防风疏其风；紫苏、青皮行其滞；加皮、黄柏坚其骨；苡米、木瓜舒其筋；苍术、防己燥其湿；松节、茄根散其寒；人参、白术补其气；生地、秦归活其血。有杂合之症，斯有杂合之方（经验方：羌活、防风、石膏、侧柏叶、黄松节、苡米、木瓜、秦归、炙草、生地黄）。倘郁而为热，脉数无论，又当大泄其热；闭而积寒，脉迟不来，又当重温其经。所谓明医者，黑籍除名，丹经注字，儒、释、道心归一贯，天、地、人理统三才，名山考道，面壁九年，胜地楼身，足濯万里。其于是症，外有以烛照五运六气之淫邪，内有以洞鉴五脏六腑之亢害。用风药为君，有用至数斤而愈者；用大黄泄热，有用至数斤而愈者；用附子温经，有用至数斤而愈者。大医见之而咋舌，草医见之而倾心也。草医何以敢与明医抗衡哉？是症经验之方，有用之一世者，有用之二世者，有用之三世者，奇货可居，匪伊朝夕矣。采药于深山虎穴、（《汉书》班超曰：不入虎穴，焉得虎子。）蚕丛，（《成都记》："蚕丛氏，蜀君也。"李白诗：见说蚕丛路，崎岖不易行。）不辞登陟；教子于密室雅涂、（卢仝诗：忽来案上翻墨汁，涂抹满书如老雅。）蚓迹，（唐太宗《王羲之传》论肖子云，擅名江表，然无丈夫气，行行若萦春蚓，字字如绾秋蛇。）大费踌躇。购米市盐，信是传家之宝；枕流漱石，（晋孙楚欲隐居，误云"枕流漱石"，王济曰：流可枕，石可漱乎？楚曰：枕流欲洗其耳，漱石欲砺其齿。）希图待聘之珍。想其附耳低言，吾祖如是，而屡效焉；吾父如是，而屡效焉；吾身如是，而屡效焉。一卷之书，不从理解得之，不从药性得之，而从经验得之。乃知岩谷生苗，必非无故；举凡玉女（《尔雅注》似葛蔓生有节，江东呼用龙尾，亦谓之虎葛，细叶赤茎。）瞁姑（《尔雅注》钩瓟也，一名王瓜，实如匏瓜，正赤味苦），鸡头鸭脚。（洛阳《伽兰记》：生筋狗骨之木，鸡头鸭脚之草，亦悉备焉。）无非逐风燥湿祛寒之品，妙手所得，适与是症相当，而与明医吻合，所以大医见草医而惊讶，明医见草医而肃然起敬也。世之所称大医者，我知之矣，非医大也，补大之也，补何以大？药大而医亦大耳。其出门也，衣轻策肥，扬鞭周道，意气可谓都矣；其诊脉也，凝神闭目，兀坐终朝，经营可谓苦矣；其开方也，咀笔濡毫，沉吟半晌，心思可谓专矣。及阅其所撰之单，黄芪、白术、附子、干姜，讵知热得补而益烈，寒湿得补而益凝，辗转纠缠，酿成不用，可胜悼叹。盖尝微窥底蕴，其素所挟持者然也。咄咄逼人，独会医门之捷径；扬扬得意，别开海上之奇方。原未梦见何者为脾胃？何者为命门？开口不曰脾胃土败，便曰命门火衰。本草千百味，约之不满十味；古籍千百方，算来止用两方。何分内外之伤，概归一补；不论阴阳之证，总是一温。《灵枢》《素问》，一笔可勾；《汤液》（本草名，伊尹著）、《难经》，百年难学。汉、唐、宋、元之书，许多阐发；张、朱、刘、李之论，徒事铺张。从来医书万言，记得仅有三言；人心七窍，剖开全无一窍。彼冬虫语冰，（《庄子》夏虫不可以语于冰者，笃于时也。）徒知有寒，不知有热；方诸春蛙坐井，（《庄子》"井蛙不可以语于海者，拘于墟也"；韩愈《原道篇》"坐井而观天，曰天小者，非天小也"。）不知有石（与实同音），止知有墟（与"虚"同音）。可惜英雄将相，枉罹非辜；剧怜才子佳人，空伤不禄。午夜鸡鸣，不作回头之想；半生马迹，悉是挢舌之方。（结挢其舌而不能饮食，不能言语。）大医所以见明医，引身而避；草医见大医，而羞与之为伍也。噫！明医不世有，草医不敢用，大医之流毒，宜乎众矣！

老痰脉论

天下怪怪奇奇之症，诊其脉，依然园静和平者，老痰也。夫痰之名不一，其源亦不一，皆足以变脉，唯老痰隐伏于肠胃迥薄之处，不关五脏，不伤六腑，故脉不变。但年积久而作祟，以余所亲自阅历，怪症百出者言之；有耳初闻蝉嘈声，次闻风雨声，久之闻雷霆声者；有目初见房屋欹斜，次见山川崩裂，后见平地沉陷者；有喜闻吉祥语，如言乡会试擢，词林点状元，则神完气足，手舞足蹈，倘闻言凶事，如疾病灾难，死丧之类，则气绝神消而死者；有自觉一条虫，由头走至背，由背走至胸，若痛若痒，手莫可支者；有日见一个白鼠，由壁走上梁，由梁走下地，呼人打鼠者；有日见一个白猫儿，时走堂前，时伏书案，狮子尾，毛长寸许，润泽丰满，性驯可爱，招人观玩者；有旦昼安静，无异平人，夜不上床，时寐时寤，语言支吾，欲两三人陪坐以待旦者；有日则举动如常，饮食如旧，临夜病症百出，莫可名言，呻吟床褥，直到天明者；有静坐一室，只许妻儿相见，若见他人，心惊胆怯，无地躲避者；有见物与平人无二，及见小儿，止数寸高，大人不过尺许者；有神充气足，到晚自揣必死，将家事一一分咐妻儿辈，渐渐神消气馁，俨然死去，醒则仍复其元，或数日一发，一月一发者；有睡至半月方醒，醒则气体强健，饮食倍进，不过两三日后，睡如初者；有一月方食，气血不减，精神少衰者。皆窃取王隐居滚痰丸，治之而痊愈者也。（滚痰丸：青礞石一两，沉香五钱，酒大黄、酒黄芩各八两。将礞石打碎，用焰硝一两，同入瓦罐内，盐泥固济，晒干，火煅，石色如金为度，研末合诸药，水丸，临卧时每服二钱五分，生姜送下。）惜隐君制其方，未言及于脉，医无所据，不敢轻用。吾邑蒋渭浦（讳熊藻）著《九门奇方书》，以痰门居首，独推此方，实为隐君之功臣。亦未会通乎脉，止可一人用之，而不可与众人共用，遂使其书其

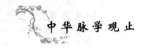

方，庋之阁上，不大盛传，苟知以脉证病，用滚痰丸直行无所事耳。世之患怪怪奇奇之症者，一旦值此而沉疴顿除，王隐君济世之婆心，得以阐明于世，即吾邑蒋渭浦创书之美意，亦幸当代之有传人矣。

痫症脉论

诸痫病发，卒倒抽掣，叫吼吐涎。因其声之似，而有猪痫、马痫、羊痫、牛痫、鸡痫之分。溯其源，卒倒无知者，痰迷心窍也；搐搦抽掣者，风入肝经也。名虽不一，不外心肝二经。经曰："脉滑大，久自已；脉坚小，死不治。"有得之胎前者，儿在母腹，其母猝然受惊，痰气逼入心肝，与本来气血搏见成窠，此不可治者也；有得之怀抱者，小儿心肝有余，神气不足，偶有所触，风动于肝，火发于心，神不守舍，痰涎蔓衍浸淫，乘其隙而入之，据以为主，此介于可治不可治者也；有得之成人者，外感风寒，内伤饮食，逆于脏气，闭塞诸经，经，郁而生痰，胶固心肝，此无不可治者也。夫有桀骜不驯之虏，必恃斩关夺隘之才；有顽梗难化之枭，必须执锐披坚之勇。盖负嵎劲敌，非诗书所能启牖，仁义所能渐摩，礼乐所能陶淑，不得不挽强弓，操毒矢，以摧其锋而捣其窟。痰之凝结心肝，亦由是也。彼挟心肝以淬其锋，温之而余氛愈炽；据心肝以完其窟，和之而固垒难降；且胁心肝以成其党而树其敌，补之而邪焰鸥张。求其剽悍之性，直抵巢穴而能杀伐者，其唯礞石与麝香乎。可以拨乱而反正，能平肝下气，为治惊利痰之圣药。余于是症，胎病无论已，小儿未曾诊视，稍得成人，但脉浮大，概以礞石滚痰丸、麝香丸攻之，日服六君子汤一帖，得愈者无数。有服至一月愈者，有服至两月愈者，以痰尽为度。经曰"有故无殒"，不信然欤！《难经》训癫为僵仆直视，与痫无异，进阅《内经》癫狂篇，亦大同小异。以为痫即癫者，非也,《内经》明有三条之论;以为痫不同于癫者,亦非也,所言癫痫两相仿佛,姑阙之以俟参考。(麝香丸方:法夏、胆星、陈皮、枳实、麝香、云苓、青皮、炙草、生姜汁为丸。一方治小儿乳哮:姜虫伴糯米,浸去浮沫,去米焙干,研细末,米汤调服。)

哮症脉论

《内经》有喘无哮,至汉方哮喘并论。喘之源不一,哮之源止有冷痰入肺窍而已。夫肺为娇脏,清虚之质,不容些毫芥蒂悬于胸间,其窍仰上,一有所入,则不能出。人而饮冰食果,积成冷痰,浸淫于内,是为痰母,物交物则引之而已矣。一为潮上,肺窍为之闭塞,呼吸乱矣,呼吸乱而二十七脉之迭见而杂出者,无所不至。其遇寒而发者,寒与寒感,痰因感而潮上也;其遇热而发者,寒为热蒸,痰因蒸而潮上也。必待郁闷之极,咳出一点如鱼脑髓之形而症斯愈,脉亦随之而平。本草所训,性味猛烈,唯麻黄、砒石,可以开其关而劫其痰。麻黄能发汗,一到哮症,虽盛夏之月不发汗;砒石能伤人,一到哮症,虽羸弱之躯不伤人。有是症有是药而卒不能除其根者,麻黄能通痰塞之路,而不能拔痰踞之窠;砒石能剿痰招之党,而不能歼痰伏之魁。药到即愈,愈而复发者,此也。余尝见老人患痨伤咳嗽吐血,体瘦脉数,败症备矣,询其素有哮症,痨无可治者,以二药治其哮,得愈者数人。又尝见老人患上气咳嗽,喘闷脉急不寐,困顿极矣,问其素有哮症,气无可治者,以二药治其哮,得愈者亦数人。瑶池古冰雪,为肺拟冷痰,斯言近之矣。制砒石法:以淡豆豉晒干研末一两,砒石一钱,饭和为丸。(刺史家节庵,历宦四十年,解组归里,年已七十矣,患哮喘不寐,服麻黄而愈,重一本之亲,招诸玉砌,结三生之愿,待聆金音,雅意殷殷,命著是篇。)

卷 三

温病脉论

冬月伤于寒，即病者为伤寒，不即病而伏藏于中，至春随阳气发见者，为温。其症头痛项强，与伤寒无异，唯初起不恶寒，便发热，脉数为异耳。伤寒由表入里，不得不先发其表；温病由里达表，不得不先清其里，所以温病有误汗无误下之语。仲景著《伤寒》一书，自秋分后至春分前止，若春分后，则为温矣。《内经》虽有先夏至日者为温病之文，仲景虽有太阳病先发热者为温之论，晋唐以来，无人剖晰伤寒、温病，概以《伤寒》书治之，得失参半。治此症者，茫无主张，延至于金刘河间出，始著《温论》。有明喻嘉言复畅其说，温病乃有圭臬，而仲景之书亦得以昭著于世。当此韶光明媚之天，三阳出于地上，（十月纯阴用事，在卦为坤；至十一月黄钟应律，为复卦，则一阳生；十二月太吕应律，为临卦，则二阳生；正月太簇应律，为泰卦，则三阳生。）日丽风和，花香鸟语，一片春温之气，盎盎蓬蓬，（盎盎，和蔼之状；蓬蓬，司空图《二十四诗品》"蓬蓬远春"。）故病亦名之曰温。轻则白虎汤（人参、石膏、粳米、知母、炙草）、黄芩芍药汤（黄芩、芍药、炙草）、葛根升麻汤（升麻、葛根、芍药、炙草），重则三承气汤，（大承气汤：大黄、芒硝、厚朴、枳实；小承气汤：大黄、厚朴、枳实；调胃承气汤：大黄、芒硝、炙草，姜枣引。）无不应验。间亦有先恶寒而后发热者，仍以伤寒治之。又曰："冬不藏精，春必病温。"盖冬主闭藏，漏泄春光（杜诗："漏泄春光有柳条"），邪之所凑，其气必虚。古人婚姻六礼，定在桃夭之时，良有以也。余则谓热蕴之极，必致煎熬肾水，遇体之充足者，但以前汤治之；倘体之虚怯者，不问精之藏与不藏，前汤中重加生熟二地，以培其本（生地、熟地、黄芩、芍药、贝母、生草）。则二说不相歧而相为用矣，何必如喻嘉言之分疏其说也乎？！

暑热脉论

同是夏月病也，头痛，身热，面垢、自汗，而暑热分焉。暑为阴邪，热为阳邪，观于天地可知矣。炎风歊歞，草木荣而就枯；烈日熏蒸，沟浍盈而立涸。阳气发散于外者，底里必然虚空。源远之井，清冷如冰；岩谷之风，寒凄若刺。人，一小天地也，深居房室，静坐不啻趋炎；奔走道涂，周行常思荫喝。阳气发泄于外者，底里亦必虚空，举动心艰，肢体疲倦，居恒气短，精力衰颓。故其为病，亦因其气而感之耳。其中暑也，感地窍之气，阴与阴遇，头痛身热、面垢自汗，与中热无异。而小便清利、大便溏泻、呕吐少气、安静好眠、脉则虚怯（亦有虚数者），较之中热，大相径庭焉。暑必伤气，非黄芪不足以益其气；暑必兼湿，非焦术不足以燥其湿；暑必积寒，非附子不足以温其寒（经验方：附子、焦术、黄芪、干姜、苡米、扁豆、云苓、炙草）。洁古曰：静而得之为中暑是也。其中热也，感天炎之气，阳与阳遇，头痛身热、面垢自汗，与中暑无异。而小便赤涩、大便坚硬、胸满气喘、烦躁不眠、脉则洪数，较之中暑，殊隔天渊焉。热甚发燥，非麦冬不足以清其燥；热甚为毒，非黄连不足以解其毒；热甚涸水，非猪苓不足以利其水（经验方：麦冬、黄芩、泽泻、焦术、猪苓、茯苓、前仁、炙草）。洁古曰：动而得之为中热是也。五行之中，唯

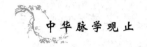

火有二，所以五运而有六气也。有六气，因有风寒暑热燥火六淫，热即火病也。方书所注，有谓暑为阳邪，心属离火，故暑先入心，吾不知置热于何地？有将暑分阴证阳证，而火则牵扯诸火，亦知火乃六淫内之火乎？有以暑为夏月之伤寒，吾不知暑又是何病。千书一律，开卷茫然，总于五运六气，未能细心体认。余因参互考订，力为剖别，验之于症，实有毫发不差者。

痢症脉论

痢有不与世相递嬗，而名则因时而变易。方策所传，其来有自，不容不据古以准今。《素问》谓之肠澼，《难经》谓之里急后重，汉谓之滞下，晋谓之秋燥，至唐方谓之痢。即其名而绎其义，便血曰澼，痛甚曰急，壅塞曰滞，皱裂曰燥，不利曰痢，痢之情形已显示于称名之表。历代以来，扬搉指陈，不啻以暮鼓晨钟，发人深省。治是症者，顾可孟浪从事，翻欲缄縢扃鐍，《庄子》："将为胠箧探囊发匮之盗，而为守备，则必摄缄縢，固扃鐍，此世俗之所谓知也。然而巨盗至，则负匮揭箧，担囊而趋，唯恐缄縢扃鐍之不固也。"（注：胠，开也）而置之死地乎？！当此暑炎方退，金飚初起，土间其中。（土旺于四季，五六得天地之中，以未土为正。）热、燥、湿汇于一时，三气凑而为病。有时行者，从皮毛入，微恶寒，腹痛，泄尽宿食方转红白。风之所过，行于一家，则病一家；行于一境，则病一境。有传染者，从口鼻入，不恶寒，腹痛，随泄宿食即转红白。气之所触，染于一人，则病一人，染于一方，则病一方。于斯时也，抚枕席而兴嗟，何分男女；如厕坑而抱痛，（《左传》：晋景公有疾，将尝麦，如厕，陷而卒。）莫测死生。天气阴晴，垢闻一室；灯光明灭，呻彻五更。饫膏粱者无论已。可怜寒士当灾，朋尽回车，难邀甲戌之峙（《书·费誓》：

甲戌峙乃糗粮），人皆掩鼻，徒传庚癸之呼。(《左传》：吴与鲁会，吴子不与士共饥渴，大夫申叔仪乞粮于鲁，大夫公孙有山氏对曰："粮则无矣，粗则有之，若登首山以呼曰'庚癸'乎，则诺。"杜注：军中不得出粮，故为隐语。庚，西方，主谷；癸，北方，主水。)聚桑梓者，犹可也。最苦旅人远适，今雨不来（杜甫诗"旧雨来，今雨不来"），谁恤零丁异地（文天祥诗"惶恐滩头说惶恐，零丁洋里叹零丁"）。闻风争避，哪管客子离乡。儒者考古今之得失，证一己之功修，于是证而果参上乘焉。本来恻隐之心，自应以之普度也。喻嘉言曰："初用辛凉以解表，次用苦寒以清里。"刘河间曰："调气则后重自除，行血则脓血自止。"余于痢之时行初起者，而宗嘉言焉，疏经络而驱邪，败毒散（人参、羌活、独活、柴胡、前胡、川芎、枳壳、桔梗、茯苓、炙草），克壮元老之猷；于痢之传染初起者，而宗河间焉，和营卫而导滞，芍药汤（芍药、归尾、黄芩、黄连、大黄、木香、槟榔、肉桂、炙草），允占丈人之吉。及其归宿，郁则为热，试诊其脉，未有不数者，所以香连丸（黄连二十两，吴萸十两同炒，去吴萸，木香四两八钱，不见火，共研末，醋糊为丸。）为治痢之总方。顾在表忌用者，邪犹未入于里也；久病难用者，恐重伤其生气也。昔赵养葵以六味地黄汤治伤寒，人饥为赵氏之创见。而下多伤阴，余尝以六味汤治痢，此又余之创见也。如果脉虚自汗，赤白将尽，真人养脏汤、（粟壳、诃子、肉豆蔻、木香、肉桂、人参、白术、秦归、白芍、甘草。寒甚加附子，一方无秦归。）诃子散（粟壳、诃子、干姜、陈皮，为末空心服），俱可斟酌而用之。夫痢不分赤白，既出于热，翻服辛热而愈者（附子、肉挂、干姜、焦术、砂仁、炙草），此乃从治之法。盖人之禀赋，有寒有热，邪热之中人，每从其类而化。辛热药能开郁解结，使气血得以宣通，特宜于以寒化热之人，若遇以热化热而误用之，

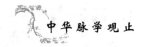

其祸将不可胜言矣！存心济世者，倘遇以寒化热之痢，用温补而大获其效，慎毋执以为例。

疟疾脉论

儒者读书十年，穷理十年，自谓于医，已通三昧。及其视病，两相龃龉，不归责药肆之假，便诿咎染病之真，与之强辩无庸也，请试之治疟。夫疟病之浅而显者也，最易足以验医之得失。世之用劫药而徼幸以取功者，不在此论。如果堂堂之阵，正正之师，而百战百胜焉，庶可悬壶都市，（《后汉书》：费长房者，汝南人也。为市椽，市中有老翁卖药，悬一壶于肆头，及市罢，辄跳入壶中，市入莫之见，唯长房于楼上观之，异焉，因往再拜，翁乃与俱入壶中。唯见玉堂严丽，旨酒甘肴，盈衍其中，共饮毕而出。后乃就楼上候长房曰：我神仙中人，以过见责，今事毕当去。）负笈乡邦，《唐书》：元行冲博学，狄仁杰重之，行冲数规谏仁杰且曰：明公之门珍味多矣，请备药物之末。仁杰笑曰：吾药笼中物，何可一日无也。犹是投之罔效，屡易其方。古籍粃糠，空披万卷，寒窗灯案，辜负十年。经曰："邪气客于风府，循膂而下，（背脊骨两傍曰膂，并顶骨三椎，至骶尾骨二十四椎。）其气上行（由骶尾骨上行），九日出于缺盆（肩下横骨陷中）。"余读经文，而知疟脉之所以弦也。躯壳之内，脏腑之外，属半表半里，而邪居之宜，脉之弦，与少阳同。是故风无常府，以所中处为府。其中顶骨也，三阳之脉皆上于头，阳明之脉循发际至额颅，邪气并于阳明，令人头痛，洒淅寒甚，久乃热，则为阳明之疟；少阳之脉，上抵头角，下耳后，邪气并于少阳，令人头痛，寒不甚，热不甚，恶见人，则为少阳之疟；至于太阳之脉，从巅入络脑，还出别下项，正过风府处，故头痛、腰痛、体重，寒从背起。所以中于阳者，太阳之疟居多。其中骶骨也，三阴之脉皆发于足。太阴之脉上膝股，内入腹，邪气并入太阴，令人足软，不嗜饮食，多寒热，则为太阴之疟；厥阴之脉入毛中，绕阴器，邪气并入厥阴，令人足软，小腹满，小便不利，则为厥阴之疟，至于少阴之脉，上股后廉直贯脊，正当风府处，故足软，呕吐甚，多寒热，热多寒少。所以中于阴者，少阴之疟居多。其中于阳也，阳气渐入于阴分，日下一节，其行也迟，故其作也，日晏一日，难愈；其中于阴也，阴气转入阳分，日上二节，其行也速，故其作也，日早一日，易愈。治之之法，疟在三阳，则以三阳治之；（阳明经证：葛根、升麻、黄芩、芍药、草果、炙草，姜枣引。阳明腑证：大黄、芒硝、槟榔、厚朴、炙草，姜枣引。少阳证，青皮饮：青皮、厚朴、柴胡、黄芩、法夏、云苓、白术、草果、炙草，姜枣引。太阳经证：麻黄、桂枝、杏仁、炙草，姜枣引。太阳腑证：焦术、茯苓、猪苓、桂枝、泽泻、草果、炙草，姜枣引。）疟在三阴，则以三阴治之（附子理中汤加草果，统治三阴：玉竹、焦术、干姜、草果、炙草、附片，姜枣引）。倘弦化脉虚有汗，但辅其正气而邪自除，则统阴阳而温补之，（经验方：黄芪、焦术、附子、首乌、秦归、玉竹、草果、云苓、炙草，姜枣引。）未有不随手而效者。《机要》曰："疟有中三阳者，有中三阴者，其症各殊，同《伤寒论》，知治伤寒，则知治疟。"余谓第知治伤寒，犹不足以治疟，知伤寒矣，而知邪客风府，则足以治疟矣。所同于伤寒者，症；所异于伤寒者，脉。伤寒之脉，随阴阳变迁；疟症之脉，一弦字贯彻。知所以治伤寒，而于阴阳胜复之理，邪正交战之时，脏腑行经之穴，无不灼知之矣。业医者，欲验一己之功修，请自试之治疟。

伤风脉论

六淫以风为首，人触之为伤风，憎寒、壮热、头痛、身痛、呕吐、口渴、脉浮而数。张元素羌活汤，（羌活、防风、黄芩、白芷、川芎、苍术、细辛、生地、炙草，姜葱枣引。）不犯三阳禁忌，俗称治伤风神方。且冬可以治寒，春可以治温，夏可以治热，秋可以治湿，为诸路之应兵。但夏月伤暑，脉虚身热，在所禁耳。旅店山居，医难卒办，皆可自检其方而用之。论未竣，客有笑于旁者曰："世当叔季，元气衰薄，虽伤风亦当用补，岂可概以羌活汤为治外感之总剂乎？"余勃然曰：君言时当叔季，对洪荒而言，在岐黄撰《灵》《素》二经，已言叔季，何况今日。至所言元气衰薄，谬亦甚矣。欲知今时，当观已往。孔子删书，断自唐虞，唐虞以前，无论已。儒者侈言夏后殷周之盛。夏都安邑，四百四十一年，历年多者，仅见一二；商都于亳，六百四十四年，历年多者，亦仅见一二；周都丰镐，八百七十四年。视夏商之元气较厚，武王九十三，穆王百有四岁。信史艳称而长寿者，尚不止二君，以及柱下史、漆园叟、关令尹、王子晋，接踵而生，三代之元气如是云云。经嬴秦二世，耗散殆尽。西汉都于长安，二百十有三年，高祖五十三，武帝七十一，余无五十之寿；东汉都于洛阳，一百九十六年，光武六十三，明帝四十八，余无四十之寿。犹幸以寿名世者，黄石公、赤松子、东方朔、魏伯阳，有数可纪。自汉末历魏晋五代，元气衰薄极矣。四百余年中，在位一二年居多，享寿一二十过半。迄唐大统归一，元气方转，二百八十九年，君之五十余岁者，犹数数觏。为之臣者，许旌阳、孙思邈、钟离权、吕岩类，皆以寿称。由后梁五代，以致宋、元、明，元气又寝衰矣。七百余年中，位无五十年，寿少五十岁，其时若陈抟、张平叔、冷谦、周颠而外，寿不概见。历代元气，彰彰可考，天运循环，无往不复。逮及我朝，元气大转。以一万八百年为一时计之，尧舜在中天之初，距今四千余年，今正当中天之中。膺彼苍之眷顾，代见圣人之生；钟维岳之精灵，世徵仁者之寿。贞元会合，间气浑涵。涤环宇之妖氛，宏开寿域；跻斯民于浑噩，普乐春台。雨时旸若，海宴河清；五星联珠，两曜合璧。一时应运生者，相皆耄耋，人率期颐。广洛浦之耆英，（《宋史》：文潞公彦博，结洛阳社十三人，唯司马温公光，年未七十，其余俱八十九十老人，谓之洛社耆英会。）屡屡开千叟之宴；集香山之人瑞，（潜确《类书》：白乐天年七十，以刑部尚书致仕，自号香山居士。会老年宴集于履道里，合之得九人，皆年高致仕者。人慕之，绘为九老图。）在在建百岁之坊。余家世居邵邑，潋水之湄，龙山之麓，同时百岁者五人。水之北，卢老、罗老，一妇归黄；山之南，一妇归吕、一妇氏唐。而八十九十者，指不胜屈。一武庠（石辑五），年已八十矣，弓著六钧，矢穿七札，演剧犹作小旦之音。即余门一领青衿，相传五代，（高祖谛直公，册名周应京；曾祖元恺公，册名周士隽；祖存仁公，册名周良阶；父诞登，册名周道岸。）俱年愈八十，详于乘册。外祖（黄正礼）九十七，在黉门八十有三。母舅（黄文铎）九十三，为孝廉六十余二。“世上难逢百岁人”，古人语也，想古来百岁最难觏，以今观之，当易之曰：“世上随逢百岁人。”“人生七十古来稀”，唐人诗也，想唐时，七十岁者亦稀有。以今观之，当易之曰：“人生七十世间多。”元气之足，禀赋之厚，三代以来，未有如我朝之盛者。治病者亦唯率由旧章焉耳，伤风漫云补乎哉！

伤寒脉论

　　《伤寒》一书，后汉张机所著，发明《内经》奥旨，启万世之章程，为医门秘诀。其文佶屈，其义窔突，其方简峭而警辟。有志集注，适有养胎之举，托迹昭潭，（连源黄德安，同里旧交，寄居潭市，主于其家，忩惠著论，力救时世。）客舍清

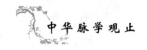

闲，窃举茅庐诵读时所心得者，提要成篇，姑从简略。（携稿诣省垣，衡邑成子凝秀，故人新吾子也，随膳真以补前刻。）

经曰："伤寒一日，巨阳受之。"（一日，一次也，不以日数拘。巨阳，太阳也。太阳，经也；膀胱，腑也，经脉从巅络脑，夹脊抵腰。受之，受其邪也。）时值霜发栗冽，有寒有风（寒为阴邪，伤营；风为阳邪，伤卫）。其中风也，经先受其风，桂枝证。（不以病名病，而以药名病者，重乎其药也。）脉浮而缓，头痛项强而恶寒（有风不皆无寒），过时即热，有汗，鼻鸣而恶风。倘消渴而小便不利，邪入膀胱腑之卫分矣，五苓散主之。其中寒也，经先受其寒，麻黄证，脉浮而紧，体痛（统头痛、身疼、腰痛、骨节疼痛而言），呕逆而恶寒，历时方热，无汗喘满而恶风（有寒不皆无风）。倘如狂（郁热冲心）而小腹急结（郁热不行），邪入膀胱腑之营分矣，桃仁承气汤主之。大青龙汤治风寒两中经而烦躁，（寒郁于外，热蒸于内，阴阳攻击。）小青龙汤治风寒两中腑之干呕。（小便不利，心下有水气，干呕，或兼咳，兼渴，兼噎，兼喘。）中风经证：桂枝汤。（桂枝、芍药、甘草、生姜、大枣。服已须臾，饮热稀粥以助药力，温覆一时许，取微汗。发汗遂漏不止，恶风，小便难，四肢微急，难以屈伸，桂枝汤加附子。发汗后而喘，麻黄、杏仁、甘草、石膏。）中风腑证：五苓散（猪苓、茯苓、泽泻、白术、肉桂）。中寒经证：麻黄汤。（麻黄、桂枝、杏仁、甘草，温服覆取汗。发汗不解，反恶寒者，虚故也，芍药、炙草、附子，三味温服。发汗后身疼痛，脉沉迟者，桂枝、生姜、人参、芍药、甘草、大枣。发汗过多，叉手冒心，心下悸欲得按者，桂枝、炙草，二味煮去滓，顿服。未经汗下，脉沉，当温其里，宜四逆汤，附子、干姜、炙草。未经汗下而心悸而烦者，小建中汤，桂枝、芍药、炙甘草、生姜、饴糖。）中寒腑证：桃仁承气汤。（桃仁、桂枝、大黄、芒硝、炙草。发汗，若下之，懊侬不得眠，胸中窒碍者，栀子十四枚，香豉四合，煮去滓温服，得吐则止。大下后，恶寒痞结，桂枝汤先解恶寒，大黄、黄连，二味煮去滓，温服以攻痞。心下痞而复恶寒汗出者，附子泻心汤，大黄、黄连、黄芩、附子。）风寒两中经证：大青龙汤（麻黄、桂枝、炙草、杏仁、生姜、大枣、石膏）。风寒两中腑证：小青龙汤。（麻黄、芍药、五味、甘草、干姜、半夏、桂枝、细辛。渴去半夏加瓜蒌；噎去麻黄加附子；小便不利，小腹满，去麻黄加茯苓；喘去麻黄，加杏仁。发汗，若下之，病仍不解，烦躁者，茯苓四逆汤主之，茯苓、人参、炙草、干姜、附子。）"二日阳明受之"。（阳明，经也；胃，腑也。经脉起鼻额，循鼻外，系目系。）居戊土之乡，原禀坤静，摄离火之篆（阳明纯热），反揽乾刚。脉浮而大，烦渴目痛，鼻干不得眠者，阳明经病也；脉浮而实，潮热谵语，腹满、大便硬者，胃家腑病也。经病治以白虎汤，腑病治以三承气汤，其为正阳明则然。六经虽分阴阳，而宰之者阳明，为六经之所朝宗，即为六经之所归宿。三阳有类聚之条，三阴有转属之证。太阳阳明，不更衣（不大便）而无所苦（脾约丸）；少阳阳明，时烦躁而大便难（以法治之）。大实腹痛，阳明杂见太阴之篇（桂枝大黄汤）；土燥水干，阳明混入少阴之类（急下之），脉滑而厥（里有热，白虎汤），厥阴中亦有阳明。随经而见，妙蕴无方。阳明经证：白虎汤（石膏、粳米、知母、炙草）。附录钱仲阳葛根汤（葛根、升麻、白芷、炙草、大枣、生姜）。阳明腑证：三承气汤。（汗吐下后微烦，小便数，大便硬，小承气汤：大黄、厚朴、枳实；腹胀满，调胃承气汤：大黄、炙草、芒硝；不大便，发热汗多，大承气汤：大黄、厚朴、枳实、芒硝。太阳阳明，脉浮而涩，麻仁脾约丸：麻仁、芍药、枳实、大黄、厚朴、杏仁；少阳阳明，以法治之，相胃家虚实加减下，桂枝大黄汤，见后少阴急下之大承气汤。）备录阳明证方。（身黄如橘子色，小便不利，茵陈蒿汤：大黄、茵陈、栀子。身黄发热，栀子、黄柏、炙草。）"三日少阳受之"。（少阳，经也；胆，腑也。经脉循胁络耳。）兼木火之德（属甲木，寄相火），司出入之门（入太阳，出太阴）。邪犯经，胸满胁痛而耳聋；邪犯腑，口苦（胆热上蒸）、呕逆（胆热上冲），而目眩（胆热上熏）。脉之大者，变而为弦；证之热者，转而似疟，居阴阳之界（半表半里），通阴通阳；无汗下之方，禁汗禁下。邪正相持，进退互掎，小柴胡汤为和解少阳之统剂，而其变则有辨焉者。呕逆（胆热）而腹痛（胃寒），黄连汤分理阴阳；呕吐而硬（胃实）、烦（郁热），大柴胡汤双清表里。宜应手而解，方工勿藉口于和为套。小柴胡汤、（柴胡、黄芩、人参、法夏、炙草、生姜、大枣。胸中满而不呕，去法夏、人参，加瓜蒌仁；渴去法夏，加人参、花粉；腹痛去黄芩，加芍药；心下悸，小便不利，去黄芩，加茯苓。）黄连汤（黄连、炙草、干姜、人参、桂枝、半夏、大枣）、大柴胡汤（柴胡、半夏、枳实、大黄、黄芩、芍药、生姜、大枣）。备录少阳证方。（胸胁微结，小便不利，柴胡、桂枝、干姜、花粉、黄芩、牡蛎、炙草。服柴胡汤已，反渴，以阳明治。）"四日太阴受之"。（太阴，经也；脾，脏也。经脉布胃中，络于嗌。邪入阴分，经脏齐病。）阴阳变态之妙，有不见其朕兆。阳邪入阴，尺寸皆沉，腹满吐食自利。有腹满时痛之寒证（理中丸），即有腹满实痛之热证（桂枝汤加大黄），有得食缓吐之寒证（理中丸通治），即有得食即吐之热证（干姜黄连汤），有自利不渴当温之寒证（理中丸通治），即有自利腐秽当下之热证（大承气汤）。盖人之形有厚薄，气有盛衰，脏有本寒本热，每从赋禀以为转移。如必以直中为寒，传经为热，其何以解仲景寒热并论，列于四日。理中丸（人参、白术、炙草、干姜，捣碎，蜜和为丸，如龙眼大，以沸汤和一丸，研碎温服。）干姜黄连汤（干姜、黄连、人参）。"五日少阴受之"。（少阴，经也；肾，脏也。经脉系舌本。）生人之命蒂安危，系于少阴。病则脉细欲寐，自利发厥（手足冷曰厥），口干舌燥，渴欲饮水自救。无奈水火同宫，辨别最宜分晓。挟水为动，则为阴邪；挟火而动，则为阳邪。阴邪脉沉细而迟，阳邪脉沉细而数。阴邪但欲寐，身无热；阳邪虽欲寐，心多烦。阴邪下利清谷，阳邪下利清水。阴邪面赤而里寒，小便白；阳邪手足厥而里热，小便赤。阴邪口干舌燥而带和，阳邪口干舌燥而至裂。阴邪渴欲引热水以自救，阳邪渴欲引温水以自救。临证审视，只争芒芴。寒证方。（身体痛，附子汤：附子、茯苓、人参、白术、芍药。四逆汤通治：炙草、干姜、附子。下利，白通汤：葱白、干姜、附子。手足冷，烦躁欲死，吴茱萸汤：吴茱萸、人参、生姜、大枣。）热证方。（心烦不卧，黄连汤：黄芩、黄连、芍药、鸡子黄、阿胶。咽痛，甘桔汤：甘草、桔梗。口烂咽干，大承气汤。自利清水，色纯青，心痛，口干，大承气汤。）"六日厥阴受之"。（厥阴，经也；肝，脏也。经脉绕阴器，抵小腹，贯心膈。）传经而至厥阴，在时为丑，在岁为冬，在卦为坤。脉细肢厥，（厥，逆也。四肢以温为顺，以冷为逆。）烦渴囊缩，症则犹是也，而治法悬绝。漏尽更残，四望阴霾，而有纯寒无热之证；天寒地冻，满腹阳春，而有纯热无寒之证；阴凝于阳必战，其血元黄，而有阴阳错杂之症。彼纯寒而厥，当归四逆汤，夫人而知之。热愈深，厥愈深，纯热之厥甚于纯寒，非急下不足以救水，医将何以决之（脉数、咽干、小便赤）？而况阴阳错杂者之眩人耳目乎？当此阴尽阳回，晦朔交卸之时，仲景立乌梅丸以安蛔，其实统阴阳而治。医而知治厥阴，医道其庶几乎！纯寒证。（当归四逆汤：当归、桂枝、芍药、细辛、通草、甘草、大枣。下利清谷，里寒外热，汗出而厥者，通脉四逆汤。）纯热证。（急下，大承气汤。）阴阳错杂症：乌梅丸，乌梅三百枚，细辛六两，干姜十两，黄连十六两，当归四两，附子六两，蜀椒四两，桂枝六两，人参六两，黄柏六两，上十味，异捣筛，合治之，以苦酒渍乌梅一宿，去核，蒸之五升米下，饭熟捣成泥，和药令相得，纳臼中与蜜杵两千下，如梧桐子大，先食饭，服十丸，日三服，稍加二十丸。禁生冷、滑物、臭食等。备录：（脉滑而厥，里有热，白虎汤。）夫三阴三阳，班班可考，而有治表里急，治里表急，阴同乎阳，为两感。（太阳少阴同病，阳明太阴同病，少阳厥阴同病。）余读经文莫治，仲景无方，不禁怃然三叹焉。窃意表重于里者，以里为主，稍解其表；里重于表者，纯治其里。管窥之见，不敢告人。壮游四方，而以此法活人居多。偶捡李梴《伤寒论阅》，亦有是说。余生也晚，安敢并驾古人？不谓理之所在，古今人所见有略同也。岐伯、仲景有知，其将许我友李梴为徒乎？若世所传大羌活汤则吐弃之矣。至于合病、并病、坏病、劳复、食复、饮酒复、阴易、阳易、阴阳易，六经精透，举而措之裕如。一百一十三方，采方总撮要领，三百九十七法，注法悉本原文。练就长沙（仲景为长沙太守，人称张长沙）之明珠，化作涅槃（佛说法处。《金刚》经：入涅槃而灭度之。）之舍利（牟尼珠名舍利子）。

瘟疫脉论

春温、夏热、秋凉、冬寒及天地之正气，人感之而病者，为正病。久旱亢旸，淫霖苦潦，（《洪范》"一极备，凶；一极无，凶"。注：极备，过多也；极无，过少也。唐孔氏曰：雨多则涝，雨少则旱。是极备亦凶，极无亦凶。）雨旸寒燠之不得其正者，为四时之沴气。气轮岁会，（五运甲己化土，乙庚化金，丙辛化水，丁壬化木，戊癸化火。土运临辰戌丑未，金运临申酉，水运临亥子，木运临寅卯，火水运临己午。运气与地支年辰相会，故曰岁会。）运值天符。（六气，子午之岁，少阴火司天，阳明金在泉；卯酉之岁，阳明金司天，少阳火在泉；丑未之岁，太阴土司天，太阳水在泉；辰戌之岁，太阳水司天，太阴土在泉；寅申之岁，少阳相火司天，厥阴木在泉；已亥之岁，厥阴木司天，少阳相火在泉。大寒至小暑，司天主之；大暑至小寒，在泉主之。火运之岁，上见少阳；土运之岁，上见太阴；金运之岁，上见阳明；水运之岁，上见太阳；木运之岁，上见厥阴。岁运与司天合，故曰天符。）水火木金之各据其偏者，为八方之厉气。合厉与沴，酿而为毒，人感之而病者，为瘟疫。杂见于四时，在春，谓之春瘟；在夏，为之热病；在秋，谓之晚发（痢亦名晚发）；在冬，谓之寒疫。《内经》著于岐伯，爰详五疫之文。（《素问·刺法论》帝曰："余闻五疫之至，皆相染易，无问大小，病状相似。不施救疗，如何可得不相移易者？"岐伯曰："不相染者，正气存内，邪不可干。避其毒气，天牝从来？复得其往，气出于脑，即不干。邪气出于脑，即先想心如日，欲将入于疫室，先想得青气自肝而出，左行于东，化作林木；次想白气自肺而出，右行于西，化作戈甲；次想赤气自心而出，南行于上，化作焰明；次想黑气自肾而出，北行于下，化作水；次想黄气自脾而出，存于中央，化作土。五气护身之毕，以想头上如北斗之煌煌，然后可入于疫室。"）周礼掌于方相，聿严逐瘟之令。（《周礼》方相氏掌蒙熊皮，黄金四目，元衣朱裳，执戈扬盾，帅百隶而时傩，以索室驱疫。《曲礼》：季冬，大傩月令，九门磔禳尼山，于乡人行傩。朝服而立阼阶，皆古圣节，宣爕理之义，故民无夭札，得以嬉游于光天化日之宇，诚盛事也。后世踵而行之，由是生养斯民之至意。方书之逐瘟者，其立心亦如之。良相良医，合为一手。）其为瘟也，称名攸异，大头瘟、软脚瘟、虾蟆瘟、疙瘩瘟；其为斑也，形容各殊，赤霞斑、紫金斑、绿云斑、黑砂斑。互

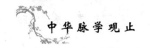

相传染，大小相似。初起，邪气客于募原，（《难经·六十七难》注：五脏之募，皆在腹；五脏之俞，皆在背。原即俞之根本。募原，躯壳之里，经脉所系之处。）头微痛，或不痛，微恶寒，或不寒，但一于热，脉数无伦，沉沉默默，到夜尤甚。郁遏之极，邪从表出，谓之外溃，或大汗鼻血，随汗与血而解。若邪侵胃腑，则内溃矣，泻则完谷不化，结则坚硬如石，胃枯肠腐，舌黑唇青，无所不至。是为天地之毒气，常以肃杀而为心。激一己之心肺肝肠，魂飞魄走，捧心憔悴之形，愁云遍野；环四境之乡间里党，鬼哭神号，满目凄凉之色，毒雾蔽空。唯不知其毒而妄治之，盈城盈野，死于非命；知其毒而善调之，沿门沿户，立起沉疴。其在未溃之初，毒犹盘踞募原，驱伏魔，全凭草果；破坚垒，须藉槟榔（吴又可达原饮：槟榔、草果、厚朴、知母、芍药、炙草、黄芩。嘉靖己未，江淮大疫，用败毒散倍人参，去前胡、独活，服者尽效。万历己未大疫，用本方复效。大抵毒在募原，加参于表剂，元气不因表而受伤；以表剂而加参，毒气不藉参而助疟。与达原饮用知母、芍药同参。至于内溃，两方俱无用矣，唯有一下再下之法。）毒而外溃，渐杀其势矣，即贝母、柴胡，可以和其事（经验方：柴胡、生地、贝母、黄芩、银花、生甘草、茅根引）；毒而内溃，愈纵其悍矣，非芒硝、大黄，奚能奏其功（经验方：芒硝、大黄、槟榔、厚朴、枳实、炙草，姜枣引，下以毒尽为度）？知斯三门，病无遁形；设方攻毒，妙在一心。（三门：初中募原、外溃、内溃。精透三门之奥，不过借达原饮、经验方为之榜样。道人自瓶钵以来，所过省垣、郡邑，遇是证，全活约计数千，并无一定之方药。倘备录其案，即此一证，可以盈箱。）夫瘟疫乃四时不正之气，温乃四时之正气，性命攸关，最宜分别。景岳《瘟疫门》中，抄写温病及伤寒之经文，杂凑成章，毒害苍生者，莫此书为甚。阳犯医门之刑（喻嘉言著《医门法律》），擢发难数；阴设海底之狱，阿鼻难逃（铁铗铭注：大海之底，有石名沃燋，纵横八万四千里，厚二万里，下有八大地狱，八名阿鼻地狱）。若吴又可，其于瘟疫，根源虽未必解透，（细阅吴又可《瘟疫论》，从《素问·疟论》"邪气客于风府，横连募原"悟出。其撰之方，即从前人截疟方化裁，真千古慧人也。至其所论伤寒少而瘟疫多，世医执其说，凡偶感风寒，便曰瘟疫。一言之误，贻祸千秋。）而其治法（极为精致），刘、李、朱、张下，实为岐黄功臣。

室女脉论

小儿纯阳，脉常有六七至，甚有八九至者。室女血盛，脉上鱼际，亦常有六七至者。《脉经》但言脉上鱼际，而不言数。余尝见上鱼际之脉，未有不数者。盖脉即血也，血盛则脉长而洪，血衰则脉短而涩。室女贞元未亏，血海充满，其脉之数，亦固其所。但得娇姿艳丽，体态轻盈，谓之无病，可以勿药。唯是兰闺寂寞，愁结多端，纱窗月静，绣幕风清，时觉气体不安，延医调治，见其脉数而以为病，则误矣。《脉经》曰："脉数，唯有儿童作吉看。"余即补之曰："脉数，室女亦应作吉看。"

月经脉论

坤，顺德也，配乎乾，则万物化醇；女，阴象也，从乎阳，则万物化生。图书以七为少阳之数，逢阳则化，故七月生齿，七岁毁齿，二七十四而天癸至，是乃先天一点真阳之水，《易》所谓男女媾精，《礼》所谓一阳来复，水泉始动者，此物此志也。积四千八百之期，合一大藏经，于以充于中而溢于外。其象上应乎月，三五而盈，三五而缺，周三十日而旋转如环，故称经焉。经者，正也，正直无私；经者，常也，经常不变。本坤之德，应月之精，以生男生女，原生生于不已。乃或为药饵所伤，或以忧思而伤，孰为不及期？孰为过期？在前在后，无所不至矣。夫不及期为热，过期为寒，此其常也。亦有不及期为寒，过期为热者，总分于迟数虚实之脉而已矣。其为药饵伤也，过服寒凉，弊为瘀阂；过服温补，备见沸腾。盖血，阴也，喜静而恶躁，静则培养，躁则消亡。尝见膏粱之家，未有妄服寒凉者。火郁至极，不得而已斟酌服之。在医士擅长半属温补之方。胡为闺居气滞，本非虚也，而以为脾虚，辄予以黄芪、白术；闲坐寒生，本无寒也，而以为命门不足，辄予以附子、干姜。至煎熬之极，或血因火动，一月数行，或血为火灼，数月一行。讵知不及期与过期之俱关于药乎？其为忧思伤也，心地安舒，应期而至；心地抑郁，愆期而来。盖血，营也，好聚而恶散，聚则充周，散则奔突。纵观闾阎之众，未有不乐安舒者。暴怒频加，不期然而忧闷攻之。彼女子善怀，本多抑郁之隐，甚至掣肘于翁姑，致血上溢，非有余也，而以为血满；罔顾其蜂起勃谿，反目于夫婿，致血横行，非不足也，而以为血亏；罔顾其悲由荼菲，至郁积至久，或稍如其意，行则后期，或仍拂其意，行则前期，讵知前期与后期之皆系于忧乎？由是观之，伤于忧思而无子者，顺其心，养其神，犹可挽回；伤于药饵而无子者，诵其经，祷其佛，难以救复。盖天地之大德曰生，而鼓其生机者，和风以散之，迟日以暄之，雨露滋培，土膏润泽，自然生意婆娑。一经炎风之扇，烈日之焚，土脉焦枯，英华何由发越？天地犹是也，而生机倦矣。人得天地之生以为生，而畅其生机者，静摄乃气，调和乃血，阴阳交错，子宫温暖，自觉生育绵延。一经燥热之侵，辛温之耗，血元羞涩，胚胎奚自结凝？人则犹是也，而生机绝矣。道人一瓢一笠，云游以来，见艰于嗣息求治者，盈门拥案。及阅前所服之药，无非温补之药；询前所延之医，无非温补之医。比比皆然，令人万不可解。顾考其服药之初，亦觉与温补相宜，气体庞然而丰隆也，姿态嫣然而明媚也，饮食纷然而并进也。医之用药，即此历之阶耳。唯是瓦积之场，不堪黍植；块存之体，安望熊占？所愿兰房淑媛，绣阁名姝，体坤之道，顺月之恒，勿贪药饵，唯葆幽闲，以副天地好生之德，庶道人救世婆心（亦不至诋为饶舌耳）。

胎前脉论

凭脉为的。治病而至胎前，其看症也，历历录录；其用药也，离离奇奇。黄芩，安胎者也；乌头，伤胎者也。而胎当寒结，黄芩转为伤胎之鸩血，乌头又为安胎之灵丹（明党、焦术、砂仁、附片、建姜、秦归、炙草）。焦术，安胎者也；芒硝，伤胎者也。而胎当热结，焦术反为伤胎之砒霜，芒硝又为安胎之妙品。（芒硝五钱，滚水澄去滓，调生蜜服。）当此两命相关，以安为伤，以伤为安，而用之裕如者，夫亦曰权其脉之迟结数促耳！胆从脉出，而胆斯大；智从脉生，而知斯圆。无药不可以安胎，无药不可以伤胎，有何一定之方？有何一定之药也乎？彼《本草》之注安胎，药性之注禁服，不过为初学导之先路。夫胎症，其显焉者也。由胎症而推，脉清而用得其当，信石蜈蚣，无非参苓芪术；脉溷而用失其当，参苓芪术，无非信石蜈蚣。拘成见者，赵括读父书而丧师，荆公用周礼而乱宋；知变化者，孔明添灶而退兵，楚王破釜而取胜。古今来，英雄成败，止争此一心之妙用，又何恤乎人言。

产后脉论

百脉空虚，瘀血留滞，二语足以括尽产后诸病。其用药也，补则足以填虚空，温则足以散瘀滞。温补二字，在产后极为稳当。而见之于脉，则未可以一格拘也。有迟涩者，有沉细者，有洪数者，有弦紧者。迟涩沉细，可温可补，若洪数弦紧，顾可漫无区别，而一于温之补之乎？抑知瘀血填塞隧道，血脉为之沸腾，虚寒之体，转化为实热之脉，倘凭脉以疗病，则为发为泄，为汗为凉。病症百端，药饵肆应，非不经营惨淡，竭力弥缝，乃一病未已，一病旋生，卒至温补难施，不可救药，岂非专凭脉者，阶之厉耶？余家世传《月科》一卷之书，得之本邑王定所。不诊脉，但问症。细阅书中，实是肚腹大胀大痛者，先治之以去瘀之本。（桃仁、归尾、胡索、灵脂、干姜、川芎、荆芥穗，酒调服。）其于症之虚寒者，固不外肉桂、干姜（茯苓、炙草、当归、川芎、焦白术、肉桂、蜜黄芪、干姜）；即症之大热者，亦不离肉桂、干姜。百试百验，世无产难之妇。远近求药者，日踵其门。传至于余，参究脉理，思欲突过前人。乃凭脉罔效，凭书辄验。而后知产后凭脉，其理犹浅；不凭脉，其理方深。世之家藏秘本，粗视之，了无意义，而用之多效者，大半类此。

小儿疳脉论

道人于圣学，本无所窥，而少者怀之，雅有同志。窃于疳症，三致意焉。十六岁以后，谓之痨；十六岁以前，谓之疳。其症头皮枯涩，毛发焦稀，腮缩鼻干，脊耸体削，斗牙咬甲，烦渴自汗，口鼻溺赤，肚胀潮热，酷嗜瓜果、泥炭等物，外则肢体生疮，是其候也。疳之纲领有五：脾、肺、心、肝、肾。至于条目，不可穷纪，姑举其要，曰脊疳、曰蛔疳、曰脑疳、曰丁奚疳、曰无辜疳、曰哺露疳。名有百端，理唯一致，唯见症不同，不外热、积、虫三者而已。考古名方，有塌气丸、龙胆汤、芦荟丸、木香丸、胡黄连丸及各种肥儿丸。其理正、其义深、其效神，信非仙家莫传。因方书论症支吾，虽传其方，无人敢用。如景岳论中，其或气血两虚，有非大补不可，固属门外之揣摩。即钱仲阳为小儿科中一代名医，而以为皆因脾胃虚损，亦是老生常谈，与疳症何涉？钱氏如此，其他可知。道人不惜苦口饶舌，细为分析，病源既明，则作方者之苦心，庶得以阐明于世。杨氏曰："疳者，干也。"道人则曰："疳者，甘也"。因奉养太过，肥甘之味，郁而为热，蒸而生虫，久而成积，而疳以是名焉。唯其为热，煎熬津液，肌肉为之消削；唯其成积，肚腹胀大，饮食为之减少，唯其生虫，吮脏腑则偏嗜异物；蚀肢体则疮痒不痛，种种证候。大半得之膏粱之家，饫藜藿者，十居一二。道人云游以来，每见朱门子弟，反不如居茅屋者之神完气足。总由饮食不节之故，何关乎元气之盛衰，脾胃之强弱。此其大彰明较著者也。名方中不离黄连为君者，解其煎熬之热毒也；用芦荟、生地、山栀、青黛、胆草、黄柏者，清其火也；用芜荑、君子、川楝、雷丸、鹤虱、乌梅者，杀其虫也；用莪术、神曲、山楂、麦芽、青皮、木香者，消其积也；用干虾蟆、蟾酥者，以毒攻其毒也；用夜明砂、灵脂者，祛瘀而生新也。有是症则有是药，性味之寒与毒，夫复何疑。尝见患是症者，请一目不识丁之医，或揣之曰："莫不是疳？"将师所传治疳之方，隧撮一贴，犹或幸中，彼原不知黄连之寒，芜荑之毒。请一读书明理之医，明知是疳，开口便曰："脾胃大亏，非峻补不可。枯瘦之躯，何堪此黄连之寒，芜荑之毒。"主人曰："稳当。"不知热得补而益炽；积得补而益坚；虫得补而更多，至于不救，则曰："有命。"此非读书之过，不善读书者之过也。道高一尺，魔高一丈，其是之谓欤？然则，唯攻热、积、虫，遂可以治疳乎？非也。五疳有所见之症，诸疳又各有所见之症，变化生心，岂可胶柱鼓瑟！不过胸有成竹，而后能画竹。然则，治疳一于攻而全无补法乎？亦非也。经曰："大毒治病，十去五六。"相其热退、积减、虫安，穷寇勿追，或调脾理胃，滋肾平肝，一任医

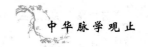

之运用。考古名方。〔治腹胀大塌气丸：白豆蔻、麦芽、五灵脂、砂仁、莪术、青皮、陈皮、君子二钱，虾蟆三钱，米糊为丸。下虫丸：苦楝子皮（酒浸焙）、贯众、槟榔、桃仁、芜荑、木香、鹤虱，米糊为丸。木香丸治疳痢：黄连、木香、厚朴、夜明砂，生姜水为丸。大芜荑汤治小儿发热作渴，少食，大便不利，发黄脱落，方为：芜荑、山栀、秦归、白术、云苓、柴胡、麻黄、羌活、防风、黄连、黄柏、炙草各二钱。四味肥儿丸治小儿食积五疳，目生云翳，牙龈腐烂，方为：芜荑、神曲、麦芽、黄连，等分为末，猪胆汁为丸，绿豆大。芦荟肥儿丸治热疳：芦荟、龙胆草、木香、人参、君子、麦芽各二钱，土鳖（去头足酥炙）、槟榔、黄连各三钱，芜荑、胡黄连一钱，猪胆汁为丸，黍米大。龙胆丸治疳脑热疮：龙胆草、升麻、苦楝根皮、赤茯苓、防风、芦荟、油发灰、青黛、黄连，炼蜜为丸。蟾酥丸治小儿头顶结核，面色黄瘦，饮食不甘，腹大发热，方为：蟾蜍二三个，将粪蛆一杓，置桶中，以尿浸之，即将蟾蜍打死，投于蛆食，一昼夜，用布袋盛起，置急流中一宿取出，瓦上焙干为末，入麝香少许，米为丸。〕

疑病、诈病脉论

本无病也，而疑之为病，积想成因，悬拟成象，则无病者真以为有病矣。彼疑之，我亦疑之，何以名之为医？本无病也，而诈之为病，困顿其状，呻吟其声，则无病者，真以为有病矣。彼诈焉，我受其诈焉，何以名之为医？而欲使疑者知其为疑，多方以解其疑，而疑者不疑；诈者知其为诈，直言以指其诈，而诈者不诈。亦唯决于脉，视其缓而已矣。盖有莫解之症，必有莫解之脉，疑则必疑为莫解之症，而何以诊其脉无恙也，其为疑必矣；有莫起之疴，必有莫起之脉，诈则必诈为莫起之疴，而何以诊其脉如常也。其为诈必矣。杯中蛇影，挂弓即解，疑者无所施其疑；灸难分痛，见艾即愈，诈者无所用其诈。精与脉理者，又何疑诈之我欺也哉？！

平人脉歇止无妨论

代脉关乎寿，结脉因乎寒，促脉因乎热。平脉歇止，则不关乎寿与寒热，亦自有说。盖一呼一吸，脉来六寸，血营气卫，息数一万三千五百通，脉行五十度，是为一周。稍为痰气所凝，则脉为之一止。非如代之止有常数，结促之止由迟数而得也。天地万古不老，而有岁差之数；日月万古长明，而有相食之时。岁差、相食，曾何损于天地日月也哉！

纯阴脉论

万物之生，负阴而抱阳，阴阳调和，谓之无病。亦有生来脉旺，谓之纯阳，名曰寿脉，此《脉经》所以言者。有纯阳，则有纯阴，此《脉经》所未言者。余弱冠时，常至一地，见二妇人，一妇二子，一妇三子，家皆饶裕。切其脉，按之至骨，丝微欲绝，问其体，一毫无病。过十年，再至其地，二妇之子，皆入胶庠，家亦丰厚，诊其脉，依然故吾也。过十年，三至其地，一妇之子已登贤书，家更倍于昔日，诊其脉，依然如初也。距今又十有余年矣，二妇白发齐眉，青衿满眼，其发达更有未可料者。《脉经》注纯阳为寿脉，不知纯阴亦为富贵、福寿之脉。（一妇梅，邑庠生谢袭周德配。孝廉公谢运跃母，钟太孺人也。）

内外痈疽先变脉论

平人饮食仍旧，气体如常而脉数者，多发痈疽。夫外感脉数，骤然而来，饮食为之一变。兹之脉数，何以饮食仍旧也？内伤脉数，由渐而进，气体为之少减。兹之脉数，何以气

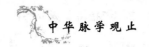

体如常也？其为痈疽也，明矣。发于外者，痈疽并称，后犹可疗；发于内者，但以痈论，务须先知。凡属肺痈与胃脘诸痈，总是热毒蕴结，四字该之。其先少发寒热，渐隐隐作痛，斯时清其热、解其毒、疏其气（经验方：桔梗、天冬、黄芩、葶苈子五分，秦归、生甘草），易易耳。倘辨脉未清，视为他病，万一肺府能语，则呼冤实属可怜，直待吐脓呕血，而后知焉，则已晚矣。士君子穷理于平日，辨脉于临时，一遇内毒，立剖当前，诚有不必为之试黄豆而验红点者。昔扁鹊视病，窥见脏腑之微结。留心脉学者，安见古今不相及也矣。（痈疽一证，迄我朝《医宗金鉴》及《证治全生》等书出。前代所不能医者，皆能医之，独涌泉症，不出前代论定。千总刘兰生童稺知交胶漆友也，患是症，流毒十有余年。未发之前，卜其必发者，验其脉数也；已发之后，断其不死者，验其脉缓也。费尽千金，总难痊愈。游湘三年，不知亦有人能医否，录之以志，知己之感。）

摘平脉三不治症论

　　天下事之信以为然者，必其理之无不然者也。然仅言其常然，而弗揭其偶然，非唯无以坚其信，或反益以滋其疑。即如定缓为平脉，是宜无病不瘳，讵知噎膈翻胃外，不可治者，又有三焉。肌肉大脱，九候虽调，不可治者，一也；病到喘促，脉忽还元，不可治者，二也；全受而体无亏，全归而脉不变，不可治者，三也。有理外之事，便有理外之理。第恐于理中之理，未能洞悉无疑，斯与理外之理，愈觉昧没而杂。既于理外之理，弗克明辨以晰，遂于理中之理，转至惝恍无凭。而缓为平脉之说，不几于捃摭陈言，究无主宰乎？爰摘三条，明著于编，使知以缓为宗，滴滴归原允矣。一经旧德（《汉书》：韦贤以诗书授，七十余为相，少子元成复以明经，历位至丞相。谚曰:"遗子黄金满籝,不如一经。"沈诠期诗:"一经传旧德。"是编缓为平脉,本《内经》旧德),丝丝入扣,森然五字长城。(《唐书》:秦系与刘长卿善为诗赋,权德舆曰:"长卿自以为五字长城,系用偏师攻之,虽老益壮。《丹铅总录》:司马景王命虞松作表,再呈不可意。钟会取草为定五字,松悦服,以呈景王,景王曰:"不当尔也。"松曰:"钟会也。"景王曰:"如此可大用。"沈诠期诗:"五字擢英才。"用此事也。解者以五字为诗,误矣。)

死生章

医者,所以治人之生者也。未知死,焉足以治人之生。实知死之无可救药,则凡稍有一毫之生,自宜多方调治。欲辨死生,仍归缓字。缓为一身之元气,即为一身之生气。有十分之缓,即有十分之生;有分毫之缓,即有分毫之生。听缓之声,绘缓之象,取缓之魂,追缓之魄,刺缓之骨,抟缓之神,而幽明异路,如在目前。弹石劈劈而又急,解索散散而无聚,问犹有分毫之缓乎?曰:无有也。(弹石之脉,若坚硬之物击于石上;解索之脉,犹解乱索,指下乍疏乍密。)雀啄顿来而又住,屋漏将绝而复起,问犹有分毫之缓乎?曰:无有也。(雀啄之脉,犹雀之啄食,连连凑指,且坚且锐,忽住复来。屋漏之脉,良久一滴。)虾游冉冉而进退难寻,鱼翔澄澄而迟疑掉尾,问犹有分毫之缓乎?曰:无有也。(脉已濡细矣,加以十一二至,满指是脉,犹虾之拥于水中。冉冉而进退难寻;脉已沉矣,加以两息一至,犹鱼之在水中,头身贴然不动,而尾良久一掉。)沸釜之脉涌如羹,一占此脉且夕死,而缓全无余影矣。修到神仙也无药,世间何处觅医生。复有绝处逢生,困顿沉沉,声音劣劣,不患脉少而患脉多,不患脉无而患脉有。寸关虽无,尺沉而匀,病到无聊,脉犹有根,仔细栽培,立可回春。

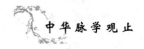
赋（以全求有众皆生育为韵）

自呼梦觉（周君自号梦觉道人），人唤小癫。（道人家前有周癫，人故以小癫别之。）荆楚钟英（道人字荆威），士林望重；雷霆警众（道人名学霆），郡志名传。录铅汞于丹灶，（《参同契》：夫铅乃君，汞乃臣。《志林》：龙者，汞也，精也，血也，出于肾；虎者，铅也，气也，力也，出于心。庾信诗：自可寻丹灶。）驱草木以赭鞭。（《史记》："帝作蜡祭，以赭鞭鞭草木。"帝，神农也。以赭鞭鞭打草木，使萌动也。语云：神农尝百草而知药性，盖本诸此。）现身说法，弹指参禅。（本《传灯录》，古有一指禅。）成一家言之心裁（即机杼一家之意），作作有芒（《史记·天官书》"作作有芒国其昌"），大率微词奥旨，（出蔡沈《尚书序》），分四库书之体制（甲乙丙丁分为四库，藏贮经史子集诸书。）多多益善（汉淮阴候韩信将兵事），不遗断简残编（出《文选》）。藻思频催（钱起诗：文人藻思催），鬼神默为启牖；（道人撰《数脉解》，是夜更深，灯盏无油，光芒渐渐长至五六寸高，辉煌满室，直达天明。撰《三焦辨》，是夜漏永，忽听门外喧嚷，骑拥多人。瞬息间，一方山秀士，站立身旁，良久方去。）薪传不尽，（《庄子》指穷于为薪火传也，不知其尽也。）伦物宜荷生全。（病应手而即愈，人谓手底生春。）尔其九年面壁，（《传灯录》达摩祖师至少林寺，面壁九年，始悟而成佛。）六度行舟。（江总《栖霞寺碑》：三乘谓筏，六度为舟。）言庚庚而更卓，（郑元祐诗："两徐识解更卓特，著书翼慎言庚庚。"原按，谓徐铉、徐谐，注许慎《说文》。）思乙乙其若抽（陆士衡《文赋》）。《灵》《素》《难经》，酿花作蜜；（蜂采花蕊，以酿之而成蜜。）《医方》《脉诀》，集腋成裘。（《吕氏春秋》：天下无粹白之狐，而有粹白之裘，取之众白也。）虽海上之奇方，无能为役（语出《左传》）；彼医门之捷径，亦又何求（语本《周颂》）。折肱者三

（出《左传》），笑情拈花之指；（《传灯录》：世传拈花迦叶，独破颜微笑。世尊云：吾正法眼藏，分付于汝。）拍案者再，（拍案称奇，谓文章之夺目。）点凭顽石之头。（梁高僧讲经于虎邱寺，聚石为徒，顽石为之点头。）盖学不殊于半豹，（《晋书》谢灵运云：若殷仲文读书半袁豹，则文才不减班固。）斯技无愧乎全牛。（《庄子》：庖丁曰：始臣解牛之时，所见无非牛者。三年之后，未尝见全牛也。李商隐：文学殊半豹，技愧全牛。）是以仰体三无（《礼记》：天无私覆，地分私载，日月无私照。）兼包万有；不恤倾囊，有孚盈缶（二句本《易经》）。《白莲集》于齐已，源绍木公；（《浩然斋雅谈》：唐僧齐已有《白莲集》，为《风骚旨格》。）《红药传》于谢庚，谛参金母。（《西清诗话》：末僧谢庚，诗多清丽，有《红药词》传于世。《西王母传》：仙人得道升天，当揖金母而拜木公。）契前三之语，（《传灯录》问佛法如何？住持曰：龙蛇混杂，凡圣同居。师曰：多少？众翁曰：前三三，后三三。）意在笔先；（陶宗仪《说郛》王维画学秘诀，凡画山水，意在笔先。）留丈六之身，（苏轼诗：问禅不契前三语，施佛空留丈六身。）方垂《肘后》（孙思邈有《肘后方》）。慈航慧海（梁昭明太子诗：慧海渡慈航），轮王委通慧之心（开通慧智），宝筏迷津，（李白诗：金绳开觉路，宝筏度迷津。）梵帝伸指迷之手。（指引迷津。宋之问诗：果渐轮王族，缘超梵帝家。）神针暗渡（本薛灵芸刺绣事），录合号以《传灯》《宋史》僧道原景德《传灯录》三十卷，明镜高悬，（用陈良翰虚堂悬镜事，言心眼之朗明也。六祖慧能云：明镜亦非台。）书林疑其覆瓿（用杨子云语，谓是书之必传也）。乃知鹿苑婆娑，（珠林母鹿生鹿女，形极美，金仙养之。后佛母生于鹿女，因名鹿苑。）鸡园舞弄。（《楞严经》：我在鹿苑及于鸡园，观见如来最初成道。）寻玉版以谈元，（用苏东坡访玉版禅师谈元事。玉版禅师，笋也。）设兰盆以饯送（释氏中元节，设盂兰盆以追荐鬼神。）奇超白石之粮，（《神仙传》：白石先生者，常煮白石为粮。）妙入黄粱之梦。（吕纯阳遗芦生事，梦寤而黄粱犹未熟也。）摊宝书之玉轴（用黄山谷诗），鲸尚可骑（仙人每跨鲸鱼），吸仙露于金茎，（汉武帝金茎承露，取而饮之得仙。）鹤飞难控。（周王子晋，缑山乘鹤。）窗舒意蕊，金跻寿寓福林（出《文选》），室度心香，（梁简文帝《相国寺碑铭》：窗舒意蕊，室度心香。）那借汗牛充栋。（言书籍之多，直使汗牛充栋。）种菩提之树，（神秀诗：身是菩提树。六祖慧能诗：菩提本无树。）浓披美荫以庇人（《庄子》：睹一禅方得美荫）。泛般若之舟（梁简文帝倡导文泛般若之舟），大样恩波而济众。彼夫骚人寄兴，诸子遣怀。采汉儒之学海（《拾遗记》何休为学海），斗唐室之诗牌。（《云仙杂录》：李白游慈恩寺，僧用水松牌乞诗。）词泻老庄，信是周家著述（老聃、庄周皆周人）；学宗陈邵（陈希夷先生抟，邵康节先生雍），羞同晋代恢谐（如乐广之流）。天文地理之精，任摩挲于玉腕；（摩挲，神物；玉腕，言手腕之贵也。）鱼跃鸢飞之趣，（此二语，诗咏之。子思引之程子，以活泼泼地赞之。朱子于书舍书而悬之，其悟道也皆然。）供吐纳于肖斋。（《国史补》：梁武帝造寺，令肖子云飞白大书肖字，至今一"肖"字存焉。故时有肖寺、肖宫、肖斋之称。）鼓吹成群（孔稚圭以蛙声当两部鼓吹），鄙官蛙之阁阁；（晋惠帝问虾蟆事。阁阁，鸣声。）推敲得意，（贾岛与韩愈商量诗中推敲字，愈曰：敲字佳矣。）羡仪凤之喈喈（凤鸣喈喈）。绛雪元霜，（《汉武帝内传》：仙家上药有绛雪元霜。）参观即是慈云法雨；（《鸡跖集》：如来慈心如彼大云荫注世界。王维《六祖碑》：大兴法雨。）触处孔皆，则有丹经益寿。（《宋史·皇甫坦传》：召问以长生久视之术，坦曰：丹经万卷，不如守一。）绿字留名（梁简文帝大法颂绿字摘章），逢扩凶化吉，起死回生，字挟风霜。（《西京杂记》淮

南王安著《鸿烈》二十一篇，自云：字中皆挟风霜。）一字媲
开天之画，（伏羲作卦，一画开天。）文光日月；（《渔隐丛话》：
淮西功德冠吾唐，吏部文章日月光。）千文掷地之声，（梁周
兴嗣作《千字文》，孙绰作《天台山赋》，既成以示范荣期，期
曰：此赋掷地当作金石声。）想入非非。（《涅槃经》：无非想，
无非非想。）刺膏肓而病将神爽；（《左传》：二竖子避膏之下，
肓之上。）辞原了了（语本孔融事），作针砭而闻亦心惊。（铁
针磁砭，可以治病，谓药石也。）欢喜丸，踌躇满志（《法苑珠
林》：五百鹿车栽种种欢喜丸）；清凉散，惨淡经营。（《侯鲭
录》：刘子仪三入翰林，称疾不出朝。士候之云："虚热上攻。"
石中立云："只消一服清凉散。"谓两府始得用清凉伞也，此借
用。"踌躇满志"，本《庄子》"惨淡经营"，本杜诗。）緊唯有
脚之春。（唐宋璟惠泽遍施于民，人谓为有脚阳春。）姅儚者广
（本杨子）；是以如椽之笔，（晋王珣尝梦人以大笔如椽与之，
其后文思日进。）濡染而成（濡毫染翰）。然则，因善病而废
书，（道人世习诗书，自幼应童子试，辄冠军，后因病搜方，
遂明医理，应延请而废书。）乃业医以邀福。（道人之病，自
立新方治之，而病以痊愈。）综儒释道渊源之教，统会禅医；
（道人深悟禅机，故医书亦号禅。）萃天地人参赞之才，胥归化
育。（范文正公曰："不为良相，当为良医。"原谓其可以赞天
地之化育。）圆通顿悟（《楞严经》若能于此悟圆通根），纳芥
子于须弥，（《维摩诘经》"以须弥山之高广，纳芥子中而不迫
窄"。昆仑山西方曰须弥山。）方便随行，（《维摩诘经》"摩诘
以无量方便，饶益众生"。）识庐山之面目。（庐山以匡庐隐居
得名。故云"始识庐山真面目"。）庋手泽于高阁，私专櫨梨；
（《南史》：张敷，小名樆；父，小名梨。帝戏曰："樆何如梨？"
答曰："梨，百果之宗，樆何敢比。"道人先世皆读书掇科，故
云。）引众生于慧门（佛经通慧为门），共铭馈粥。（《左传》：

正考父之鼎铭曰：馕于斯，粥于斯。）曼倩之桃有核，（马臻诗：饥怀曼倩桃。庚信诗：汉帝看桃核。）处处延龄（啖之延年益寿）；安期之枣如瓜，（《史记》：臣尝游海上，见安期生食巨枣如瓜。）人人果腹（《庄子》其腹果然）。非关剿袭，（凡盗人之文章以为蓝本，曰剿袭。是书语语出自胸裁，毫无此弊。）岂拘弓学箕而治学裘；（《礼记》：良弓之子必学为箕；良冶之子必学为裘。）傥事品题（一经品题，便成佳士），定属丰年玉而荒年谷。（刘义庆《世说》：庚文康为丰年玉，羊恭为荒年谷。）

是书未刻之先，夜梦一道人，谈禅精奥，问其姓名，曰："吉祥顺。"明日遇梦觉道人于贡院西街，行止异常，与梦中所见适合，一笠一钵外，袖中止藏《三指禅》三卷，因请而梓之。道人周姓，始悟不言周而言吉者，乃仙家隐语，省一围也。名吉祥顺者，道人本慈祥之念，顺天地好生之德，以济人也。梓成因录数语，以志其异。